Couverture)

TRAITÉ

DE

PATHOLOGIE EXOTIQUE

I

PALUDISME

LISTE DES COLLABORATEURS

ANGIER .... Médecin-major des troupes coloniales.
AUBERT .... Médecin-major des troupes coloniales, professeur adjoint à l'École d'Application du service de santé des troupes coloniales.
BOUET .... Médecin-major des troupes coloniales.
BOYÉ .... Médecin-major des troupes coloniales.
CAMAIL .... Médecin principal des troupes coloniales.
CLARAC .... Médecin principal des troupes coloniales, directeur de l'École d'Application du service de santé des troupes coloniales.
DUVIGNEAU .... Médecin principal des troupes coloniales.
GAIDE .... Médecin-major des troupes coloniales.
GOUZIEN .... Médecin principal des troupes coloniales.
GRALL .... Médecin inspecteur général des troupes coloniales.
HEBRARD .... Médecin-major des troupes coloniales.
LASNET .... Médecin-major des troupes coloniales.
LECOMTE .... Médecin major des troupes coloniales.
MARCHOUX .... Médecin principal des troupes coloniales, chef de laboratoire à l'Institut Pasteur.
MÉTIN .... Médecin principal des troupes coloniales, professeur à l'École d'Application du service de santé des troupes coloniales.
REBOUL .... Médecin-major des troupes coloniales, professeur à l'École d'Application du service de santé des troupes coloniales.
RIGOLLET .... Médecin-major des troupes coloniales, professeur à l'Ecole d'Application du service de santé des troupes coloniales.
SEGUIN .... Médecin-major, directeur du Laboratoire de Bactériologie d'Hanoï.
SIMOND .... Médecin principal des troupes coloniales, professeur à l'École d'Application du service de santé des troupes coloniales.
THIROUX .... Médecin-major des troupes coloniales, directeur du Laboratoire de Bactériologie de Saint-Louis (Sénégal).

DIVISION EN FASCICULES

Fasc. I. — **Paludisme.**
Fasc. II. — **Fièvres non paludéennes.**
Fasc. III. — **Fièvre jaune, Peste, Choléra.**
Fasc. IV. — **Maladies exotiques de l'Appareil digestif.**
Fasc. V. — **Maladies parasitaires exotiques.**
Fasc. VI. — **Maladies de la peau exotiques.**
Fasc. VII. — **Intoxications et Maladies générales aux colonies.**
Fasc. VIII. — **Maladies chirurgicales aux colonies.**

L'ouvrage complet coûtera environ 50 fr. — Chaque fascicule se vend séparément. — Chaque fascicule se vend également ***cartonné*** avec un supplément de ***1 fr. 50*** par fascicule.

TRAITÉ DE PATHOLOGIE EXOTIQUE

CLINIQUE ET THÉRAPEUTIQUE

Publié en fascicules sous la direction de MM.

CH. GRALL
Médecin Inspecteur général
du Service de santé des Troupes coloniales

A. CLARAC
Directeur de l'École d'application
du Service de santé des Troupes coloniales

I

PALUDISME

PAR

Ch. GRALL ET **E. MARCHOUX**

MÉDECIN INSPECTEUR GÉNÉRAL
DU SERVICE DE SANTÉ DES TROUPES COLONIALES

MÉDECIN PRINCIPAL DES TROUPES COLONIALES
CHEF DE LABORATOIRE A L'INSTITUT PASTEUR

Avec 140 Figures dans le texte

PARIS
LIBRAIRIE J.-B. BAILLIÈRE ET FILS
19, RUE HAUTEFEUILLE, 19

1910

PRÉFACE

Dans les pays exotiques, la vie des individus et des groupes est une lutte incessante contre la maladie. La médecine prend, par suite, dans la vie sociale de ces régions, une importance plus grande qu'en Europe. Laisser faire la nature est un conseil qui trouve rarement son application sous les latitudes chaudes; il y faut suivre de près les malades et être préparé à une intervention journalière fréquemment active et immédiate.

Or, les besoins toujours grandissants d'une assistance étendue progressivement à la totalité des populations obligent le personnel médical à se disperser dès l'arrivée, et à exercer sa profession loin des confrères, de telle sorte que chacun est réduit à ses propres ressources, dès le début de la carrière.

On s'aperçoit dans ces conditions, particulièrement quand les circonstances n'ont pas permis de parfaire l'éducation reçue dans nos facultés par un stage dans les Hôpitaux locaux sous la direction de praticiens expérimentés, que les livres les plus complets, les monographies les plus récentes n'ont pas fait à la pratique journalière la part prépondérante qui lui revient dans la réalité.

Ce *Traité de pathologie exotique clinique et thérapeutique* se propose de remédier à cette lacune; les collaborateurs de cette œuvre collective se sont unanimement efforcés de joindre à la description de l'entité morbide, l'étude des indications distinctes qui ressortent des conditions de race, d'âge et de pays.

Démontrer la maladie dans la variabilité des faits cliniques leur a paru plus important que d'en retracer le tableau synthétique. Bien que les recherches de laboratoire aient pris une importance de jour en jour grandissante, les données cliniques restent le fait essentiel; ce sont elles qui prennent la place la plus importante dans chaque monographie.

Ce traité doit donc être considéré comme un commentaire raisonné et justifié de la *pratique journalière dans les Hôpitaux des Colonies françaises.*

C'est en somme la substance de l'enseignement de nos anciens maîtres, contrôlé et complété par les résultats de notre expérience personnelle.

Les données historiques et doctrinales ne sont retenues que dans la mesure où leur exposition est utile aux conclusions pratiques à en déduire; les indications bibliographiques sont limitées, sauf exceptions, aux monographies relatives à l'histoire médicale de nos possessions, Algérie et Tunisie comprises.

Des observations résumées servent de précision et d'illustration au texte : chaque collaborateur a puisé dans ses propres souvenirs ou s'est aidé de l'expérience de ses confrères. L'addition d'un grand nombre de graphiques et de figures contribue à l'intérêt de la documentation. Les observations et les figures sont personnelles, ou sont extraites de travaux qui, malgré leur intérêt, sont peu connus et peuvent être considérés comme inédits.

L'ordre adopté dans la description clinique des maladies étudiées dans ce traité ne se déduit pas d'une conception doctrinale, il ne relève que de données pratiques : les affections exotiques sont envisagées et rapprochées, en tenant compte de leur importance relative dans la pathologie des pays chauds et des comparaisons qui s'imposent au lit du malade pour établir et justifier diagnostic et traitement. Ce sont ces considérations qui ont servi de base à la division adoptée :

La classification est la suivante :

PREMIER GROUPE : MALADIES GÉNÉRALES

Dans la catégorie des maladies générales exotiques se classent les groupes nosologiques les plus intéressants en pratique coloniale, ceux qui impriment à la pathologie de ces régions leurs caractéristiques : elles comprennent l'ensemble des *fièvres des pays chauds*, que ces pyrexies appartiennent aux endémies, aux endémo-épidémies, ou aux épidémies pestilentielles.

En tête des « fièvres » et des déterminations qui s'y rattachent, prend naturellement place la « malaria ». La pathologie d'un pays tropical se définit d'après le nombre, les formes et la gravité des atteintes de cette endémie.

La seconde place, par ordre d'importance, aurait dû être réservée à l'endémie *dysentérique;* mais il a paru utile de ne pas séparer l'étude des diverses pyrexies; ce rapprochement est indispensable pour faciliter le diagnostic différentiel. Ce n'est donc qu'après avoir épuisé cette première partie du sujet que seront traitées les endémies intestinales et dysentériques ; l'étude du choléra nous y conduira et peut être considérée comme servant de trait d'union.

La division adoptée pour ce premier groupe sera donc la suivante dans ses grandes lignes :

A. ***Fièvres des pays chauds et affections qui s'y rattachent.*** — Elles se répartissent d'après leur étiologie, en :

1° Fièvres et déterminations morbides d'origine « malarienne »; leur étude constitue le *1er fascicule;*

2° Fièvres et déterminations morbides dites « parapalustres et climatiques » et d'origine mal déterminée;

3° Fièvres et déterminations morbides dues aux protozoaires;

4° Dengue.

Le *2e fascicule* comprend les trois dernières classes.

B. ***Maladies pestilentielles.*** — Ce sont : la fièvre jaune, la peste, le choléra. La description de ces affections forme la matière du *3e fascicule.*

DEUXIÈME GROUPE : MALADIES DES ORGANES

La lésion, dans les cas qui rentrent dans cette partie de la classification, est localisée soit dans un seul organe, soit dans un appareil; elle n'affecte que par répercussion l'économie entière. Dans ce groupe, deux grandes classes :

1° L'endémie « diarrhéique et dysentérique avec les lésions hépatiques qui s'y rattachent » (*4e fascicule*) ;

2° Les maladies dues au parasitisme des divers organes splanchniques et des divers appareils (*5e fascicule*).

TROISIÈME GROUPE : MALADIES DU SYSTÈME TÉGUMENTAIRE

Le fonctionnement de la peau est plus actif dans les zones torrides que sous des climats tempérés : d'autre part, les conditions d'humidité et de température qui leur sont particulières y favorisent le développement d'une flore variée et nocive. Certaines affections cosmopolites, comme la lèpre, trouvent dans les circonstances extérieures des conditions adéquates qui les font plus transmissibles et plus persistantes.

Les maladies de la peau sont étudiées dans le *6e fascicule.*

QUATRIÈME GROUPE : INTOXICATIONS. EMPOISONNEMENTS

Il convient, en pathologie exotique, de faire une part distincte aux intoxications. A cette étude se rattache celle des « accidents primitifs et secondaires » d'envenimements, d'empoisonnements et de toxhémies; ce groupe d'affections acquiert, sous les latitudes chaudes, une importance et une détermination qu'on ne trouve pas dans la pathologie de nos pays. Ce groupe constitue le 7e *fascicule.*

Ce traité aurait pu se limiter à ce programme, mais les maladies spéciales aux pays chauds, non contentes d'avoir leur entité distincte, empiètent sur le domaine des affections communes, pour les modifier dans leur marche et leur terminaison. Voilà pourquoi nous avons estimé que, dans un livre destiné à être consulté au chevet des malades, ces questions de pratique devaient trouver un développement suffisant : il ne s'agit plus des maladies spécialisées aux pays chauds, mais des irrégularités et des anomalies que les maladies pandémiques et cosmopolites peuvent présenter sous la double influence du climat et des imprégnations diathésiques acquises par le séjour colonial.

Les fièvres d'Europe et les maladies générales sont étudiées dans les fascicules où sont traitées les affections exotiques qui en sont voisines.

Les maladies chirurgicales sont envisagées dans un *huitième et dernier fascicule.*

Ce livre est écrit pour des confrères qui, en outre de la pratique courante et normale qui leur incombe dans les hôpitaux et les dispensaires de nos colonies, peuvent être appelés à suivre des missions d'exploration, des colonnes de police et à en assurer le service. En vue de leur fournir les indications indispensables, ce livre s'achève par des considérations pratiques sur le fonctionnement du service de santé en colonnes et en expéditions et sur la chirurgie de guerre aux colonies.

GRALL, CLARAC.

TRAITÉ

DE

PATHOLOGIE EXOTIQUE

CLINIQUE ET THÉRAPEUTIQUE

Publié sous la direction de MM.

LE **Dr GRALL** ET LE **Dr CLARAC**

PALUDISME

PAR

LE Dr GRALL
Médecin inspecteur général
des troupes coloniales

ET

LE Dr MARCHOUX
Médecin principal des troupes coloniales
Chef de laboratoire à l'Institut Pasteur

FIÈVRES DES PAYS CHAUDS. — CONSIDÉRATIONS GÉNÉRALES

Les *fièvres dites des Pays chauds* constituent la dominante pathologique de ces régions ; elles sont partout et continuellement en cause ; c'est en elles que se résume l'hostilité du milieu contre l'occupant, qu'il soit immigré ou qu'il appartienne aux races indigènes, car l'immunité de ces derniers n'est que très relative.

« Bien que ces fièvres n'y soient ni localisées, ni spécialisées, elles y prennent une importance particulière » (Patrick Manson).

Quelque éloignées qu'elles soient les unes des autres au point de vue pathogénique et séméiologique, elles présentent la double caractéristique d'offrir :

1° Des périodes de recrudescence variables, suivant les localités, dans leur date d'apparition et de durée ;

2° Des périodes de silence ou de répit souvent durables.

Elles se partagent, à ce point de vue, en deux groupes nettement séparés : d'une part les *épidémies vraies* (choléra, peste, fièvre jaune, trypanosomiases); de l'autre, les endémies et endémo-épidémies (paludisme, climatisme, piroplasmoses et spirilloses fébriles). Les premières ne sont qu'occasionnelles et passagères; les secondes sont persistantes et durables.

L'importance sociale de ces deux groupes n'est pas égale; c'est la mortalité endémique qui règle la mortalité générale pour chaque région.

Les maladies dites pestilentielles, malgré la légende de deuil qu'éveille leur nom, sont les moins meurtrières; leur terrain d'origine et de reviviscence est assez limité bien que leur expansion puisse se faire à assez grande distance; elles ne sévissent avec intensité qu'à longs intervalles, et ne se manifestent aux époques intermédiaires que par des déterminations bâtardes et difficilement isolables.

Les endémies et les endémo-épidémies sont pour la plupart ubiquitaires dans les régions tropicales; les plus importantes d'entre elles s'étendent à tout ce domaine; elles sont constamment en éveil, bien qu'elles ne soient pas uniformément actives; les recrudescences qu'elles subissent se reproduisent périodiquement à une saison déterminée; la morbidité de cette origine n'est pas limitée à de courtes périodes.

Fièvres malignes. — Ces endémies et ces épidémies ont des foyers communs où elles coexistent, se succèdent et s'entremêlent; les climats partiels et les localités exercent, sur ces diverses pyrexies, une influence qui, sans en altérer la nature, en transforme le type et en modifie la symptomatologie.

Voilà pourquoi aux pays chauds la question des fièvres, et par ce mot on entend surtout celles qui relèvent du paludisme, se complique, aux Indes occidentales, de la coïncidence et de la simultanéité de la maladie amaryle, de celle, en Afrique, des fièvres bilieuses, aux Indes orientales, de celle du choléra et des divers typhus.

C'est au point que, dans toutes ces régions, les meilleurs observateurs, imitant l'exemple donné aux Antilles par Rufz et Saint-Vel, ont partout décrit des formes associées, et même des formes hybridées qu'ils réunissent et confondent sous la dénomination imprécise de *fièvres malignes des pays chauds*, reculant, en quelque sorte, devant la difficulté du problème diagnostic qui s'imposait à eux dans ces circonstances.

En réalité, le semis pathologique reste unique; c'est le terrain morbide qui a subi, en outre de l'influence causale, l'imprégnation antérieure ou concomitante du milieu.

Suivant les époques et les doctrines médicales, on a élargi le champ soit de l'endémie, soit de l'épidémie régnante. C'est surtout dans les régions où sévit le typhus amaryl que l'on a agrandi ou rétréci outre mesure le domaine de l'une et l'autre maladie : *la fièvre à vomissements noirs* des enfants créoles, certaines fièvres dites *inflammatoires* sont classées arbitrairement dans l'une ou l'autre catégorie.

Nous avons été témoin d'une réaction qui en arriva à proscrire, dans nos Antilles et à la Guyane, la médication quinique ; Bérenger-Féraud et ses élèves niaient l'intervention de la malaria pour tout rattacher au typhus ictérode.

Inversement, aux Indes et en Indo-Chine, d'assez nombreux observateurs se sont efforcés de faire rentrer dans la catégorie des fièvres algides des épidémies incontestables de choléra.

En Afrique occidentale, la délimitation n'est pas encore exactement faite entre les formes bilieuses de la fièvre palustre et certains accidents de la fièvre jaune et des maladies dites climatiques.

Cependant les manifestations vraiment épidémiques, pour peu qu'elles puissent être étudiées en série, sont difficiles à méconnaître; toutes les fois que les doutes ne sont pas levés par la marche de la maladie, c'est l'endémie qui est en cause.

Fièvres dites associées. — Le clinicien devra toutefois avoir toujours présente à l'esprit cette donnée d'observation très exacte et très aiguë qu'aux Antilles, au Centre-Amérique, la maladie amaryle, pour prendre cet exemple, imprime son cachet aux manifestations les plus franchement palustres. Elles reçoivent du milieu une imprégnation particulière, prennent le masque amaryl, et revêtent le type inflammatoire au sens prêté par les observateurs des Antilles à ce terme quelque peu impropre et dont il faut rechercher le sens exact dans la description qu'ils en donnent.

Si nous nous transportons à la côte occidentale d'Afrique, nous verrons les mêmes maladies palustres se transmuter dans quelques-unes de leurs manifestations symptomatiques. Un syndrôme morbide caractéristique de ces climats vient se greffer sur toute la flore pyrétologique, la revêtant de son estampille... Ce syndrôme se résume en un seul mot : *l'état bilieux.*

La biliosité est dans tout et partout. Les fièvres, quelle que soit leur origine, quelle que soit leur forme, se compliquent d'intolérance gastrique et intestinale avec vomissements et selles d'abondance extrême. Ce sont de vrais flux résultant d'une hypersécrétion biliaire aiguë, active et durable. Jacquot et Arnould y ont vu la caractéristique du « climatisme ».

Il n'en est pas cependant de l'état bilieux comme de la maladie amaryle; il ne peut être considéré comme une entité distincte et se suffisant à elle-même pour constituer une espèce morbide.

Quoi qu'il en soit de ce point de doctrine, il ne se pose pas aux Indes et en Indo-Chine. On n'y a constaté rien de pareil : ni syndrômes ictérodes, ni syndrômes ictériques et hypercholiques; mais en Indo-Chine les cliniciens se sont trouvés en face de nouveaux complexus symptomatiques qui les ont remplacés : *l'algidité* et *la typhisation.*

On sait que ces états caractérisent un certain nombre de maladies bien isolées et bien connues. Le clinicien placé en présence d'états fébriles subcontinus, avec coexistence du syndrôme cholérique ou de l'état typhoïde, est forcément conduit à se demander s'il s'agit de choléra, de typhus vrais, ou de formes dupliquées à la fois cholériques et palustres, à la fois typhoïdes et palustres, ou si plutôt il n'est pas simplement en présence d'une complication de surface de la malaria.

Au Tonkin, à la période de conquête, le problème s'est posé dans les mêmes termes qu'en Algérie. Pour nous, la solution est celle que Maillot, ce grand bienfaiteur de l'humanité, a fait triompher au grand avantage des malades : fièvre et typhisation s'observent en dehors de la maladie de Louis et des divers typhus sous l'influence de l'intoxication palustre.

Il s'agit, dans toutes ces associations, de symbioses dues à la virulence anormale d'agents saprogènes; mais il n'existe qu'un élément réellement causal; la maladie peut être modifiée dans son évolution et dans quelques-uns de ses traits, mais non dans son espèce et dans sa pathogénie; ces symbioses ne sont qu'un fait secondaire dépendant étroitement de la maladie primitive qui les domine et les régit. C'est un syndrôme surajouté, mais non pas une maladie associée; nous aurons occasion d'y revenir en traitant des différentes pyrexies.

Classification. — Les épidémies exotiques sont relativement peu nombreuses; elles sont très distinctes les unes des autres. Ce n'est pas entre elles qu'elles présentent analogie, mais bien avec les endémo-épidémies qui règnent dans les pays où elles ont leur origine.

Les pyrexies endémiques, au contraire, présentent des traits communs, elles ont été souvent confondues. Jacquot, l'un des premiers, s'efforça d'en établir la classification. Il distinguait :

1° Les fièvres et déterminations palustres;

2° Les fièvres et déterminations non palustres que cet observateur groupait sous le nom de *Maladies climatiques.*

Cette seconde classe s'est différenciée progressivement en des espèces distinctes; des travaux récents ont dissocié du faisceau groupé par Jacquot les spirilloses, la fièvre de Malte, le Kala-Azar, etc., etc. Le moment est peut-être proche où les maladies considérées comme imputables aux seules influences climatiques seront rayées du cadre nosologique; toutefois, nous maintiendrons, ne serait-ce qu'à titre d'attente, cette dénomination à toutes les espèces dont la détermination causale n'a pas été nettement établie.

La classification que nous adoptons pour cette partie de l'ouvrage reste donc dans ses grandes lignes celle indiquée par Jacquot; et comme c'est au *Paludisme* que revient, en pratique médicale comme en hygiène publique, la place de beaucoup la plus importante en nosologie exotique, c'est par cette étude que commencera ce traité clinique et pratique des maladies tropicales. Puis nous envisagerons les autres formes que revêt l'endémie avant d'aborder la description des épidémies vraies.

I. — ÉTIOLOGIE ET PROPHYLAXIE SPÉCIFIQUE

PAR

LE Dr MARCHOUX

I. — HISTOIRE DU PALUDISME CYCLE ÉVOLUTIF DU PARASITE QUI LE CAUSE

I. — HISTOIRE DU PARASITE DU PALUDISME DÉCOUVERTE DE SON CYCLE SCHIZOGONIQUE

Théorie des miasmes. — De tout temps, on a admis que la fièvre intermittente sortait du marais. Les germes provenaient de la décomposition de la matière organique et flottaient dans l'air qui les convoyait. C'était la théorie des miasmes ou *mal'aria*, qui a régné comme une doctrine inattaquable jusqu'à la fin du siècle dernier.

Bacille de Klebs et Tommasi Crudeli. — Quand les découvertes de Pasteur eurent enseigné que les maladies étaient causées par des êtres infiniment petits, vivant en parasites dans le corps humain, l'idée devait naître tout naturellement de rechercher une bactérie à qui l'on pût imputer les accidents du paludisme. Cette bactérie, Klebs et Tommasi Crudeli (1) sont allés la prendre dans le marais où ils n'ont, comme bien on pense, pas eu de peine à la rencontrer. Ce *Bacillus malariæ* poussait dans tous les milieux de culture, donnait de la fièvre aux animaux à qui on l'inoculait et se retrouvait dans leur sang sous une forme d'ailleurs un peu différente de ce qu'elle était dans le sol. On le voyait aussi dans le sang des paludéens (Cuboni et Marchiafava (2), Perroncito, etc.).Les uns, comme Marchifava et Renzi, prétendaient donner la maladie aux animaux en leur inoculant du sang malarique, d'autres, comme Baccelli, Giovanni, Orsi (3), n'ont pas réussi à produire la fièvre. Tous ces chercheurs avaient, malheureusement pour le succès de leurs efforts, abordé la question par son côté le plus touffu. Ils poursuivaient, dans l'immensité

(1) *Reale academia dei Lincei*, juin 1879.
(2) *Arch. f. Exper. Path. und Pharm.*, XIII.
(3) *Journal d'hygiène*, 1881.

du monde extérieur, un germe que la force de leur conviction, leur faisait voir ensuite chez le malade. Il nous paraît aujourd'hui qu'il eût été plus simple d'examiner le malade d'abord et de rechercher chez lui un parasite qu'on eût pu, avec les connaissances ainsi acquises, dépister plus facilement dans la nature. Mais il faut dire, pour la défense de tous les savants qui se sont occupés à ce moment d'une question aussi importante, qu'à l'époque où ils faisaient leurs recherches on ne possédait sur le monde des infiniment petits que des notions encore assez vagues ; on se doutait à peine de leur nombre et de l'infinie variété des espèces répandues dans l'univers.

Mélanémie. — On avait remarqué depuis longtemps, à l'autopsie des paludéens, la teinte plus foncée que présentaient leurs organes, mais c'est Meckel (1) le premier, en 1847, qui en reconnut la raison. Il annonça que cette couleur était due à l'accumulation d'un pigment qu'on rencontrait sans peine dans le sang des paludéens, sous forme de granules ou de petits amas. L'année suivante, Virchow (2), en examinant le sang d'un malade atteint de fièvre intermittente, reconnut que ce pigment était logé dans des cellules qui présentaient la plus grande analogie avec les globules blancs.

Frerichs (3) alla plus loin dans ses investigations ; il constata la présence de ce pigment dans tous les organes des paludéens. Il vit même dans les vaisseaux du cerveau des corps hyalins incolores, dans lesquels étaient souvent enfermés les grains de pigment. Ces corps se reconnaissaient facilement à leur grande réfringence.

Puis la théorie domine encore une fois l'observation, on discute l'origine de ce pigment. On se considère comme satisfait, quand on a déclaré qu'il provient du sang.

En 1875, Kelsch fait remarquer qu'on trouve les leucocytes mélanifères très fréquemment dans le sang des malades atteints de fièvre intermittente ; en 1880, il arrive à conclure que ces leucocytes mélanifères sont caractéristiques du paludisme et que leur présence permet de poser le diagnostic de cette maladie.

Découverte de Laveran. — La question en était là lorsque Laveran entreprit de rechercher l'origine du pigment et des leucocytes mélanifères. Il n'eut pas de peine à rencontrer des globules blancs chargés de grains de pigment dans le sang des paludéens. Mais il remarqua à côté d'eux « des éléments sphériques, cylindriques ou en croissant, de forme très régulière, pigmentés, très distincts des leucocytes chargés de pigment (4) ». Cette

(1) *Zeitsch. f. Psychiat.*, 1847.
(2) *Virchow's arch.*, 1848.
(3) Frerichs, Traité des maladies du foie (trad. fr.).
(4) Laveran, Traité des fièvres palustres, 1884.

découverte le frappa. De ce jour, il s'attacha à rechercher la signification de ces divers éléments. Il multiplia ses examens, observa longuement sous le microscope ces corps étranges, et acquit bientôt la conviction qu'il avait affaire à des organismes nouveaux différant notablement des cellules mobiles de la circulation. Cette conviction devint une certitude le jour où, « en examinant un des éléments sphériques, pigmentés, dans une préparation de sang frais, il constata qu'apparaissaient à sa périphérie des filaments mobiles dont la nature animée n'était pas contestable ». Dès lors, « il n'eut plus de doutes sur la nature parasitaire des éléments qu'il avait trouvés dans le sang palustre ».

Le 23 novembre 1880, il annonçait, dans une note communiquée à l'Académie de médecine, la découverte du parasite du paludisme.

Le nouveau parasite fut mal accueilli. Il était si différent de ceux que les travaux de Pasteur avaient fini par faire accepter comme les agents de certaines maladies infectieuses; on était encore si prévenu contre la nature épidémique et contagieuse du paludisme que les médecins, même les mieux disposés pour l'auteur de cette mémorable découverte, accueillaient avec scepticisme les assertions de Laveran. Il a fallu toute sa ténacité, toute l'ardeur de sa ferme conviction pour imposer ce surprenant microbe. Les attaques qui lui venaient de toutes parts ne pouvaient l'ébranler : il avait assisté à des manifestations indéniables de vie active. Il montra dans son entourage l'amibe du paludisme, comme il l'appelait à ce moment-là. Tous ceux qui virent la vive agitation des éléments flagellés furent convaincus. Il ne ménagea ni son temps, ni sa patience pour faire de nouveaux adeptes.

Bientôt sa découverte fut confirmée par un de ses collègues de l'armée qui travaillait comme lui en Algérie. Richard décrivit, sous les mêmes formes, le parasite du paludisme qu'il avait observé à son tour.

Rencontrant en Italie ses principaux adversaires, Laveran se rendit à Rome et retrouva chez les paludéens de ce pays, les corps qu'il avait découverts à Bône. Il les montra aux auteurs italiens, défenseurs enthousiastes à cette époque du bacille de Klebs et Tommasi Crudeli et ne réussit pas à les convaincre. Marchiafava et Celli, en continuant leurs recherches, étaient bien frappés de la constante présence des corps de Laveran dans le sang des paludéens, mais ils les interprétaient comme des cellules dégénérées. Le jour où ils colorèrent des lames de sang desséché, ils eurent une révélation et crurent avoir découvert le vrai parasite dans les hématies parce qu'ils ne l'avaient pas vu antérieurement. Laveran avait cependant signalé dans sa note de 1881 (1) la pré-

(1) *Compt. rend.*, 24 oct. 1881, p. 629.

sence d'hématies trouées et chargées de pigment. Richard (1) avait vu ces corps grandir dans les globules rouges dont l'hémoglobine se raréfiait au fur et à mesure.

C'est bien Laveran qui a fait connaître l'hématozoaire de la fièvre paludéenne et qui, à une époque où personne ne songeait à

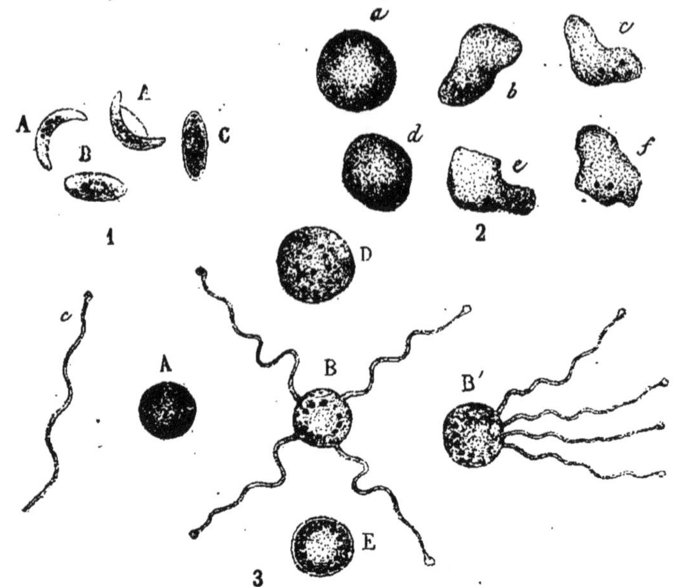

Fig. 1. — Corps de Laveran.

1. — *A*, *A*, corps n° 1; — *B*, corps ovalaire pigmenté; — *C*, corps ovalaire pigmenté n° 1 dans une préparation de sang traitée par l'acide osmique à 1/300 et la glycérine picrocarminatée; on aperçoit un double contour.

2. — *A*, corps n° 2 immobile; — *B*, corps n° 2 avec filaments mobiles; ces filaments, au nombre de quatre, sont munis d'un petit renflement à leur extrémité libre; — *B'*, autre aspect du corps n° 2 en mouvement, les filaments mobiles sont situés d'un même côté; — *C*, un filament mobile devenu libre; — *D*, corps sphérique rempli de granulations pigmentaires qui s'agitent très vivement; — *E*, corps sphérique rempli de granulations pigmentaires qui s'agitent très vivement; — *E*, corps n° 2 dans une préparation de sang traitée par l'acide osmique à 1/300 et conservée dans la glycérine picrocarminatée; on aperçoit un double contour.

3. — *a*, *b*, *c*, *d*, *e*, *f*, corps n° 3 plus ou moins déformés (A. Laveran) (2).

d'autres microbes pathogènes que les bactéries, a introduit dans la science la notion du parasitisme par les protozoaires, devenue si féconde dans la suite.

Les premières descriptions, données par l'auteur, des formes parasitaires trouvées par lui dans le sang des malades étaient très concises. Il décrivait :

1° Des corps ayant la forme d'un croissant quelquefois sous-tendu par une ligne qui unissait ses deux cornes. Ces éléments pouvaient devenir ovalaires et constituer ainsi une forme de

(1) *Compt. rend.*, 20 février 1882.

(2) LAVERAN (A.), Nature parasitaire des accidents de l'impaludisme ; description d'un nouveau parasite. Paris, J.-B. Baillière et fils, 1881.

transition entre les corps en croissants et les corps suivants;

2° Des éléments sphériques renfermant des grains de pigment quelquefois mobiles. Certains d'entre eux émettaient des filaments très fins et très mobiles, qui s'en détachaient et nageaient ensuite dans le sang;

3° De grands éléments hyalins, de la dimension à peu près

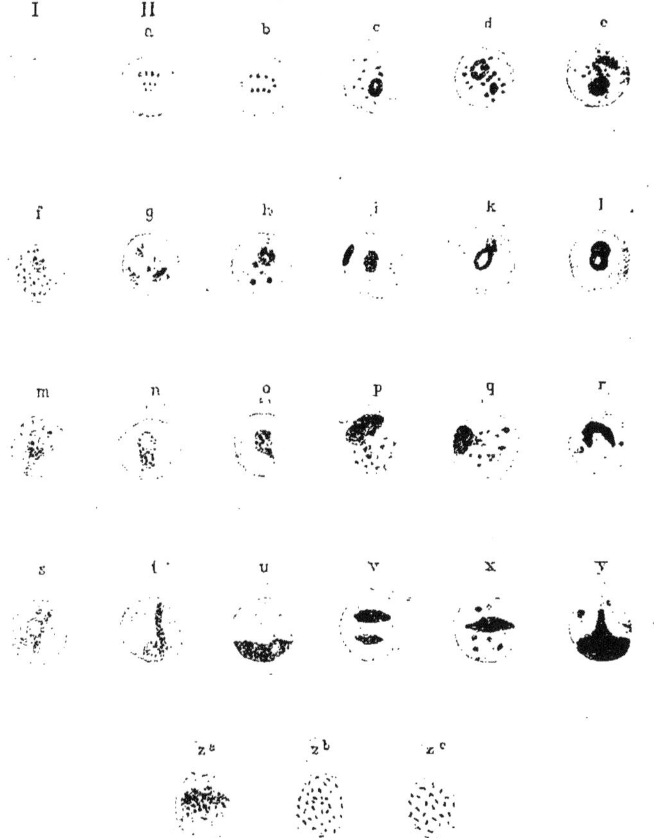

Fig. 2. — Développement de l'hématozoaire (d'après Marchiafava et Celli).

I. — Globule normal ; — II. — *a* à *h*, globules rouges dans lesquels sont contenus les corpuscules parasitaires initiaux. Les granulations noires représentent des grains de pigment ; — *i* à *y*, globules rouges renfermant des masses pigmentées de formes différentes ; — z^a à z^c, globules rouges totalement dépourvus d'hémoglobine, renfermant d'énormes masses pigmentées.

des leucocytes mélanifères, mais s'en distinguant par leur grande réfringence. Ils renfermaient des grains de pigment réunis ou disséminés et affectaient une forme sphérique ou irrégulière. A côté d'eux se voyaient des corps plus petits réunis quelquefois par trois ou quatre. Les uns et les autres, disait Laveran, devaient être considérés comme les cadavres des corps n° 2.

Ces notions primordiales sur la forme et la vie du parasite du paludisme ont été complétées peu après par l'étude qu'en a faite Richard (1) et par les travaux des savants italiens.

Travaux de Marchiafava et Celli. — Marchiafava et Celli (2) ont coloré au bleu de méthylène du sang paludéen étalé sur lame. Ils ont reconnu, dans les globules rouges, la présence de corpuscules en forme d'anneaux. Très petits au début, ces éléments grandissaient ensuite et se chargeaient de pigments formé aux dépens de l'hémoglobine qui, parallèlement, disparaissait petit à petit. Ils présentaient des prolongements amiboïdes très bien colorés dont, à l'état frais, on pouvait suivre les mouvements. Les deux auteurs ont constaté aussi qu'au moment des accès de fièvre ces corps amiboïdes se divisaient en un certain nombre de petits corps, les seuls qu'on retrouvait dans le sang après l'acmé. Parmi les figures qu'ils donnent des parasites vus par eux, il se trouve en effet quelques formes de division (1885).

Enfin, une injection intra-veineuse de sang paludéen provoquait l'apparition de la maladie chez un homme sain, et Marchiafava et Celli retrouvaient dans le sang de ce dernier les corps qu'ils avaient observés dans celui du premier malade.

Travaux de Golgi. — La connaissance du parasite devenait plus précise et son rôle pathogène était démontré. Mais il appartenait à Golgi (3) d'en reconnaître clairement et d'en décrire le cycle évolutif. Ses recherches portèrent d'abord sur le parasite de la fièvre quarte. Son travail, accompagné de figures devenues classiques, est toujours un modèle auquel les travaux postérieurement faits n'ont rien changé.

Quand le sang est prélevé chez un paludéen peu de temps après l'accès, on observe dans les globules les petits corps annulaires, décrits par Marchiafava et Celli. Pendant les deux jours d'apyrexie, ces corps grandissent, se chargent de pigment ; puis, peu de temps avant l'accès, le pigment se rassemble au centre et le corps se divise en un certain nombre de segments disposés comme les pétales d'une marguerite. Toutes ces transformations se font à l'intérieur du globule rouge qui est souvent à peu près rempli. Le globule se déchire au moment où l'accès éclate et les corps jeunes vont se fixer sur de nouvelles hématies. Golgi ajoute que, par l'examen du sang, il est facile de diagnostiquer non seulement l'existence du paludisme, mais encore le moment où s'est produit le dernier accès et celui où apparaîtra le prochain. L'examen du sang peut encore permettre de voir que certaines formes de

(1) *Loco cit.*
(2) MARCHIAFAVA et CELLI, Die Veränderung der roten Blutscheiben bei Malaria kranken (*Fortsch. d. Med.*, 1883 et 1885).
(3) GOLGI, Sulla infezione malarica (*Arch. per le sc. Med.*, n° 4, 1885).

fièvres intermittentes quotidiennes sont dues à de la triple quarte.

Ce rapport si constant entre la fièvre et la durée d'évolution du parasite fit penser à Golgi que la fièvre tierce devait correspondre à une maturation plus rapide de l'hématozoaire qui pro-

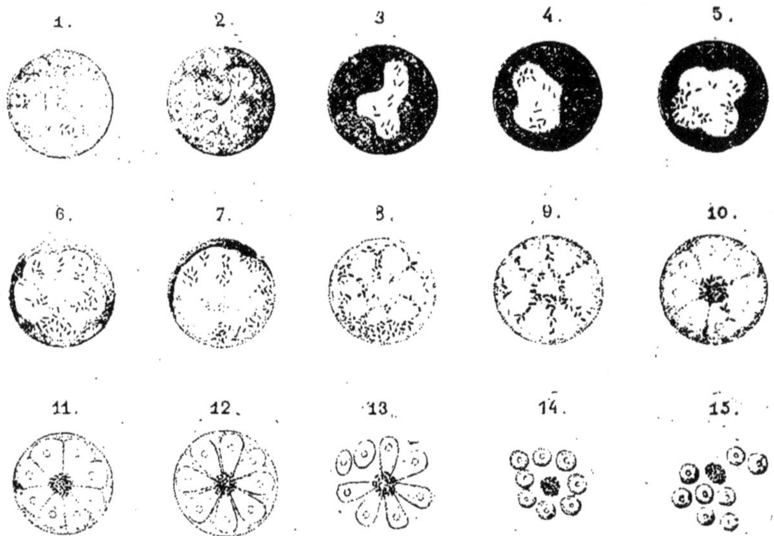

Fig. 3. — Fièvre quarte, d'après Golgi, développement en 3 jours.

1, 2, 3. Accroissement progressif du parasite durant le 2e jour d'apyrexie. Il n'y a pas de décoloration du globule. La transformation de l'hémoglobine se produit au fur et à mesure de l'envahissement du globule ; — 4, 5, 6, 2e jour d'apyrexie ; — 7 à 15, 3e jour (jour de l'accès supposé devoir éclater à midi) ; — A partir de 8, la substance globulaire a entièrement disparu.

duisait cette forme de fièvre. L'année suivante (1), il publia une note dans laquelle il démontrait la réalité de cette hypothèse. Le parasite de la fièvre tierce accomplit son cycle en deux jours. (Voyez la fig. 4, p. 13.) Les corps amiboïdes de la fièvre tierce sont doués de mouvements beaucoup plus vifs que ceux de la fièvre quarte. Le parasite de la fièvre tierce décolore le globule d'une manière plus énergique et plus rapide. L'hématie qui contient le parasite de la quarte n'augmente pas de volume, celle qui renferme un parasite de tierce se présente d'habitude comme un disque plus grand que les globules normaux. Les figures de segmentation du parasite se composent, dans la tierce, de 15 à 20 éléments, au lieu de 6-12, dans la quarte. Elles affectent non seulement la forme en marguerite, mais prennent un aspect mûriforme correspondant aux « irrégulières accumulations de petits corps » décrites par Marchiafava et Celli (2).

(1) Golgi, Encora sulla infezione malarica (*Gaz. degli ost.*, n° 53, 1886). — Sul ciclo evolutivo dei parassiti malarici nella febre terzana (*Arch. per le sc. med.*, t. X, 1886 et t. XIII, 1889).

(2) Marchiafava et Celli, *Fortsch. der Med.*, 1885.

Le cycle du parasite dans le sang des paludéens est donc dès ce moment bien déterminé. Mais quant aux corps en croissant et à ces corps flagellés que presque tout le monde a vus et qui avaient si vivement impressionné celui qui les avait découverts, personne ne sait à quoi ils correspondent. On sait seulement qu'ils dérivent l'un de l'autre. Quand, entre lame et lamelle, on examine des corps en croissant, on les voit s'arrondir et quelques-uns émettent

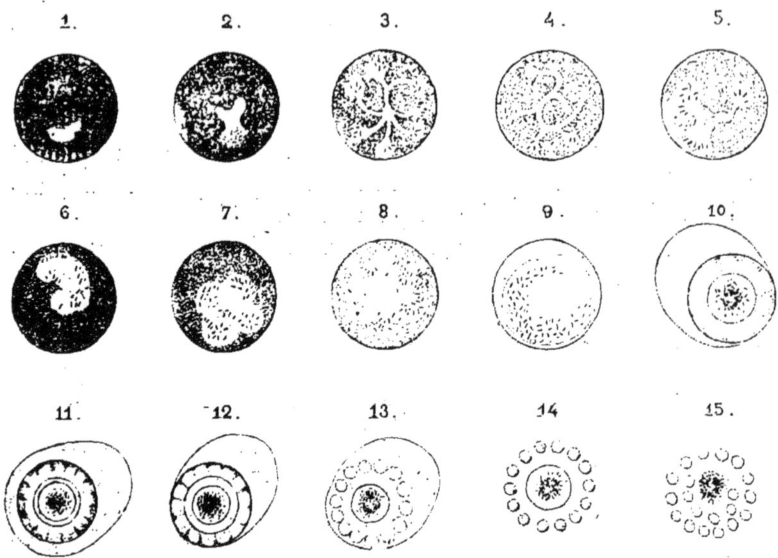

Fig. 4. — Fièvre tierce, d'après Golgi, développement en 2 jours.

1, 2, 3, 4, 5, 1re phase. Accroissement progressif du parasite malarique dans les premières 24 heures, avec décoloration progressive du globule (transformation de l'hémoglobine en mélanine). — 6, 7, 8, 9, 10, 2e phase et commencement de la 3e. Développement graduel du parasite. L'hémoglobine a disparu graduellement, la mélanine a augmenté. En 9 et 10 le pigment s'amasse et gagne le centre. En 10 on voit une différenciation du protoplasma périphérique, marquant le commencement de la 3e phase. 11, 12, 13, 14, 15, 3e phase, Différenciation de chacun des petits globes représentant la génération nouvelle.

des filaments flagellés. On discute sur leur signification. Les uns veulent y voir des formes de dégénérescence du parasite, d'autres, comme Laveran, les formes ultimes de son développement. Mannaberg (1) suppose qu'ils sont destinés à lui permettre de passer dans le monde extérieur. Mais on ne formule que des hypothèses ne reposant sur aucune base sérieuse.

La lumière n'a commencé à se faire qu'à partir du moment où on a entrepris l'étude d'autres parasites appartenant à la même famille zoologique.

(1) Mannaberg (J.), Die Malariaparasiten auf Grund eigener und fremder Beobachtungen dargestellt. Vienne, 1893; — Die Malaria-Krankheiten, *Coll. Nothnagel*, Vienne, 1899.

II. — L'ÉTUDE DES COCCIDIES. — RECHERCHES DE METCHNIKOFF. SIMOND, SCHAUDINN ET SIEDLECKI

Travaux de Metchnikoff. — Laveran avait d'abord rangé le parasite qu'il avait découvert parmi les protozoaires et l'avait considéré comme un être voisin des amibes. Plus tard, pour rappeler la forme et le mouvement des filaments flagellés, sans faire aucun autre rapprochement avec les algues de la famille des oscillariées, il lui avait donné le nom d'*Oscillaria malariæ*, nom qu'il a d'ailleurs abandonné dans la suite. Marchiafava et Celli avaient appelé le parasite non pigmenté qu'ils avaient vu dans les hématies, *Plasmodium malariæ*. Ce nom, sans être plus qualifié que le précédent, a cependant fait fortune, puisqu'il sert aujourd'hui à désigner le parasite du paludisme.

Le premier qui établit un rapport zoologique entre cet organisme et les êtres qui en sont voisins fut Metchnikoff (1). En 1886, il retrouva les corps intraglobulaires sur quelques paludéens à Odessa. A l'autopsie d'un cas d'accès pernicieux, il rencontra dans les capillaires du cerveau les corps en marguerite décrits par Golgi, et vérifia que la dissémination des éléments jeunes se faisait après destruction de la cellule hôte, le globule rouge dans le cas particulier. L'étude du cycle évolutif lui fit établir un rapprochement entre le nouveau parasite et les sporozoaires. Il le considéra comme une coccidie, d'ailleurs aberrante, se rapprochant de *Klossia soror*, décrite par A. Schneider.

Les Coccidies avant 1892. — Les coccidies auprès desquelles Metchnikoff venait de placer l'hématozoaire de Laveran avaient été découvertes en 1845 par Vogel. Elles ont reçu leur nom, en 1879, de Leuckart. Ce savant les rangea dans la classe des *Sporozoa*, qu'il venait de séparer de l'embranchement des *Protozoa* (2). En 1890, ces organismes étaient connus comme des êtres monocellulaires, vivant en parasites chez beaucoup d'animaux, pendant la majeure partie de leur existence.

Leur cycle évolutif paraissait très réduit. Ils pénétraient dans une cellule, y grossissaient et s'enkystaient. Les uns terminaient leur développement dans le monde extérieur, les autres l'accomplissaient en entier dans la cellule.

Au premier groupe appartient la plus anciennement connue des coccidies, le *Coccidium oviforme* qu'on trouve fréquemment dans le foie et les canaux biliaires du lapin et dont nous allons donner l'évolution telle qu'on la connaissait à cette époque.

Le germe ou *sporozoïte* du parasite, après avoir pénétré dans

(1) METCHNIKOFF, *Centr. f. Bakt.*, t. VII, 1887, p. 624 (analyse).
(2) F. MESNIL, Coccidies et paludisme (*Rev. gén. des sc.*, 30 mars et 15 avril 1899).

une cellule du tube digestif ou des canaux biliaires du lapin, y forme une petite coccidie qui grossit et qui, ayant atteint les limites de son développement, tombe dans la lumière du canal sous forme d'un kyste à double enveloppe, percé, à une de ses extrémités, d'un micropyle.

Ce kyste est tout d'abord rempli d'une masse protoplasmique qui se contracte bientôt et se divise en quatre sporoblastes. Ceux-

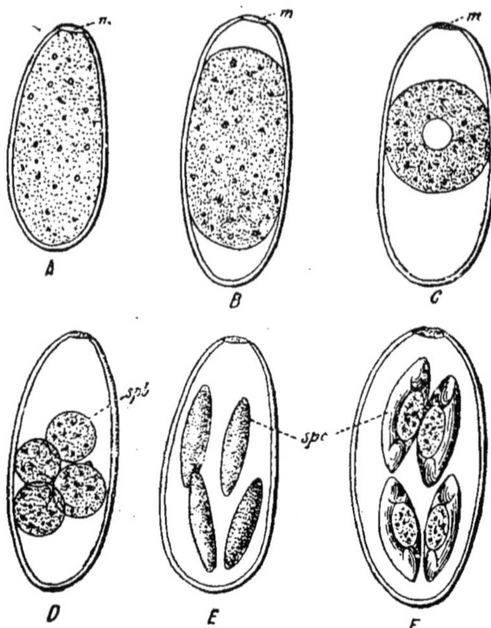

Fig. 5. — Evolution extra-cellulaire des ookystes de la coccidie du lapin (état frais) de Mesnil (d'après Balbiani). — A, coccidie qui vient de quitter la cellule épithéliale; *m*, micropyle ; — B, première contraction du protoplasme; — C, seconde contraction du protoplasme ; le noyau est visible. — D, stade à 4 sporoblastes sphériques *s. p. b.* ; — E, transformation des sporoblastes en sporocystes *s. p. c.* ; — F, kyste à sporocystes mûrs.

ci s'allongent et deviennent des spores, dont chacune, quand elle est mûre, contient deux sporozoïtes. La formation des spores se produit toujours dans le monde extérieur et dure de 4-5 jours à plusieurs semaines. On peut facilement suivre toutes ces transformations (fig. 5) quand, comme nous l'a appris Balbiani (1), on garde sur milieu humide les kystes rendus avec les fèces.

Ces spores, ingérées par les lapins avec leurs aliments, s'ouvrent dans le tube digestif et laissent échapper les sporozoïtes; ceux-ci, doués de mouvements actifs, gagnent la cellule qui doit les héberger et reproduisent ainsi l'infection ou la propagent.

L'histoire des coccidies du 2e groupe remonte à 1870 (2). A

(1) BALBIANI, Leçons sur les Sporozoaires. Paris, 1883.
(2) EIMER, Ueber die Ei-und Kugelförmigen Psorospermien der Wirbelthiere. Würzburg, 1870.

cette époque, Eimer découvrit dans l'intestin de la souris un parasite qu'il appela *Gregarina falciformis*. A. Schneider (1) reconnut plus tard que cette grégarine devait être rangée parmi les coccidies, avec un grand nombre d'autres qui présentaient le même développement. L'ensemble a constitué le genre *Eimeria*.

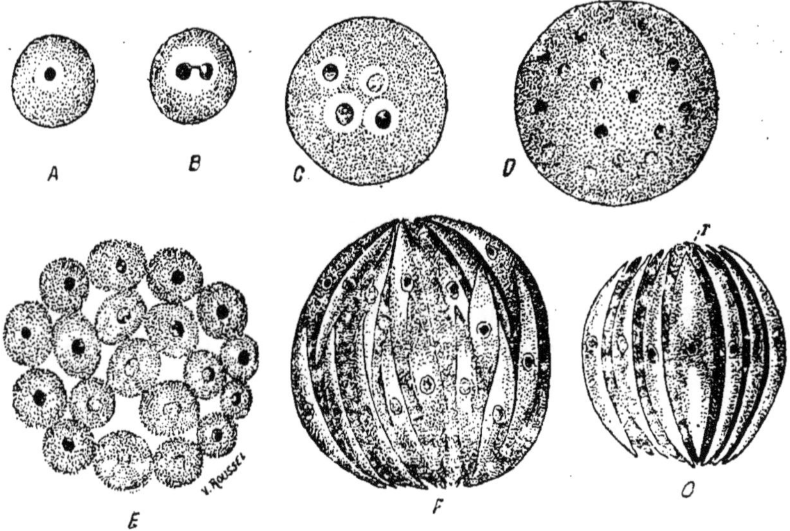

Fig. 6. — Coccidie du lapin. Multiplication asexuée de Mesnil (d'après Simond). — A, parasite mononucléaire ; — B-D, division du noyau ; — E, segmentation du protoplasma ; — F-G, stades à mérozoïtes; — *r*, reliquat de segmentation. Tous ces stades sont intra-cellulaires.

Ces coccidies grossissent comme les autres dans la cellule, mais elles ne la quittent pas pour s'enkyster. Elles s'y transforment en une sorte de barillet dont les éléments, disposés comme des tranches d'oranges, sont déjà mûrs pour une nouvelle infection. La figure 6 représente cette évolution.

Recherches de Pfeiffer. — En 1892, R. Pfeiffer (2), en étudiant la coccidie du lapin, fut frappé de la quantité de parasites répandus dans le tube digestif des animaux infectés et dont le nombre était certainement supérieur à celui des sporozoïtes qu'ils avaient dû ingérer. A côté des formes classiques, il découvrit une coccidie semblable à celle qu'Eimer avait trouvée chez la souris. Cette observation lui inspira une hypothèse féconde. Il pensa que cette dernière n'était qu'une forme de l'autre. Le *Coccidium* devait donner naissance non seulement à des kystes à double enveloppe, mais aussi à des barillets dont les éléments propageaient l'infection dans les cellules voisines. Pour lui, le

(1) A. Schneider, Coccidies nouvelles ou peu connues. *Tabl. zool.*, t. I, 1886. — Le cycle évolutif des coccidies. *Ibid.*, t. II, 1892.

(2) R. Pfeiffer, Beiträge zur Protozoenforschung, I, Die Coccidien-Krankheit der Kaninchen. Berlin, 1892.

genre *Eimeria* devait constituer une modalité du genre *Coccidium* et en représenter le mode de reproduction endogène, les kystes à double enveloppe restant le mode de reproduction exogène au moyen duquel la coccidie peut se transmettre d'un animal à l'autre.

Recherches de Simond. — En 1897, Schaudinn et Siedlecki (1) d'une part, Simond (2) d'autre part démontrent la réalité de l'hypothèse émise par R. Pfeiffer. Simond, en particulier, retrouva les formes *Eimeria* chez des lapins indemnes de toute infection coccidienne auxquels il avait fait absorber des spores mûres de *Coccidium oviforme*.

Ces auteurs ne bornèrent pas là leur découverte.

L'ensemble de leurs recherches éclaira d'un jour tout nouveau le cycle évolutif des sporozoaires.

Metchnikoff (3), en examinant la coccidie de l'intestin de la salamandre, avait remarqué, dès 1889, la présence, parmi les éléments parasitaires, de petites masses pourvues d'une véritable

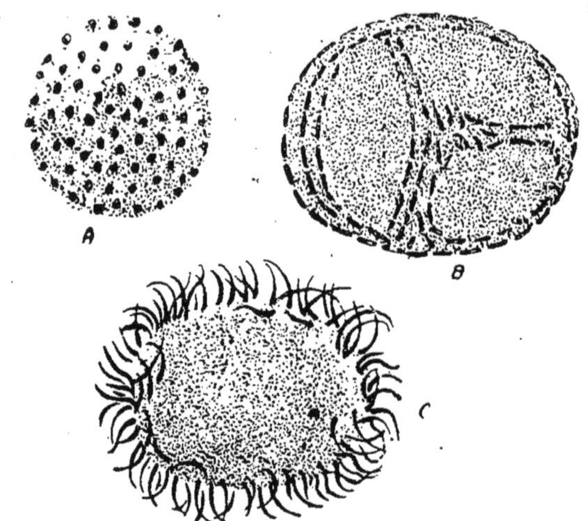

Fig. 7. — Coccidie du lapin. Formation des microgamètes (de Mesnil, d'après Simond). — A, division du noyau; — B, allongement des noyaux; — C, microgamètes mûrs à la surface d'une énorme masse du reliquat (coupe). — Tous ces stades sont intra-cellulaires.

chevelure de flagelles très mobiles (fig. 7-*c*) qui l'avaient beaucoup intrigué. Lorsqu'en 1897 Simond étudiait les coccidies dans son laboratoire, il le chargea de rechercher ces étranges éléments et d'essayer d'en élucider le rôle.

(1) Schaudinn et Siedlecki, Beiträge zur Kenntnis der Coccidien (*Verh. Deutsch. Zoolog. Ges.*, 1897).

(2) Simond, Dimorphisme évolutif de la coccidie appelée *Karyophagus Salamandræ* (*C. R. Soc. Biol.*, 12 déc. 1896). — Formes de reproduction asporulée dans le genre *Coccidium* (*C. R. Soc. Biol*, 1er mai 1897). — Evolution des Coccidies (*An. de l'Inst. Past.*, 1897).

(3) Metchnikoff, Carcinomes et Coccidies (*Rev. gén. des Sc.*, 1892).

Simond reconnut que le *Coccidium oviforme* donnait naissance non seulement à un kyste à double enveloppe, mais qu'il produisait encore deux sortes de formes de division à type eimérien. Les uns se composaient de segments relativement volumineux se déplaçant d'un mouvement lent quand ils étaient libres dans l'intestin. C'étaient les barillets des *Eimeria*. Les autres, qui étaient formés d'éléments beaucoup plus petits et plus agiles, disposés autour d'un reliquat de segmentation considérable, n'étaient autre chose que les masses chevelues vues et décrites par son maître. Il les considéra comme des éléments mâles et les premiers comme des éléments femelles, mais il ne put assister au phénomène de la fécondation. C'est qu'en effet l'hypothèse de Simond ne renfermait qu'une part de vérité. Il avait bien découvert les cellules mâles (*microgamétocytes*) qui donnent naissance aux *microgamètes* suivant la terminologie employée aujourd'hui; quant aux cellules eimériennes, elles n'étaient point des cellules femelles, mais des *schizontes* et les segments du barillet ou *mérozoïtes* des éléments de reproduction asexuée.

Recherches de Schaudinn et Siedlecki. — Schaudinn et Siedlecki furent plus heureux. Dans l'intestin d'un mille-pattes, le *Lithobius forficatus*, il existe trois coccidies qui y vivent en parasites : *Adelea ovata*, *Coccidium Schubergi* et *C. Lacazei*. Schaudinn et Siedlecki purent suivre le développement de ces parasites et saisir chez eux l'acte de la fécondation. Voici ce qui se passe pour *C. Schubergi*.

Les *sporozoïtes*, petits corps falciformes dont l'extrémité antérieure est pointue et réfringente, tandis que l'extrémité postérieure est arrondie, renferment un noyau placé vers le milieu du corps et formé de granules de chromatine, sans nucléole ou *karyosome*. Ils se déplacent par des mouvements de contraction longitudinale et des mouvements de reptation. Quand ils arrivent au contact d'une cellule épithéliale, ils la pénètrent et s'y fixent ou bien ils peuvent ainsi en pénétrer 4 ou 5 avant de choisir celle qui doit les héberger. Dès qu'ils ont arrêté leur choix, leur noyau se différencie et il s'y forme un *karyosome*. Ils prennent alors le nom de *schizontes*, grossissent aux dépens de la cellule et, quand ils en ont absorbé tous les principes nutritifs qu'ils sont capables d'assimiler, ils se divisent en un certain nombre de *mérozoïtes*, au milieu desquels il reste toujours un reliquat de segmentation qui est destiné à disparaître par la suite.

Chacun de ces mérozoïtes diffère très peu des sporozoïtes; il se meut comme eux et va infester une nouvelle cellule. Le même cycle, dit de *schizogonie*, peut se reproduire un grand nombre de fois. Mais il arrive un moment où les éléments ne sont plus

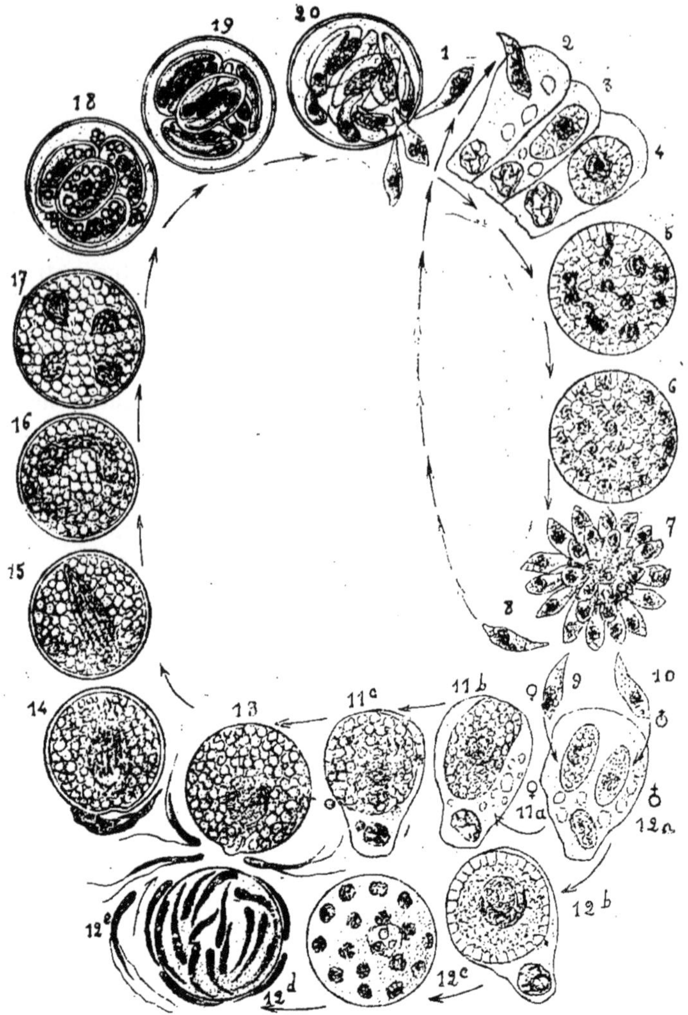

Fig. 8. — Schéma de l'évolution du *Coccidium Schubergi*, d'après Schaudinn.

1, sporozoïtes libres ; — 2, 3, 4, trois cellules épithéliales dans lesquelles on voit le sporozoïte pénétrer, s'arrondir et commencer à grossir ; — 5-6, division du noyau ; le parasite seul est représenté, la cellule épithéliale dans laquelle il reste contenu a grandi, en raison de son développement, et n'a pas été figurée ; — 7, les noyaux se sont entourés de protoplasma et se sont transformés en mérozoïtes ; la cellule se déchirant, les mérozoïtes se séparent et vont se loger dans d'autres cellules épithéliales ; les uns recommencent le même cycle schizogonique, les autres se transforment en gamètes ; — 11, *a*, *b*, *c*, développement du macrogamète ; — 12, *a*, *b*, *c*, développement du microgamétocyte ; 12, *d*, formation des microgamètes ; — 12, *e*, microgamètes libres, se dirigeant vers le macrogamète mûr ; 13, un boursouflement de la paroi de celui-ci devient un centre d'attraction pour les microgamètes. Un d'entre eux s'y fixe et féconde la cellule femelle. — Les autres dégénèrent à côté du macrogamète fécondé ; — 14, dans lequel le pronucléus mâle s'est uni au pronucléus femelle ; la membrane d'enveloppe ou oocyste est apparente ; — 15, la fusion des deux pronuclei est complète ; — 16, division du noyau en deux ; — 17, en quatre ; — 18, formation des sporoblastes ; — 19, les sporoblastes sont devenus des spores munies d'une membrane, le sporocyste, double et formée de l'épispore et de l'endospore ; deux sporozoïtes se sont développés dans chaque spore et sont disposés tête-bêche, avec un reliquat entre les deux ; — 20, libération des sporozoïtes. Il s'est fait un trou dans l'oocyste par où ils s'échappent après avoir déchiré le sporocyste.

aptes à se diviser sans fécondation et ils donnent alors naissance à des corps différenciés, *microgamétocytes* et *macrogamétocytes*, dont le développement constitue le cycle *sporogonique* ou la *sporogonie*.

On peut reconnaître les microgamétocytes à leur protoplasma finement réticulé qui rarement renferme des inclusions volumineuses. Au moment où vont se former les microgamètes, la chromatine augmente dans le noyau et on voit se détacher du karyosome des granules de chromatine qui, par un processus assez complexe, gagnent la périphérie et s'y réunissent en petites masses, disposées circulairement. Ces petites masses s'allongent, s'entourent de protoplasma et sont alors douées de mouvement. Les *microgamètes* sont mûrs. Ceux de *C. Schubergi* se présentent sous forme de filaments agiles munis de deux cils (1), l'un à l'extrémité postérieure dans le prolongement du corps et l'autre, près de la tête, faisant avec le corps un angle très aigu. Dans toutes les espèces, les microgamètes ne sont pas pourvus des mêmes organes moteurs. Les microgamètes d'*Adelea ovata*, par exemple, n'ont pas de flagelles du tout. Ils se déplacent par mouvement ondulatoire de tout le corps.

Les *macrogamétocytes* ou éléments femelles se distinguent de bonne heure par leur forme en haricot et les matériaux de réserve que contient leur protoplasma. Quand ils ont atteint leur développement complet, ils s'arrondissent, font éclater la cellule hôte et après expulsion d'une partie du karyosome deviennent chacun un *macrogamète*, muni d'un grand *pronucleus* sphérique.

Le macrogamète, tombé dans la lumière du canal digestif, est dès lors prêt pour la fécondation. Le pronucléus s'approche de la paroi en un point où il se fait un cône d'attraction pour les microgamètes. Un de ceux-ci pénètre à l'intérieur et son pronucleus atteint le pronucleus femelle. La membrane claire qui entoure le macrogamète, devenu un *zygote*, se transforme en une membrane de plus en plus épaisse qui interdit l'entrée à tout nouveau microgamète et qu'on appelle *oocyste*.

Schaudinn (2) a remarqué que l'expulsion karyosomique suffit à donner au macrogamète un pouvoir attractif pour les microgamètes.

Le reste du développement peut s'accomplir dans le monde extérieur. Le noyau du zygote se divise en 4 masses de chromatine qui s'entourent de protoplasma et deviennent des *sporoblastes*.

(1) Wasielevski a vu deux longs cils à l'état libre et mobiles (*Cent. f. Bakt. Abth.*, I, 1898). C'est surtout à Léger que sont dues nos connaissances sur ces cils qu'il découvrit et décrivit bien chez *Barroussia caudata* (Léger, *C. R. Soc. Biol.*, 11 juin 1898. — *Arch. zool. Exp.*, 1898).

(2) Schaudinn, Untersuchungen über den Generationswechsel bei Coccidien (*Zool. Jahrbuch*, 1900).

Ceux-ci prennent une forme ovalaire et sécrètent deux membranes : l'une l'*épispore*, l'autre à l'intérieur de la première l'*endospore*. La *spore* est dès lors formée. Le noyau se divise encore en deux parties qui s'entourent de protoplasma et deviennent deux *sporozoïtes*. Les deux sporozoïtes sont disposés tête-bêche et laissent entre eux inemployé un reliquat de segmentation.

Le cycle est terminé, la spore est mûre.

Pour le *Coccidium proprium*, coccidie de l'intestin du triton,

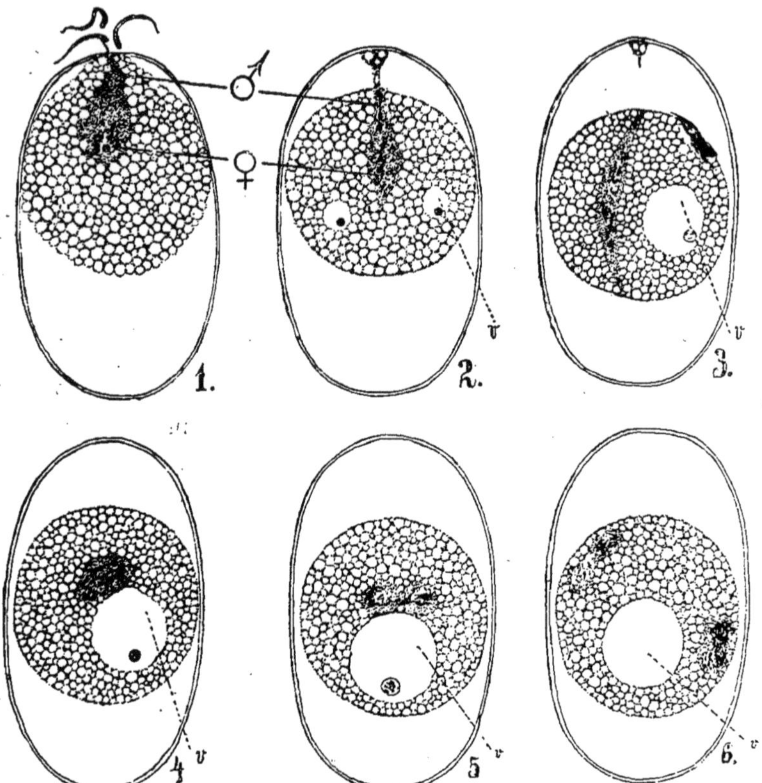

Fig. 9. — Coccidie du Triton ; processus sexué (de Mesnil, d'après Siedlecki). — 1, pénétration du microgamète ; — 2, rétraction protoplasmique ; la chromatine du microgamète s'est fragmentée. — 3, Les pronuclei mâle et femelle se sont fusionnés, le noyau a la forme d'un croissant. — 4, noyau condensé. — 5-6, 1re et 2e divisions nucléaires ; — *v*, vacuole avec 1 granule chromatique, probablement expulsé du noyau femelle au moment de la fécondation (épuration nucléaire).

et pour la coccidie du lapin, l'oocyste est formé avant la fécondation. Le micropyle par où s'introduit le microgamète se ferme et tout se passe ensuite comme pour *C. Schubergi*.

III. — DÉCOUVERTE DU CYCLE SPOROGONIQUE DE L'HÉMATOZOAIRE DU PALUDISME

Les Coccidies et le paludisme. — La découverte chez les coccidies de corps flagellés rappelant ceux qui avaient été décrits par Laveran dans le paludisme, les brillantes recherches qui nous ont éclairés sur leur nature et leur rôle ne pouvaient manquer d'exercer une influence heureuse sur les travaux des malariologues. Quoi qu'il en ait pu paraître, c'est en effet ce qui s'est produit, car R. Ross (1) nous apprend qu'à la lecture du mémoire de Simond, il a été vivement impressionné par la découverte d'une différenciation sexuelle chez les sporozoaires. Les microgamétocytes des coccidies lui ont ouvert les yeux sur le rôle probable des corps à flagelles du paludisme. En revanche, elles n'ont été pour rien dans les travaux de Mac Callum. Dans le cours de cette même année 1897, le savant américain annonçait l'existence d'un processus de fécondation chez l'Halteridium de *Corvus americanus*.

Découverte de Mac Callum. — Fécondation des macrogamètes. — Dans le sang d'un grand nombre d'espèces d'oiseaux, on rencontre dans les globules rouges des parasites allongés disposés souvent par deux de chaque côté du noyau. Ces éléments parasitaires sont ordinairement plus étroits au milieu et renflés

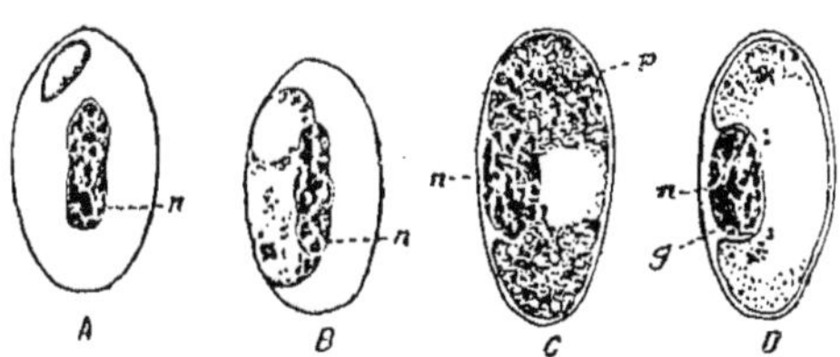

Fig. 10. — Halteridium des Oiseaux (de Mesnil, d'après Opie). — A, parasite jeune. — B, stade plus avancé. — C, parasite adulte à contenu granuleux (femelle). — D, parasite adulte à protoplasma clair (mâle), *g*, hématie, *n*, son noyau, *p*, pigment.

aux deux extrémités, d'où le nom d'*Halteridium*, qui leur a été donné par Labbé. Ces hématozoaires, comme celui du paludisme, renferment du pigment, mais les grains n'en sont pas chez tous répartis de la même façon. Dans les uns, ils sont très petits et presque uniformément répandus dans toute l'étendue du protoplasma; dans les autres, ils apparaissent plus volumineux et restent plus particulièrement cantonnés aux deux extrémités. Lorsqu'on observe pendant quelque temps entre lame et lamelle du sang d'oiseau contenant des Halteridium, on remarque qu'un certain nombre d'entre eux se contractent, s'arrondissent, font éclater le globule et se trouvent dès lors libres dans le plasma.

(1) R. Ross, Researches on malaria. *Les prix Nobel*. Stockholm, 1904.

Chez les uns et chez les autres, les grains de pigment se déplacent pour se réunir au centre dans les parasites à gros grains, pour se disposer suivant des lignes plus ou moins flexueuses dans les parasites à grains fins. Bientôt les premiers, dont le protoplasma est plus clair, émettent des flagelles qui s'agitent avec vivacité, déplaçant les globules autour d'eux, pendant que les grains de pigment entrent en danse à l'intérieur.

Mac Callum (1) a vu que ces flagelles se détachent, se dirigent vers les parasites à grains fins et les pénètrent. Ceux-ci sont donc

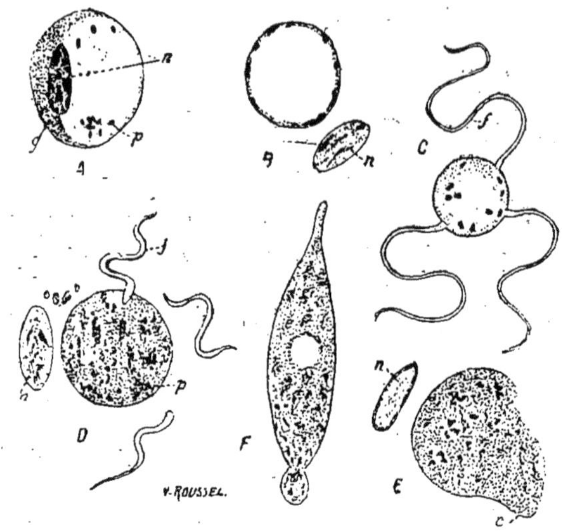

Fig. 11. — Processus de fécondation chez Halteridium (de Mesnil, d'après Opie, et Mac Callum).

A, le parasite s'arrondit. — B, il fait éclater le globule et devient libre. — C, microgamétocyte au moment de la formation des microgamètes. — D, pénétration d'un microgamète dans le corps sphérique femelle. — FF, le macrogamète fécondé se transforme en ookinète. — *g*, hématie, *n*, son noyau, *p*, pigment, *f*, microgamète.

des formes femelles, macrogamétocytes ou plus simplement macrogamètes, les autres étant des formes mâles ou microgamétocytes. Marchoux (2), qui a étudié au Sénégal l'acte de la fécondation chez l'Halteridium du pigeon, a remarqué qu'il se passe dans le macrogamétocyte des phénomènes de préparation à cet acte. Le noyau se déplace vers la périphérie et s'en rapproche en un point qui devient pour le microgamète un centre d'attraction. C'est en ce point que se fait la pénétration de la chromatine pendant que la partie protoplasmique du flagelle s'immobilise autour du macrogamète. A ce moment, il se produit, dans le protoplasma de ce dernier, un mouvement assez vif qui est nettement indiqué par le déplacement rapide des grains de pigment.

(1) Mac Callum, *Journ. of exper. med.*, t. III, 1898, et *C. f. Bakt. Abth.*, I, 1897.
(2) Marchoux, *C. R. Soc. Biol.*, 11 mars 1899.

Formation de l'ookinète. — Tout ne s'arrête pas là. Mac Callum, en poursuivant ses observations, a constaté que les macrogamètes fécondés se transforment chacun en un vermicule qui se déplace dans la préparation.

Ce vermicule, signalé déjà par Danilewsky (1), Kruse (2) et Pfeiffer (3), n'est autre chose qu'un zygote. A cause de ses mouvements propres, Schaudinn l'a appelé *Ookinète*. Mac Callum essaya de suivre le développement ultérieur de ce nouveau corps. Mais les recherches les plus attentives ne lui permirent pas d'élucider le problème. Il devenait évident que les conditions ne se montraient plus favorables à un développement ultérieur entre lame et lamelle.

Théories sur le cycle exogène du parasite. — Où se complétait donc l'évolution? Ce n'était pas certainement chez l'animal porteur des parasites, on eût surpris quelque terme de passage.

Les connaissances nouvellement acquises dans l'étude des coccidies conduisaient naturellement à admettre que le processus de fécondation devait précéder l'évolution exogène du parasite. Ce cycle exogène se complétait-il dans le monde extérieur, dans l'eau, par exemple? Mac Callum pensait que le vermicule une fois formé traversait la paroi des vaisseaux pour gagner l'intestin et de là tomber sur le sol.

Laveran avait depuis longtemps remarqué que l'émission des flagelles ne se produisait qu'un moment après l'extraction du sang, comme si cet acte exigeait pour s'accomplir un léger refroidissement ou une concentration du liquide. Il était donc permis de supposer que ces flagelles ne jouaient un rôle que dans le milieu extérieur, comme le pensait Mannaberg (4).

P. Manson (5) avait émis l'idée, avant la découverte de Mac Callum, que les flagelles libérés dans le sang qu'un moustique avait absorbé sur un malade pouvaient, à la mort de l'insecte, se répandre dans l'eau.

Une expérience faite par Marchoux (6) au Sénégal avait cependant montré que l'eau ne joue aucun rôle dans la propagation du paludisme. Dans une famille composée de deux personnes, l'une s'était soumise à n'absorber que de l'eau bouillie et des aliments

(1) DANILEWSKY, Pathologie comparée du sang. Karkow, 1889.
(2) KRUSE, *Virchow's archiv.*, t. CXX, 1890.
(3) PFEIFFER, *Zeitsch. f. Hyg.*, t. VIII, 1890.
(4) *Loco citato.*
(5) P. MANSON, On the nature and significance of the crescentic and flagellated bodies in Malaria blood (*Brit. med. Journ.*, II, 1894). — On the life history of the Malaria germe outside the human body (*Lancet*, I, 1896). — Hypothesis on the life-history of the Malarial parasite outside the human body (*Lancet*, II, 1896).
(6) MARCHOUX, Transmission du paludisme par les moustiques (*Ann. d'hyg. et de méd. col.*, 1899).

stérilisés, pendant que l'autre vivait de la vie ordinaire. L'une et l'autre ont cependant été prises de paludisme le même jour.

Que le moustique fût le véhicule de la fièvre intermittente, c'était une hypothèse déjà vieille. D'après Lancisi, c'était une opinion répandue depuis des siècles dans les campagnes de l'Italie. Koch (1) rapporte que, dans l'Afrique orientale allemande, les nègres des montagnes de l'Usambara appellent à la fois *Mbu* le moustique et le paludisme.

King (2), en 1883, dans un long article où il discute toutes les raisons qui justifient son hypothèse, soutient nettement la transmission du paludisme par les moustiques.

Laveran, Koch, Pfeiffer, Manson, Bignami, Dionisi, Mendini, Grassi, Marchoux ont aussi défendu le même mode de transmission.

Découverte de Th. Smith et Kilborne. Piroplasma bigeminum. — Cette hypothèse présentait une vraisemblance d'autant plus grande que Th. Smith et Kilborne (3) avaient dé-

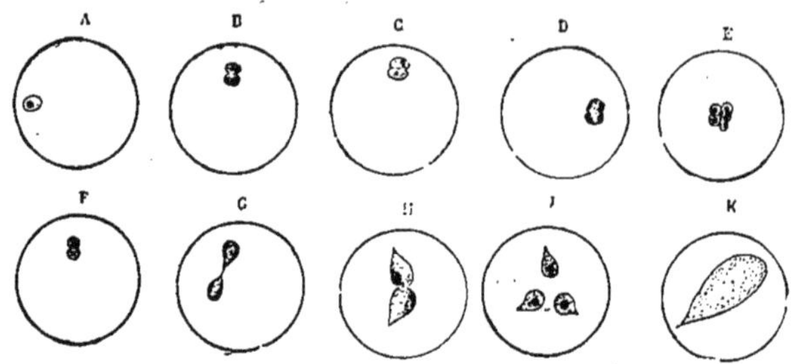

Fig. 12. — Hématies contenant *Piroplasma bigeminum* à différents états de son développement (d'après Bertarelli).

montré dans un travail mémorable que certains arthropodes, les tiques, transmettaient aux bovidés la fièvre du Texas. Dans le sang des animaux atteints de cette maladie, ils avaient trouvé un parasite intraglobulaire. Ce parasite, le plus souvent piriforme, d'où son nom de *Piroplasma bigeminum*, se rencontre presque toujours accolé dans le même globule à un autre parasite jumeau auquel il tient par son extrémité effilée. Il se divise par bipartition. Smith et Kilborne ont reconnu que les tiques provenant d'une région infectée étaient capables de communiquer la maladie à des animaux vivant dans une région indemne.

Rien ne s'opposait donc à ce qu'un autre arthropode transmît un parasite, voisin du piroplasme, l'hématozoaire du paludisme.

Découverte de R. Ross. Proteosma Grassii. — Ross, depuis

(1) R. Koch, *Reise Berichte*, Berlin, Springer, 1898.
(2) King, Mosquitoes and Malaria (*Popular science Monthly*, sept. 1883).
(3) Th. Smith et Kilborne, Die Aetiologie des Texasfieberseuche des Rindes (*Cent. f. Bakt.*, t. XIII, 1893).

1895 (1), s'était attaché à la solution de cette importante question. Ce savant a publié, au moment où lui fut décerné le prix Nobel, un mémoire intéressant comme un roman (2). Il y raconte l'histoire de sa découverte, faite malgré les difficultés sans nombre à chaque instant soulevées par le service administratif dont il dépendait. Il venait d'obtenir des résultats très importants en faisant piquer des malades par des moustiques « aux ailes tachetées », comme il appelait alors ses insectes d'expériences qui ont

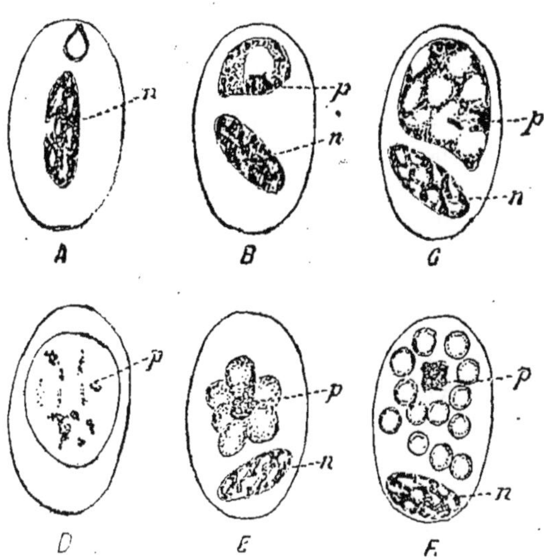

Fig. 13. — Proteosoma des oiseaux (de Mesnil, d'après Opie). — A, parasite jeune. — B-C, parasites plus âgés à structure granuleuse (femelle). — D, parasite à protoplasma clair (mâle), le noyau de l'hématie a disparu. — E.-F., figures de division. — *n*, noyau de l'hématie. — *p*, pigment.

été reconnus, par la suite, être des Anophèles. A ce moment, il fut déplacé et envoyé dans un poste où il lui était impossible de continuer ses recherches. Désespérant d'arriver à une prompte solution avec le paludisme, il eut l'idée heureuse de s'attaquer à un parasite des oiseaux, très voisin de l'hématozoaire humain.

Chez un certain nombre d'oiseaux, on observe, dans le sang, la présence de parasites intraglobulaires que les travaux de Grassi et Feletti (3) ont fait connaître et qui ont été bien étudiés par Dani-

(1) Ross. R, *Proceeding of the South Indian branch of the Brit. med. Assoc.*, 17 déc. 1895. — Pigmented celles in Mosquitoes. *Brit. med. Journ.*, 18 déc. 1897, 26 févr. 1898. — Report on the investigation into malaria (*Indian medical Gazette*, avril, mai 1898). — Report on the Cultivation of *Proteosoma* Labbé in grey Mosquitoes. Calcutta, 1898.

(2) R. Ross, Researches on Malaria. *Les prix Nobel.* Stockholm, 1904.

(3) Grassi et Feletti, Malariaparasiten in den Vögeln (*Centr. f. bakter.*, 1891, nos 12, 13, 14, et *Boll. dell'Acad. d. Sc. nat. di Catania*, 1890-91).

lewsky (1), par Celli et San Felice (2) et par Opie (3). Ce parasite, dénommé par Grassi et Feletti *Hæmamæba relicta* et par Labbé *Proteosoma Grassii*, se présente sous la forme de petits corps ronds, réfringents, qui grandissent en déplaçant le noyau de l'hématie et sont doués de mouvements amiboïdes très lents. Ils contiennent du pigment en général aggloméré en blocs assez compacts. Quand le parasite est arrivé au terme de son développement, le pigment s'étant rassemblé au centre, il se divise en forme de rosette à 8-20 segments. Puis le cycle recommence.

A côté de ces formes, on en observe d'autres que Celli et San Felice avaient déjà assimilées aux corps en croissant du sang malarique.

Ces corps ovalaires sont particulièrement réfringents. Ils occupent tout le globule qui est pâle, augmenté de volume et a souvent perdu son noyau. Entre lame et lamelle, ils s'arrondissent, font éclater le globule qui les contient et quelques-uns d'entre eux émettent des flagelles.

C'est à ce Proteosoma, dont le cycle évolutif ressemble tant à celui du parasite de Laveran, que R. Ross s'est adressé.

Ses expériences, conduites avec une sécurité que lui avaient donnée ses recherches antérieures, furent des plus heureuses et le conduisirent à la capitale découverte qui a éclairé d'un jour si brillant la prophylaxie du paludisme.

R. Ross fit piquer sur des oiseaux malades un grand nombre de moustiques gris, *Culex pipiens*, et examina systématiquement leur tube digestif dans les jours qui suivirent.

Il vit se développer au-dessous de la tunique externe de l'estomac, entre les fibres musculaires, des cellules pigmentées, comme celles qu'il avait antérieurement observées, à Secunderabad en 1897, chez des Anophèles nourris sur des paludéens.

Dès le 2e jour, se distinguent nettement des amas de 16 à 20 grains de pigment rangés suivant une figure ovalaire de 6 à 8 μ. Bientôt apparaît un protoplasma, des vacuoles et des granulations réfringentes.

Le 3e jour, ces cellules ont grandi; elles sont entourées d'une membrane d'enveloppe très nette. Les grains de pigment sont plus petits et moins nombreux que le jour précédent. Ils s'amassent autour d'une ou 2 grandes vacuoles claires. A mesure que le 3e jour s'avance, les cellules grandissent. Au bout de 72 heures, elles mesurent de 16 à 25 μ, et on commence à apercevoir à

(1) DANILEWSKY, Sur les microbes de l'infection malarique aiguë et chronique chez les oiseaux et chez l'homme (*An. de l'Inst. Past.*, 1890).

(2) CELLI et SAN FELICE, Ueber die Parasiten der rothen Blutkorperchen in Menschen und in Thieren (*Fortsch. d. Med.*, 1891).

(3) E. OPIE, On the Hæmocytozoa of Birds (*Journ. of Exp. med.*, t. III, 1898).

l'intérieur du protoplasma de fines granulations réfringentes et brillantes, rappelant l'aspect de fines gouttelettes d'huile.

Pendant la durée du 4ᵉ jour, le pigment diminue encore; il finit par disparaître, quand la cellule parasitaire ou zygote atteint 35 μ. Les grains brillants et réfringents qui s'étaient montrés

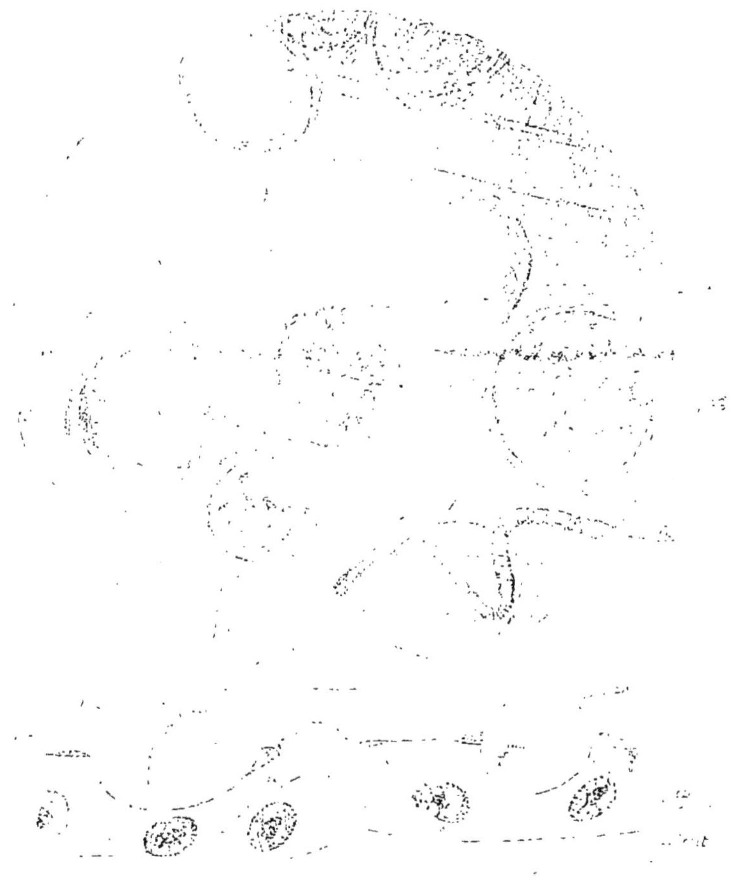

Fig. 14. — Portion de la paroi stomacale d'un Anophèle infecté portant 10 zygotes à divers degrés de développement (d'après Nuttall et Shippley). — *m*, fibre musculaire transverse dans la membrane musculo-élastique. — *par.*, zygote. — *tr.*, trachée. — *ep.*, cellule épithéliale. — *cut.*, cuticule de l'intestin.

au 3ᵉ jour ont augmenté de nombre et de taille. Le zygote bombe sous la tunique externe et fait hernie dans la cavité générale.

A la fin du 5ᵉ jour, le zygote a atteint la dimension de 50 μ. L'enveloppe ou oocyste est très nette. Le nombre des granulations réfringentes s'est encore accru.

La taille maxima du zygote est atteinte à la fin du 6e jour. Il mesure de 60 à 70 μ. Bientôt le protoplasma prend un aspect strié. Le zygote ne fait plus seulement hernie dans la cavité générale, il y plonge entièrement sous la forme d'une sphère retenue par un

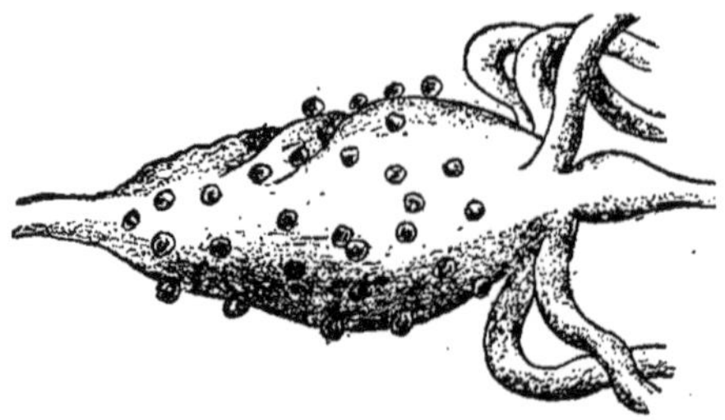

Fig. 15. — Estomac d'Anophèle portant sur sa face interne un grand nombre de kystes (de Guiart, d'après R. Ross).

mince pédicule. Si on retire l'estomac, il paraît recouvert d'une masse d'excroissances en boutons qui sont autant de cellules parasitaires. Examine-t-on le zygote dans l'eau pure, il éclate et il en sort une multitude de filaments germes ou sporozoïtes qui semblent immobiles. Dans la membrane, on trouve souvent des corps allongés en boudin, de couleur brune, *blackspore*, dont Ross ne put reconnaître la fonction, et qui sont aujourd'hui considérés comme des filaments germes dégénérés [Grassi (1), Schaudinn (2)].

Quand on examine le moustique plus tard, on s'aperçoit que les cellules des glandes salivaires sont remplies de ces filaments germes. On en trouve aussi dans les canaux excréteurs de ces glandes.

Une fois mûrs, les zygotes se déchirent, les sporozoïtes tombent dans la cavité générale et sont transportés avec le sang jusque dans les glandes salivaires, d'où ils passent chez l'animal piqué par le moustique ainsi infecté.

R. Ross s'est assuré, d'ailleurs, que ces moustiques étaient capables, à partir du 8e jour, d'infecter des oiseaux reconnus auparavant indemnes de toute affection parasitaire. Des témoins, conservés dans des cages protégées, continuaient à ne pas avoir d'hématozoaires dans le sang. Cette découverte considérable impressionna vivement le monde savant.

Confirmation de la mission allemande. — Une mission allemande, composée de Koch, Pfeiffer et Kossel, se rendit en Italie dès 1898 pour vérifier les travaux de Ross (3). Elle assista à la formation de l'ookinète dans l'estomac du moustique et confirma par ailleurs la découverte du savant Anglais.

(1) Grassi, Studi di uno zoologo sulla malaria (*R. Ac. dei Lincei*, 1900).
(2) Schaudinn, Untersuchungen über Krankheitserregende Protozoen *Cyclospora Karyolytica* (*Arb. d. Keis. Gesundh.*, XVIII, 1902).
(3) *Fortschritt der Medizin*, 31 janvier 1900.

Fig. 16. — Cycle évolutif du parasite malarique (d'après un schéma combiné par A. Lang avec les figures de Golgi, Labbé et Grassi).

A, Cycle schizogonique de *Plasmodium vivax*; — I-Z[2], cycle sporogénique *Plasmodium præcox*.

Le parasite du paludisme (*schizonte*) se développe dans un globule rouge A. B.-C.D. et s'y divise en un grand nombre de *mérozoïtes* qui vont infecter de nouveaux globules. Les uns recommencent le même cycle A, B, C, D, E, F, d'autres se différencient en organismes mâle et femelle qui, dans la tierce bénigne et la quarte, après un stade de développement plus long que celui du schizonte, deviendront des corps sphériques H[1] *macrogamète*, H[2] *microgamétocyte*. Dans la tierce maligne, les gamètes se présentent sous la forme de croissants I[1], femelle (macrogamète) I, mâle (microgamétocyte). Entre lame et lamelle quand le sang infecté se refroidit et se concentre, dans l'estomac de l'Anophèle qui a piqué un malade, les croissants s'arrondissent, font éclater le globule dans lequel ils sont contenus et qui, ordinairement, n'est représenté que par une mince corde sous-tendant l'arc. Le microgamétocyte émet ses *microgamètes*, qui se détachent et se dirigent vers les macrogamètes. Ceux-ci se sont eux-mêmes préparés à la fécondation. Le noyau s'est porté à la périphérie; il s'est produit des phénomènes de réduction chromatique; la membrane s'est soulevée et le protoplasma fait une petite hernie sur laquelle vient s'engluer le microgamète fécondant. Peu après l'entrée de l'élément mâle, le macrogamète s'allonge, se transforme en *ookinète* et devient mobile. L'ookinète se dirige vers la paroi de l'intestin, traverse la cuticule interne, passe entre les cellules épithéliales et va se loger sous la membrane musculo-élastique externe. Là, il s'arrête et prend le nom de *zygote*. Celui-ci grossit, son noyau se divise un grand nombre de fois en même temps que le protoplasme se segmente en *sporoblastes*. Le noyau se fragmente encore; chacun de ces fragments se dispose à la périphérie du sporoblaste et devient un *sporozoïte*. Tous les sporozoïtes sont enfermés dans un kyste qui finit par se déchirer et par laisser échapper son contenu dans la cavité générale de l'Anophèle. Les sporozoïtes pénètrent dans les glandes salivaires et sont finalement rejetés avec le contenu de ces glandes au moment de la piqûre. Parvenus dans les vaisseaux de l'homme, les sporozoïtes pénètrent dans les globules, et le cycle recommence.

Travaux de Grassi, Bignami et Bastianelli. — D'autre part, la question du paludisme ne cessait de préoccuper les savants Italiens, et Grassi, tant par lui-même qu'avec ses collaborateurs Bignami et Bastianelli, lui fit faire un nouveau pas en avant. Convaincu par Bignami et Dionisi que les moustiques devaient jouer un rôle dans la transmission de la malaria, Grassi s'attacha à l'étude de ces insectes.

Guidé par le travail de Ficalbi (1) et par ses propres recherches, il arriva à suspecter trois espèces de Culicides qu'on rencontrait dans tous les endroits paludéens : *Culex penicillaris*, *Culex malariæ* et *Anopheles claviger*.

Un homme, indemne de paludisme, fut piqué, du 25 septembre 1898 au 23 octobre, par des exemplaires de *C. malariæ* ou *vexans* et de *C. penicillaris* venant de Maccarese, pays particulièrement paludéen. Le 20 octobre, on introduisit dans la chambre du sujet en expérience quelques *Anopheles claviger* provenant de la même source. Le 1er novembre, le patient présenta un accès de fièvre estivo-automnale typique (2).

L'Anophèle paraissant être l'auteur responsable de cette infection, une deuxième expérience fut faite avec des Anophèles par Bignami et Bastianelli. Elle fut couronnée de succès.

Grassi en conclut donc que le paludisme était véhiculé par

(1) E. Ficalbi, Revisione sistematica della famiglia delle Culicidæ europee. — Florence, 1896.

(2) Bignami, Como si prendono le febri malariche (*Boll. d. R. Acad. Roma*, 1898-99).

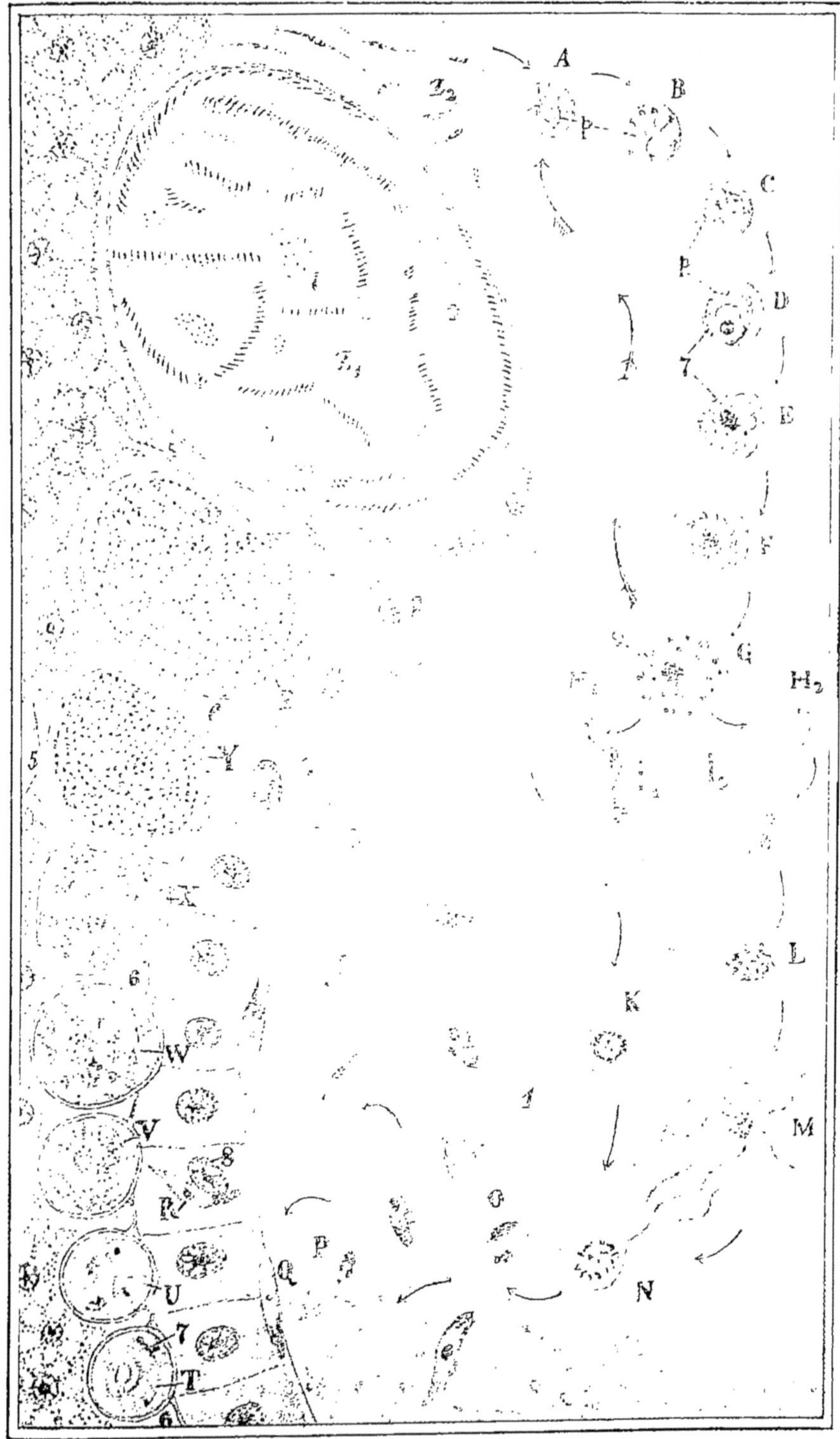

Fig. 16. — Cycle évolutif du parasite malarique. (Voy. explication ci-contre.)

Anopheles claviger. Plus tard, il reconnut que tous les Anophèles d'Italie pouvaient jouer le même rôle. En revanche, les expériences faites avec des insectes piqueurs appartenant à d'autres familles ou d'autres genres échouèrent complètement. De même, des Anophèles, nourris sur des oiseaux atteints de Proteosoma, ont ensuite piqué l'homme, sans lui donner de fièvre.

Bientôt, Grassi et ses collaborateurs suivaient le développement des zygotes chez l'Anophèle (1) et s'attachaient à en déterminer toutes les phases.

Ils retrouvèrent chez l'Anophèle les cellules pigmentées qu'avait déjà observées R. Ross et reconnurent dans le cycle sporogonique du parasite humain tous les détails d'évolution du Proteosoma. Par une série de recherches des plus soigneuses, ils purent étudier, grâce à divers procédés de coloration, la constitution des zygotes et des sporozoïtes (2). Dès que le zygote est fixé, son noyau se segmente par division directe. Ces divisions successives se continuent jusqu'à former de très petits noyaux disposés par groupes autour d'une masse protoplasmique. Pour Grassi chacun des noyaux est un sporoblaste qui se transforme directement en un sporozoïte, le protoplasma constituant un reliquat de segmentation. Minchin (3) considère que le protoplasme se divise avec le noyau et se partage en segments incomplètement séparés les uns des autres, dont chacun constitue un sporoblaste. Le noyau du sporoblaste se divise encore un certain nombre de fois. Chacun des petits noyaux gagne la périphérie du sporoblaste, puis s'entoure de protoplasma qui s'effile. Les sporozoïtes sont formés. Placés côte à côte, ils restent quelque temps fixés au reliquat de segmentation. « Puis il se produit un mouvement qui couche tous ces sporozoïtes comme des épis de blé battus par la tempête. » Ils restent encore disposés autour du reliquat jusqu'au moment de leur expulsion. Chacun d'eux se compose d'un protoplasma et d'un noyau allongé qui, par la coloration de Romanowsky, paraît formé d'un chapelet de grains de chromatine. Grassi, pas plus que Ross, n'a vu se mouvoir ces sporozoïtes. Cependant Schaudinn a reconnu depuis (4) qu'ils présentaient des mouvements actifs.

Les sporozoïtes sont d'autant plus nombreux et les zygotes d'autant plus volumineux que l'insecte a ét mieux nourri.

(1) Bastianelli, Bignami et Grassi, Cultivazione delle semilune malariche dell uomo nell' *Anopheles claviger* (*Ac. dei Lincei*, 28 nov. 1898).

(2) Grassi, Bignami et Bastianelli, Ciclo evolutivo delle semilune nell' *Anoph. Claviger*, ed altri studi sulla malaria d'all' oct. 1898, al Maggio, 1899 (*Ann. d'Igiene Exper.*, IX, 1899). — Grassi, Studi di uno zoologo.

(3) E. A. Minchin, article *Sporozoa*, in *A treatise on zoology* de Ray Lankester, 1re partie, 2e fasc. Londres, 1903.

(4) Schaudinn, Studien über Krankheitserregende Protozoen. II, *Plasmodium vivax* (*Arbeit d. Kais. Gesundh.*, XIX, 2, 1902-1903).

La température a aussi une grosse influence sur le développement du parasite. A 14-15°, les zygotes de la fièvre estivo-automnale ne se développent pas chez l'Anophèle. Janczo a vu qu'à 16° il y a commencement de développement, mais dégénérescence ultérieure. A 22°, le développement est plus lent. A la température de 30°, tout le développement s'accomplit en 7 jours environ. Quand un Anophèle se trouve dans de bonnes conditions d'infection et de température, il peut être porteur d'un nombre colossal de parasites. Grassi a pu en compter plus de 500 sur l'estomac d'un seul insecte.

Expérience de Manson. — Toutes ces observations ont été depuis lors confirmées par un grand nombre d'auteurs. P. Manson (1) a montré même, par une expérience inattaquable, le rôle infectant des Anophèles parasités.

En 1900, Bignami et Bastianelli ont envoyé d'Italie à P. Manson, à Londres, des Anophèles infectés. Le fils de P. Manson, qui n'avait jamais eu la fièvre paludéenne, s'est fait piquer à plusieurs reprises, du 29 août au 4 septembre. Le 13 septembre, Th. Manson fut pris de frisson, et de fièvre qui persista jusqu'au lendemain. Le 15, il eut un nouvel accès et, le 16, on trouvait des hématozoaires dans son sang.

Rees (2) contracta aussi la tierce bénigne 14 jours après la piqûre d'Anophèles infectés envoyés d'Italie.

On a reconnu depuis cette époque que presque toutes les espèces d'Anophèles jouissaient du même privilège si fâcheux pour nous, mais que cette famille était la seule qui fût capable de convoyer le paludisme de l'homme. Il paraît bien démontré aujourd'hui que, s'il existe des pays à Anophèles sans paludisme, il n'y a pas de contrée où sévisse la malaria sans qu'on y trouve des Anophèles.

(1) P. Manson, Experimental proof of the Mosquito-malaria theory (*Brit. med. Journ.*, 29 septembre 1900).

(2) Rees, Experimental proof of the Mosquito malaria theory (*Brit. med. Journ.*, 6 oct. 1900).

II. — HISTOIRE NATURELLE DES MOUSTIQUES (1)

I. — CONFORMATION EXTÉRIEURE DES MOUSTIQUES

Les moustiques dont le rôle dangereux s'est si manifestement révélé dans le paludisme appartiennent à l'ordre des *Diptères.* Les insectes de cet ordre sont caractérisés par l'atrophie de deux ailes que remplacent deux moignons en bouton, nommés balanciers. Ils présentent pour le médecin et l'hygiéniste un intérêt particulier. Beau-

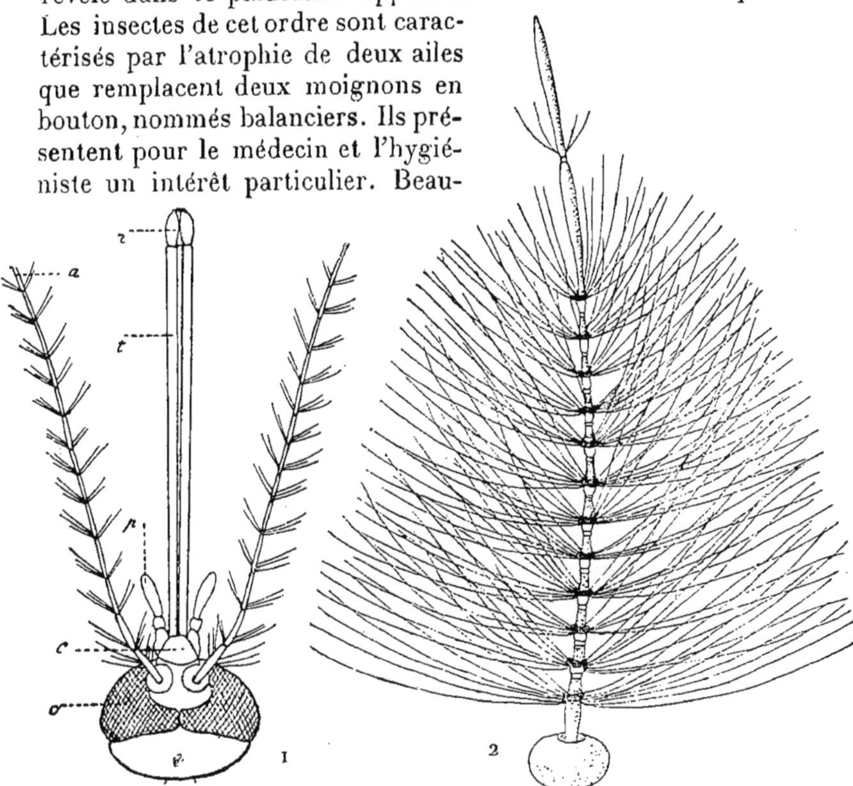

Fig. 17. — Tête de *Culex pipiens* (Blanchard d'après Ficalbi).
1, tête de *Culex pipiens* femelle vue par en-dessus ; *a*, antenne ; *c*, clypeus ; *o*, œil ; *p*, palpe maxillaire ; *r*, labelles ; *t*, trompe ; — 2, antenne de *Culex spathipalpis* mâle.

(1) Pour la rédaction de cette partie de notre article, nous nous sommes inspirés surtout des travaux suivants dont nous donnons de suite l'indication bibliographique, pour n'avoir pas à la répéter :
G. H. F. Nuttall et A.-E. Shipley, Studies in relation to Malaria. Structure and biology of Anopheles (*Journ. of Hyg.*, t. I, II et III, 1901, 2 et 3).
Stephens et Christophers, *Reports to the malaria Com.*, 1899-1900 : — *Further reports to the Malaria Committee*, 1900. Royal Soc. London (Harrisson and sons). — S. R. Christophers, The anatomy and histology of the adult female Mosquito. *Rep. to the mal. Com.*, 4e série, 30 mars 1901. — Malaria in an Indian Cantonment (Mian-Mir), an experimental application of antimalarial measures. *Rep. to the malar. Comm.* Roy. Soc. 8e série, 10 oct. 1903. — Second report of the anti-malarial operations at Mian-Mir, 1901-1903. *Sc. mem. by offic. of the Govern. of India*, n° 6, 1903. — Du Paludisme et des parasites du sang, trad. par les frères Sergent (Paris, Doin, 1906).
Ed. et Et. Sergent, Moustiques et maladies infectieuses (Coll. Léauté)

coup d'espèces d'insectes à deux ailes se nourrissent du sang de l'homme et des animaux et transmettent à leurs victimes des maladies graves.

On range les moustiques dans le sous-ordre des *Nématocères* et dans la famille des *Culicidæ*. Ce sont des insectes dont la taille varie de 6 à 12 mm. On distingue chez eux trois parties du corps, bien tranchées, et que nous décrirons séparément : la tête, le thorax et l'abdomen.

Tête. — Elle porte deux gros *yeux* à facettes qui se touchent en dessus et en dessous. En arrière des yeux, se trouve l'*occiput*, dont la région postérieure est appelée *nuque*. La partie située en avant des organes de la vision porte le nom de *front*. Les antennes s'y insèrent de part et d'autre. En avant du front existe toujours une pièce chitineuse, le *clypeus*.

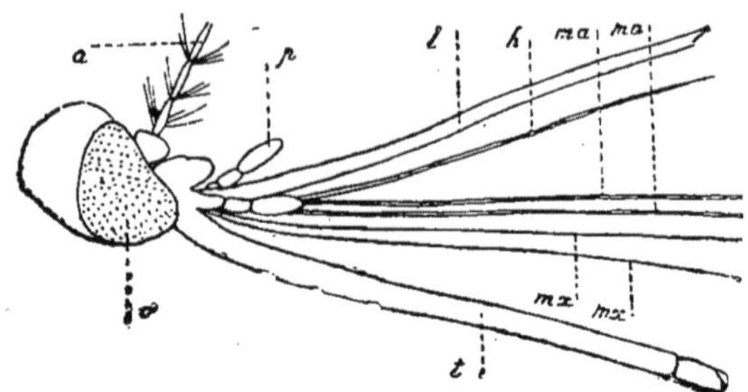

Fig. 18. — Tête de *Culex pipiens* (Blanchard, d'après Ficalbi). — Les pièces de la trompe sont sorties du labium et écartées. *e*, antenne coupée ; *o*, œil ; *p*, palpe ; *t*, labium et labelles ; *l*, épipharynx ; *h*, hypopharynx ; *ma*, mandibules ; *mx*, maxilles.

Parmi les appendices dont est munie la tête, les *antennes* sont les plus externes. Elles se composent de 14 articles portant des poils rares et courts chez la femelle, de 15 articles garnis de poils longs et nombreux chez le mâle que ces organes plumeux permettent de reconnaître à distance. Les antennes sont des organes sensoriels reposant sur une base très riche en éléments nerveux.

La *trompe* est très développée et mesure ordinairement la moitié de la longueur du corps.

Elle se compose de 7 pièces : une gaine ou *labium* ; le *labrum* et l'*épipharynx* soudés ; l'*hypopharynx* ; deux *mandibules* ; deux *maxilles*.

Le *labium* est ouvert longitudinalement par en haut. Il se termine par deux prolongements en forme de feuilles appelés *labelles*. Pendant la piqûre, le labium se replie par le milieu, comme une

S. P. James, A report of the antimalarial operations al Mian-Mir (1901-1902). *Rep. to the mal. Com.* Roy. Soc., 8e série, 10 octobre 1903. — First report of the anti-malarial operations at Mian-Mir, 1901-1903. *Sc. mem. by off. of the Governm. of India*, no 6, 1903. — Malaria in India. *Sc. mem. by off. of the Governm. of India*, no 2, 1902.

S. P. James et W. G. Liston, A monograph of the Anopheles Mosquitoes of India Calcutta (Thacker, Spink and Co, 1904).

R. Blanchard, les Moustiques. Histoire naturelle et médicale (Paris, Rudeval, 1905).

F. V. Theobald, A monograph of the Culicidæ of Mosquitoes (Brit. Mus. Londres, 1900-1907, 4 vol.).

Grassi, Studi di uno zoologo sulla Malaria (*Roy. Ac. dei Lincei*, 1900).

canne flexible, et laisse sortir les pièces buccales chitineuses par la fente supérieure; les labelles s'écartent et s'appliquent sur la

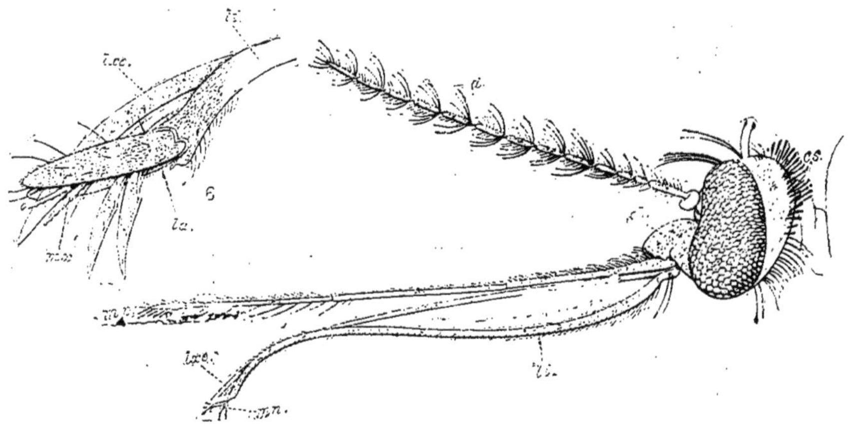

Fig. 19.— Tête d'Anophèles (d'après Nuttall et Shippley).

1, labelles écartés et laissant passer les pièces chitineuses de la trompe ; — 2, tête d'*Anopheles* montrant la flexion du labium, quand la piqûre commence. Cette flexion s'accentue au fur et à mesure que les pièces rigides de la trompe s'enfoncent dans les tissus; *a*, antenne; — *cs*, écailles de la nuque ; — *cl*, clypeus ; — *li*, labium ; — *mp*, palpe; — *mn*, mandibules; — *mx*, maxilles; — *lxe*, labrum-épipharynx ; — *la*, labelle.

peau, mais ils restent continuellement en connexion avec les pièces tranchantes qui passent entre eux comme une queue de billard

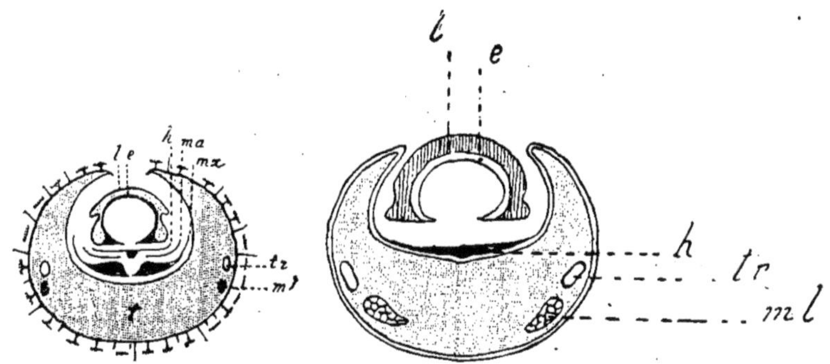

Fig. 20. — Trompe de Culex femelle (Blanchard).

1, coupe de la trompe d'un culex femelle, d'après Dimmock; — 2, coupe de la trompe d'un *Anophele* mâle, d'après Polaillon ; — *l*, labrum et, *e*, épipharynx soudés ; *h*, hypopharynx, soudé au labium chez le mâle ; — *ma*, mandibules ; — *mx*, maxilles; — *l*, labium ; — *tr*, trachée ; — *ml*, muscle longitudinal de la trompe.

entre le pouce et l'index, suivant l'heureuse expression de Nuttall et Shippley. Ils assurent ainsi la rigidité des lames minces dont nous allons parler maintenant.

A la partie supérieure se trouve une pièce impaire, l'*épipharynx*, taillée en biseau comme une aiguille de seringue. Elle a la forme d'une gouttière et, en coupe, celle d'un Ω. Elle résulte de la soudure du *labrum* et de l'*épipharynx*.

Au-dessous se trouve aussi une pièce impaire, l'*hypopharynx*, qui s'applique pendant la succion sur l'épipharynx, fermant ainsi le canal par où passe le sang. L'hypopharynx est percé sur une certaine étendue d'un pertuis qui continue le canal salivaire et se termine par une gouttière allant presque jusqu'au bout de l'organe.

Les *mandibules* sont deux pièces délicates disposées latéralement et contigues par leur bord interne. Elles sont étroitement appliquées sur les côtés de l'épipharynx.

Les *maxilles*, deux pièces plus fortes que les mandibules, les embrassent et débordent sur l'épipharynx.

Chez le mâle, la trompe est plus faible et plus grêle que chez la femelle. Les maxilles manquent. De plus l'hypopharynx est soudé au labrum, qui devient ainsi rigide et s'op-

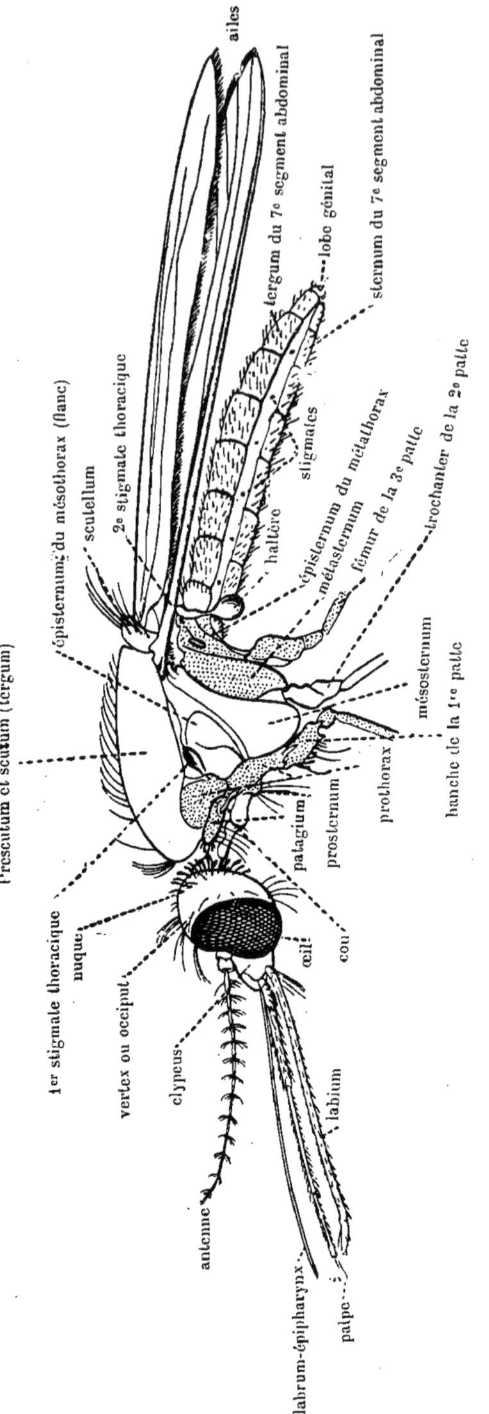

Fig. 21. — Anophèles, d'après Nuttall et Shipley.

pose à la pénétration dans la peau des autres pièces buccales. Aussi les mâles ne piquent pas.

A l'appareil buccal sont annexés de chaque côté les *palpes*. Le nombre des articles qui composent ces appareils est variable, ainsi que leur longueur. Aussi les palpes jouent-ils un rôle important dans la classification. Chez les *Culex*, ils sont courts chez la femelle, plus longs que la trompe chez le mâle ; pour les *Anophèles*, ils sont aussi longs que la trompe dans les deux sexes ; ils sont courts dans les deux sexes chez les *Aedes*.

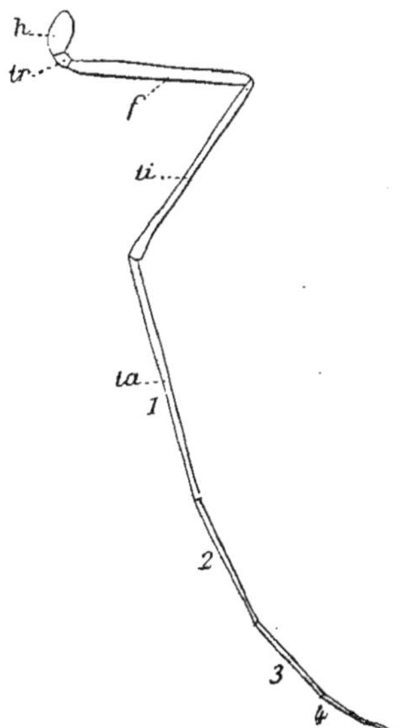

Fig. 22. — Patte de la 3e paire chez *Culex pipiens* femelle ; (Blanchard, d'après Ficalbi.) *h*, hanche ; — *tr*, trochanter ; — *f*, fémur ; — *ti*, tibia ; — *ta*, 1, 2, 3, 4, 5, les cinq articles du tarse.

Thorax. — Le *thorax* est renflé en bosse à sa partie dorsale. Il se compose, comme chez tous les insectes, de trois parties. Le *prothorax* est très petit, il est représenté à la partie dorsale par deux petits lobes, mais il est un peu plus étendu à la face ventrale. Il porte la première paire de pattes.

Le *mésothorax* constitue presque tout le thorax. Il est formé de pièces soudées entre elles, le *tergum* ou pièce dorsale, le *sternum* à la face ventrale et les *flancs* sur les côtés. Les ailes et la 2e paire de pattes sont insérées sur le mésothorax.

Le *métathorax* ou *metanotum* supporte les balanciers et la 3e paire de pattes.

Entre le mésothorax et le *metanotum* se trouve une petite pièce trilobée, le *scutellum*.

Les *pattes* sont longues, grêles et très fragiles. Elles se composent de 9 pièces : la *hanche*, le *trochanter*, le *fémur*, le *tibia* et les 5 articles du *tarse*, dont le dernier porte des griffes.

Les *ailes* sont diaphanes et se recourbent sur l'abdomen. Elles présentent 6 nervures longitudinales (une seule espèce, *Heptophlebomia*, en a 7), dont les 2e, 4e et 5e sont bifurquées et 4 nervures transversales. Les espaces compris entre les cellules longitudinales et entre leurs extrémités bifurquées, s'appellent des cellules. La figure 23 indique les détails de l'aile.

Abdomen. — L'abdomen, plus velu chez le mâle que chez la femelle, comprend 9 segments. Le dernier porte l'*armature génitale*. Chez le mâle, cet appareil est représenté par une *pince*, chez la femelle, par 3 pièces, deux latérales et une pièce impaire et ventrale, l'*oviscapte* (fig. 24).

Des ornements et des écailles différant avec les espèces servent pour la classification.

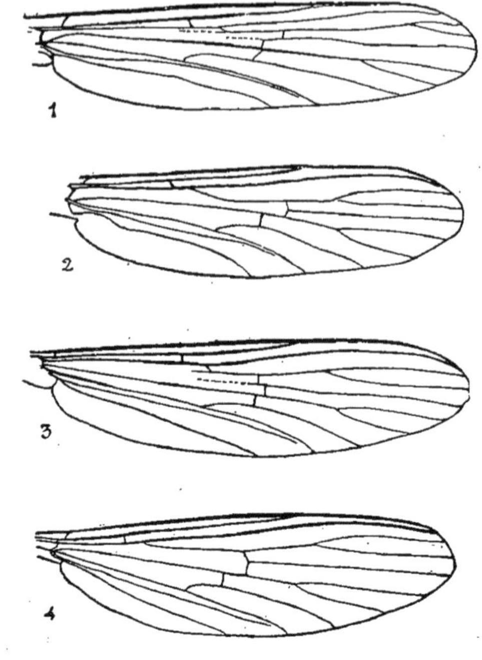

Œufs. — Les femelles pondent à la surface de l'eau, sur la rive ou sur des corps flottants, des *œufs* réunis en groupe ou séparés. Quand ils sont réunis, ils sont disposés verticalement, les uns à côté des autres, et collés en forme de nacelle, qui flotte à la surface (fig. 25, n. 3). Ce sont de petits corps ovalaires de 1 m/m ou même moins de longueur. Blancs, quand ils viennent d'être pondus, ils prennent rapidement une teinte plus ou moins foncée.

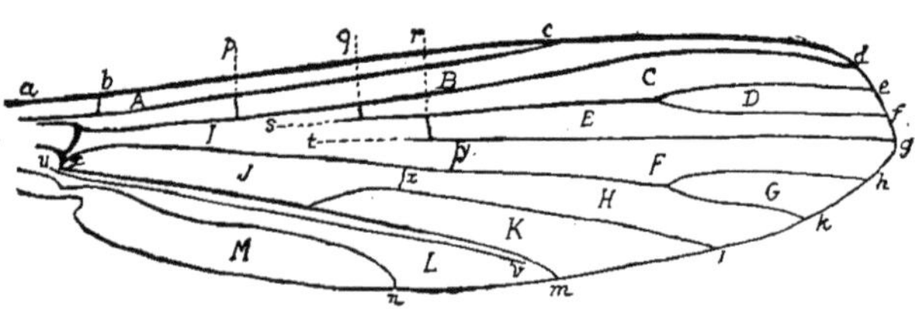

Fig. 23. — Ailes des culicides (Blanchard, d'après Skuse).

1, *Megarhinus*; — 2, *Culex*; — 3, *Anophèles*; — 4, *Aedes*; — 5, terminologie des nervures et des cellules.

Nervures : — *a*, nervure costale; — *b*, transverse humérale; — *c*, sous-costale; — *d*, 1re longitudinale; — *e*, *f*, 2e longitudinale; — *e*, branche antérieure; — *f*, branche postérieure; — *g*, 3e longitudinale; — *h*, *k*, 4e longitudinale; — *l*, *m*, 5e longitudinale; — *n*, 6e longitudinale; — *p*, transverse sous-costale; — *q*, transversale marginale; — *r*, transversale surnuméraire; — *y*, transversale moyenne; — *z*, transversale postérieure; — *s*, prolongement de la 2e longitudinale; — *t*, prolongement de la 3e longitudinale; — *uv*, épaississement de la membrane alaire.

Cellules : — *A*, costale; — *B*, sous-costale; — *C*, marginale; — *D*, *E*, 1re et 2e sous-marginales; — *F*, *G*, *H*, 1re, 2e et 3e cellules postérieures; — *I*, *J*, 1re et 2e basales; — *K*, anale; — *L*, axillaire; — *M*, spuria.

Larves. — Ces œufs donnent naissance en quelques jours à des *larves* qui sont bien connues et qui se déplacent dans l'eau par des mouvements saccadés de droite et de gauche, en lanière de fouet. La tête, séparée du thorax par une rainure, est pourvue de deux yeux simples, de deux yeux composés, des antennes et de pièces buccales compliquées, organisées pour broyer. Le thorax est la partie la plus large du corps; il porte des touffes de soies qui sont importantes pour la classification.

L'abdomen se compose de neuf segments très mobiles les uns sur les autres. L'avant-dernier anneau porte un siphon respiratoire, plus ou moins long, au sommet duquel s'ouvrent les stigmates. Ce siphon, quand la larve veut respirer, vient percer la surface liquide. Immédiatement les cinq opercules des stigmates s'ouvrent comme les doigts d'une main. La tension superficielle de l'eau exerce sur ces lames un effort de traction qui contribue à les maintenir écartées et suffit à soutenir la larve. Le petit être peut vaquer à ses besoins sans se préoccuper autrement de surnager. Quand il veut plonger, il n'a qu'à fermer ses stigmates, la tension superficielle ne le soutient plus et il tombe au fond, la tête la première.

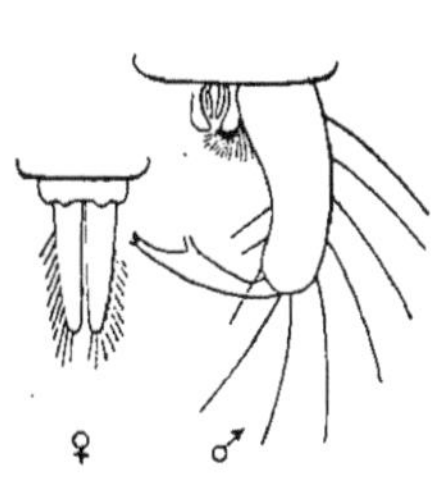

Fig. 24. — Armature génitale du mâle et de la femelle de *Culex vexans* (Blanchard, d'après Ficalbi).

Les larves d'Anophèles ne possèdent pas de siphon. Les stigmates s'ouvrent au ras du corps.

Les larves, claires et transparentes, quand elles sortent de l'œuf mesurent à ce moment à peine 1 m/m. Elles grandissent et se

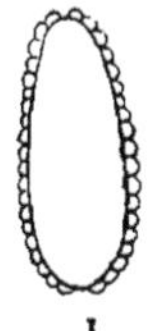

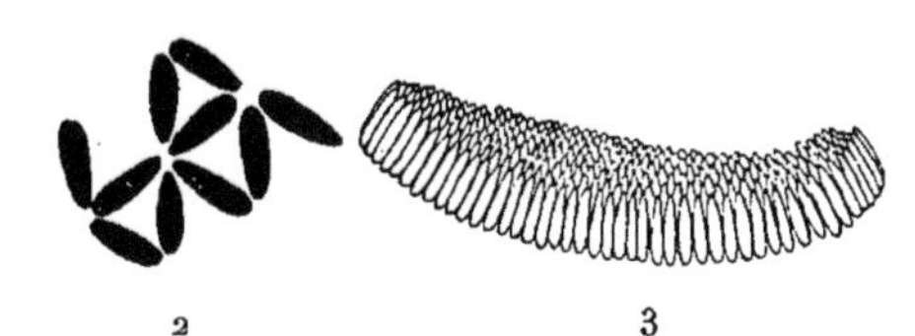

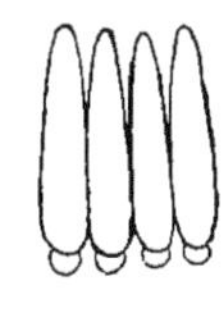

Fig. 25. — Œufs de *Stegomyia* et de *Culex* (d'après Stephens et Christophers).

1, Schéma d'un œuf de *Stegomyia* pour montrer la cuticule; — 2, œufs de *Stegomyia*, disposition sur l'eau; — 3, nacelle composée d'œufs de *Culex*; — 4, quelques-uns de ces œufs plus grossis pour en montrer l'étranglement et le goulot qu'ils présentent à leur extrémité plongeante.

foncent par mues successives. En un temps qui varie de quelques jours à plusieurs semaines, elles ont atteint leur taille normale.

Pupes. — Au bout d'un temps plus ou moins long, qui peut varier de 12 jours à plusieurs mois suivant les conditions atmosphériques, les larves subissent une métamorphose et se transforment en *pupes* ou *nymphes*. Ces pupes sont aquatiques, comme les larves, mais elles ne se nourrissent pas. Elles ont l'aspect d'un point d'interrogation ou d'une virgule. La masse principale ou masse *céphalo-thoracique* porte une paire d'yeux composés et deux siphons respiratoires en formes de cornets. Elle renferme toutes les pièces dont seront composés la tête et le thorax de l'insecte parfait. Chaque appendice est contenu dans une gaîne spéciale.

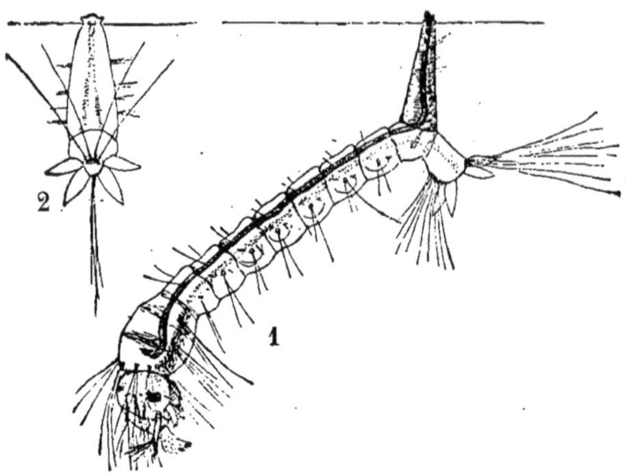

Fig. 26. — 1. Larve de Culex à demi-développement (Blanchard, d'après Howard). — 2. Siphon isolé, vu par sa face postérieure; disposition des deux trachées.

L'*abdomen* est replié sous la masse céphalo-thoracique et muni de deux palettes qui servent à la nage de la nymphe.

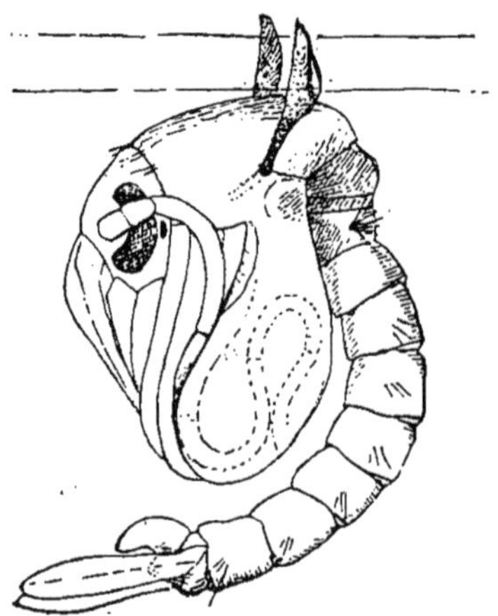

Fig. 27. — Nymphe du *Culex pungens* (Blanchard, d'après Howard).

La pupe fonce de couleur au fur et à mesure qu'elle vieillit. Au bout de quelques jours, elle se transforme en *imago*.

Voici, d'après Théobald, la classification des *Culicidæ* (1) :

- Trompe faite pour percer
  - Six nervures longitudinales aux ailes
    - Genres n'ayant pas le metanotum avec des poils et des écailles, les palpes longs chez le mâle, courts chez la femelle.
      - Palpes de la même longueur dans les deux sexes .... *Anophelina.*
      - Palpes longs chez le mâle, courts chez la femelle
        - Trompe longue recourbée. 1° Cellule sous-marginale très petite, plus petite que la 2e cellule postérieure. Insectes colorés brillamment.................. *Megarhinina.*
        - Trompe droite. 1° Cellule sous-marginale aussi longue ou plus longue que la 2e cellule postérieure. Insectes de couleur sombre. *Culicina.*
      - Palpes très courts dans les deux sexes. *Aedomyina.*
    - Metanotum avec des poils et des écailles, palpes longs chez le mâle, courts chez la femelle................ *Heptaphlebomyina.*
  - Sept nervures longitudinales aux ailes...................... *Joblotina.*
- Trompe non faite pour percer........................... *Corethrina.*

II. — MORPHOLOGIE COMPARÉE DES ANOPHÈLES

Adultes. — Les moustiques qui servent d'hôtes au parasite du paludisme appartiennent tous à la sous-famille des *Anophelinæ*. Il est donc important de savoir les reconnaître des autres espèces. Ils ont d'ailleurs des caractères assez tranchés pour que cette différenciation devienne facile.

Les palpes sont aussi longs que la trompe chez la femelle, tandis qu'ils restent beaucoup plus courts chez les *Culex*.

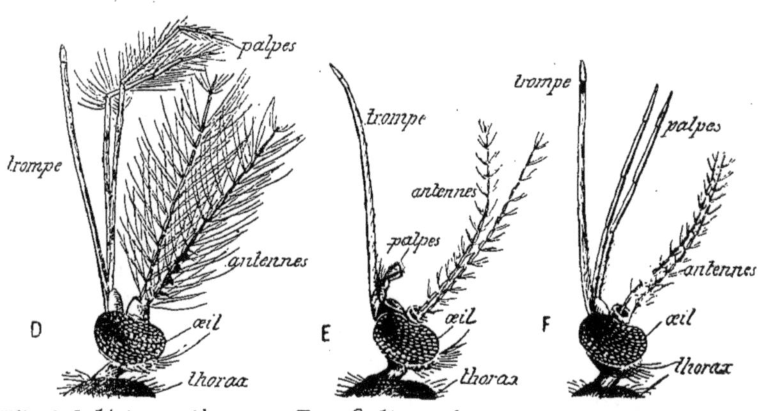

Fig. 28. — Antennes et palpes de *Culex* et d'*Anophèles* (d'après Guiart).

La trompe est dans le prolongement du corps tandis que, chez les Culicines, elle fait avec le reste du corps un angle très accentué.

(1) D'après les frères Sergent.

Les ailes portent des taches dans presque toutes les espèces.

Les Anophélines, quand ils se posent, prennent une attitude qui permet de les reconnaître de loin.

Leur corps fait avec la paroi sur laquelle ils s'appuient un angle qui peut aller jusqu'à 90°. Ils reposent en général sur les 4 premières pattes, les deux autres restant rigides et parallèles à l'abdomen.

Les autres moustiques se disposent toujours presque parallèlement au plan de la paroi sur laquelle ils se trouvent. Une seule espèce connue d'Anophèle, l'*A. culicifacies*, prend à peu près la même posture et ne peut facilement être reconnue que de près.

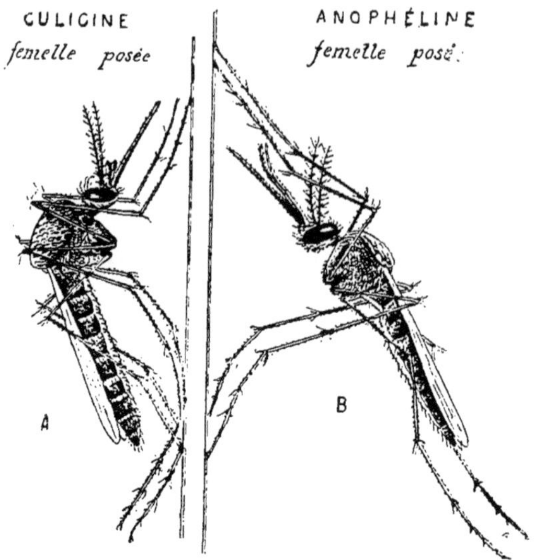

Fig. 29. — Positions de repos des *Culex* et des *Anophèles* (d'après Guiart).

Les Stegomyia et d'autres moustiques relèvent aussi les membres postérieurs, mais le tarse est incurvé par en haut et non droit.

Œufs. — Les œufs des Anophélines diffèrent sensiblement de ceux des autres moustiques. On les trouve difficilement dans la nature, mais on peut obtenir la ponte des femelles en captivité et les observer alors commodément. Contrairement à la plupart des autres moustiques qui agglomèrent leurs œufs en bateaux, les Anophélines, comme les Stegomyia, pondent des œufs séparés. Moins longs que ceux des Stegomyia ils mesurent de 1/2 à 1 mm, et ne sont pas facilement submergés comme eux. Deux flotteurs, qui ne manquent que dans une espèce (*Myzomyia Turkhudi*), et qui sont disposés de chaque côté, comme les caissons étanches des canots de sauvetage, les empêchent de sombrer. Ils ressemblent d'ailleurs de très près à de petites nacelles. Leur face supérieure est aplatie et munie d'un rebord côtelé. La face inférieure est au contraire fortement convexe et forme comme une quille.

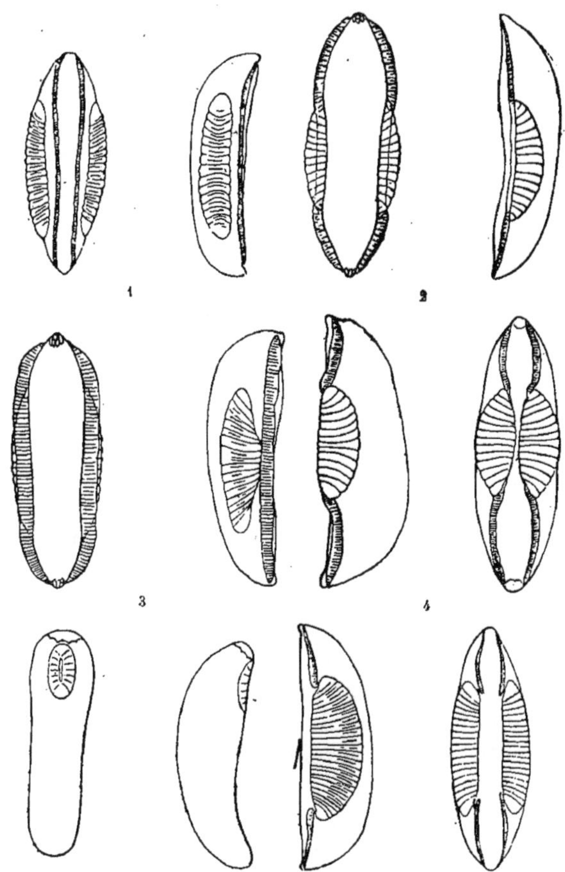

Fig. 30. — Œufs d'Anophélines (d'après Stephens et Christophers).

1, *Myzomyia culicifacies*; — 2, *Cellia pulcherrima*; — 3, *Myzomyia rossii*; — 4, *Nyssorhynchus stephensi*; — 5, *Myzomyia turkhudi*; — 6, *Nyssorhynchus maculipalpis*.

Une des extrémités de l'œuf est plus large que l'autre, c'est celle qui contient la tête de l'embryon.

Ces œufs si caractéristiques se distinguent à première vue. Les *Psorophora* et les *Mansonia* pondent aussi des œufs séparés les uns des autres. Mais ces œufs ne se confondent pas avec ceux des Anophélines. Les œufs des *Psorophora* sont très longs; ils mesurent 2 ^{mm}. Ceux des *Mansonia* se reconnaissent à un prolongement en forme de museau qu'ils portent à une extrémité.

Larves. — Les larves d'Anophélines possèdent des caractères distinctifs qui se remarquent au premier examen.

Au lieu de se tenir, comme les larves de Culicines, suspendues à la surface de l'eau par un siphon plus ou moins long et de faire par suite avec le plan superficiel un angle plus ou moins ouvert, les larves d'Anophélines qui ne sont pas pourvues d'un siphon vivent tout à fait à la surface de l'eau, où elles apparaissent comme de petits fragments de bois flottants.

Les larves de Culex portent une grosse tête avec des antennes très apparentes, celles des Stegomyia sont munies d'une tête volumineuse, mais d'antennes petites et sans épines ; chez les lar-

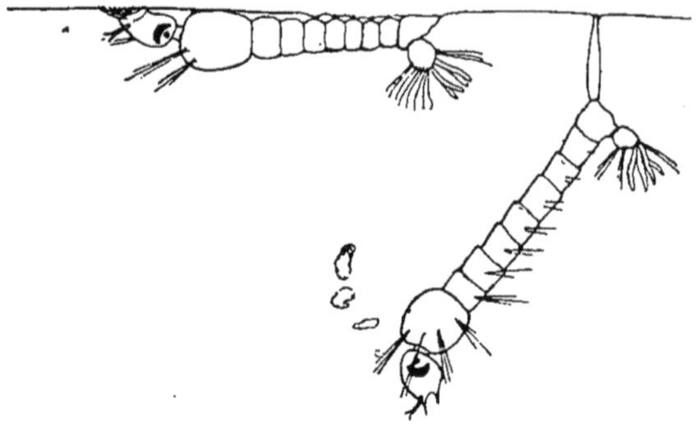

Fig. 31. — Positions relatives d'une larve de Culex (à droite) et d'une larve d'Anopheles (à gauche) par rapport à la surface de l'eau dans laquelle elles vivent.

ves d'Anophélines, petite est la tête, petites sont les antennes. Dans les premiers temps de son éclosion, la jeune larve d'Anophèle a une tête relativement grosse, mais celle-ci grandit beaucoup moins vite que le reste du corps, si bien qu'elle finit, quand la larve est entièrement développée, par rester de dimensions réduites.

Les larves d'Anophélines respirent par des stigmates qui s'ouvrent sur le 8e segment abdominal au ras du corps et sont protégés par un appareil qui a besoin d'une courte description. Au-dessus des stigmates s'applique une plaque chitineuse en éventail, à bord postérieur arqué et enroulé sur lui-même. Cette plaque, pour découvrir les stigmates, peut se relever jusqu'à se rabattre en avant (fig. 33).

Dans ce mouvement, elle relève deux bandelettes triangulaires qui s'attachent d'une part à ses bords latéraux, d'autre part sur deux lames chitineuses demi-cylindriques et réunies en arrière. L'ensemble de toutes ces pièces limite une petite plage rectangulaire dont les stigmates occupent les deux angles antérieurs.

Cet appareil repose sur la face antérieure d'une lame que Nuttall et Shippley (1) ont comparée à un copeau enlevé à une baguette de bois et encore retenu par un de ses bords.

(1) Nuttall et Shippley, *Journ. of Hyg.*, t. I, 1901.

Ce lobe détaché du 8ᵉ segment abdominal vient percer la lame superficielle de l'eau dans laquelle vit la larve, la plage rectangulaire est exposée à l'air, la lame en éventail se rejette en avant, déplaçant la lame mince qui s'étend tout autour de la plage et suffit à soutenir la larve.

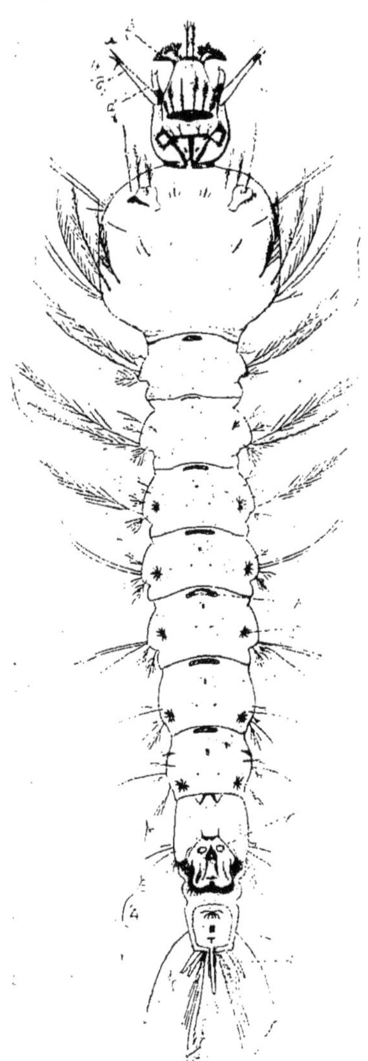

Fig. 32. — Larve d'*Anophèles* complètement développée (d'après Nuttall et Shipley).

b, brosse ; — *c*, antenne ; — *d*, palpe de la 2ᵉ maxille ; — *e*, thorax ; — *f*, stigmate ; — *g*, soie palmée ; — *h*, tergum ; — *i*, papille anale.

Mais celle-ci est fixée à la surface par d'autres organes dont le nombre et la disposition varient suivant les espèces, les *soies palmées*. Ces appareils, dont on peut examiner très facilement la disposition sur des mues desséchées, se composent de 19 à 20 segments foliacés et rayonnants, comme les pétales d'une fleur de composée, autour d'un court pédicule. Ils sont implantés sur les lames dorsales de l'abdomen. Ces soies foliacées percent la lame liquide, s'étalent et, par le jeu de la tension superficielle, contribuent à maintenir la larve horizontalement à la surface. Quoi qu'il en puisse paraître, en effet, la larve n'émerge pas, elle est simplement soutenue par ses poils en palmes.

Une espèce *Mym turkhudi*, qui ne possède de soies palmées que sur les 4ᵉ, 5ᵉ et 6ᵉ segments abdominaux, fait avec la surface de l'eau un angle très faible.

Un Culex (C. *Concolor*), dont la larve occupe aussi une position presque parallèle à la surface, ne paraît cependant pas émerger comme les larves d'Anophélines, parce qu'elle ne possède pas de poils en palme.

Pupes. — Les Anophèles à l'état de pupes sont moins faciles à reconnaître qu'aux autres étapes de la métamorphose. On peut remarquer tout de même que leur diamètre antéro-postérieur est notablement plus long que leur diamètre transverse. Les deux siphons dont les pupes sont munies s'implantent à la partie moyenne, et non sur la moitié postérieure de la masse céphalo-thoracique, et sont coupés à leur partie supérieure plus carrément que chez les nymphes de Culicines.

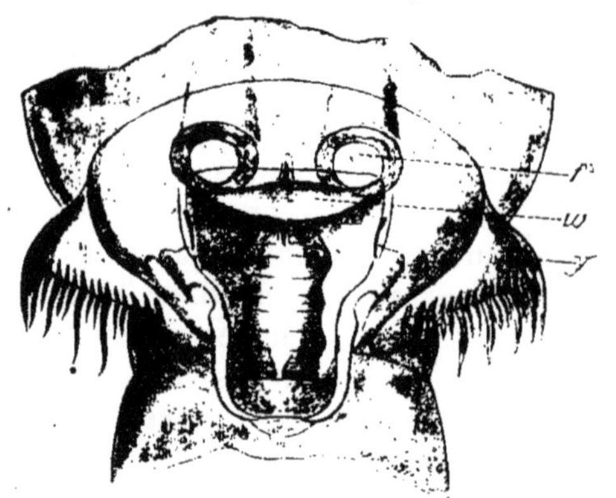

Fig. 33. — Stigmates d'une larve d'Anophèles (d'après Nuttall et Shippley).

f, stigmate ; — *w*, valve ou bord qui se rabat et supprime l'adhérence capillaire à la surface de l'eau quand la larve veut plonger; la valve est ici représentée rabattue; les stigmates sont vus par transparence; — *y*, squelette chitineux de l'organe

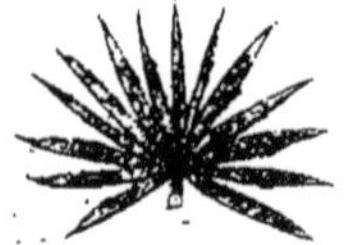

Fig. 34. — Soie palmée (d'après Nuttall et Shipspley).

Les pupes anophéliennes se tiennent dans l'eau plus verticalement que les pupes des Culex.

On commence à reconnaître le sexe des futurs adultes (Nuttall et Shippley).

III. — BIOLOGIE ET MŒURS DES ANOPHÉLINES

Les Anophèles sont des moustiques ruraux. — Les Anophèles ne sont pas des citadins, ce sont des ruraux. On les rencontre dans les campagnes, dans les villages, dans les maisons isolées. Quand ils approchent des villes, ils restent cantonnés à la périphérie et ne pénètrent pas jusqu'au centre.

C'est ainsi que, dans les grandes villes construites en pays paludéens, on n'est pas incommodé par eux, tant qu'on n'habite pas dans les faubourgs. Contrairement aux Stegomyia et à certains Culex, ils ne se multiplient pas dans les maisons ; aussi ont-ils une aire de diffusion à caractère tout à fait inverse.

Longueur du vol. — Ils ne s'éloignent pas beaucoup de la mare qui les a vus naître et à laquelle ils devront revenir confier leur progéniture. Stephens et Christophers ont remarqué dans l'Inde qu'un village situé à 800 mètres d'un gîte à larves ne recevait pas la visite d'un grand nombre d'Anophèles. On admet, sans preuves d'ailleurs, qu'ils ne peuvent parcourir au vol plus d'un kilomètre. Les frères Sergent pensent qu'ils peuvent s'éloigner jusqu'à 1500 mètres de leur gîte. Mais il ne faudrait pas croire qu'une pareille distance entre un marais et une agglomération mette celle-ci à l'abri des Anophèles. Ils peuvent être convoyés par les voitures, par les trains. Ils sont surtout emportés par le vent. C'est ainsi qu'un rocher comme Gorée, séparé de la terre ferme par un bras de mer de plus de 4 kilomètres, n'est pas exempt d'Anophèles, alors qu'on n'y trouve pas de gîtes à larves. Howard (1) cite des cas indubitables de véritables migrations, en masse. Un nuage d'Anophèles aurait parcouru 50 ou 60 milles. Il est certain que, pour de pareils parcours, le vent est un auxiliaire indispensable à l'insecte. Le rôle des courants atmosphériques est, d'ailleurs, une notion presque aussi ancienne que le paludisme lui-même. La protection exercée par les rideaux d'arbres interposés entre les habitations humaines et les marais s'explique aisément aujourd'hui ; ces sortes d'écrans coupent la brise et arrêtent les moustiques qu'elle emporte. Mais les vents ne sont pas toujours favorables : les tempêtes, les tornades détruisent évidemment un grand nombre d'insectes qui, enlevés par un courant furieux, sont projetés sur des obstacles, contre lesquels ils s'écrasent. Malheureusement, ces accidents périodiques ne diminuent pas sensiblement le nombre des moustiques, leur action n'est pas assez énergique pour lutter contre la puissance de multiplication qui caractérise les Culicides.

La femelle doit se nourrir de sang pour pondre.— La jeune femelle est cependant bien fragile au moment de son éclosion. Ses ailes sont incapables de la porter, tant qu'elles ne sont pas déplissées et sèches; mais, par temps chaud, la chitine se durcit vite. Bientôt elle s'envole et cherche un point d'appui voisin de la mare originelle. Elle attend que son tube digestif, encore incomplètement transformé au moment de la métamorphose, lui permette de digérer. C'est généralement au bout de 24 heures après sa naissance, qu'elle est à même de prendre sa première nourriture.

Pendant cette journée, elle s'abandonne aux amours. La fécondation se fait plus généralement à la tombée de la nuit. Les mâles poursuivent les femelles et s'accouplent au vol.

La fécondation éveille chez la femelle l'instinct qui la guide vers une proie. Il lui faut pour mûrir ses œufs un repas de sang. C'est là une nécessité aujourd'hui bien établie pour plusieurs espèces de moustiques, les Anophèles et les Stegomyia en particulier; c'est peut-être même une obligation générale pour toutes.

(1) L. O. Howard, Notes on the mosquitoes of the United States ; giving some account of their structure and biology, with remarks on remedies. (*U. S. Dept. of Agric. Div. of Entom.*, *Bull.* n° 1900).

En tous cas, les observations qu'on peut faire sur les espèces qui piquent l'homme le prouvent; celles qu'on ne peut nourrir de sang en captivité, meurent sans avoir jamais pondu, si variée que puisse être la nourriture végétale qu'on leur offre.

Rôle des organes sensoriels. — C'est guidée par l'instinct de la maternité que la femelle s'envole vers les habitations où elle va trouver, pour satisfaire son appétit sanguinaire, les hommes et les animaux. La qualité du sang lui est tout à fait indifférente, aussi n'a-t-elle pas de victime désignée d'avance. Grassi a même remarqué qu'elle choisit entre deux animaux d'espèces différentes celui qui est de plus forte taille. Est-ce l'attrait du volume, une sorte de mégalomanie du goût qui l'attire dans les écuries et les étables ? Legendre (1) a signalé la protection que le voisinage de son cheval exerçait vis-à-vis de sa demeure personnelle. N'est-ce pas plutôt un sens de l'odorat qui dirige l'Anophèle, qui lui fait rechercher certains gros animaux, les indigènes et surtout les nègres plutôt que les blancs? Le Stegomyia manifeste aussi des préférences que nous avons fait connaître (2). A l'inverse de son congénère, il s'attaque plutôt à l'homme qu'aux animaux, plutôt au blanc qu'au nègre. Où siège ce sens de l'odorat ? De ce que nous l'ignorons, il ne s'ensuit pas qu'on doive en nier l'existence.

Nuttall et Shippley ont remarqué que les membres postérieurs paraissent doués plus particulièrement du sens du tact. Non seulement l'insecte s'en sert comme de tampons avec lesquels il se protège, et même repousse loin de lui les autres moustiques qui l'approchent, mais quand on lui fournit une nourriture, sucrée par exemple, on s'aperçoit qu'il la cherche avec les pattes de derrière. Dès que son tarse postérieur a touché le liquide, l'Anophèle se retourne et applique sa trompe à l'endroit qu'il a reconnu.

Mayer (3) a vérifié que les antennes vibraient quand on approchait d'elles certains diapasons. Celui qui donne l'Ut provoque un énergique tremblement. Les antennes constituent peut-être un appareil auditif. Quoi qu'il en soit, les moustiques ont certainement des organes des sens très développés qui guident leur instinct avec sécurité.

Heures où les femelles se nourrissent. — C'est sans doute aussi l'instinct de la conservation qui les pousse à ne quitter leurs retraites qu'au moment de la demi-obscurité. Les Anophèles ne

(1) J. Legendre, Etude comparée des Culicides de Tchentou (Chine) (*Bull. de la Soc. de Path. Exot.*, t. I, 1908).

(2) Marchoux, Salimbeni et Simond, la Fièvre jaune (*Ann. de l'Inst. Past.*, nov. 1903). — Marchoux et Simond, Etudes sur la fièvre jaune (*Ann. de l'Inst. Past.*, janvier-février 1905).

(3) A. M. Mayer, Experiments on the supposed auditory apparatus of the Mosquito (*The amer. naturalist*, t. VIII, 1874).

sont pas des insectes franchement nocturnes. Ils se mettent en chasse au crépuscule et à l'aurore. On est bien piqué à d'autres moments par des exemplaires isolés, mais ce n'est jamais la ruée qui vous assaille quand tombe le jour ou que finit la nuit. Dans la journée même, on n'évite pas complètement leur atteinte. Gray, Brumpt (1) et d'autres observateurs ont remarqué que, dans une maison où se trouvent des Anophèles, ces insectes restent au repos tout le jour, si on ne les dérange pas. Mais si on les fait s'envoler, ils cherchent de suite à piquer. Ce sont là évidemment des modifications occasionnelles à leurs mœurs qui restent d'ordinaire celles d'animaux nocturnes.

Dans la nature, il semble que les femelles se nourrissent chaque nuit. Leur tube digestif, quand on les capture au bout de quelques jours d'existence, contient du sang à divers degrés de digestion. On constate, d'ailleurs, que, pour les conserver aisément en captivité, il est nécessaire de les nourrir quotidiennement. Elles digèrent beaucoup plus vite que les femelles de Culex ou de Stegomyia, qui ne piquent guère que tous les deux ou trois jours.

Sans doute une femelle ne meurt pas si elle ne trouve pas tous les jours une victime qui la nourrisse. Elle peut, comme le mâle, vivre de jus sucrés qu'elle trouve dans la nature, dans les fruits, dans les fleurs, sur les tiges de rosiers à pucerons même. En cas de nécessité, elle se contente d'un peu d'eau. Mais quand elle n'absorbe pas de sang, elle ne pond pas. Nourrie de sang, elle peut pondre des œufs non fécondés (2); privée de cette alimentation spéciale, elle n'émet pas ses œufs, même quand ses spermathèques sont remplis de spermatozoïdes.

Refuges préférés. — Puisque le sang est indispensable à l'ovogénèse, il ne faut donc pas s'étonner de l'ardeur que la femelle déploie à la chasse. Une fois repue, elle va se réfugier dans un coin sombre de la maison, pour opérer sa digestion. Elle y est souvent accompagnée par des mâles, qu'on trouve parfois en grande quantité, mais toujours l'intestin vide de sang. Elle recherche de préférence les étoffes foncées. Nuttall et Shippley, qui ont recherché l'influence d'attraction ou de répulsion qu'exerce chaque couleur sur les moustiques, ont reconnu que le bleu marine était leur couleur préférée et le jaune celle qu'ils aimaient le moins. En tous cas, dans les endroits où ils existent, on les trouve facilement sur les vêtements suspendus aux porte-manteaux, sur les murailles, notamment si elles sont enfumées ou de teinte sombre, sur les chaumes des toitures, sous les lits et, d'une manière générale, dans tous les coins obscurs. Stephens et Christophers ont

(1) E. Brumpt, Notes et observations sur les maladies parasitaires (*Archives de Parasit.*, t. IV, 1900).

(2) Annett, Dutton et Elliot, Exp. to Nigeria, 1901 (*Liverpool school publications*).

remarqué qu'ils sont attirés par l'odeur du cuir et qu'on en trouve beaucoup sur les chaussures ou les harnachements.

Durée d'existence de la femelle. — L'abondance des Anophèles dans un pays est en rapport avec le nombre des gîtes à larves et aussi avec la saison. Une certaine humidité de l'atmosphère leur est indispensable. Dans les pays froids, ils sont beaucoup plus communs en été qu'en hiver; sous les tropiques, ils pullulent pendant la saison des pluies et deviennent rares à la saison sèche.

Comment l'espèce se conserve-t-elle donc?

On a surpris jusqu'à présent plusieurs modes de résistance. Dans les pays froids, en hiver, les femelles hivernent. On en trouve toujours quelques-unes dans les écuries. Annett et Dutton (1), en Angleterre, ont remarqué, pendant l'hiver, qu'ailleurs encore on pouvait en rencontrer assez facilement. Elles restent appliquées contre la paroi sur laquelle elles sont posées, le thorax la touchant presque, les pattes étalées et dans un état de léthargie complète. Quand on les touche, elles tombent et ne font aucun mouvement. Elles ne se nourrissent pas. Les femelles sont d'ailleurs toujours fécondées. Dès qu'on les réchauffe, elles se réveillent, se nourrissent et ne tardent pas à pondre.

Sous les tropiques, les femelles qui persistent pendant la saison sèche se nourrissent régulièrement. Leurs ovaires contiennent des œufs bien développés, mais elles ne pondent pas, même si on établit aux environs de la maison des mares artificielles (Stephens et Christophers).

Dès qu'arrivent les pluies, elles émettent leurs œufs et les insectes pullulent. La présence d'un grand nombre de mâles indique l'apparition d'une nouvelle génération.

Stephens et Christophers font remarquer que, dès les premières pluies, on voit des larves dans toutes les mares, issues évidemment des femelles qui se sont conservées dans les maisons environnantes. On ne peut donc espérer, ajoutent-ils, se délivrer des Anophélines en faisant disparaître quelques mares qui persistent pendant la saison sèche.

Il ne faudrait pas croire que les Anophèles restent cantonnés autour des agglomérations, on en trouve dans les endroits les plus déserts, au fond des forêts inhabitées. Dès qu'on y élève une tente, on n'a pas de peine à en capturer, dans l'intérieur, parfois par centaines. Les femelles de ces Anophèles se nourrissent-elles de sang? C'est probable. Elles en trouvent sans doute en piquant

(1) H. E. Annett et J. E. Dutton, A preliminary note on the hibernation of mosquitoes (*Brit. med. Journ.*, 27 avril 1901). — Voir aussi : G. H. F. Nuttall, Hibernation of Anopheles in England (*Brit. med. Journ.*, 15 juin 1901).

les animaux sauvages. Murray, Combes, d'après Nuttall et Shippley, ont vu des moustiques se gorger sur des poissons et sur d'autres insectes au moment de leur métamorphose. Howard (1) rapporte que Veazie a vu des Culicides piquer une pupe de *Cicada*, et Hagen une chrysalide de papillon.

Les femelles ont des goûts trop variés pour ne pas trouver toujours une alimentation azotée, quelque grande que puisse, au premier abord, nous paraître la difficulté à vaincre. C'est la raison qui justifie cette rapide prolifération des Anophèles et l'étendue de leur aire de diffusion.

Chaque femelle ne se borne pas à une seule ponte. Dans le cours de son existence, elle en fait plusieurs, à condition d'être pourvue chaque fois au moins d'un repas de sang.

Bien nourrie, une femelle peut vivre assez longtemps. Dans la nature, on ne peut pas souvent être fixé sur la durée de sa vie, mais on sait que les femelles hivernantes doivent se conserver pendant plus de 2 mois. En captivité, il est relativement facile d'en garder un mois et plus. Nuttall et Shippley ont eu entre les mains des femelles âgées de 56 jours. Ils ont reconnu aussi que les femelles nées en automne sont plus résistantes que celles de l'été. C'est en été pourtant, par une température de 28 à 30°, avec une atmosphère humide, que se trouvent réalisées les meilleures conditions pour la multiplication des Anophèles.

Pontes. — Les Anophélines dont les œufs sont mûrs s'envolent vers les mares qui conviennent à leur progéniture. Elles ne déposent pas leurs œufs dans les récipients domiciliaires, comme certains Culex et les Stegomyia. Elles recherchent les étendues d'eau herbeuses. Les petites mares les attirent autant que les larges marécages. Elles pondent même le long des rives des fleuves. Les œufs sont déposés sur les herbes, sur les bords humides, sur des corps flottants ou sur l'eau. Même dans ce dernier cas, ils sont difficiles à dépister dans la nature, parce qu'ils ne sont pas agglomérés et que le vent ou la moindre agitation de l'eau les séparent.

Œufs. — C'est au laboratoire qu'il faut observer les œufs d'Anophèles pondus par des femelles maintenues en captivité. On s'apercevra, en variant les conditions d'expérience, comme le conseillent Stephens et Christophers, qu'ils sont déposés sur l'eau, sur un liège flottant, sur de la boue humide et même sur les parois d'un tube quand on y maintient les femelles à sec. On verra qu'après avoir été maintenus humides, pendant 48 heures, à 28-30°, ils éclosent en quelques minutes sur la platine même du microscope, quand on les plonge dans l'eau. Desséchés, au

(1) L. O. HOWARD, Mosquitoes (Mac Clure, Phillips and C°), New-York, 1901.

contraire, pendant 2 ou 3 jours à 38-36°, ils perdent à jamais toute faculté d'éclosion, ils sont morts. On sait que les œufs de Stegomyia, au contraire, résistent très bien à la dessiccation. Il serait cependant possible que les œufs d'Anophèles se conservent d'une saison à l'autre dans la boue humide, mais c'est là un point à éclaircir.

Quand les œufs flottent à la surface de l'eau, ils se disposent suivant des figures géométriques qui n'ont rien de spécifique et sont simplement commandées par leur forme.

La durée d'incubation des œufs d'Anophèles varie, suivant les espèces et selon la température, de 1 jour et demi à 3 ou 4 jours et plus.

Les femelles pondent quelquefois des œufs rouge brique, qui sont sans doute altérés, car ils ne se développent pas.

Larves. — Après l'éclosion, les larves se présentent sous la forme de petits êtres transparents avec une tête plus foncée. Elles sont difficiles à apercevoir, même en captivité.

A ce moment elles ont une grosse tête par rapport au corps. Au fur et à mesure qu'elles vieillissent, leur taille se développe, la tête grossit beaucoup moins vite que le thorax et l'abdomen et se fonce beaucoup moins que le corps dont la couleur sombre s'accentue de jour en jour. La croissance se produit par une série de mues successives. La durée du stade larvaire est plus ou moins prolongée suivant la nourriture dont sont fournies les larves et suivant la température. Elle varie de 11 à 25 jours en moyenne. Sous les tropiques, elle se raccourcit encore. Dans certaines conditions de température, les larves peuvent vivre pendant plusieurs mois.

Galli Valerio et Narbel ont trouvé près de Lausanne des larves d'*A. bifurcatus* hivernant sous la glace en janvier, février et mars (1).

Nourritures des larves. — Les larves se nourrissent de végétaux et d'animaux, de *Lemna*, d'algues, de protozoaires, de crustacés copépodes qu'on rencontre dans les mares. D'après de nombreux observateurs, il est même indispensable que les larves aient à leur disposition des copépodes, daphnies, cyclopes, etc. Si, en captivité, on ne leur fournit pas cette nourriture, elles meurent sans se transformer. Les frères Sergent arrivent cependant à en élever dans des pots à fleurs, contenant de l'eau sur un peu de terre déposée au fond, en leur donnant comme nourriture des haricots.

Ce sont d'ailleurs des larves très voraces; elles mangent celles qui sont mortes; elles dévorent les larves plus petites qu'elles,

(1) Galli-Valerio et Narbel, Etudes relatives à la Malaria. Les larves d'Anophèles et de Culex en hiver (*Cent. f. Bakt.*, t. 29, 1895).

elles s'attaquent même aux insectes parfaits pendant leur métamorphose.

Une nourriture animale leur est sûrement plus nécessaire que la présence de végétaux dans l'eau qu'elles habitent. On peut même considérer qu'une mare entièrement couverte de végétaux de surface, tels que des *Lemna* ou des *Nymphea*, n'est pas habitée par des larves d'Anophélines.

La façon dont la larve d'Anophèles se nourrit est très particulière. Vivant le plus généralement à la surface, elle cherche sa proie dans la nappe liquide qui se trouve immédiatement audessous de la couche superficielle. Sa tête, retournée de 180°, la face ventrale en haut, est continuellement en mouvement. Les soies qui entourent les pièces buccales s'agitent avec rapidité et produisent autour de la larve des courants giratoires dont le diamètre est supérieur à 2 fois sa longueur. Elle attire ainsi à sa portée les matières alimentaires qui flottent à son voisinage et les dévore.

La nuit, pourtant, les larves d'Anophèles plongent généralement et vont chercher leur nourriture dans le fond. Dans ce cas, leur tête reprend sa position normale. Dès qu'elles reviennent à la surface, elles la retournent brusquement de 180°.

Vivant ainsi de produits flottants ou d'animaux qui nagent, elles ne sont pas soumises aux mêmes conditions d'existence que les larves de Culex ou de Stegomyia. Celles-ci se nourrissent plus spécialement de détritus animaux ou végétaux, les eaux sales leur conviennent très bien. Ces détritus se trouvant généralement au fond, elles plongent pour aller les y chercher et, dans un bocal où on les conserve, on peut les voir paître sur le fond « comme un troupeau de moutons dans une prairie ». Les larves d'Anophèles, s'alimentant de végétaux et de proies vivantes, sont conduites par cela même à habiter des eaux pures.

Comme elles passent la majeure partie de leur existence à la surface de l'eau, elles peuvent se développer sur de grands fonds où ne prospéreraient pas des larves de Culex ou de Stegomyia, qui sont obligées d'aller chercher leur nourriture dans la profondeur.

Sensibilité des larves. — Les larves de Culex et de Stegomyia sont photophobes. Quand on place vis-à-vis d'une fenêtre un bocal renfermant de ces larves, on les voit se réunir le long de la paroi la moins éclairée. Les Anophélines, à l'état de larves, fuient au contraire l'ombre et recherchent les surfaces ensoleillées.

Le moindre bruit fait auprès d'un gîte à Culex ou à Stegomyia fait plonger les larves. On les voit au laboratoire se détacher de la surface et gagner le fond sur lequel elles se laissent tomber la tête la première. Quand elles jugent le danger passé, elles remontent la tête en haut, s'aidant par des mouvements de flexions brusques de l'abdomen, qui fouette de droite et de gauche pour les amener jusqu'à la surface.

Un bruit léger ne fait pas plonger les larves d'Anophèles. Par mouvements saccadés, par fouettement de l'abdomen, elles s'écartent du point d'où est parti le bruit, mais en restant à la surface. Si le trouble qu'on produit est important, elles s'enfoncent par des mouvements actifs et la queue en avant. Elles restent rigides et immobiles sur le fond dans la position où elles sont tombées, sans doute pour échapper plus facilement aux poursuites qu'elles redoutent. Une fois tranquillisées, elles reviennent à la surface. Elles remontent toujours la queue devant. Cette façon de plonger et d'émerger est caractéristique des larves d'Anophèles, ainsi que l'ont fait ressortir Nuttall et Shippley.

La position que ces larves occupent à la surface les protège contre les ennemis qu'elles rencontrent dans les eaux où elles vivent.

Ennemis des larves. — Les larves de libellules, qui sont très carnassières, vivent dans le fond. Les petits poissons, qui détruisent beaucoup de larves, s'attaquent surtout à celles qui vivent au sein même de la masse liquide. Ils ne voient guère les larves d'Anophèles qui se distinguent mal d'un fragment de bois flottant. Position et mimétisme ont évidemment des raisons d'adaptation; ces larves vivent plus que les larves des Culex dans des eaux habitées, comme les grandes mares et les fleuves, elles courraient donc les plus grands risques de disparaître, si elles n'avaient pas ce moyen de se dissimuler aux yeux de leurs ennemis.

Il ne faudrait cependant pas accorder plus d'importance qu'elle ne mérite à cette protection naturelle. Les auteurs italiens et les frères Sergent ont remarqué que les larves d'Anophèles disparaissent dans les étangs poissonneux, au moins dans les endroits dépourvus d'herbes.

Dans les fleuves, elles se cachent encore au milieu des herbes qui encombrent les bords, et en particulier des racines de palétuviers, si communs dans les pays chauds à l'embouchure des fleuves.

Résistance des larves. — Elles ne redoutent pas la salure de l'eau; on en trouve communément dans de l'eau saumâtre. On en a rencontré dans de l'eau salée et même plus salée que l'eau de mer. Foley et Yvernault (1) ont capturé des larves d'*A. Chaudoyei*, qui étaient normalement développées, dans des mares d'Algérie où la concentration en chlorures de sodium et de magnésium atteignait 40 gr. par litre.

Cet habitat particulier provient d'une lente accoutumance; si la salure se produit ou augmente rapidement, les larves disparaissent.

Dans certains diverticules des fleuves qui se remplissent et se

(1) Foley et Yvernault, Anophélines dans l'eau salée (*Bull. de la Soc. de Path. Exot.*, t. I, 1908).

vident avec la marée, elles sont fréquemment exposées à la dessiccation. Elles y résistent d'ailleurs fort bien. Celli et Casagrandi ont vu qu'elles vivent sur de la boue humide pendant 4 jours. Elles meurent quand la vase a perdu cet aspect vernissé qu'on lui voit garder quelque temps après que l'eau s'est retirée.

Pas plus que le sel, les produits chimiques apparemment les plus actifs ne les gênent. Elles se comportent très bien dans l'eau où on a répandu du bichlorure de mercure ou des sels de cuivre. En revanche, pour elles comme pour les larves de Culicines, la plus mince couche d'huile étalée à la surface les asphyxie en pénétrant dans les trachées respiratoires. Miall (1) a fait remarquer, en outre, que cette couche d'huile, diminuant la tension superficielle, les prive du point d'appui qu'elles trouvent à la surface de l'eau pour y respirer.

Pupes. — Quand la larve va se transformer en pupe, elle reste immobile, non plus à la surface comme avant, mais dans une position inclinée, immergée de partout, et retenue seulement par son appareil respiratoire. A ce moment, elle est très fragile et quelques brusques mouvements imprimés à l'eau dans laquelle elle se trouve la font périr. Détachée de la surface au moment où ses muscles sont entrés en phagolyse, elle n'a plus le pouvoir d'y revenir et elle meurt asphyxiée.

Bientôt, pourtant, la chitine se déchire et la nymphe apparaît. Les pupes sont déjà sexuées. Entre les deux pelles qui terminent l'abdomen, on voit, à la face ventrale, une paire d'appendices génitaux. Ceux du mâle sont notablement plus volumineux que ceux de la femelle et permettent de distinguer le sexe à distance (Nuttall et Shippley). Les pupes ne se nourrissent pas, mais ont certainement une respiration très active. Leur constitution même semble l'indiquer. Elles ont, grâce à la présence de bulles d'air incluses sous la membrane de chitine, un poids spécifique inférieur à celui de l'eau. Les muscles énergiques qui actionnent l'abdomen comme une lanière de fouet ou comme une queue de homard leur permettent des mouvements brusques et rapides. Au moindre bruit, elles s'immergent, mais pour revenir immédiatement à la surface. La bulle d'air que renferme la masse céphalo-thoracique les maintient constamment dans une position invariable. Dès qu'elles reparaissent, les cornets respiratoires percent la surface et sont en contact avec l'air extérieur.

Les pupes ont plus besoin d'air que d'eau. Elles vivent parfaitement sur un papier humide jusqu'à la métamorphose, comme l'ont observé Nuttall et Shippley. Le stade pupal ne se

(1) Miall, The natural history of aquatic insectes. London (Mc Millan and C°), 1895.

prolonge pas longtemps, puisque la nymphe ne prend aucune nourriture. Il dure de 2 à 8 jours, suivant la température extérieure. Sous les tropiques, à Sierra-Leone, Ross, Annett et Austen (1) l'ont vu se compléter en 48 heures. Nuttall et Shippley, par

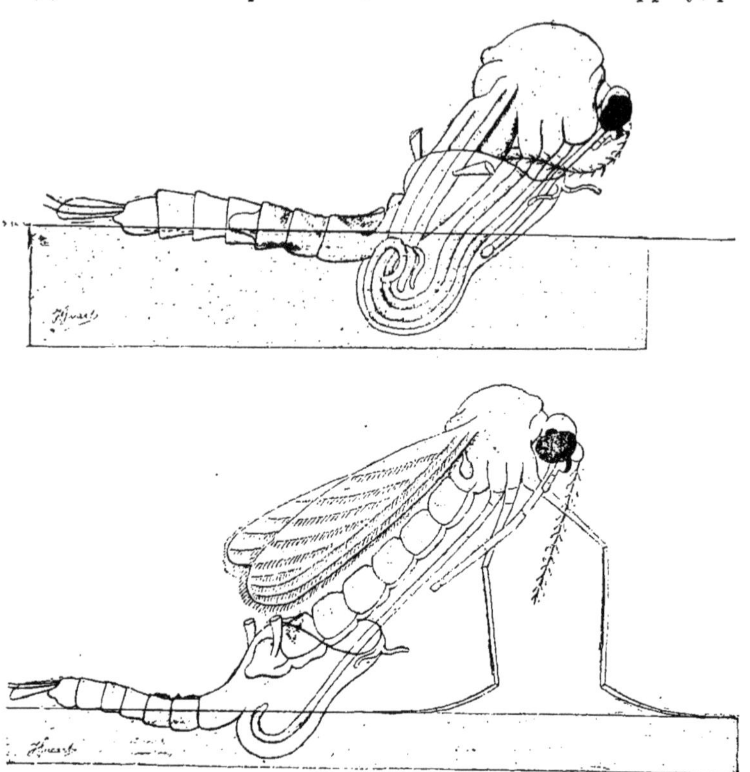

Fig. 35. — Eclosion de l'imago (d'après Guiart).
1, commencement de l'éclosion ; — 2, fin du phénomène.

une température variant de 8 à 17° C., ont observé la métamorphose de deux nymphes en 7 et 8 jours. Si la température est trop basse, la métamorphose ne peut pas s'accomplir, et la pupe meurt.

Au fur et à mesure que le moment de la métamorphose approche, la nymphe prend une couleur plus foncée. Finalement, elle s'immobilise à la surface, l'abdomen, qui était constamment replié sous la masse céphalo-thoracique, s'allonge. La quantité d'air contenu sous la chitine augmente, le corps sort de l'eau, la cuticule se dessèche, se fend et la tête de l'imago sort de la carapace. Le thorax suit bientôt. Il faut plus longtemps pour que les appendices, qui sont enroulés dans la masse céphalo-thoracique, sor-

(1) Ross, H. E. Annett et E. E. Austen, Report of the Malaria expedition (*Liverpool school of trop. med.*, mém., II, 1900).

tent de leur gaîne, pour que les ailes se déplissent et s'ouvrent. Finalement l'abdomen lui-même apparaît. L'insecte repose sur la coque qui le contenait, comme un naufragé sur un radeau; aussi exposé que lui aux caprices des flots.

Il attend là que la chitine sèche, que ses ailes deviennent assez rigides pour le porter. La moindre brise peut le faire chavirer, la plus légère pluie peut le mouiller. Dès qu'il a touché l'eau, il est perdu. Ses écailles ne le protègent pas encore, il ne peut plus s'échapper. Mais si l'atmosphère est calme, le ciel clair, la chitine est bientôt assez rigide pour qu'il puisse quitter son frêle esquif et gagner, sur les bords de la mare, un refuge plus sûr où sa transformation se complétera.

IV. — CAPTURE DES INSECTES ET DES LARVES — ÉDUCATION DES ADULTES

Adultes. — En pays palustre, il est très commode de se procurer des Anophèles. On en trouve en quantité souvent considérable dans les coins obscurs des maisons ou de leurs dépendances. On en prend facilement dans les étables et les écuries. Plusieurs procédés sont recommandables. Ou bien on voit les moustiques, ou on ne les voit pas. Le procédé diffère suivant chacune de ces alternatives. Il est d'ailleurs superflu d'énumérer et de décrire tous les appareils plus ou moins compliqués qui ont été recommandés.

Lorsqu'on distingue un Anophèle posé sur une surface quelconque, il suffit d'approcher délicatement de lui un tube à essai de 20 mm. de diamètre. Comme il s'enlève presque normalement au plan sur lequel il repose, il entre dans le tube où on l'enferme d'abord avec le doigt, ensuite avec un bourdonnet de coton.

Le tube à essai est particulièrement commode quand on veut recueillir des échantillons de moustiques. On peut coller sur la paroi une étiquette avec les indications de provenance. Si la récolte est abondante, il est possible d'étager plusieurs insectes dans le même tube en les séparant par des tampons de coton. Pour le transport, ces tubes, faciles à arrimer dans un sac, permettent de ramener à peu près intacts les Anophèles qu'on a recueillis.

Quand on n'a pas besoin d'indications si précises, on peut avec avantage adopter, comme appareils de chasse, un tube de même calibre, mais ouvert aux deux bouts. Une extrémité est obturée par un fragment de tulle solidement ligaturé. L'autre sert à l'entrée de l'insecte. Quand un moustique est pris, au lieu de remplacer le doigt par un bourdonnet de coton, on introduit le tube ouvert dans un flacon dont le goulot est fermé par un tulle et on souffle à l'autre bout. Le tulle du flacon, pour laisser passer le tube, est percé d'un trou bouché au coton. On peut ainsi renfermer dans un même flacon des quantités très grandes de moustiques et un seul tube sert à les prendre tous.

Quand on ne distingue pas les moustiques sur les vêtements sombres, dans les coins obscurs où ils sont réfugiés, on les chasse de leur gîte et on les prend au vol avec un petit filet à papillon. Le seul choc de l'instrument les étourdit assez pour qu'il soit facile d'aller les capturer ensuite dans le fond, avec un tube, ou le goulot d'un flacon.

Conservation des insectes vivants. —Pour conserver vivants au laboratoire les insectes qu'on rapporte, de nombreux procédés peuvent être employés, qui ont été décrits ou qui peuvent être imaginés. Nous allons seulement parler des principaux. Chacun pourra les modifier ensuite pour son usage particulier et suivant ses besoins.

On peut garder les moustiques comme les frères Sergent, dans des cages en toile métallique, munies sur une paroi d'une manche en étoffe, par laquelle on peut passer le bras pour aller prélever les échantillons dont on a besoin. La manche est liée autour du poignet, suit le bras dans tous ses mouvements sans permettre aux insectes prisonniers de s'enfuir. Les cages seront simples ou à compartiments, suivant les expériences qu'on a l'intention de faire. Deux compartiments séparés par de la toile métallique à plus larges mailles sont toujours commodes. On peut disposer de l'un pour y enfermer un oiseau, un rat ou une souris qui fournit du sang aux femelles.

Les cages ont un inconvénient, si elles présentent beaucoup d'avantages. On ne voit guère ce qui se passe à l'intérieur et la chasse aux insectes qui y sont enfermés devient parfois laborieuse.

Au lieu de cages, on peut employer, comme le conseillent Stephens et Christophers, de grands flacons à bouchons creux. Dans ces flacons, on dispose, suivant un diamètre, une lame de carton blanc sur lequel les insectes iront se poser et se détacheront parfaitement pour l'examen. Dans le bouchon retourné sur la table, on mettra de l'eau ; sur l'eau un disque de liège garni de papier blanc et on retournera le flacon sur le bouchon. Les insectes morts peuvent être facilement récoltés et les insectes vivants, nourris en appliquant le col du flacon sur la peau d'un patient, transportés en remplaçant le bouchon de verre par un tulle, enfin séparés en les capturant avec un tube par une ouverture ménagée dans le tulle. On peut examiner les pontes sur l'eau ou sur le papier qui recouvre le liège. Après avoir, par quelques mouvements, fait s'envoler les moustiques au haut du flacon, on le sépare de son bouchon et on le dépose sur la table toujours retourné.

Un troisième procédé est aussi recommandable. Il consiste à conserver les Anophèles dans un large verre de lampe à gaz, garni de tulle à ses deux extrémités. Ce tulle est maintenu par des anneaux de caoutchouc. Pour nourrir les insectes, le transport du verre de lampe jusqu'au patient est des plus commode. Pour recueillir les cadavres d'insectes morts, il suffit de souffler légèrement dans le tube de façon à chasser tous les moustiques à l'autre extrémité, d'enlever le tulle et de retourner le verre de lampe sur un papier blanc. On plonge une des extrémités garnie de tulle dans un peu de sucre en poudre et voilà fixée assez de nourriture pour maintenir pendant plusieurs jours les Anophèles vivants. Pour surveiller la ponte, il suffit de placer un bouchon de liège plat d'un calibre un peu inférieur au verre à gaz sur une soucoupe remplie d'eau. On enlève un tulle avec les précautions indiquées plus haut et on retourne le verre de lampe sur le bouchon de liège. Nous avons pu conserver des femelles et des mâles dans de semblables conditions pendant plus d'un mois, et les observer très commodément.

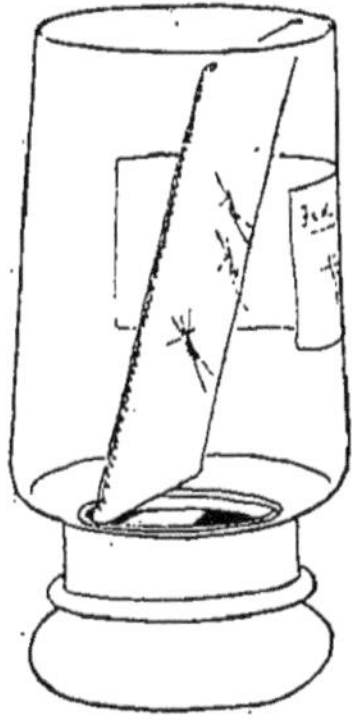

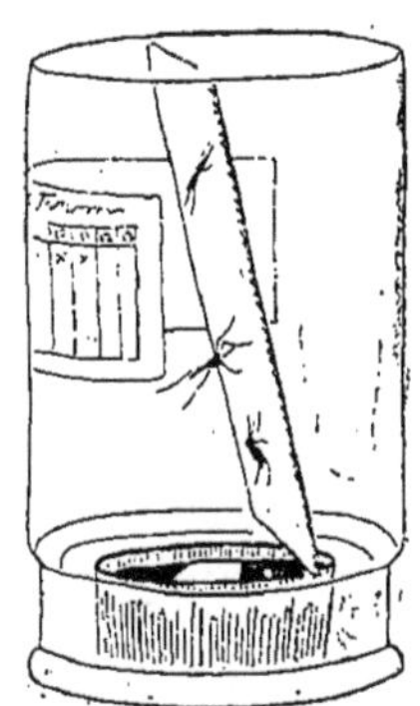

Fig. 36. — Procédé de conservation des Anophèles adultes. — Le couvercle du flacon contient de l'eau sur laquelle nage un liège recouvert de papier blanc. — Une feuille de carton blanc sur laquelle les moustiques se détachent nettement, leur sert à se poser.

Les femelles d'Anophèles digèrent plus vite que les femelles de Culex. Il faut les nourrir plus souvent. Un repas de sang donné tous les deux jours, mieux encore tous les jours, permet de les conserver très longtemps. Il favorise chez elles le développement des œufs et aussi celui du parasite du paludisme.

Si l'on ne tient pas à la ponte, on peut leur donner du sucre en poudre et à proximité un peu d'eau. Le sirop et le miel conviennent moins, ce dernier surtout, qui provoque souvent des fermentations tellement actives dans les diverticules œsophagiens que l'insecte, ballonné par les gaz produits, meurt de ne plus pouvoir se nourrir. Les fruits sucrés et les bananes réussissent encore moins bien. Les Anophèles auxquels on ne donne que cette nourriture périssent en quelques jours. On reconnaît en les examinant qu'ils sont envahis par des moisissures.

Larves et pupes. Recherche des gîtes. — Il est inutile de rechercher les larves d'Anophèles dans les récipients domiciliaires ou juxta-domiciliaires à moins qu'ils ne soient remplis d'eau claire et légèrement courante. Il est arrivé, mais exceptionnellement, d'en rencontrer quelques exemplaires dans de petites collections d'eau contenues dans des débris de poteries ou de bouteilles. On n'en voit jamais dans les eaux croupissantes, où s'élèvent à merveille des larves de Culex. Aux larves d'Anophèles il faut de l'eau limpide, purifiée par la végétation ou fréquemment renouvelée.

Nous en avons capturé souvent dans les bassins ou rivières artificielles qui servent à orner les jardins publics ou privés, alors même qu'ils fourmillaient d'innombrables cyprins. Les mares herbeuses, à condition qu'elles ne soient pas entièrement recouvertes de lentisques ou de nénuphars; les flaques d'eau retenue sur des terrains argileux en saison des pluies sont des endroits de chasse excellents. Les bords des fleuves, surtout quand ils sont encombrés d'herbes ou de palétuviers, les rives plates, inondées, les diverticules qui se rencontrent si fréquemment au voisinage des embouchures des fleuves, là où le courant en un mot est assez faible pour ne pas gêner les larves d'Anophèles, sont tous endroits où on les trouve par milliers. Dutton et Todd ont fait connaître comme gîte à larves, au Sénégal, les trous que creusent dans le sol les crabes terrestres.

Pêche. — Les larves d'Anophèles, comme les œufs, ne sont jamais groupées, on les trouve éparses, alors même qu'elles se rencontrent en grand nombre.

On les aperçoit en regardant la surface de l'eau à jour frisant, comme de petits fragments flottants. Avec un troubleau, on peut les recueillir assez facilement. Si on manœuvre l'instrument avec douceur, on peut ne manquer aucune larve. Un autre procédé, très simple pour de petites collections d'eau, a été recommandé par Stephens et Christophers. Il consiste à se servir d'une cuiller, avec laquelle on pêche facilement la larve surnageante. Si le fond est sombre et que les larves ne se distinguent pas facilement, on peut avec avantage troubler l'eau en remuant la terre des rives ou du fond. Les larves se détachent alors avec la plus grande netteté.

Souvent on est obligé de pêcher au jugé. On ne voit pas de larves à la surface de la mare. Il faut les chercher sur les bords, au milieu des herbes qui les dissimulent. Dans ce cas, on promène le troubleau à l'aveuglette au milieu des herbes et près de la surface en frappant les tiges, assez vivement, pour faire s'en écarter les larves qui se tiennent dans le voisinage. Stephens et Christophers conseillent de prendre l'eau autour des herbes avec un seau qu'on remplit en le traînant près de la surface. On y recueille ensuite avec une cuiller les larves qui ont été capturées.

Les nymphes se prennent en même temps que les larves.

Quand on juge sa chasse suffisante, on la transporte au laboratoire, soit dans des bocaux, soit dans des boîtes à couvercle. Il est bon de rapporter avec les larves de l'eau de la mare où elles ont été prises. Cette eau contient des algues et des crustacés d'eau douce qui paraissent indispensables à l'élevage ultérieur au laboratoire.

Éducation des larves et des adultes. — Ces larves sont maintenues dans des bocaux qu'on rencontre facilement autour de soi, ou qu'on fabrique en décollant de grandes bouteilles. Il vaut mieux se servir de cuves carrées à parois planes, véritables aquariums dans lesquels on peut établir un léger courant d'eau. Quand on ne peut pas avoir d'eau courante, il convient d'utiliser des récipients assez grands dans lesquels on a eu le soin de disposer des feuilles mortes. Ces feuilles, et surtout celles qui proviennent d'arbres résineux, maintiennent assez bien la limpidité de l'eau sans gêner ni les larves, ni les copépodes.

Les récipients sont recouverts d'une poche en tulle, dans laquelle il convient de capturer les moustiques nouveau-nés dès qu'ils ont terminé leur métamorphose. La poche en tulle est un cylindre de 30 à 40 cm. de long, muni d'une coulisse à chaque extrémité. Une est fixée à demeure sur le bocal, l'autre sert à la fermeture et à l'entrée du bras. La chasse à l'intérieur se fait avec un tube et ne présente aucune difficulté particulière.

Quand on veut faire l'élevage, il est bon de laisser femelles et mâles réunis dans un récipient assez vaste, pendant un certain temps, pour être assuré d'avoir des œufs fertiles.

La meilleure manière d'élever des moustiques consiste à construire une véritable petite chambre en bois et tulle, largement éclairée, munie d'un tambour à deux portes. Les récipients où vivent les larves contiennent de l'eau légèrement courante et sont simplement disposés à l'intérieur sur des étagères. Dans un coin de la chambre, on a mis en cage des cobayes, des rats blancs, des souris ou des oiseaux. Au fur et à mesure que les moustiques éclosent, ils s'échappent dans la chambre, les femelles y sont fécondées. Elles vont se nourrir à volonté sur les bêtes qui s'y trouvent à leur disposition et pondent sur l'eau des récipients qui contenaient des larves. Quand on dispose d'assez d'espace, il est bon d'entretenir à l'intérieur de cet enclos une flore de serre chaude et d'y établir un petit bassin, alimenté d'eau courante dans laquelle on élève quelques plantes aquatiques et divers copépodes. On a ainsi un élevage assuré, à condition que la chambre soit maintenue à 28-30°.

Théobald a divisé les Anophélines en 10 genres, dont les caractères sont résumés dans le tableau suivant.

Thorax et abdomen portant des écailles piliformes et recourbées.	Lobes prothoraciques : pas d'écailles plates sur la tête.	Ailes portant des écailles lancéolées	*Anopheles.*
		Ailes portant des écailles ordinairement longues et étroites.........	*Myzomyia.*
		Ailes portant des écailles en partie larges et renflées.	*Cycloleppteron.*
	Lobes prothoraciques mamelonnés : écailles médianes plates.	Ailes portant des écailles lancéolées	*Stethomyia.*
Thorax portant des écailles étroites et courbes ; abdomen poilu.	Ailes portant des écailles petites, lancéolées et rétrécies....................		*Pyretophorus.*
Thorax portant des écailles courbes et piliformes ; quelques écailles courbes et étroites sur le front ; abdomen portant des touffes d'écailles apicales et latérales ; ventre écailleux, mais sans disposition ni touffes..................			*Arribalzagia.*
Thorax portant des écailles courbes et piliformes ; abdomen portant des écailles ventrales seulement, avec une touffe apicale et ventrale ; pas de touffes latérales			*Myzorhynchus.*
Thorax et abdomen portant de vraies écailles.	Ecailles abdominales disposées en touffes latérales et en amas dorsaux de petites écailles plates........................		*Nissorhynchus.*
	Abdomen presque entièrement écailleux avec des écailles irrégulières et des touffes latérales..........................		*Cellia.*
	Abdomen complètement écailleux, avec de larges écailles plates comme celles des culex..........................		*Aldrichia.*

V. — CONSERVATION DES MOUSTIQUES. — ENVOIS D'ÉCHANTILLONS

Inconvénient d'une mauvaise détermination. — La détermination d'une espèce de moustiques restera toujours l'apanage de spécialistes qui possèdent tous les types de comparaison et qui seuls peuvent se prononcer en connaissance de cause. L'importance qu'ont prise ces insectes dans ces dernières années ont malheureusement poussé nombre d'observateurs à s'écarter de ces règles. Il s'ensuit que des quantités de moustiques ont été décrits sous plusieurs noms différents, que des espèces peut-être importantes ont été l'objet d'une description succincte, trop incomplète pour servir à la classification, ou encore qu'elles ont été confondues avec des espèces déjà connues et très voisines.

Nous estimons qu'il est temps de revenir à la tradition et de laisser à des savants qu'une éducation chèrement acquise a préparés à ce genre d'études le soin de donner aux échantillons de moustiques que tout le monde peut recueillir la place qu'ils doivent occuper dans la classification. Ce sont ces considérations qui nous engagent à ne pas donner ici, à la détermination des espèces, la place qui lui est ordinairement réservée dans les autres traités. Il est indispensable, en revanche, de savoir recueillir des échantillons et de savoir les expédier. Bien entendu, chaque fois qu'on capture un moustique il ne convient pas de l'envoyer immédiatement. Il est préférable de n'expédier que des doubles. Même sans principes de classification, on arrive bien vite à différencier les espèces qui peuplent le pays qu'on habite et à en réunir la collection. C'est là le but important à atteindre. Avec ces seuls éléments, on peut entreprendre toutes les expériences de laboratoire que comporte l'étude des moustiques et on obtiendra, pendant le temps qu'on aurait consacré à la description de ses échantillons, des résultats instructifs, pour l'acquisition desquels on est souvent mieux préparé. Ceux que la classification intéresse d'une manière particulière, sont d'ailleurs munis des livres, planches et types qui conviennent et qu'il est par conséquent tout à fait inutile de leur reproduire ici.

Choix des échantillons. — Un bon échantillon doit provenir, de préférence, d'élevage fait au laboratoire.

Durant sa vie errante, le moustique subit quelques vicissitudes; il heurte en particulier des obstacles qui le dépouillent de ses écailles ornementales, dont la disposition est très importante en classification. Aussi vaut-il mieux, sauf, bien entendu, pour les espèces qu'on ne sait pas faire reproduire en captivité, séparer les pupes dans des tubes à essai. Puisqu'elles ne se nourrissent pas, il suffit de leur fournir de l'eau.

Quelques heures après l'éclosion du moustique, on retire soigneusement l'eau du tube, ou mieux encore, on transporte l'imago récemment éclos dans un autre tube. On le tue, soit avec du chloroforme, soit avec de l'éther dont on imprègne légèrement le bouchon de coton et dont on prend soin de ne pas mouiller le moustique à conserver, soit avec de la fumée de tabac qu'on souffle à l'intérieur.

Préparation des échantillons. — On prépare avec des ciseaux un disque de papier blanc un peu épais ou de bristol, on le traverse par le centre avec une fine épingle n° 20 (1), qu'on enfonce jusqu'au 2/3 de sa longueur.

Puis, de la pointe de cette même aiguille, on transfixe le moustique à monter en prenant soin d'entrer juste entre les insertions des pattes et de sortir au milieu du tergum thoracique. Mais, comme toutes ces manœuvres peuvent arracher les écailles dont sont couverts lesmoustiques, il ne faut pas les exagérer. En fin de compte il vaut mieux posséder un échantillon un peu incliné qu'altéré.

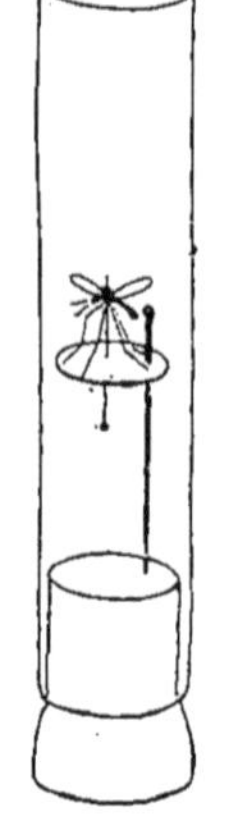

Fig. 37. — Procédé de Stephens et Christophers pour conserver les échantillons.

On fait déborder la pointe de l'épingle en appuyant légèrement avec un bouchon de liège sur le thorax de l'insecte.

Ceci fait, on transperce, près de la périphérie, le disque sur lequel se détache maintenant très bien l'échantillon monté, à l'aide d'une longue épingle entomologique.

Stephens et Christophers conseillent ensuite de piquer la pointe de cette épingle sur la face interne du bouchon d'un petit tube en verre dans lequel le moustique se trouve ainsi enfermé. Si l'on adopte ce procédé d'emballage, qui est des plus recommandables et qui convient parfaitement pour l'envoi d'échantillons, il faudra naturellement prendre la précaution préalable de découper le disque de carton de façon à ce que son diamètre soit plus court que celui du tube.

Pour leur usage personnel, quelques personnes préfèrent enfermer tous les échantillons dans une même boîte où ils sont classés côte à côte, de manière à permettre de saisir à la loupe les caractères distinctifs de deux espèces voisines. Dans ce cas, on peut utiliser toute boîte plate, comme les boîtes à cigares, en disposant, au fond, une lame de liège sur laquelle on pique les grandes épingles qui portent les échantillons.

Il est indispensable, dans les pays humides, de mettre les moustiques à l'abri des moisissures. Un bon procédé consiste à les dessécher soit au soleil, soit sous la cloche à acide sulfurique, avant de les introduire dans le flacon ou la boîte. On peut aussi les exposer aux vapeurs de formol dans une cloche reposant sur une lame métallique sur laquelle on a déposé du trioxyméthylène. On chauffe légèrement la plaque métallique et la cloche s'emplit de formol. Pour les préserver des mites, on enferme dans un nouet du camphre, du thymol ou de la naphtaline et on cloue ce nouet sur le bouchon du tube ou sur les parois de la boîte.

(1) On se les procure chez Tayler and C°, Birmingham.

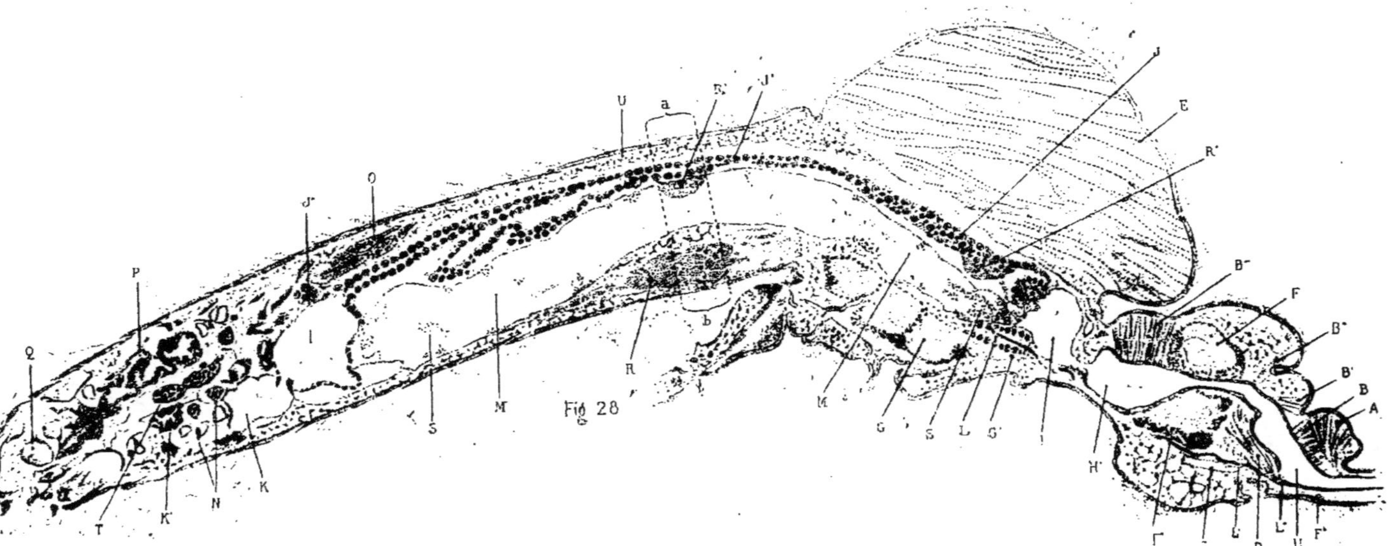

Fig. 38. — Coupe demi-schématique sagittale d'un *Stegomyia fasciata*.

A, muscle du labrum. — *B'*, *B'*, *B''*, *B'''* muscles du pharynx. — *c*, muscle du labium. — *D*, muscle de la pompe salivaire. — *E*, muscle sagittal du thorax. — *F*, *F'*, ganglion céphalique. — *F''*, prolongement nerveux du ganglion céphalique dans le labium. — *G*, ganglion thoracique. — *G'*, bandelette thoraco-céphalique. — *H*, pharynx ascendants. — *H'* pharynx horizontal. — *I*, œsophage. — *J*, intestin antérieur. — *J'*, intestin moyen. — *J''*, intestin postérieur. — *K*, *K'*, rectum. — *L*, glande salivaire. — *L'*, conduit salivaire. — *L''*, réceptacle salivaire. — *M*, sac à air. — *N*, canaux de Malpighi. — *O*, ovaire. — *P*, oviducte. — *Q*, réceptacle séminal. — *R*, plasmodes de *Nosema* qui se sont développés dans l'épaisseur du ganglion nerveux abdominal étouffant toutes les cellules nerveuses. — *R*, plasmode de *Nosema* développé sur la paroi du sac à air. — *S*, levures répandues dans le sac à air. — *T*, Pseudo-navicelles de grégarine. — *u*, tissu conjonctif (corps gras).

Se rappeler que les échantillons expédiés dans l'alcool ou la glycérine sont toujours perdus et ne peuvent servir à la détermination de l'espèce.

Il est quelquefois utile de monter à part les parties importantes des échantillons. Stephens et Christophers indiquent de monter les ailes au centre d'un anneau de baume de Canada qu'on recouvre d'une lamelle en prenant bien garde que le baume ne mouille pas l'aile. Les écailles sont ainsi gardées en place et très faciles à examiner soigneusement. Il est bon aussi de débarrasser avec un pinceau une aile des écailles qu'elle porte et de la monter directement dans le baume pour observer la disposition des nervures. Il convient parfois de monter dans le baume, la trompe, les palpes, les pattes d'un même côté, les ongles du mâle, les différentes écailles de la tête, du scutellum, du thorax, de l'abdomen et des ailes, etc.

Les nymphes, larves et œufs sont tués dans l'alcool fort où on les conserve. On peut aussi après action de l'alcool les garder dans l'alcool glycériné. On peut enfin, après action de l'alcool et ensuite du xylol, les monter dans le baume entre lame et lamelle. Dans ce cas, il convient d'interposer entre le porte-objet et le couvre-objet des lames de verre minces qui sont prises dans le baume et qui évitent l'écrasement des pièces à conserver. Il est bon aussi de monter dans le baume des mues desséchées de larves d'Anophèles. Elles permettent d'examiner les soies palmées que les larves portent sur les segments abdominaux et qui diffèrent suivant les espèces.

En séparant les échantillons qu'on recueille dans des flacons spéciaux, on peut reconnaître que chaque espèce présente, à tous les stades de son existence, des caractères qui permettent de la différencier des autres.

VI. — ANATOMIE INTERNE DU MOUSTIQUE.

HISTOLOGIE ET PHYSIOLOGIE

Avant de faire connaître la manière de procéder à la dissection des moustiques, à la fois pour éviter des erreurs et pour permettre de suivre dans le corps des insectes le développement du parasite du paludisme, il est indispensable de donner un aperçu de la disposition et de la structure des divers organes.

Nous étudierons successivement le système digestif, le système respiratoire, le système circulatoire, le système nerveux et le système musculaire. Nous terminerons par la description des organes génitaux internes.

Système digestif. — Il se compose de 3 différentes parties :

L'intestin antérieur, l'intestin moyen et l'intestin postérieur.

Intestin antérieur. — Il comprend la bouche, le pharynx, l'œsophage et des organes annexes; les diverticules œsophagiens d'une part, les glandes salivaires d'autre part, que nous étudierons séparément.

Bouche et pharynx. — Ils sont recouverts de chitine. Le pharynx se dirige d'abord en haut et en arrière, puis d'avant en

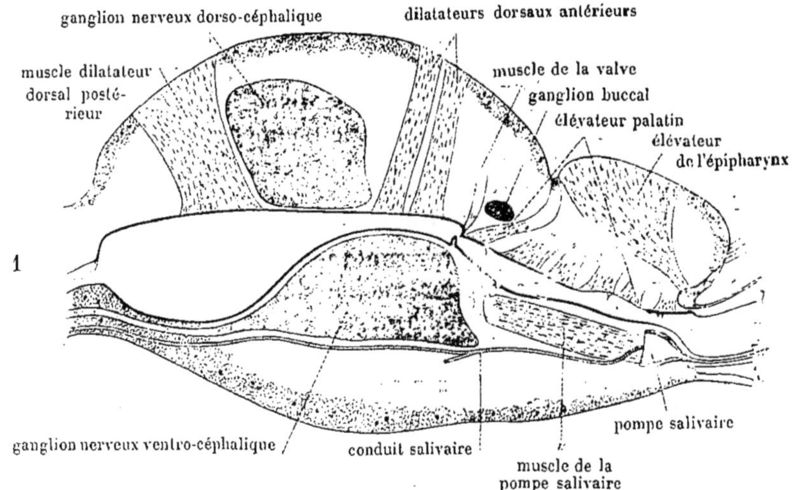

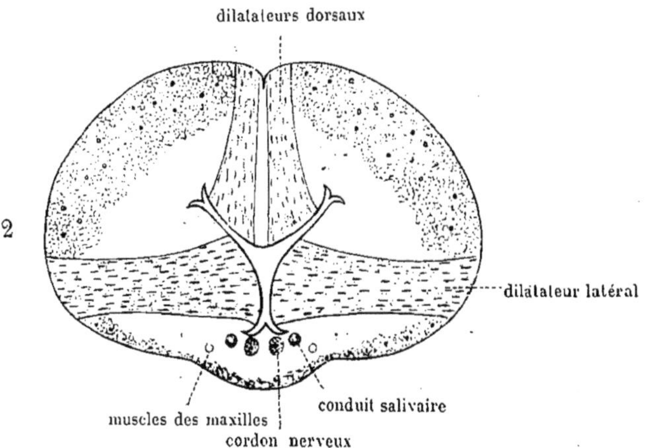

Fig. 39. — Coupes du pharynx chitineux, d'après Nuttall et Shippley.
1, antéro-postérieure; — 2, transversale.

arrière. Cette 2e portion du pharynx constitue l'appareil d'aspiration. Il est formé de trois lames chitineuses, légèrement convexes vers l'intérieur, dont les bords sont enroulés sur eux-mêmes. Ces trois lames, réunies entre elles par de solides ligaments chitineux en forme de V, sont actionnées par trois groupes musculaires qui s'insèrent au centre de chaque lame à sa face concave et qui, par leur contraction, tendent à la redresser.

La conformation spéciale de ces lames leur permet de reprendre leur forme dès que les muscles n'agissent plus.

En arrière de cette dilatation pharyngienne existe un ressaut qui diminue brusquement la lumière du canal et fonctionne comme une valvule. En avant, des soies chitineuses obturent en partie la voie d'admission et jouent aussi un rôle valvulaire.

Œsophage. — Il fait suite au pharynx et n'est pas rigide comme lui. Ses parois dilatables limitent une sorte d'ampoule dans laquelle s'ouvrent les diverticules œsophagiens et le cardia (homologue du proventricule des autres insectes). Il se compose d'une seule couche de cellules épithéliales aplaties reposant sur une membrane très mince et très fragile, au-dessus de laquelle sont appliquées en réseau large quelques fibres musculaires. C'est à cet endroit que se brise toujours le tube digestif dans les manœuvres qu'on est obligé de faire pour la dissection de l'insecte.

Sacs à air ; leur rôle. — A l'œsophage sont annexés *3 diverticules* qui sont constitués par une simple membrane très délicate, sur laquelle court une tunique musculeuse très lâche. Un d'entre eux, toujours plus développé, se prolonge jusque dans l'abdomen, le long et au-dessous du tube digestif. Quand on extrait le tube digestif du corps d'un moustique, ces diverticules apparaissent comme des sacs très réfringents, brillants. On constate qu'ils sont remplis par des bulles de gaz. Schaudinn a observé que ce gaz était de l'acide carbonique produit par les levures qui toujours s'y développent dans le cours normal de la vie de l'insecte.

Jouent-ils, comme beaucoup d'auteurs l'ont admis, le rôle de jabot?

Nous avons fait de nombreuses expériences chez le *Steg. fasciata*, au cours desquelles nous n'avons jamais pu reconnaître la réalité de cette fonction. En coupant la tête de moustiques en train de piquer et à diverses étapes de la succion, nous avons pu voir que les sacs à air restaient toujours vides de sang et remplis de bulles de gaz.

Quelquefois on pouvait voir circuler quelques globules entre les bulles gazeuses, mais il était évident qu'ils provenaient de la manœuvre violente qui avait brusquement interrompu la vie de l'insecte. Au fur et à mesure que l'intestin se remplissait, les sacs à air diminuaient de volume et se plissaient en éventail autour de l'œsophage. Cette disposition nous a fait penser que les sacs aériens ont pour fonction de remplir la cavité abdominale quand l'intestin est vide. Ils serviraient à maintenir la rigidité de l'enve-

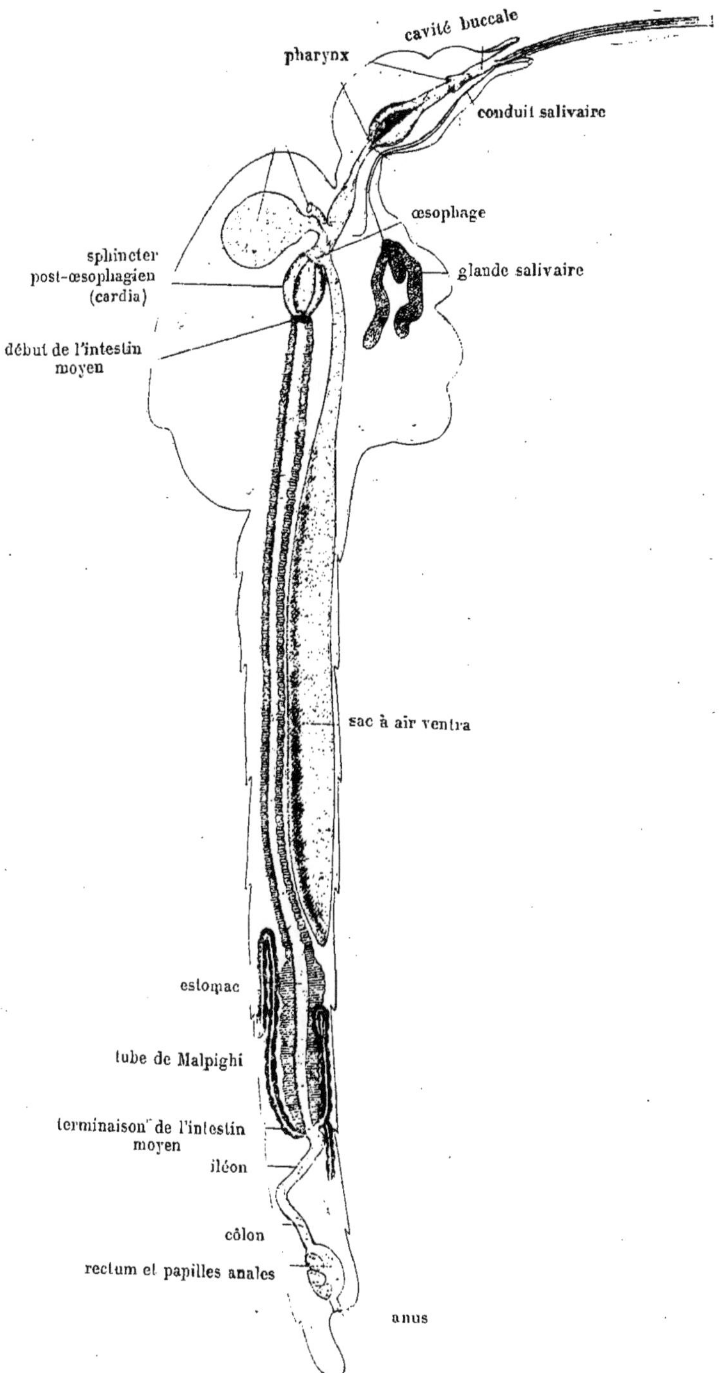

Fig. 40. — Schéma du tube digestif d'un Anophèle (d'après Nuttall et Shippley).

loppe externe de chitine et à régulariser les dimensions de la cavité générale.

La nourriture ne séjourne pas dans la première partie de l'intestin moyen. Elle va remplir la région postérieure et, au fur et à mesure, chasse devant elle le sac abdominal qui vient peser sur les glandes salivaires et contribue sans doute aussi à l'excrétion du liquide qu'elles renferment. Il nous a été impossible de savoir ce que deviennent les gaz quand ils sont expulsés. Sont-ils rejetés par la trompe ou se dissolvent-ils dans le sang ingéré, c'est ce que nous n'avons pu élucider. Nous pencherions cependant pour cette dernière hypothèse.

Schaudinn, Nuttall et Shippley, qui ont fait leurs observations sur *Culex pipiens*, ont constaté au contraire que le sac à air jouait chez cet insecte le rôle de jabot. Il se remplit et se vide ensuite dans l'intestin moyen par un mécanisme assez compliqué. C'est le proventricule qui vient au devant de la nourriture et la déglutit par gorgées successives,

Nous répétons que chez *St. fasc.* nous n'avons jamais pu vérifier cette observation, pas plus par des dissections rapides à l'état frais que par des coupes faites sur des insectes à divers degrés de la digestion.

Les sacs aériens, par la pression des gaz dont ils se remplissent, à mesure que l'intestin digère, servent peut-être aussi à expulser les résidus de la digestion.

Nuttall et Shippley ont constaté que ces sacs sont animés de mouvements de contraction périodique. Ces sortes de battements peuvent servir d'auxiliaires à ceux du cœur. Plongés dans la cavité générale, baignés de toute part par le liquide sanguin, les sacs à air, par leurs contractions, activent sans doute la circulation du liquide.

Les sacs aériens sont constamment envahis par des levures. Quand on nourrit les moustiques de sucres fermentescibles ou de miel, ces levures développent une quantité considérable de gaz qui distendent les sacs à air et s'opposent à toute ingestion, en obturant la lumière du canal intestinal. L'insecte ne peut se nourrir et meurt bientôt.

Si l'on donne aux moustiques des fruits, des bananes en particulier, on voit presque toujours se développer dans les sacs aériens des moisissures qui finissent par envahir l'organisme entier de l'insecte et amènent sa mort.

Si nous nous sommes étendus un peu longuement sur des organes qui ne sont que des annexes du tube digestif, c'est parce que leur rôle n'est pas encore nettement déterminé et a besoin d'être élucidé par des recherches ultérieures.

Glandes salivaires. — Les glandes salivaires se composent de trois lobes disposés dans le thorax de chaque côté de l'œsophage sur le plan musculaire qui actionne la première paire de pattes. Elles sont, en arrière, en contact étroit avec le tissu adipeux. Les 3 lobes sont étagés l'un au-dessus de l'autre. Chacun d'eux se compose d'une unique couche de cellules réunies autour d'un canal central. Il forme ainsi un cylindre entouré d'une fine membrane. Les

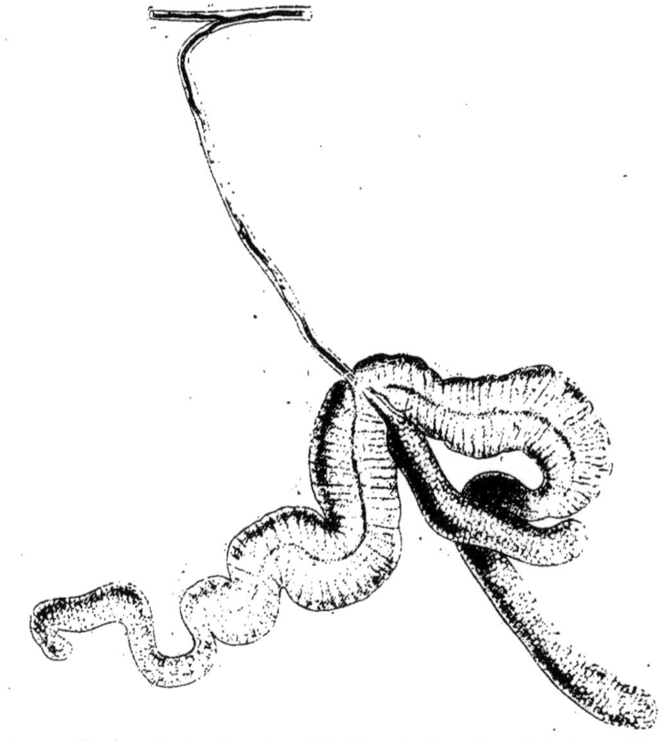

Fig. 41. — Glande salivaire d'un Anophèle (d'après Nuttall et Shippley). A droite et à gauche, lobes granuleux ; au centre, lobe du type clair.

cellules sont de deux types, un type granuleux, un type clair. Le lobe moyen est entièrement formé de cellules du type clair. Cette différenciation est facile à faire aussi bien à l'état frais qu'après coloration à l'hématéine. Les cellules du type clair se colorent en masse par l'hématéine, tandis que le protoplasma des cellules du type granuleux, semble, comme son nom l'indique, formé d'une masse de granulations albuminoïdes. Les cellules des deux types contiennent une masse relativement considérable d'une substance claire, réfringente, produit de sécrétion qui rejette à la périphérie le noyau et ce qui reste du protoplasma.

Le canal central va d'un bout à l'autre de chaque lobe. Chez les Culicines il est partout de même calibre, chez les Anophélines son diamètre augmente vers l'extrémité de l'acinus, où il se termine en cul-de-sac et y forme une sorte de cavité. Chaque cellule communique directement avec le canal central par une ouverture.

Les trois canaux qui parcourent les 3 lobes se réunissent presque de suite en un seul. Celui-ci s'engage dans le tissu graisseux du cou, qu'il longe entièrement en restant parallèle à celui du côté opposé. Ces deux canaux se réunissent à leur tour dès qu'ils pénètrent dans la tête, sous la pompe pharyngienne. Ce canal unique, de calibre sensiblement égal à chacun des deux autres, après avoir décrit une série de sinuosités, vient se terminer dans un appareil particulier qu'Annett et Dutton appellent la pompe salivaire.

Pompe salivaire. — L'appareil se compose d'une sorte de tétine chitineuse fermée en arrière par une lame concavo-convexe et flexible. Sur la face concave de cet opercule, dirigée aussi en arrière, se termine, au centre, le canal salivaire et s'insère un muscle spécial, attaché d'autre part sur une pièce de chitine dépendant du pharynx.

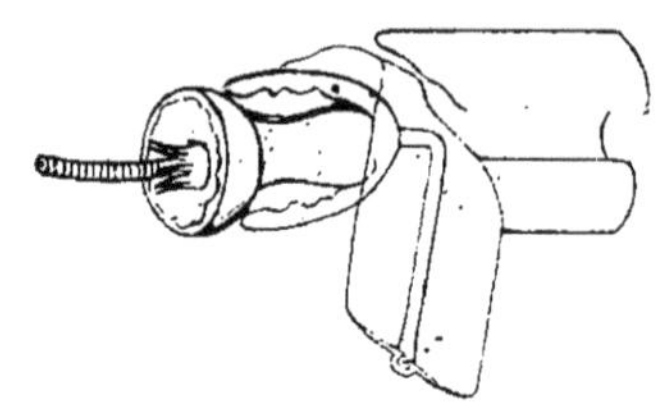

Fig. 42. — Schéma de Nuttall et Shipley pour faire comprendre la disposition et le fonctionnement de la pompe salivaire.

Du dôme de la tétine part le canal très court qui s'ouvre dans la gouttière de l'hypopharynx.

Le jeu du muscle dont nous venons de parler transforme la tétine en pompe aspirante et foulante. Attirée par la contraction des fibres musculaires, la lame flexible qui ferme la pompe perd sa concavité, devient plane et même convexe en arrière. Il s'ensuit que le volume de la cavité d'aspiration augmente. Quelques poils faisant valvules, la salive est aspirée comme dans une poire et chassée ensuite en avant quand le muscle se relâche et que l'opercule reprend sa forme primitive.

Les canaux salivaires renferment, comme les trachées, un fil enroulé en spirale dans leur paroi.

Intestin moyen. — L'intestin moyen, appelé quelquefois estomac, est la partie vraiment digestive de tout l'appareil. Il commence en avant par une sorte de bourrelet produit par une invagination du rebord dans l'intérieur du canal. Dans ce mouvement, le rebord entraîne la membrane œsophagienne, si bien que la paroi à ce niveau se trouve composée de 3 couches superposées qui jouent le rôle de sphincter. Cette région est d'ailleurs richement munie de fibres musculaires circulaires, dont l'action complète l'obturation produite par l'invagination. Cette portion de l'intestin moyen représente le proventricule des autres insectes.

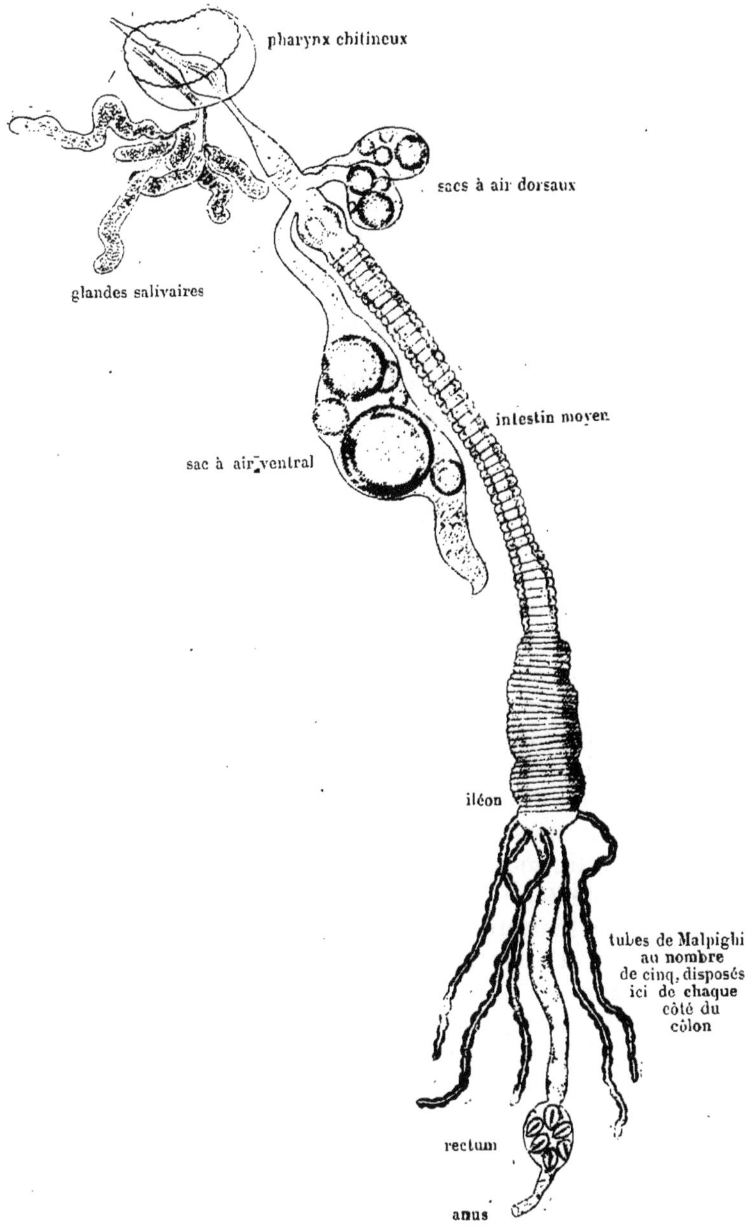

Fig. 43. — Figure demi-schématique de Nuttall et Shippley montrant le tube digestif d'un Anophèle.

Chez la larve, l'intestin moyen porte des appendices cœcaux qui disparaissent chez l'adulte ou ne sont plus représentés que par de très légères voussures situées sur la paroi au-dessous du sphincter ou cardia (Nuttall et Shippley).

D'autre part, l'intestin de la larve est recouvert intérieurement d'une cuticule chitineuse qui n'existe plus du tout chez l'adulte. A partir du cardia, l'intestin moyen peut se diviser en deux portions mal délimitées, une, antérieure et rétrécie, l'autre, qui lui fait suite, plus élargie et susceptible de se dilater considérablement. L'intestin moyen, en entier, est tapissé de cellules cylindriques qui représentent la partie la plus épaisse de la paroi. Ces cellules renferment un protoplasma finement réticulé avec, au centre, un gros noyau muni d'un nucléole. On observe fréquemment, dans le protoplasma, des vacuoles qui sont probablement l'indice d'une sécrétion cellulaire. Près de la base et entre deux cellules voisines, on trouve toujours des cellules plus petites qui sont des cellules de remplacement. Dans la région postérieure de l'intestin moyen, les cellules épithéliales présentent un bord strié qui se voit bien quand l'intestin est vide, mais qui ne se distingue plus quand l'intestin est distendu et les cellules plus aplaties.

Toutes ces cellules reposent sur une membrane à laquelle Grassi a donné le nom de *musculo-élastique*. C'est une membrane élastique, puisqu'elle accompagne les mouvements de l'intestin et se distend avec lui, pour reprendre à peu près sa configuration primitive après la digestion. Dans l'épaisseur de cette membrane et faisant corps avec elle, existent des fibres musculaires longues, fusiformes, disposées les unes circulairement, les autres longitudinalement. Elles forment, à la surface, un réseau rappelant la disposition de la trame et de la chaîne dans une étoffe. Le réseau musculaire est plus serré sur la portion antérieure de l'intestin moyen.

Intestin postérieur. — L'intestin postérieur d'origine ectodermique, comme l'intestin antérieur, se divise en trois régions : l'iléon, le côlon et le rectum.

L'*iléon* commence au-dessous du pylore et est assez court. Il est représenté, en majeure partie, par une dilatation ampullaire du tube digestif dans laquelle s'ouvrent les tubes de Malpighi. Il est constitué par une membrane transparente recouverte de cellules épithéliales aplaties. Comme l'a montré Grassi, on y trouve une cuticule chitineuse, facilement visible après traitement par la potasse (Nuttall et Shippley). Au microscope, on y reconnaît ordinairement la présence de soies chitineuses très apparentes.

Le *côlon*, qui fait suite à l'iléon sans ligne de démarcation bien nette, est un canal plus étroit, à paroi plus épaisse, garnie de cellules cubiques et munie d'une trame musculaire composée de fibres disposées en spirale.

Le *rectum* forme une chambre ovale dans laquelle s'ouvre le côlon. Il est tapissé de cellules épithéliales aplaties. On y rencontre 6 grandes papilles ovales qui font saillie à l'intérieur. Elles sont recouvertes des mêmes cellules épithéliales, mais hypertrophiées. Elles renferment un réseau fin de trachées et sont couvertes de chitine. On ne connaît pas leur fonction.

Tubes de Malpighi. — Les 5 tubes de Malpighi qui viennent déboucher dans l'iléon sont constitués par de longs tubes, plusieurs fois contournés sur eux-mêmes, qui prennent, à l'état frais, un aspect blanc laiteux. Ils sont tapissés de très grandes cellules avec un protoplasma granuleux, contenant des gouttelettes huileuses et un gros noyau. Ces cellules sont rangées alternativement de côté et d'autre, et affectent ainsi une disposition en échelons. Elles portent intérieurement un bordure striée. Les tubes de Malpighi constituent l'organe excréteur.

Système respiratoire. — Sur tout le tube digestif et sur les tubes de Malpighi, on trouve de grandes cellules étoilées qui paraissent criblées. C'est dans ces cellules que se terminent les fins tubes trachéens. On en trouve d'ailleurs sur tous les organes, mais on les voit surtout bien sur les ovaires non développés des moustiques récemment éclos.

Les tubes trachéens prennent naissance extérieurement par des ouvertures appelées *stigmates* existant de chaque côté du corps sur le thorax et l'abdomen. Les stigmates de la première paire, situés dans le mésothorax, sont ceux qui présentent le plus grand diamètre, les suivants, placés dans le métathorax, sont plus larges que les stigmates abdominaux, dont il existe deux par segment.

De ces stigmates partent de grosses trachées qui se dirigent vers tous les points du corps, se ramifient et se terminent comme il est dit plus haut. Les tubes trachéens sont constitués par une simple couche de cellules plates, recouvertes de chitine. Cette chitine possède un épaississement spiralé, qui peut se libérer et apparaît alors dans les préparations comme un filament.

Il existe dans la tête une double trachée en forme de tunnel qui s'ouvre entre la partie antérieure de l'œil et le clypeus, traverse la tête et sort près du cou à la partie ventrale.

Système vasculaire. — L'appareil circulatoire se résume en un simple vaisseau dorsal qui court au-dessous des plaques dorsales de tout l'abdomen, s'infléchit au niveau du premier segment abdominal, pénètre dans le thorax où il suit la portion antérieure de l'intestin moyen, se divise en deux branches qui traversent le cou le long des canaux salivaires. Le vaisseau dorsal est formé d'une membrane mince attachée au squelette par des fibres musculaires (fibres de suspension et muscles alaires) qui se séparent en fibres très fines sur la paroi. Ces fibres sont en relation avec les *cellules péricardiques*, sortes de grandes cellules à plusieurs noyaux, qui contiennent un pigment particulier et qui sont disposées de chaque côté du vaisseau dorsal.

Le liquide nourricier, après avoir passé par le système vasculaire ci-dessus décrit, se répand dans la cavité générale, où il circule entre les organes, les muscles et les lobes graisseux.

Système musculaire. — Les muscles sont surtout volumineux dans le thorax, où on trouve, de chaque côté, les masses musculaires allant de la paroi dorsale à la paroi ventrale.

Entre eux sont logés le tube digestif, les glandes salivaires, etc. Au-dessus se trouvent les muscles antéro-postérieurs. Aucun d'eux n'est inséré sur les ailes, qui sont mues simplement par des changements de forme du thorax (Stephens et Christophers).

Les muscles dorso-ventraux, en particulier, présentent, entre les fibres, des vides par lesquels circule le sang répandu dans la cavité générale. Il est probable que le jeu des muscles active la circulation pendant le vol.

Les muscles des pattes s'insèrent dans le thorax sur des prolongements chitineux du squelette externe et sur les membres voisins. Il y a aussi des muscles d'un segment à l'autre.

Les muscles abdominaux passent d'un segment à l'autre. Ils forment sur les faces dorsales et ventrales deux groupes latéraux. Dans la tête on trouve les muscles du pharynx composés d'une paire partant du vertex et s'insérant sur la plaque supérieure et de 5 paires de chaque côté, qui sont fixées sur le squelette et sur chaque plaque latérale.

Deux masses musculaires vont du pharynx antérieur au front. Des muscles spéciaux mettent en mouvement les pièces de la trompe et le labrum.

En plus du muscle de la trompe salivaire, quelques auteurs décrivent un muscle spécial qui, partant de la 1re paire de pattes dans le thorax, vient comprimer les glandes salivaires au-dessus desquelles il passe. Les fibres musculaires sont toutes sans exception des fibres striées (Stephens et Christophers).

Système nerveux. — Le système nerveux des moustiques est assez développé.

Un gros ganglion céphalique, au travers duquel passe le pharynx, est en connection d'une part avec l'appareil si compliqué qui se trouve à la base des antennes. Il envoie des nerfs aux yeux et aux appendices buccaux. D'autre part, il est uni au ganglion thoracique par deux prolongements nerveux qui suivent le trajet des conduits salivaires.

Le ganglion thoracique, formé de la réunion de plusieurs, est en rapport avec le sternum. Il est relié aux ganglions abdominaux qui sont appliqués sur les pièces ventrales de l'abdomen chitineux. Le dernier ganglion se trouve au confluent des deux oviductes.

Une série de petits ganglions viscéraux se rattachent à ce système nerveux central. Au point de vue histologique, ils diffèrent considérablement des autres. Ils sont composés de grandes cellules granuleuses, tandis que les gros ganglions sont formés d'une couche corticale de cellules à petits noyaux et d'une masse centrale composée de fibres nerveuses.

Appareil génital de la femelle. — Il se compose de deux ovaires formés d'une grande quantité de tubes folliculaires dispo-

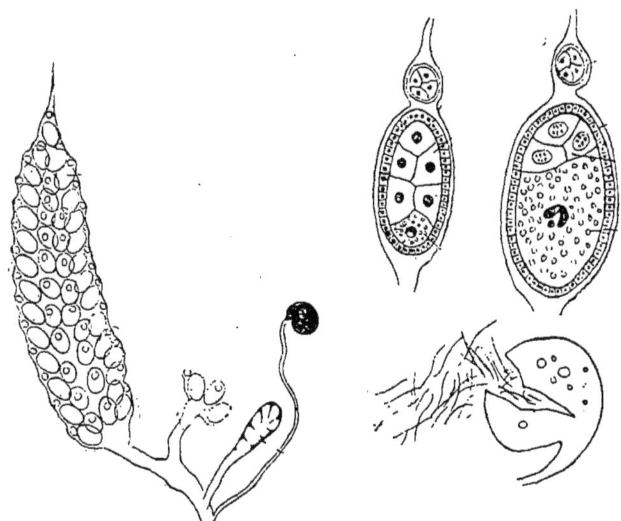

Fig. 44. — Appareil génital de la femelle (d'après Stephens et Christophers), à gauche en entier, en haut et à droite, deux follicules contenant chacun un œuf à deux états de développement. A droite et en bas, spermathèque déchiré et laissant échapper des spermatozoïdes.

sés en épis autour du tube ovarien. Un oviducte continue chaque tube ovarien et vient se réunir à celui du côté opposé au-dessous du rectum. L'oviducte commun porte une glande à mucus et le *spermathèque*, poche chitineuse contenant une masse de spermatozoïdes. Il s'ouvre à l'extrémité du 9e segment abdominal.

Les ovaires augmentent de volume au fur et à mesure que le moustique se nourrit. Au moment de l'éclosion, ils ne dépassent pas le niveau du 4e ou du 5e segment abdominal. Puis ils finissent, lorsque les œufs sont mûrs, par occuper presque tout l'abdomen, refoulant l'intestin et les tubes de Malpighi.

Corps adipeux. — Le corps adipeux est composé de grandes cellules à noyaux ovales, contenant de nombreuses gouttelettes huileuses et du pigment. Il est disposé en couche plus ou moins régulière sur toutes les parois du corps, d'autre part, en masses lobulées, libres au voisinage des principaux organes.

VII. — DISSECTION DES MOUSTIQUES. EXAMEN EN COUPES

Extraction des glandes salivaires. — Maintenant que nous connaissons l'anatomie interne du moustique, il nous sera facile de procéder à la dissection de ces insectes.

Nous avons vu que les glandes salivaires sont contenues dans la partie antérieure du thorax sans relations solides avec les organes voisins. Nous savons qu'elles sont suspendues à deux tubes résistants qui traversent le cou et vont se réunir dans la tête en un tube unique fortement attaché à l'hypopharynx. Il nous devient donc aisé de comprendre comment, d'un seul mouvement, on peut extraire les glandes salivaires. Pendant qu'une aiguille à dissection fichée dans la partie postérieure du thorax d'un moustique le maintient sur le flanc, dans une goutte de solution physiologique de chlorure de sodium déposée sur le porte-objet, une autre aiguille, passant en arrière du cou, sépare la tête du thorax. Le tube digestif est rompu à l'union de l'œsophage avec le pharynx, les glandes salivaires suivent la tête. On peut assurer encore plus complètement la sortie des glandes salivaires, en fendant, préalablement, l'enveloppe chitineuse du thorax sur sa partie dorsale jusqu'au cou.

Cette manœuvre est rarement suivie d'échec; si cependant les glandes restent dans le thorax, on peut aller les y chercher. Avec un couteau à cataracte, on enlève la moitié dorsale et la moitié postérieure du thorax. Les glandes salivaires restent dans le fragment conservé, d'où on les retire en maniant avec délicatesse deux aiguilles à dissection. L'aide du microscope est indispensable pour vérifier de temps en temps, à quel point on en est de l'opération.

Extraction du tube digestif. — L'extraction du tube digestif est aussi simple que celle des glandes salivaires. Avec des aiguilles délicatement maniées, on sépare le 6e segment abdominal du 7e. On tire doucement avec une aiguille fichée dans les derniers segments, pendant que l'autre maintient la partie dorsale du thorax. Si l'intestin est vide, il sort avec la plus extrême facilité, accompagné de ses trois diverticules œsophagiens. Les tubes de Malpighi apparaissent comme un pinceau de filaments blancs nacrés, attachés à la partie postérieure de l'intestin moyen. Avec un peu de soin, on arrive sans peine à fendre le 7e et le 8e segments abdominaux et à libérer entièrement le tube digestif jusqu'à l'anus.

Si l'intestin est plein de sang, il est bon de séparer le thorax de l'abdomen dans un premier temps, de détacher le 7e segment abdominal du 8e dans un 2e temps. La partie thoracique de l'intestin est dégagée d'une part, l'extrémité anale est libre d'autre part. Dans la partie qui paraît alors la plus distendue, on sépare deux segments abdominaux et on fait glisser les segments antérieurs vers un bout, les segments postérieurs vers l'autre. On peut observer ainsi facilement la vacuité ou la plénitude du sac aérien. Sans être difficile, cette manœuvre exige cependant une certaine habitude. Il faut veiller à ne pas déchirer l'intestin moyen avec la pointe de l'aiguille.

Matériel opératoire. — Il convient de s'aider, pour ces opérations, d'une bonne loupe montée, loupe de Brucke sur pied articulé, et d'une plaque de verre sous laquelle on a disposé d'un côté une feuille de papier blanc, de l'autre une feuille de papier noir. Les organes extraits apparaissent bien plus nettement sur fond noir. Au contraire, l'insecte ressort mieux sur fond blanc.

Il faut toujours opérer dans une solution de chlorure de sodium à 9 o/oo. On passe ensuite dans une solution de formol à 2 o/o.

L'emploi d'un microscope binoculaire rendra la dissection considérablement plus facile.

Le formol fixe les tissus ; aussi convient-il de n'immerger les organes détachés dans cette solution que lorsqu'on les juge suffisamment préparés.

On examine de temps en temps, sous la platine du microscope, le détail des tissus qu'on prépare.

Il est bon aussi, avant de commencer la dissection d'un moustique, de lui couper les ailes et les pattes et avec un pinceau de le débarrasser de toutes ses écailles. Ces ornements, si on ne prenait cette précaution, viendraient constamment se mélanger aux organes disséqués et souvent masquer des détails importants.

Quand on veut rechercher les parasites du paludisme, il vaut mieux n'employer que des Anophèles infectés depuis 12 jours et conservés à 27°.

Examen des glandes salivaires. — Après les avoir séparées de la tête, on les place entre lame et lamelle et on les écrase légèrement. Les sporozoïtes sortent des glandes ; on peut les voir nager dans le liquide en les examinant avec un objectif à sec un peu fort ou avec l'immersion.

Si on désire les conserver, il suffit de faire glisser la lamelle sur la lame en appuyant doucement. On laisse sécher, on fixe à l'alcool absolu et on colore au Romanowsky, Giemsa, Leishman, etc. (Voir plus loin, pages 89 et suivantes).

Il est bon de faire une préparation des spermatozoïdes retirés des spermathèques pour les comparer avec les sporozoïtes.

S'il s'agit seulement de dépister l'infection des glandes salivaires chez un grand nombre d'insectes, les frères Sergent recommandent de retirer la tête et de faire sur lames des frottis en promenant à plusieurs reprises sur le verre la surface de section thoracique.

Examen de l'estomac. — Quand on retire l'estomac d'un moustique infecté, on constate assez facilement qu'il porte à sa surface de nombreux kystes en boutons. Entre lame et lamelle, on voit les kystes sous la membrane musculo-élastique, entre les fibres musculaires. Au-dessous, se distinguent nettement les cellules épithéliales dont quelques-unes se détachent et flottent dans le liquide sous forme de boules réfringentes, dans lesquelles on voit les granulations protoplasmiques agitées de mouvements browniens.

On peut, en faisant varier le point, apercevoir la couche de cellules épithéliales opposée et même, par-dessous, la membrane élastico-musculaire de l'autre côté.

Les kystes mûrs sont souvent rompus et vides. C'est d'ailleurs un processus normal chez le moustique infecté. Les sporozoïtes sont entraînés avec le liquide de la cavité générale.

Schaudinn (1) a reconnu qu'ils sont aussi doués de mouvements actifs à l'aide desquels ils pénètrent dans les glandes salivaires. Il recommande, pour faire ces observations, de se servir du liquide qu'on retire des Anophèles. On coupe un certain nombre de moustiques par le milieu et on exprime la petite quantité d'humeur qui sourd de l'une et l'autre des deux parties. Une dizaine d'insectes suffisent à obtenir une goutte assez grosse dans laquelle on peut observer non seulement les mouvements des sporozoïtes, mais où on peut suivre pendant au moins 24 heures, à 28-30°, le développement des kystes dans la paroi intestinale.

Lorsqu'on veut conserver l'estomac, avec les kystes qu'il porte, on le fixe dans une goutte de formol à 2 o/o et on le monte dans la glycérine. Cette fixation peut être faite aussitôt après l'extraction, ou quand la pièce est déjà sous la lamelle. Dans ce dernier cas, on aspire d'un côté de la lamelle avec du papier buvard le liquide qui est en dessous, pendant qu'on dépose de l'autre côté une goutte de solution formolée.

Quand on examine un moustique récemment infecté, on peut, d'après Stephens et Christophers (2), distinguer les zygotes de la

(1) SCHAUDINN, Studien über Kranhheitserregende Protozoen. II. *Plasmodium vivax* (GRASSI et FELETTI) der Erreger des Tertianfiebers beim Menschen. (*Arb. a. d. K. Gesundh.*, t. XIX, fasc. 2, 1902).

(2) STEPHENS et CHRISTOPHERS, Du paludisme et des parasites du sang, trad. des frères SERGENT, Paris, Doin, 1906.

tierce maligne, de la tierce bénigne et de la quarte par le pigment qu'ils renferment.

Dans le premier, les grains de pigment ressemblent à des grains de poivre.

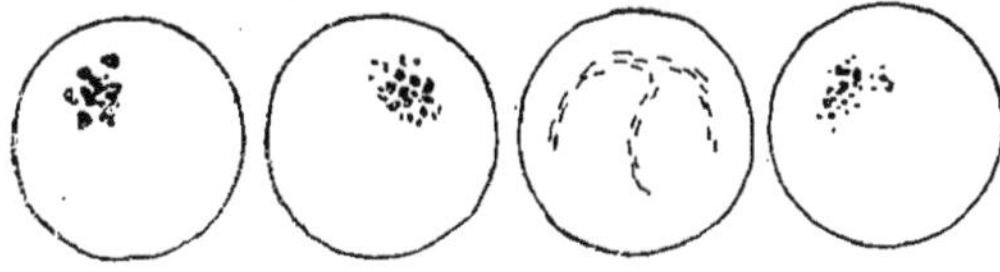

Fig. 45. — Figure schématique de Stephens et Christophers, montrant les signes caractéristiques des divers zygotes. De gauche à droite sont représentés des zygotes de tierce maligne, de tierce bénigne, de quarte et de *Proteosoma*.

Dans le second, ils sont jaunâtres ou dorés, et disposés en traînées.

Dans le 3e, le pigment est grossier et en amas.

Quand ils sont plus avancés, les zygotes se différencient difficilement les uns des autres.

Janczo (1) trouve que les kystes des 3 parasites peuvent encore être reconnus par leur réfringence propre et par la plus ou moins grande netteté de leurs contours. Le kyste de tierce maligne est brillant, très réfringent; il a des contours très nets. Celui de la tierce bénigne paraît plus mat, se distingue mal sur le fond de l'estomac, son contour est peu accentué. Celui de la quarte est mat comme le précédent, mais son contour est très distinct.

D'après Bignami et Bastianelli (2), les kystes de tierce bénigne renferment des sporozoïtes plus gros et un reliquat de segmentation plus volumineux, disposé en masses moins nombreuses.

Coupes en paraffine. — Les organes séparés peuvent être fixés dans le sublimé saturé pendant quelques minutes. On les transporte ensuite dans l'alcool à 70° iodé une heure, puis dans les alcools à 90° et absolu, le xylol et la paraffine fondue en les laissant 10 minutes dans chaque bain.

On pratique ensuite des coupes en série, à l'aide d'un microtome mécanique, comme celui de Minot, par exemple. Ces coupes sont soigneusement étalées sur papier, où elles attendent qu'on les fixe sur lames.

Pour cette opération, on commence par déposer sur une lame propre une goutte d'albumine glycérinée (3), qu'on étale avec le doigt en couche très mince. Sur cette albumine, on laisse tomber une goutte d'eau. Dans cette goutte d'eau, on dispose les coupes en petits rubans coupés juste assez longs pour loger sous une lamelle et on en place plusieurs rangées les unes au-dessous des autres. On étale les coupes en chauffant la lame à 40-45°. L'eau s'évapore lentement et les coupes adhèrent à la lame.

(1) Janczo, *Atti*, 7, 1906.
(2) Bignami et Bastianelli, *Atti*, 1, 1900.
(3) Albumine d'œuf filtrée, glycérine neutre (parties égales) ; ajouter, pour la conservation, du camphre, du thymol ou mieux un peu de salicylate de soude.

Quand celle-ci est bien sèche, on chauffe à 70° pour coaguler l'albumine. Les coupes peuvent dès lors être passées dans les matières colorantes sans crainte de les voir se détacher.

La coloration à l'hématéine donne de bons résultats.

On peut, avec la même facilité, faire des coupes de moustiques entiers. On les asphyxie par le chloroforme, l'éther ou mieux la fumée de tabac qui les tue en extension. On enlève les ailes, les pattes et les écailles. Avec une aiguille, on fait délicatement des trous dans l'enveloppe de chitine entre les segments abdominaux, entre le thorax et l'abdomen, etc., puis on plonge les moustiques dans l'alcool, le sublimé alcoolique à chaud ou mieux le liquide de *Perenyi*, dont voici la formule :

Acide nitrique à 10 °/o	4 parties
Alcool absolu	3 parties
Sol. aq. d'acide chromique à 0,5 °/o	3 parties.

Ce mélange prend bientôt une teinte d'un beau violet gorge de pigeon. On y laisse les moustiques de 4-5 heures jusqu'à 24 heures. Puis, on les porte dans l'alcool à 70°, de là dans l'alcool à 90° et enfin dans l'alcool absolu. On les passe ensuite dans le xylol et la paraffine.

Le fixateur de Perenyi pénètre très bien, mais on peut obtenir une pénétration plus rapide et plus profonde en enlevant le dernier anneau de l'abdomen.

La paraffine à employer dans les pays chauds doit être dure. Nous avons obtenu d'excellents résultats avec le mélange de Dumège à 55°.

Les coupes sont faites et montées comme il a été dit plus haut.

Coloration. — On peut les colorer à l'hématéine, ou à l'hématoxyline au fer de Heidenhain.

Une bonne pratique est la suivante :

Quand les coupes sont collées, débarrassées de la paraffine par le xylol, on les passe à l'alcool absolu, puis à l'alcool faible et à l'eau. On les plonge alors pendant 10 à 15 minutes dans le mélange de Flemming, ou mieux encore dans le mélange de Borrel, dont voici la formule :

Chlorure de platine	2 gr.
Acide osmique	2 —
Acide chromique	3 —
Acide acétique	20 —
Eau distillée	350 —

On les lave ensuite, pendant un quart d'heure, à l'eau courante et on les colore dans une solution aqueuse assez claire (teinte du vin) de rouge de Magenta pendant 5 ou 6 minutes à chaud.

On lave à l'eau et on verse sur la lame du picro-indigo-carmin préparé en mélangeant à une solution concentrée d'indigo-carmin une solution saturée d'acide picrique jusqu'à virage de la couleur bleue au vert.

Après 1 minute de contact, on lave rapidement à l'eau. Il faut agir rapidement de façon à n'enlever que l'excès de l'indigo, qui est très soluble dans l'eau. On passe ensuite à l'alcool absolu, qui fixe l'indigo, déshydrate et permet l'emploi de l'essence de girofle qui décolore. Il ne faut pas faire agir trop longtemps l'alcool, qui décolore aussi les tissus teints en rouge, mais plus brutalement que l'essence de girofle. On suit la décoloration au microscope et on monte au baume quand on la juge suffisante.

Les préparations obtenues par cette méthode sont très jolies à l'œil et très démonstratives.

Parasites divers des moustiques. — Il arrivera qu'au lieu du parasite du paludisme, ou avec lui, on rencontre dans les moustiques des parasites tels que :

I. Filaires en évolution dans les muscles, ou bien développées dans le labium;

II. Nématodes dans le thorax ou la cavité abdominale ;

III. Nématodes enkystés dans les tissus qui avoisinent le cou ou contenus dans l'estomac ;

IV. Rotateurs dans le rectum ;

V. Sporozoaires :

- 1° Réunis en masse (corps en saucisse), quelquefois en rapport avec les glandes salivaires ;
- 2° Enkystés par 8. Ces corps peuvent envahir les œufs.
- 3° Des *Nosema* dans les diverticules de l'œsophage, dans la cavité générale et dans les ganglions nerveux ;
- 4° Des grégarines dans les tubes de Malpighi;

VI. Flagellés dans le rectum et l'intestin ;

VII. Levures dans les diverticules œsophagiens ;

VIII. Moisissures dans les mêmes organes ;

IX. Bactéries dans le tube digestif.

III. — L'HÉMATOZOAIRE

I. — EXAMEN DU SANG

Le parasite du paludisme vit dans les globules rouges. Il nous faut donc aller le chercher dans le sang si nous voulons le trouver, le reconnaître et l'étudier. Suivant le but qu'on se propose, la technique diffère.

Lorsqu'on veut se contenter du simple diagnostic de paludisme, il suffit d'étaler du sang sur une lame et de le colorer par un procédé rapide.

Veut-on reconnaître la nature du parasite qui cause la maladie? On emploie un procédé de coloration plus lent, mais plus électif et plus précis.

Enfin, quand il s'agit d'étudier l'évolution du parasite, il faut avoir recours aux examens de sang frais entre lame et lamelle ou en goutte pendante.

Nous envisagerons dans la description technique qui va suivre la manière de se comporter dans chacune de ces alternatives.

Prélèvement de sang. — On extrait le sang par piqûre avec une aiguille ou une épingle flambée, de l'extrémité d'un doigt, de préférence le médius ou l'annulaire, qui sont moins sensibles que l'index. Dans certains cas, il est préférable de s'adresser au lobule de l'oreille.

On commence par nettoyer soigneusement la peau avec un linge imbibé d'alcool. On enlève ainsi les graisses et surtout la sueur qui déforme très rapidement les globules rouges. Une goutte d'alcool qu'on évapore en soufflant dessus termine la toilette. Entre le pouce et l'index de la main gauche, on saisit le doigt du malade et on en presse l'extrémité pour congestionner la phalangette. Cette pratique rend la piqûre tout à fait indolore. Il vaut mieux piquer l'extrémité de la phalangette près des bords qu'à la partie médiane. On obtient du sang plus longtemps. L'aiguille, avec un peu d'habitude, peut être maniée légèrement et si rapidement que le patient s'aperçoit à peine de la petite blessure qu'on lui fait.

La première goutte de sang s'étale souvent sur la peau, il convient de ne pas s'en servir. On l'essuie et on en fait sourdre une nouvelle. Celle-ci, pour être bonne, doit être petite comme la tête d'une épingle et bien sphérique.

On approche d'elle une lame bien propre qu'on tient par les bords entre deux doigts. On la touche très délicatement, de façon à ce qu'elle soit comme happée. Il ne faut pas l'écraser, elle ne fournirait pas une bonne préparation.

De la main gauche, on saisit la lame par l'extrémité au voisinage de laquelle on a déposé la gouttelette à étaler. De la main droite, on vient appliquer sur la goutte la tranche d'une lamelle qu'on tient inclinée à 45°. Par capillarité, le sang s'étend tout le long du bord de cette lamelle. Si l'adhérence sur toute la ligne de contact ne se produisait pas spontanément, il faudrait la provoquer par de petits mouvements de va et vient, car elle constitue une des conditions indispensables à réaliser, pour obtenir un bon étalement.

A ce moment on fait glisser sur la couche de sang lentement et légèrement, *sans appuyer*, la lamelle vers l'autre bout de la lame. Si la manœuvre est bien faite, il se dépose une couche de sang tellement mince qu'aucun globule ne chevauche sur l'autre et que tous se touchent par leur circonférence.

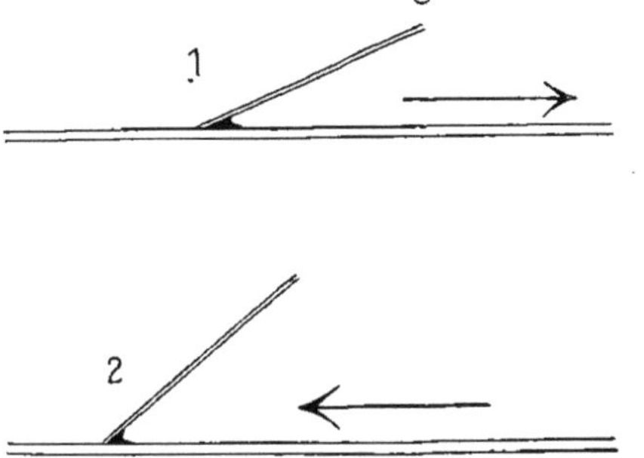

Fig. 46. — Manière d'étaler le sang.
1, d'après le procédé de Borrel (1);
2, et celui de Janczo et Rosenberger (2).
La flèche indique la direction suivant laquelle il faut faire glisser la lamelle sur la lame.

Le sang doit sécher à mesure derrière la lamelle. On active cette dessiccation en soufflant légèrement.

Cette pratique, enseignée au cours de l'Institut Pasteur depuis 1894 par Borrel, a été imitée un peu partout. La lamelle, qui est particulièrement commode, peut être remplacée par la tranche d'un objet à bords rectilignes quelconque, une feuille de carton ou de papier, une autre lame, une aiguille, une baguette de verre, etc. Janczo et Rosenberger (1) ont proposé d'étirer la goutte au lieu de l'écraser. On la loge dans celui qui est le plus aigu des deux angles dièdres formés par la lame et la lamelle, et on conduit le couvre-objet jusqu'au bout de la lame, en laissant toujours cet angle en arrière. Les deux figures ci-dessus indiquent le sens du mouvement qu'il faut imprimer à la lamelle, quand on se sert du procédé de Borrel (fig. 46, 1) ou qu'on emploie celui de Janczo et Rosenberger (fig. 46, 2).

(1) Janczo et Rosenberger, *Deut. Arch. f. klin. Med.*, t. LVII, 1895.

Quand on maintient très exactement le contact entre la tranche de la lamelle et la face de la lame, on arrive, par ce dernier mode d'étalement, à obtenir une mince couche de sang, parfaitement étalée. Les globules se déposent naturellement, par la seule force de l'adhérence capillaire, sans être pressés, déchirés ou écrasés. Le procédé est bon, mais, comme le précédent, il demande, pour être bien manié, un peu d'apprentissage. Souvent, même entre des mains exercées, la préparation se termine brusquement par un bourrelet de sang dans lequel sont contenus la plus grande partie des leucocytes.

Dès qu'il est sec, le sang doit être mis à l'abri des mouches. Très friands d'hémoglobine, ces insectes la dissolvent à l'aide de leur liquide salivaire et entaillent rapidement la préparation, qui reste criblée de petites découpures circulaires faites comme à l'emporte-pièces.

On met obstacle à l'action néfaste des mouches en fixant les globules.

DIAGNOSTIC RAPIDE. — La préparation sèche est fixée en versant à la surface quelques gouttes d'alcool absolu dont on humecte toute la couche de sang et qu'on rejette rapidement. On enflamme ce qui reste. L'alcool brûle très vite et porte la lame à une température voisine de 50°, très favorable à la coloration. Celle-ci se pratique avec avantage par la thionine phéniquée qu'on laisse en contact seulement 10 à 15 secondes et qu'on rejette par un simple jet d'eau. Après avoir été rapidement séchée entre deux feuilles de papier de soie, la préparation est bonne à examiner. La thionine phéniquée, par la grande variété de ses effets métachromatiques, est un colorant de choix comme nous l'avons fait ressortir, depuis 1897 (1).

Le métachromatisme est encore accentué par différenciation soit à l'alcool absolu, soit à l'acétone. Cette teinture colore les globules rouges en vert clair tirant sur le gris, les noyaux des globules blancs ressortent en violet foncé sur le protoplasma teint en bleu très pâle. Les plaquettes apparaissent en bleu un peu plus foncé. Quant aux parasites, ils se détachent en rouge vif dans les globules rouges. La chromatine prend une teinte violet noir. Aucun colorant n'est plus commode, ni plus électif. Malheureusement les préparations se conservent mal, à moins, cependant, qu'elles ne soient montées à l'huile de cèdre ou conservées sans lamelle *à l'abri de la lumière*.

La thionine préparée par simple dissolution de la matière colorante dans l'eau phéniquée doit mûrir avant d'être bonne à employer. Ce serait là un vice rédhibitoire qui pourrait la faire

(1) E. Marchoux, le Paludisme au Sénégal (*An. de l'Inst. Past.*, 1897).

rejeter, s'il n'existait un moyen d'obtenir la maturité immédiate de la solution. La thionine de Merck est dissoute jusqu'à saturation dans de l'eau distillée et précipitée ensuite par une solution de soude caustique d'un titre quelconque. Le précipité est recueilli sur un filtre, lavé jusqu'à ce que le liquide qui s'écoule ne soit plus alcalin et introduit dans un flacon où on le dissout *jusqu'à saturation* dans l'eau phéniquée à 2 o/o. Après 24 heures de repos, la solution est prête à employer, elle donne de bons résultats et n'a pas besoin d'être filtrée.

Au lieu de thionine, on peut employer l'hématéine alunée, ou le bleu boraté qui se préparent comme suit :

(1) { Hématéine........ 1 gramme.
Alcool absolu..... 50 —

(2) Solution bouillante d'alun de potasse à 5 0/0.... 1 litre.

On mélange ces deux solutions.

En vieillissant le mélange rougit et colore moins bien. Aussi vaut-il mieux garder séparément les deux solutions. Au moment de l'usage, on ajoute à la quantité de la solution 2 dont on veut se servir quelques gouttes de la solution 1, jusqu'à obtenir une teinte d'un beau violet. La préparation est colorée en 5 minutes environ. Le noyau des globules blancs et les parasites sont teints en violet. Ces derniers ressortent mieux quand on teint les globules rouges en rose par une solution très faible d'éosine, 2 ou 3 gouttes d'une solution à 1/1000 dans un verre de montre plein d'eau.

Le bleu de méthylène boraté se prépare en dissolvant 1 gr. de bleu à chaud, mais sans porter à l'ébullition, et 2,5 o/o de borax dans 100 cc. d'eau distillée. La solution n'est bonne qu'au bout de quelques jours pendant lesquels il convient de l'agiter fréquemment. Pour l'emploi, on verse quelques gouttes seulement de la solution précédente dans une quantité d'eau telle que le mélange présente une teinte très claire.

Le sang est coloré en un instant. Les globules rouges sont grisâtres, les noyaux des leucocytes violet rouge, les parasites bleus.

COLORATION LENTE. — Les colorations ne réussissent bien que sur les préparations fraîches. A la longue, le protoplasma perd toute affinité pour les couleurs. La chromatine seule est mise en relief. Dans d'autres cas, c'est le phénomène inverse qui se produit.

Fixation. — La préparation étalée peut être fixée à l'alcool absolu. Il suffit de répandre à la surface de la lame reposant à plat sur une table, et, goutte à goutte, assez d'alcool pour recouvrir toute la couche de sang. Quand l'alcool est évaporé, la préparation est fixée. On peut encore la fixer en la plongeant pendant 15 minutes dans un mélange d'alcool et d'éther à parties égales.

Schaudinn conseille d'opérer la fixation avant la dessiccation du sang, à l'aide du sublimé alcoolique préalablement chauffé à 60-70°. Ce fixateur, qui peut aussi s'employer à froid et après dessiccation, se prépare en mélangeant à 2 parties d'une solution saturée de sublimé dans l'eau, une partie d'alcool absolu. Quelques minutes de contact suffisent. On porte ensuite la préparation dans l'alcool à 60 o/o additionné d'un peu d'iode, dans l'alcool à 90°, dans l'alcool absolu, puis de nouveau dans l'alcool à 90°, à 60° et dans l'eau.

On peut aussi fixer la préparation par les vapeurs d'acide osmique. On l'enferme, avant dessiccation, dans une boîte en verre au fond de laquelle on a mis quelques gouttes d'une solution à 2 o/o d'acide osmique et, pour éviter le ratatinement des noyaux, quelques gouttes d'acide acétique pur. La lame reste naturellement debout et ne plonge pas dans le liquide.

Coloration. — En 1891, Romanowsky (1) annonçait qu'il colorait un noyau dans les parasites du paludisme par un procédé qui porte toujours son nom, mais qui a subi de nombreuses modifications. Il fixait la préparation par chauffage à 120° pendant 1 heure, puis il la plongeait dans un mélange d'une partie de bleu de méthylène en solution concentrée et de 2 parties d'éosine à 1 o/o.

Cette méthode a été reprise et perfectionnée par Ziemann (2), Nocht (3), Borrel, Laveran (4), puis par Michaelis (5) et Maurer (6). La modification consiste à décomposer une solution de bleu de méthylène par une base, oxyde d'argent dans le procédé de Borrel, ammoniaque, soude ou potasse dans les autres. On provoque ainsi la formation de deux nouvelles couleurs, l'azur et le violet de méthylène, qui se combinent avec l'éosine sur la chromatine pour donner une coloration d'un rouge vif, très agréable à l'œil.

Bleu Borrel. — Il se prépare de la façon suivante. On précipite par une solution de soude à un titre quelconque une solution de nitrate d'argent. On recueille sur un filtre le précipité gris sale qui se forme, on le lave à l'eau distillée jusqu'à ce que le liquide

(1) Romanowsky, Parasitologie et traitement de la malaria en Russie. Saint-Pétersbourg, 1891.

(2) Ziemann, Eine wirksame Methode der Chromatin und Blutfarbung, in Ueber Malaria und andere Blutparasiten, Iena (Gustav Fischer), 1908. — Eine Methode der Doppelfärbung bei Flagellaten, Pilzen, etc. (*Cent. f. Bakt.*, t. XXIV, déc. 1898).

(3) Nocht, Zur Färbung der Malaria parasiten (*Cent. f. Bakt.*, t. XXIV, 1898, et t. XXV, 1899).

(4) Laveran, Sur un procédé de coloration des noyaux des hématozoaires endoglobulaires des oiseaux (*C. R. Soc. de Biol.*, 15 avril 1899).

(5) Michaelis, Das Methylenblau und seine Zersetzungs produkte (*Cent. f. Bakt.*, 1re partie, t. XXIX, 1901).

(6) Maurer, Die Tüpfelung der Wirthszelle der Tertiana parasiten (*Cent. f. Bakt.*, t. XXVIII, 1900). — Die Malaria perniciosa (*Cent. f. Bakt. orig.*, t. XXXII, 1902).

qui s'écoule ne bleuisse plus le papier rouge de tournesol. On jette ensuite ce précipité dans une solution concentrée de bleu de méthylène médicinal de Höchst. Il se fait peu à peu une combinaison qu'on active par des agitations quotidiennes. Plus le bleu est vieux, meilleur il est. Il commence à être bon au bout de 15 jours.

On peut obtenir une couleur immédiatement mûre en chauffant le bleu à l'argent fraîchement préparé pendant 3/4 d'heure à l'autoclave à 120°.

Voici comment il convient de colorer les préparations fixées. On les place dans un récipient en verre contenant environ 80 cc. Le flacon de Borrel convient parfaitement.

A 60 ou 70 cc. d'eau de robinet, on ajoute 10 gouttes de bleu à l'argent et 2 ou 3 gouttes de solution à 1 o/o d'éosine de Höchst B.A. On y plonge immédiatement les préparations séparées les unes des autres et on les agite constamment en veillant à ce que la couche de sang soit bien recouverte. Au bout de 10 minutes, on retire la préparation, on examine si elle est assez colorée et on la traite rapidement par une solution de tanin à l'éther à 5 o/o.

Le tanin donne une légère différenciation, mais il fixe surtout assez énergiquement la couleur sur la chromatine, si bien qu'après avoir lavé et séché on peut enlever à l'alcool absolu, manié avec précaution, tous les dépôts qui se forment en général sur les préparations ainsi traitées.

Un bon procédé consiste à surcolorer toujours et à décolorer ensuite par l'alcool absolu. On suit au microscope la décoloration qu'on arrête de temps en temps par lavage à l'eau, et qu'on reprend ensuite, si on la juge insuffisante.

De cette façon, on arrive à coup sûr à avoir de bonnes préparations.

Procédé de Maurer. — Au lieu de bleu à l'argent, Maurer (1) conseille d'employer du bleu à la potasse, qu'on prépare en ajoutant à une solution à 1 o/o de bleu méthylène médicinal de Höchst 1/10 o/o de potasse caustique. On laisse aussi mûrir la solution qui est bonne en 5 à 6 semaines. Un chauffage à 120° pendant 3/4 d'heure peut donner un bleu, immédiatement utilisable.

Les préparations sont fixées à l'alcool-éther pendant 1/4 d'heure.

On fait alors et séparément les deux dilutions suivantes :

1° A 25 cc. d'eau de robinet on ajoute 10 gouttes ou 15, 20 de bleu suivant le degré de maturité ;

2° A 25 c. d'eau de robinet on ajoute 15 gouttes d'une solution à 1/1000 d'éosine pure de Grübler.

(1) MAURER, *loco citato*.

Les deux solutions sont mélangées intimement dans le récipient qui contient les préparations.

On agite constamment pendant 5 minutes en veillant à ne pas découvrir la couche de sang, puis on rejette la couleur en versant de l'eau dans le récipient. En faisant déborder, on élimine la pellicule à reflets métalliques qui surnage la couleur et salirait la préparation.

Maurer conseille d'abaisser la coloration, si elle est trop forte, par lavage à l'eau après dessiccation. L'alcool absolu manié avec précaution donne aussi d'excellents résultats.

Procédés de Giemsa, Leishman, Marino. — Au lieu d'employer deux liquides, on peut colorer en une fois à l'aide de teintures vendues toutes préparées, qui sont d'un emploi commode, mais ne donnent jamais des colorations aussi brillantes.

Trois couleurs sont plus spécialement connues.

1° La couleur préparée par Grübler sur les indications de Giemsa (1) se compose d'Azur II Grübler et d'éosine dissous dans la glycérine et l'alcool méthylique. On l'emploie, à raison de 1 goutte de matière colorante par cc. d'eau. La coloration est bonne en 15-20 minutes, mais on peut, dans certains cas, la prolonger, pendant 24 heures et plus, sans inconvénient. On lave à l'eau et on sèche la préparation.

Pour colorer du sang recueilli depuis longtemps, Giemsa conseille d'ajouter, pour 10 cc. de liquide, 1 goutte de potasse à 1 o/oo. Billet recommande de renforcer la couleur avec une goutte de bleu carbonaté préparé en additionnant de 0 gr. 25 de carbonate de soude pour une solution de bleu médicinal de Höchst à 1 o/o et en la maintenant pendant 24 heures à 50-55°.

2° La couleur de Leishman (2) préparée par Borroughs and Welcomme, à Londres, en petites pastilles qu'on dissout dans 10 cc. d'alcool méthylique donne aussi de bons résultats, mais elle teinte toujours faiblement. Comme elle est dissoute dans l'alcool méthylique absolu, elle ne nécessite pas de fixation préalable. On verse la couleur sur la lame de façon à recouvrir la couche de sang. On laisse 2 minutes au contact, puis on ajoute une égale quantité d'eau distillée. Au bout de 5 minutes, on lave à l'eau. La couleur de Leishman ne laisse jamais de dépôts.

3° Le Bleu Marino (3) est aussi dissous dans l'alcool méthylique et ne nécessite pas non plus de fixation préalable.

(1) Giemsa, Färbemethoden für Malaria Parasiten. (*Cent. f. Bakt. Orig.*, t. XXXII, 1902). — Eine Vereinfachung um Vervollmommung meiner Methylenazur., Methylenblau, Eosin. — Färbemethode zur Erzielung der Romanowsky. — Nocht'schen, Chromatin farbung (*Cent. f. Bakt. Orig.*, t. XXXVII, 1904).

(2) W. B. Leishman, Notes on Romanowsky staining (*Journ. R. Army med. C.*, 1904). — Deep chromatin staining in malaria (*The Lancet*, mars 1904). — A method of producing chromatin staining in sections (*Journ. of hyg.*, t. IV, 1905).

(3) Marino, Coloration des protozoaires et considération sur la neutrophilie de leur noyau (*Ann. de l'Inst. Past.*, 1904).

Au lieu de l'étendre d'eau, on l'additionne d'éosine à 1/1000.

La coloration est élective et ne laisse pas de dépôts, mais elle est un peu faible.

Tous ces procédés de coloration donnent plus ou moins aisément, suivant qu'on a ou non l'habitude de les manier, les mêmes résultats. Les globules rouges sont teints en rose, les plaquettes, les noyaux des globules blancs et la chromatine des parasites en violet rouge plus ou moins vif, le protoplasma des hématozoaires et celui des leucocytes en bleu. Mais la chromatine est toujours chargée et augmentée de volume, on s'en aperçoit en colorant par les procédés que nous allons indiquer et qu'il faut toujours employer concurremment.

Coloration à l'hématoxyline. — Après fixation du sang au sublimé acétique

Solution saturée de sublimé corrosif ;
Acide acétique 10 °/₀ ;

ou au sublimé alcoolique de Schaudinn, les préparations sont plongées soit dans de l'hématéine alunée préparée comme il a été dit plus haut, soit dans l'hématoxyline Delafield, qui se prépare comme suit.

Hématoxyline Delafield. — Dissoudre 4 gr. d'hématoxyline dans 25 cc. d'alcool fort et ajouter 400 cc. de solution saturée d'alun (3, 5 à 4 o/o.) Laisser le tout exposé à la lumière, la bouteille débouchée pendant 3 ou 4 jours. Filtrer et ajouter 100 cc. de glycérine et 100 cc. d'alcool méthylique pur. Laisser reposer six semaines à deux mois. La solution mûrit et prend une couleur assez foncée. On filtre à nouveau et on conserve dans un flacon bien bouché.

Au lieu d'hématoxyline, on peut se servir d'hématéine, et on a une solution immédiatement mûre.

Cette teinture est très énergique et ne s'emploie qu'étendue d'une grande quantité d'eau.

Hématoxyline au fer. — On se sert aussi avec avantage de l'hématoxyline au fer de Heidenhain.

La préparation est plongée dans une solution d'alun ferrique (sulfate double d'ammoniaque et de sesquioxyde de fer) à 2 ou 4 o/o pendant 24 heures, lavée à l'eau *rapidement*, et colorée pendant 24 heures dans la solution suivante :

Hématoxyline cristallisée	1 gr.
Alcool fort	10 gr.
Eau	190 gr.

On rince à l'eau et on reporte de nouveau dans la solution d'alun de fer qui décolore. Il faut suivre la décoloration au microscope et l'arrêter par lavage à l'eau quand on la juge suffisante.

Sang non étalé. — Procédé de Schaudinn. — Au lieu d'examiner du sang étendu sur lame, il est quelquefois utile d'observer le parasite dans des globules non déformés par l'étalement. Voici comment on doit opérer.

On reçoit quelques gouttes de sang dans un tube à centrifugation, contenant une certaine quantité du mélange d'Hermann chauffé de 60 à 70°.

Acide acétique.....................................	1 cc
Acide osmique à 2 0/0..........................	4 cc.
Chlorure de platine à 1 0/0....................	15 cc.

On porte de suite à la centrifuge, on rejette le fixateur et on lave abondamment à plusieurs reprises.

On ajoute alors quelques gouttes d'hématoxyline Delafield et, après une heure, on examine dans l'eau ou la glycérine.

Ou bien, toujours par centrifugation, on passe par l'alcool absolu, le xylol et on monte à l'huile de cèdre.

Au lieu du mélange d'Hermann, on peut aussi employer, de la même façon, le sublimé alcoolique et colorer par l'hématoxyline à l'alun de fer.

Examen à l'état frais. — Toutes les préparations de sang coloré, quelles que soient les méthodes qu'on emploie, ne donnent que des images du parasite pris à un moment de son existence et fixé dans la position qu'il occupait à ce moment-là. Si on désire pénétrer plus intimement dans les phénomènes vitaux de cet organisme, si on veut assister à son développement, surprendre les divers phénomènes qui accompagnent sa nutrition et sa multiplication, il est indispensable de l'examiner à l'état frais sans coloration.

On n'arrive pas d'emblée à percevoir les détails de structure de l'hématozoaire et il est indispensable de faire tout d'abord l'éducation de son œil. Un des meilleurs moyens pour y parvenir, celui que conseille Schaudinn, est de repérer sur une préparation colorée des parasites à diverses phases de leur évolution, puis de décolorer progressivement. Si on se sert d'une lame traitée par la méthode de Romanowsky, par exemple, on la soumet à l'action de l'alcool absolu ou de l'acétone, en l'examinant de temps en temps dans les régions repérées. Le parasite pâlit sans cesser de rester visible. Peu à peu, l'œil s'habitue aux images qu'il perçoit et finit par découvrir, sans aucune coloration, sur des préparations quelconques, les parasites qui s'y trouvent. A ce moment, on est devenu apte à faire des examens entre lame et lamelle ou en gouttes pendantes.

A cet effet, on prélève une gouttelette de sang soit directement avec la lamelle, réchauffée aux environs de 37°, soit avec une baguette de verre qu'on applique ensuite sur le couvre-objet. La préparation est alors placée sur une lame à cellule, ou sur une lame plane et bordée à la vaseline. On examine à la chambre chaude. Sous les tropiques, l'examen peut être fait à la température du laboratoire.

Dans de bonnes conditions, en variant l'éclairage et l'ouverture du diaphragme, on arrive à suivre pendant plusieurs heures l'évolution d'un parasite.

On peut observer les phénomènes de fécondation entre lame et lamelle avec du sang de malade ou mieux avec du sang extrait de l'estomac d'un Anophèle ayant piqué un malade dont le sang contient des macrogamètes et de microgamétocytes. L'examen doit être poursuivi depuis 10 minutes jusqu'à 12 heures après la piqûre.

II. — ÉTUDE DU PARASITE

Pénétration des sporozoïtes dans les hématies. — Après plusieurs tentatives infructueuses, Schaudinn a trouvé un liquide

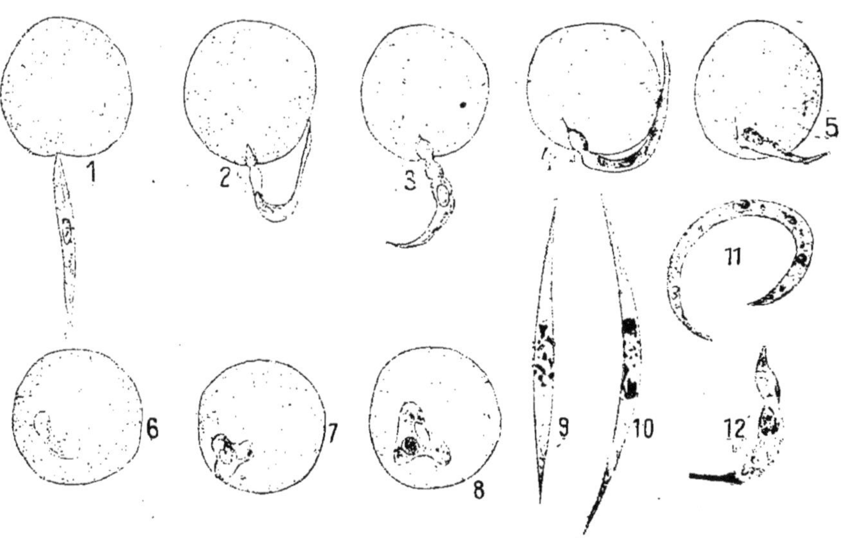

Fig. 47. — Pénétration des sporozoïtes dans les hématies (d'après Schaudinn).
1-5, aspects successifs du phénomène suivi au microscope; — 6-8, le jeune schizonte de 0 à 6 h. après sa pénétration dans le globule; — 9-12, sporozoïtes libres.

favorable à cette observation. Il a répandu des sporozoïtes provenant d'un kyste mûr de la paroi intestinale d'un Anophèle, dans de la sérosité extraite d'une ampoule produite sur la peau par brûlure légère ou frottement sur un corps dur. Ce liquide contient un très petit nombre de globules sanguins. L'illustre savant a vu les sporozoïtes se déplacer par des mouvements de flexion, des mouvements péristaltiques et aussi, grâce à une faculté qu'ils partagent avec beaucoup de protozoaires, celle de sécréter par leur extrémité postérieure un liquide muqueux qui les chasse en avant. Deux sporozoïtes ont, sous ses yeux, pénétré activement dans une hématie, l'un en 40 minutes, l'autre en une heure. Chose curieuse, pareille observation n'a jamais pu être faite avec des sporozoïtes extraits des glandes salivaires.

I. — MORPHOLOGIE DES HÉMATOZOAIRES

Nous allons maintenant étudier la succession des phénomènes qui suivent l'entrée des sporozoïtes dans les globules rouges. Nous décrirons les parasites rencontrés dans les trois sortes de fièvres que la clinique permet de différencier, sans nous prononcer pour l'instant, sur la question toujours ouverte de l'unicité ou de la pluralité des hématozoaires. Pour employer une terminologie aujourd'hui consacrée par l'usage, nous désignerons chacune d'elles sous les noms de tierce bénigne, quarte, tierce maligne ou tropicale.

Avec son ingénieuse technique habituelle, Schaudinn a fait une magistrale étude du parasite de la tierce bénigne. C'est d'après son mémoire que nous allons en donner le développement (1).

TIERCE BÉNIGNE

EXAMEN A L'ÉTAT FRAIS. — Les examens à l'état frais sont difficiles et il convient d'employer, pour mettre le parasite en évidence, des artifices de lumière. Ils ne doivent point être pratiqués à la lumière du jour; l'aide de sources lumineuses artificielles assez puissantes est indispensable.

L'observation est délicate. En se servant du diaphragme et de forts grossissements et lorsqu'on est entraîné par une longue habitude, on finit cependant par distinguer assez nettement de très fins détails de structure.

De 0 à 4 heures après l'acmé. — Dès que le sporozoïte a pénétré dans le globule, il y prend une forme arrondie ou irrégulièrement polygonale. Ses dimensions varient de 1 μ 1/2 à 3 μ.

(1) F. SCHAUDINN, Studien über Krankheitseregende Protozoen. II. *Plasmodium vivax* (Grassi et Feletti), der Erreger des Tertianfiebers beim Menschen. *Arb. a. d. Kaiser. Gesundh.*, t. XIX, 1902-1903).

A une température voisine de celle du corps, on le voit émettre de tous côtés des pseudopodes, qui s'allongent et se ramassent avec plus ou moins de rapidité. Le noyau apparaît comme une granulation brillante entourée d'une zone claire.

En continuant ses observations pendant 2 ou 3 heures, on voit, à côté du noyau, se former une vacuole au travers de laquelle transparaît l'hémoglobine et qui doit être considérée comme une vacuole nutritive (fig. 47, 8). Bientôt se montrent, dans le voisinage du noyau, deux ou trois grains de pigment. Le globule rouge se décolore, se vacuolise très finement et augmente de volume.

De 4 à 24 heures. — Dans les heures qui suivent, le parasite grandit, son protoplasma devient très apparent et se charge de plus en plus de pigment.

Schaudinn a découvert que les grains de pigment présentent une biréfringence accentuée et peuvent être mis en évidence très facilement par l'emploi de la lumière polarisée. Nous avons pu constater qu'entre deux Nicols et malgré leur faible taille, ils se distinguent en effet, sur le fond noir, comme des cristaux lumineux. Il convient, pour observer le phénomène, d'user d'un bon objectif à immersion d'un oculaire faible et d'une forte source de lumière. L'examen doit être fait dans une chambre obscure.

Le schizonte prend les formes les plus étranges ; il s'allonge, se développe en spirale, en boucles plus ou moins fermées. Les mouvements amiboïdes sont rapides et continus. Le noyau est rejeté à la périphérie et quelquefois tellement qu'il semble être en dehors du parasite.

Le pigment est déplacé avec le protoplasma, mais reste toujours dans les parties les plus denses. La vacuole nutritive s'agrandit, souvent même il s'en forme 2 ou 3 autres.

De 24 à 36 heures. — C'est entre la 24ᵉ et la 36ᵉ heure que le parasite mérite vraiment le qualificatif de *vivax*, qu'on lui a donné.

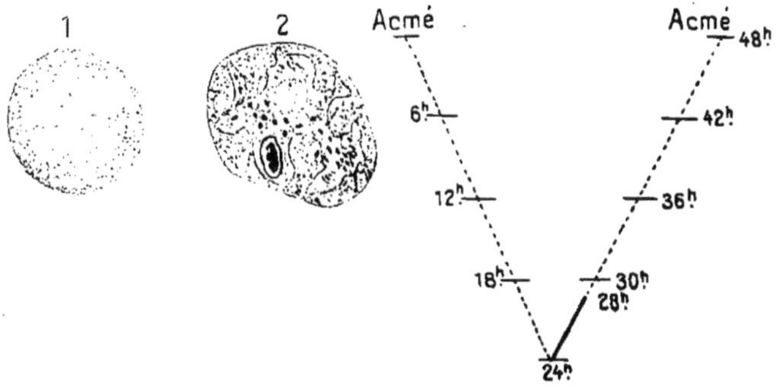

Fig. 48. — (Parasites de tierce bénigne âgés de 24 à 28 heures, d'après Schaudinn).
1, globule normal ; — 2, schizonte de tierce bénigne âgé de 24 à 28 heures, moment où il manifeste sa plus grande mobilité. Le globule qui le contient a augmenté de volume.

Des pseudopodes naissent et s'effacent avec la plus grande rapidité, des vacuoles s'ouvrent et disparaissent. Le noyau cesse d'être aussi compact, il se forme tout d'abord, dans l'intérieur, de petites vacuoles et on voit peu à peu se dessiner un réseau de plus en plus lâche.

De 36 à 48 heures. — Puis les mouvements se ralentissent, l'hématozoaire s'arrondit et, entre la 42e et la 46e heure, il est prêt pour la division.

A ce moment le noyau apparaît comme une vésicule, s'allonge, devient ovale et on y voit, suivant le grand axe, se former une

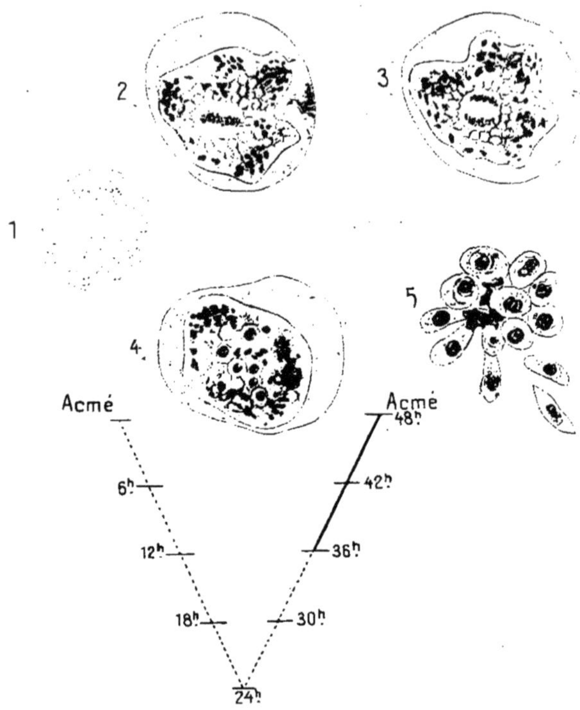

Fig. 49. — Parasites de tierce bénigne âgés de 36 à 48 heures (d'après Schaudinn).

1, globule normal; — 2, commencement de division de la chromatine; formation d'une plaque équatoriale qui (3) se partage en deux parties; — 4, division ultérieure de la chromatine; — 5, le protoplasma s'est divisé à son tour; deux mérozoïtes se sont déjà détachés.

plaque équatoriale. En 20 minutes, cette plaque s'élargit et se divise en deux bandes nucléaires. La division ultérieure se continue par simple fragmentation de la chromatine.

Le pigment se déplace en suivant des trajets plus ou moins sinueux pour se rassembler en amas plus denses de place en place; chaque noyau s'entoure de protoplasma et la séparation des mérozoïtes s'opère. Le pigment constitue à lui seul tout le reliquat de segmentation. Il est rapidement englobé par les leucocytes mononucléaires.

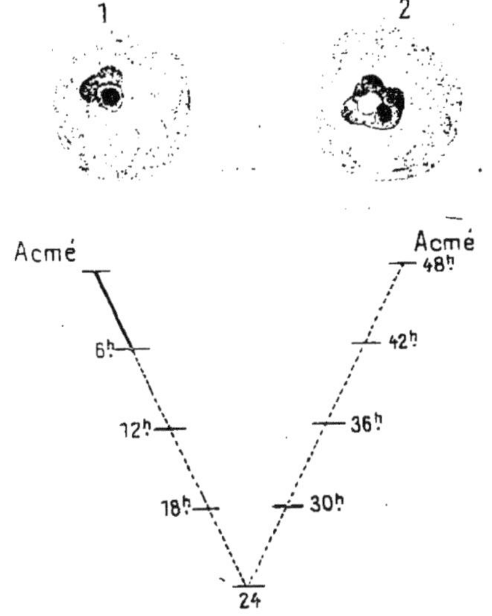

Fig. 50. — Jeunes schizontes de tierce bénigne (d'après Schaudinn).
1, quelques instants après la pénétration dans le globule; — 2, 4-5 heures plus tard.

Déplacement des mérozoïtes. — Les mérozoïtes, qui résultent de la division, peuvent être observés comme les sporozoïtes. Ils se déplacent de la même façon qu'eux, mais beaucoup plus lentement. Schaudinn les a vu pénétrer dans les globules, par le même processus que les sporozoïtes.

EXAMEN APRÈS COLORATION. SCHIZONTES. — Toute la succession des phénomènes que nous venons de décrire peut être fixée sur une série de préparations faites entre deux accès et mise nettement en évidence par les procédés de coloration que nous avons donnés plus haut.

De 0 à 3 heures après l'acmé. — Pendant la période de sueur, le parasite apparaît comme une petite masse irrégulière dans laquelle on colore un grain qui se teinte fortement. D'après Schaudinn, le karyosome se compose de *chromatine*, de *linine* qui lui sert de support, et, dans plusieurs cas, en particulier pour les gamètes, d'une 3e substance qu'il considère comme identique à la *plastine* des vrais nucléoles.

Le karyosome et l'aréole claire qui l'entoure forment le noyau du parasite.

Auprès du noyau apparaît bientôt la vacuole nutritive, qui se teinte en rose comme l'hémoglobine. Le parasite présente alors la forme d'un anneau, dont le noyau occupe la partie la plus mince. Le protoplasma coloré en bleu par la méthode de Romanowsky, présente souvent des prolongements amiboïdes.

Comme Ruge le fait remarquer, il peut arriver qu'en écrasant un peu la préparation le parasite semble à ce moment extérieur au globule. Il s'agit en ce cas d'une simple énucléation résultant de la pression exercée à la surface de l'hématie.

De 3 à 16 heures. — Au bout de 3 heures, se montrent les premiers grains de pigment, en même temps que dans le globule déjà augmenté de volume se colorent des granulations qui ont été découvertes par Schüffner et bien étudiées ensuite par Maurer. Ces granulations, d'après Schaudinn, ne doivent pas, ainsi que le pensait Schüffner, être considérées comme des produits de sécrétion du parasite. D'accord en ceci avec Maurer, il admet qu'elles sont formées par la substance nucléaire de l'hématie. Diffuse dans le globule rouge normal, cette substance se concrète par la disparition de l'hémoglobine et l'apport dans le stroma d'une grande quantité de liquide. Comme Maurer le fait remarquer, les grains de Schüffner grossissent de plus en plus, mais ne sont pas plus nombreux à la fin de la période de développement du parasite qu'au commencement.

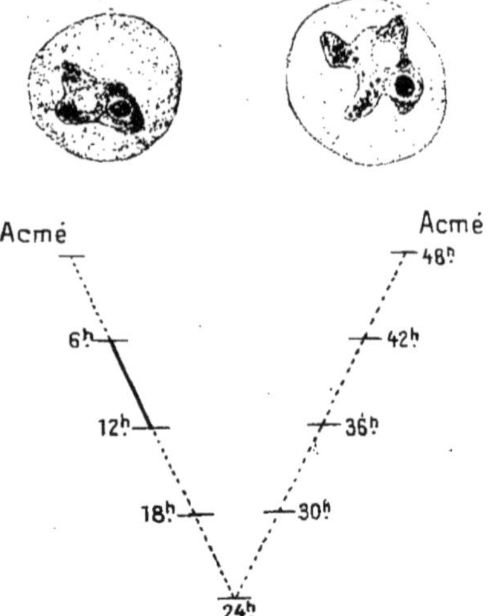

Fig. 51. — Schizontes de tierce bénigne (d'après Schaudinn).
1, schizonte de 6 heures; — 2, schizonte de 12 heures, le globule est déjà plus grand qu'un globule normal.

De 16 à 36 heures. — Au bout de 16 heures, le parasite occupe le 1/3 du globule, qui est devenu notablement plus pâle et plus grand qu'un globule normal.

Après 24 heures, il a grossi encore et mesure près de la moi-

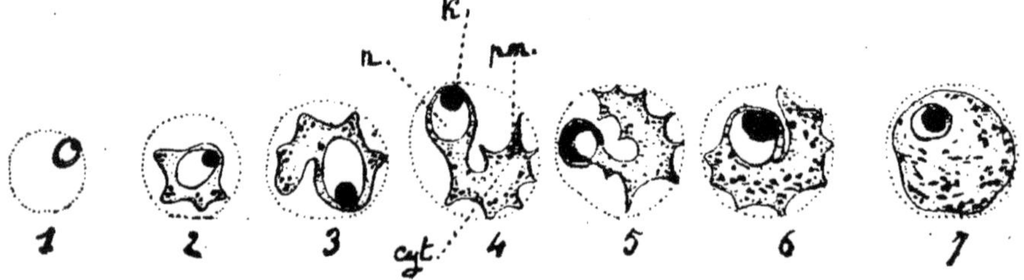

Fig. 52. — Stade grégariniforme de l'hématozoaire de la fièvre tierce.

La ligne pointillée indique la circonférence des globules sanguins; — *n*, noyau; — *b*, karyosome; — *cyt*, cytoplasma; — *pm*, pigment mélanique. Objectif à immersion 1/16 et oculaire compensateur nº 12 (Stiassnie). Coloration par la méthode de A. Laveran (bleu Borrel, éosine, tanin) (A. Billet).

(1) Schüffner, Beitrag zur Kenntniss der Malaria (*Deutsch. Arch. f. klin. Med.*, t. LXIV, 1898).
(2) Maurer, *loc. cit.*

tié de l'hématie hypertrophiée. Le pigment est abondant. La forme du parasite est très irrégulière, le noyau se trouve souvent à l'extrémité d'un pseudopode.

Billet(1) remarque que les mouvements pseudopodiques ne produisent pas chez le parasite des changements de forme indifférents. Entre la 16e et la 36e heure, l'hématozoaire s'incurve de plus en plus, s'enroule sur lui-même avant de s'arrondir; il prend une forme *hémogrégarinienne*.

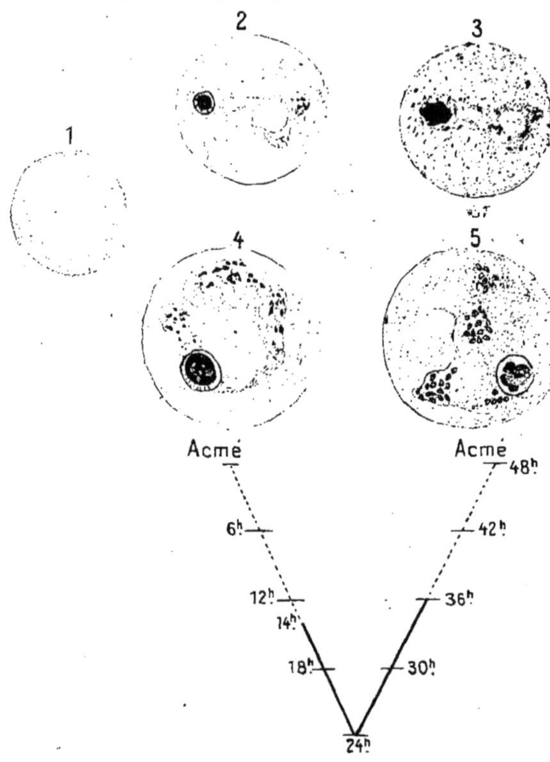

Fig. 53. — Schizontes de tierce bénigne âgés de 12 à 26 heures (d'après Schaudinn).
1, globule normal; — 2, schizonte de 14-15 heures; — 3, schizonte de même âge, avec granulations de Schüffner; — 4, schizonte de 24 heures; — 5, schizonte de 24 à 36 heures.

Il se compose, vers la 24e heure, de deux parties distinctes, l'une ovalaire, non déformable, renferme le noyau, l'autre est constituée par une masse de protoplasma d'où partent de nombreux pseudopodes qui en masquent plus ou moins la disposition générale en arc (fig. 52).

De 36 à 48 heures. — Quand il s'est écoulé 36 heures depuis le dernier accès, l'hématozoaire présente des pseudopodes plus courts et plus trapus. Il remplit les 2/3 du globule. Le protoplasma se colore davantage. La chromatine du noyau est lâche et se teint moins fortement. Elle est toujours entourée d'une aréole achromatique.

Dans la majeure partie des cas, la division de la chromatine commence 12 heures avant l'accès. La vésicule nucléaire et la

(1) A. Billet, Sur la présence constante d'un stade grégariniforme dans le cycle évolutif de l'hématozoaire du paludisme. *C. R. Ac. des sciences*, 10 juin 1901 ; — Distinction spécifique des hématozoaires de la tierce et de la quarte. *Ass. franç. p. l'Avanc. des sc.*, Congrès de Reims, 1907.

plaque équatoriale décrites plus haut peuvent être mises nettement en évidence par la coloration, ainsi que la division de cette dernière et la fragmentation nucléaire qui termine le processus.

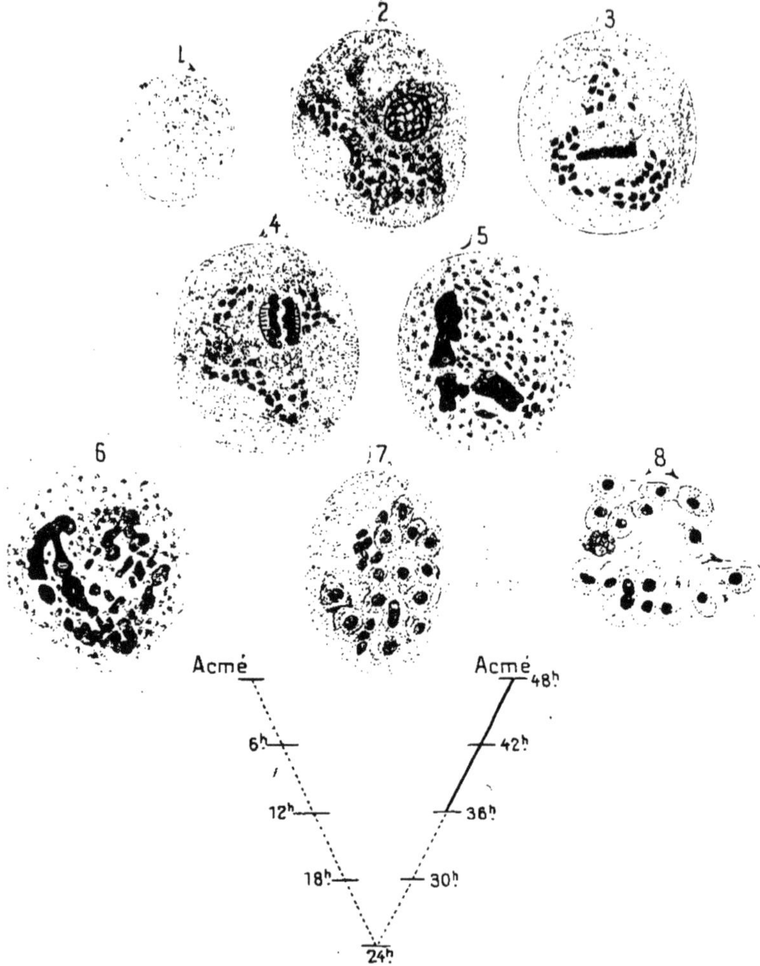

Fig. 54. — Schizontes de tierce bénigne âgés de 36 à 48 heures (d'après Schaudinn). 1, globule normal; — 2, schizonte de 36 heures; — 3, division de la chromatine, formation d'une plaque équatoriale; — 4, la plaque équatoriale se partage; — 5, division directe ultérieure, les grains de Schüffner sont représentés, comme en 6, où la division de la chromatine est plus avancée; — 7, rassemblement du pigment; — 8, schizogonie, le globule a éclaté.

Le schizonte est bosselé et entouré d'une mince membrane presque incolore qui représente tout ce qui reste du globule. Le pigment est réparti en lignes sinueuses et finalement aggloméré en amas.

A ce moment, les jeunes noyaux se sont arrondis et entourés de protoplasma.

Dans nombre de préparations, on trouve le schizonte divisé, libre dans le plasma, les mérozoïtes encore groupés, mais prêts à se détacher.

Il se forme de 14 à 20 mérozoïtes, ordinairement 16.

GAMÈTES. — L'évolution des gamètes est au moins deux fois plus lente que celle des schizontes. La preuve en est fournie par les infections doubles d'un même globule. Un gamète parvenu seulement à la moitié de son développement peut se trouver à côté d'un schizonte dans lequel le noyau commence à se diviser.

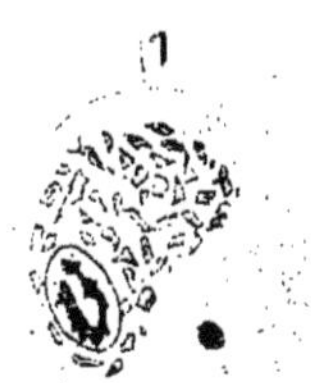

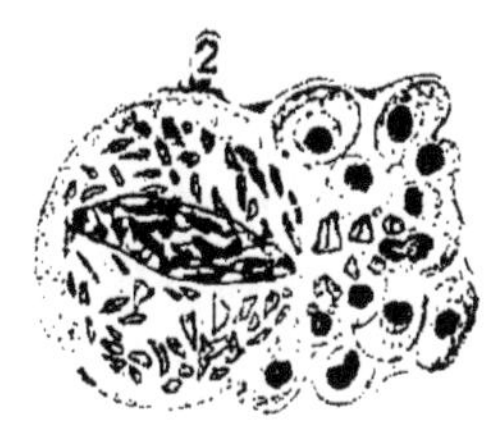

Fig. 55.— Gamète et schizonte dans un globule (d'après Schaudinn).

1, macrogamète à demi-développement (à gauche) et schizonte de la génération suivante; — 2, microgamétocyte et schizonte de la même génération; le schizonte est déjà divisé, alors que le gamète n'est pas mûr.

Dans la fièvre tierce bénigne, les gamètes se développent surtout dans la rate. On les y trouve en grande quantité et à tous les stades de développement alors qu'on ne rencontre dans le sang circulant que des formes adultes. Dans certains cas pourtant, surtout après les rechutes, on peut voir de jeunes stades dans des préparations de sang pris au doigt.

Les formes sexuées se montrent dans la circulation surtout au moment des accès. Schaudinn pense qu'ils y sont attirés par la réaction de l'organisme qui se défend contre l'envahissement des schizontes. Au moment où ces derniers faiblissent, les gamètes apparaissent pour maintenir la conservation de l'espèce.

Macrogamètes.— Les plus petits macrogamètes qu'on ren-

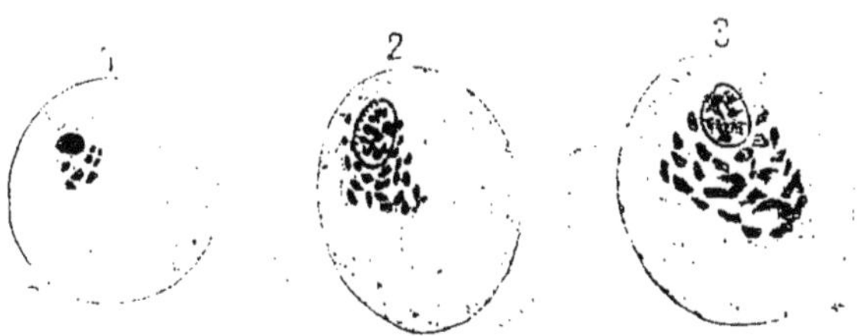

Fig. 56. — Macrogamètes jeunes (d'après Schaudinn).

1, un macrogamète de la taille d'un mérozoïte qui vient de s'arrondir en schizonte, renferme déjà du pigment; il est âgé de 12 à 24 heures; — 2, macrogamète de 30 heures; — 3, de 48 heures.

contre sont de la taille d'un mérozoïte intra-globulaire. Ils ont déjà 12 à 24 heures d'existence et renferment de nombreux grains de pigment. Leur noyau est gros et lâche, leur protoplasma dense, sans vacuole nutritive et animé d'un vif mouvement moléculaire facile à vérifier par la vibration des grains de pigment. On ne leur voit émettre aucun prolongement amiboïde.

Entre la 24e et la 48e heure, le noyau devient de moins en moins compact, tout en augmentant de volume.

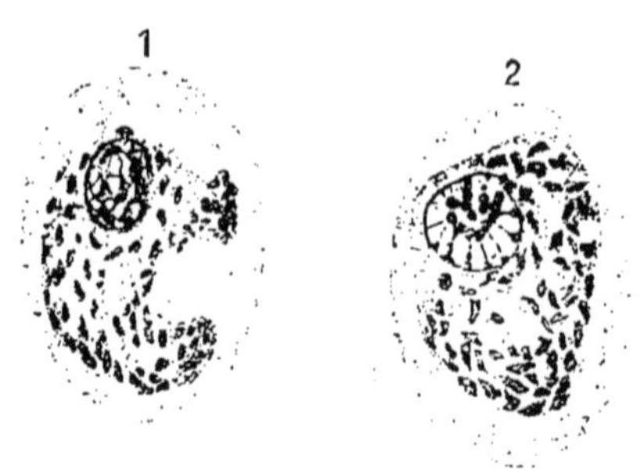

Fig. 57. — Macrogamète (d'après Schaudinn). 1, macrogamète de 60 à 72 heures; — 2, de 72 à 96 heures.

Au moment de leur période la plus active de développement, de la 60e à la 96e heure, les macrogamètes présentent quelques mouvements amiboïdes, mais très lents. Ils occupent à ce moment presque tout le globule hypertrophié. Bientôt, celui-ci cède à la pression intérieure et le parasite devient libre. Il augmente encore de volume et atteint sa taille définitive.

Un macrogamète est plus volumineux qu'un schizonte mûr (12 à 16 μ, au lieu de 10 μ). Il affecte une forme arrondie, ovale ou même polygonale. Son protoplasma est beaucoup plus réfringent que celui des autres formes. Il est rempli de grains de pigment 2 à 3 fois plus gros et 2 fois plus abondant que dans un schizonte de même volume. Ce pigment se présente sous la forme d'aiguilles éparpillées dans le plasma et animées de mouvements vibratoires, analogues aux mouvements browniens.

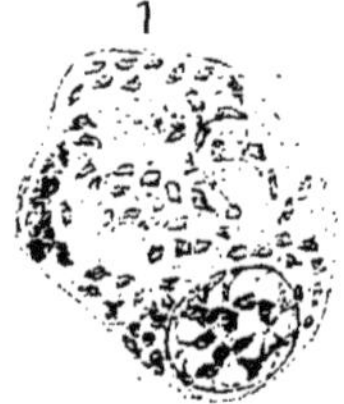

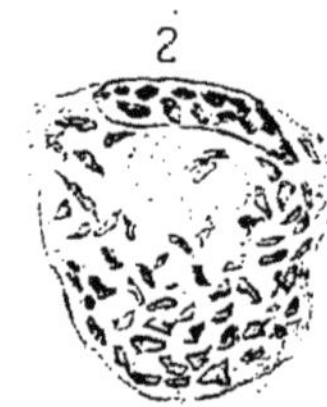

Fig. 58. — Macrogamètes mûrs (d'après Schaudinn).

Le noyau est clair, peu réfringent, plus ou moins finement granuleux et contenu dans une vésicule qui déborde et tranche par sa teinte claire, sur le plasma plus foncé. Il est généralement allongé, plus volumineux que celui d'un schizonte avant sa division, et disposé à la périphérie du parasite.

En employant la coloration de Romanowsky, tous ces caractères apparaissent plus nettement. Le protoplasma se teint fortement en bleu. Il présente une structure finement alvéolaire. La chromatine du noyau se colore en rouge vif. Elle est composée de grains séparés par le suc nucléaire qui prend mal la couleur.

Microgamétocytes. — Les plus petits microgamétocytes sont faciles à distinguer quand on les regarde à la lumière polarisée. Le noyau paraît entouré d'une collerette brillante. Ce phénomène est dû à la présence autour du noyau de fines granulations pigmentaires. Cette collerette persiste, alors même que le pigment est répandu dans tout le protoplasma parce que c'est autour du noyau que se produisent les échanges les plus actifs.

Ce qui caractérise en effet les éléments mâles, c'est la proportion considérable de chromatine qu'ils contiennent.

Le protoplasma, de structure vacuolaire, est très pâle et ne présente jamais le plus léger mouvement amiboïde. Il est chargé de

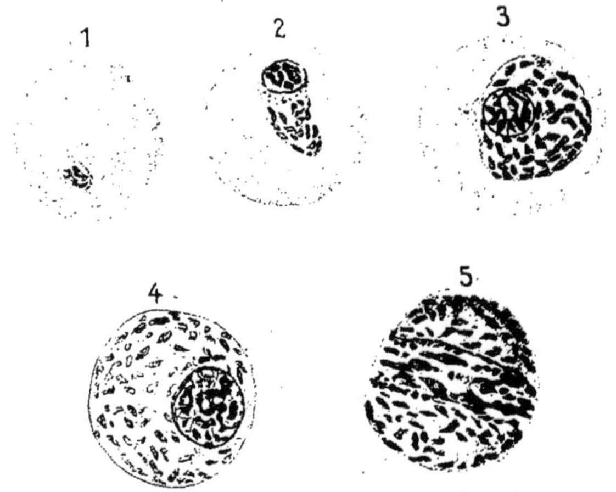

Fig. 59. — Développement des microgamétocytes (d'après Schaudinn).
1, microgamétocyte de 12 à 24 heures; — 2, de 48 heures; — 3, de 60 heures; — 4, de 96 heures; — 5, microgamétocyte mûr.

pigment en aiguilles qui paraissent quelquefois plus grosses que celles des macrogamètes, et qui, à tous les stades, sont animées d'un vif mouvement vibratoire.

Le karyosome est énorme et cesse bien vite d'être compact. La chromatine se relâche; au lieu d'être granuleuse, comme dans le macrogamète, elle prend un aspect filamenteux.

D'abord rond ou ovale, le noyau prend, quand le parasite devient adulte, une forme en fuseau ou en bandelette. Quoique le parasite entier soit plus petit qu'un macrogamète, son noyau mesure cependant un volume double du noyau de ce dernier. Il peut avoir 10 μ de long, sur 3 ou 4 de large.

Il est difficile de savoir ce que deviennent les microgamétocytes, dans l'organisme. Comme ils restent cantonnés dans les organes profonds, on ne peut jamais savoir de quelle génération proviennent ceux qu'on observe. Schaudinn est d'avis pourtant qu'ils se détruisent et disparaissent en 3 à 6 semaines. On voit le noyau subir une sorte de fonte, prendre de plus en plus mal la couleur et finalement disparaître. On observe alors ces formes stériles qui ont été décrites par Ziemann.

FIÈVRE QUARTE

SCHIZONTES. — Les Schizontes de la quarte accomplissent leur cycle évolutif en 72 heures.

De 0 à 10 heures après l'acmé.—D'après Levi della Vida (1), les jeunes mérozoïtes ne pénètrent pas dans le globule à la façon de ceux de la tierce. Le mérozoïte, effilé aux deux extrémités, se déplace lentement dans le sang et vient s'appliquer sur une hématie, spécialement sur la tranche. Il lance un pseudopode dans le globule rouge et successivement tout le plasma s'écoule par ce pseudopode.

Finalement il devient intraglobulaire et se présente sous l'aspect d'un corps en anneau muni d'un karyosome excentrique et d'une vacuole nutritive. Il ne présente que de très faibles mouvements amiboïdes.

De 10 à 16 heures.— Au bout de 10 heures, il contient quel-

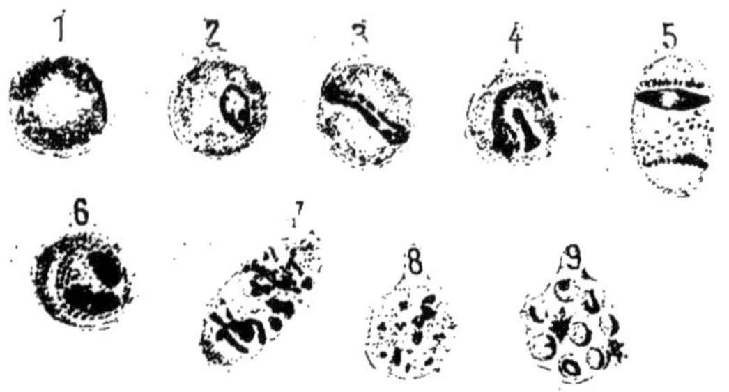

Fig. 60.— schizontes de quarte (d'après Levi della Vida).
1, schizonte très jeune; — 2, de 16 à 20 heures; — 3, de 24 à 36 heures; — 4-5, de 36 à 48 heures; — 6-9, de 48 à 72 heures.

ques grains de pigment. Les bords sont plus ou moins festonnés par de courts prolongements amiboïdes.

De 16 à 36 heures. — En 16 heures, il atteint une dimension qui représente le 1/4 ou le 1/3 du globule, le pigment, toujours immobile et devenu plus abondant, est réuni à la périphérie du parasite. Le noyau apparaît nettement composé d'un karyosome contenu dans une vésicule achromatique. Entre la 24ᵉ et la 36ᵉ heure la vésicule nutritive disparaît.

Souvent l'hématozoaire s'allonge d'un pôle à l'autre d'un globule, prend une forme rectangulaire et semble comme une écharpe, tendue dans l'hématie. Dans ce cas, le développement ultérieur se continue, d'après Billet (2), seulement par élargisse-

(1) Levi della Vida, Contributo allo studio morfologico e biologico del *Plasmodium quartanæ (Atti d. s. p. g. Studi del. Malaria*, t. VII, 1906).
(2) Billet, Sur la forme hémogrégarinienne du parasite de la fièvre quarte (*C. R. Soc. de Biol.*, 19 mai 1906).

ment et segmentation de cette bandelette. Cette disposition constitue ce que Billet appelle le stade grégariniforme du parasite de la quarte. Elle paraît spéciale au schizonte et n'a jamais été remarquée pour les gamètes.

De 36 à 48 heures. — En 36 heures, le parasite remplit la moitié du globule. Suivant Ziemann (1), c'est à ce moment seulement que l'hématozoaire prend la forme en écharpe.

La chromatine se teint moins vivement que celle du parasite

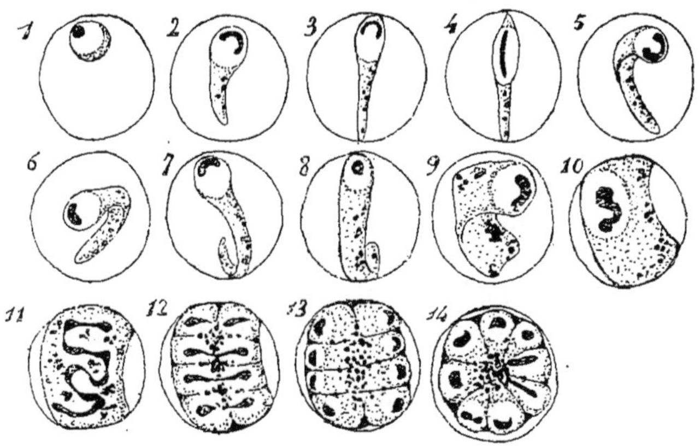

Fig. 61. — Forme hémogrégarinienne du schizonte de la fièvre quarte et forme quadrilatère consécutive qui se conserve jusqu'au stade ultime de la schizogonie (chambre claire, ocul. compens. n° 12, objectif 1/18 Stiassnie; coloration Giemsa (A. Billet).

de la tierce et la vésicule nucléaire n'est plus visible. Les grains chromatiques ne sont plus disposés en un amas compact, ils sont séparés par le suc nucléaire.

Contrairement au pigment des gamètes, qui est très mobile, celui des schizontes ne paraît animé d'aucun mouvement. Il est formé de grains plus gros et moins nombreux que ceux de la tierce. La couleur en est plus sombre. Dans les formes arrondies, il est épars dans tout le protoplasma.

Dans les formes allongées, il est disposé en une ou plusieurs lignes qui longent le bord du parasite opposé à celui où se trouve le noyau.

Les formes rondes présentent quelques mouvements amiboïdes lents, les formes allongées ne paraissent être animées que de quelques contractions protoplasmiques.

De 48 à 60 heures. — Après 48 heures, il ne reste qu'une mince bandelette globulaire autour du parasite.

La division de la chromatine commence souvent 24 heures avant l'accès. Elle se fait suivant le mode décrit par Schaudinn.

(1) Ziemann, in *Handbuch der Tropenkrankheiten*, t. III, article Malaria.

Il se forme une plaque équatoriale, pour la première segmentation, et la division se continue par simple fragmentation de la chromatine.

Dans quelques cas, on observe une ébauche de divisions karyokinétiques successives.

De 60 à 72 heures. — Après la 60e heure, le schizonte est de la taille d'une hématie. Le globule rouge a été détruit. La division nucléaire continue.

Autour des grains chromatiques compacts qui se sont constitués, on observe tout d'abord l'existence d'une zone claire et bien délimitée correspondant à la partie achromatique du noyau. Il n'y a pas encore trace de division protoplasmique. Le pigment se groupe en un, deux amas ou plus, disposés soit au centre, soit à la périphérie, dans des vacuoles du protoplasma.

Bientôt les noyaux se portent à la périphérie, le bord du parasite se festonne et on assiste à la formation d'une rosette, comme celles qui ont été depuis longtemps décrites par Golgi. Il se forme de 6 à 8 mérozoïtes, quelquefois 10 ou 12.

Dans tout le cours du développement du parasite de la quarte, on n'observe aucune altération spéciale du globule rouge, qui n'est ni augmenté de volume, ni sensiblement décoloré. Jamais la coloration n'y décèle la présence de grains de Schüffner.

GAMÈTES. — Comme les gamètes de la tierce, ils se développent plus lentement que les schizontes. Ils se forment aussi dans les organes profonds, mais apparaissent peut-être un peu plus tôt dans la circulation.

Quand ils sont jeunes, ils sont relativement faciles à différencier des jeunes schizontes. Ces derniers se distinguent par la présence constante d'une vacuole nutritive, absente dans les gamètes. Mais, comme cette vacuole disparaît quand les schizontes sont à demi-développement, la différenciation devient plus délicate, à mesure que les parasites grossissent. Il convient de remarquer que les gamètes sont toujours plus ou moins arrondis, qu'ils ne se disposent jamais en écharpe dans le globule rouge. Ils renferment plus de pigment que les schizontes, en grains plus petits, plus disséminés et agités de mouvements vibratoires. Enfin, on n'y remarque pas trace de division de la chromatine, alors que cette division est déjà très avancée dans les schizontes.

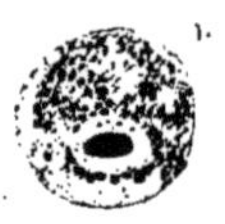

Fig. 62. — Macrogamète (d'après Levi della Vida).

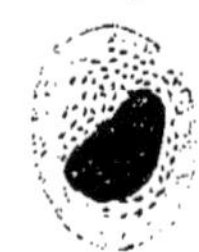

Fig. 63. — Microgamétocyte (d'après Levi della Vida).

Les *Macrogamètes* se distinguent des microgamétocytes par un protoplasma plus compact qui prend plus fortement la coloration.

Le pigment qu'ils renferment, mobile au début, devient immobile à la fin.

Le *Microgamétocyte* se caractérise par un protoplasma plus clair, plus pâle après coloration, par la grande quantité de grains de pigment qu'il contient, par la mobilité de ce pigment qui persiste même après complet développement, enfin par la grosse masse de chromatine qu'il renferme.

TIERCE MALIGNE OU TROPICALE

SCHIZONTES. — ***De 0 à 10 heures.*** — Quand on examine du sang pris sur un malade à la période de sueur, on observe sur les globules de petites taches pâles qui font apparaître ceux-ci comme troués. Par la coloration de Romanowsky, on reconnaît que cette apparence est due à la présence sur les hématies de parasites en anneau, composés d'une masse centrale très réfringente, entourée d'une mince bande de protoplasma coloré en bleu. En un point, cette bande est coupée par un grain de chromatine vivement coloré en rouge. Bignami et Bastianelli (1) considèrent comme vésicule nucléaire l'étroite zone achromatique qui existe constamment autour de la chromatine.

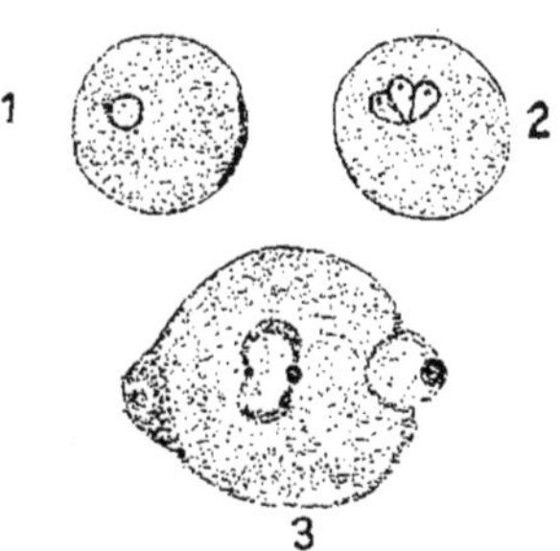

Fig. 64. — Tierce maligne.

1, schizonte de 1-2 heures; — 2, infection multiple; — 3, schizontes de même âge que 1 provenant de 3 mérozoïtes restés accolés et par conséquent n'ayant pas encore pénétré dans le globule; — 3, d'après Maurer, 2 schizontes extérieurs au globule. Le grossissement est ici plus fort, pour mieux montrer les détails.

La masse centrale réfringente serait pour eux une vacuole nutritive. Ils en donnent comme preuve que l'hémoglobine transparaît quelquefois au travers. Pour Mannaberg (2), cette vacuole ferait partie du noyau.

Nous pensons (3), avec Maurer (4), que cette partie centrale n'appartient pas au noyau et qu'elle est réellement une vacuole nutritive. Mais nous croyons qu'au moins dans les premiers temps de la vie du parasite elle ne contient qu'un liquide très réfringent absorbé par simple osmose. Si quelquefois elle paraît renfermer de l'hémoglobine, c'est l'effet d'une simple illusion d'optique. Dans ce cas, le parasite est accolé à l'hématie sur la face

(1) Bignami et Bastianelli, Sulla struttura dei parassiti malarici e in specie dei gamete dei parassiti estivo-autumnali (*Atti d. s. d. Malaria*, t. I, 1900).
(2) Mannaberg, Die Malaria-Krankheiten, in collection Nothnagel, Vienne, 1899.
(3) Marchoux, le Paludisme au Sénégal (*Ann. de l'Inst. Past.*, t. XI, 1897).
(4) Maurer, Die Malaria perniciosa (*Cent. f. Bakt.*, t. XXXII, 1902).

opposée à celle qu'on examine et c'est la substance du globule interposé qui est visible.

Cette constatation est particulièrement facile à faire dans la fièvre tropicale que nous avons observée au Sénégal. Le parasite n'y fabrique presque jamais de pigment. Il semble, comme les piroplasmes, ne se nourrir que de substances qui traversent par osmose sa membrane d'enveloppe et sont utilisées sans résidus.

Maurer fait remarquer que la vacuole nutritive n'est pas visible dans le mérozoïte encore attaché à la rosace d'où il provient; on ne la trouve pas davantage dans les mérozoïtes libres. Elle ne commence à se montrer que quand le parasite est accolé à un globule.

Quand cet accolement se fait sur la tranche du globule, la vacuole nutritive d'une part fait saillie dans le plasma, d'autre part elle entaille l'hématie. Il devient très clair qu'elle constitue une masse homogène sans hémoglobine à l'intérieur.

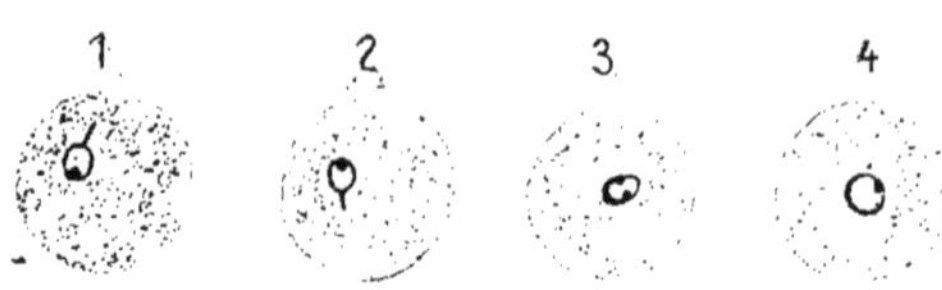

Fig. 65. — Pénétration du parasite dans le globule. 1, le jeune schizonte, très réfringent, émet un prolongement qui s'enfonce dans le globule; — 2, la réfringence moins forte du schizonte indique qu'il est à l'intérieur du lobule, le pseudopode qui persiste marque la fin du phénomène; — 3, division précoce de la chromatine; — 4, schizonte de même âge dont la chromatine n'est pas divisée.

Pour nous, comme pour Nocht et Maurer, le parasite de la fièvre tropicale reste une partie de son existence accolé à l'hématie. La fig. 64 n° 2 représente un globule auquel sont accolés 3 schizontes provenant de 3 mérozoïtes encore réunis. Si les mérozoïtes avaient pénétré dans le globule, ils se seraient évidemment séparés. La pénétration est plus tardive que dans la tierce bénigne. Elle se produit, comme nous l'avons décrit en 1897, 4 ou 5 heures après l'accès. Le protoplasma s'allonge en un fin pseudopode en forme de doigt qui entre dans le globule et ouvre le chemin au reste de l'hématozoaire. A partir de ce moment, la réfringence de la vacuole nutritive diminue.

Bientôt la chromatine s'allonge et se divise en 2 et quelquefois 3 grains, qui sont disposés autour de la vacuole nutritive.

Ziemann considère cette division précoce de la chromatine et la présence fréquente de 2, 3, 4 et même 5 parasites dans un même globule, comme caractéristiques de la fièvre tropicale qui deviendrait par là facile à différencier de bonne heure de la tierce bénigne et de la quarte.

Pour Hartmann (1), il ne faut pas considérer ce phénomène de-

(1) M. Hartmann, *Arch. f. Protist.*, t. X, 1907.

partage du noyau comme une division précoce de la chromatine, mais comme une tentative de retour à l'état ancestral de la part du parasite.

Le noyau des hématozoaires renfermerait, confondu avec lui, un blépharoplaste ou noyau locomoteur comme les flagellés d'où philogénétiquement descendent ces êtres. Passant dans les cellules presque toute leur existence endogène, les hémosporidies non seulement ont perdu tout trace d'appareil locomoteur, mais, par adaptation parasitaire encore plus grande que les piroplasmes qui conservent un blépharoplaste sans flagelle, elles n'ont plus de noyau locomoteur. Celui-ci s'est confondu avec le noyau vrai. A un moment de l'existence du parasite de la fièvre tropicale, on assiste à une tentative avortée de séparation des 2 noyaux. Après s'être écarté du noyau, le blépharoplaste dont on constate ainsi la persistance retourne se fondre avec lui.

Nous adoptons entièrement cette interprétation. Nous avons même eu l'occasion de constater que la manifestation d'un blépharoplaste masqué pouvait se produire dans certains parasites de la tierce bénigne. De jeunes schizontes annulaires de tierce provenant de l'Amazone présentaient, dans des globules hypertrophiés et chargés de grains de Schüffner, cette prétendue division précoce de la chromatine.

De 10 à 24 heures. — Après 10, 12 heures, le protoplasma toujours annulaire augmente de volume, mais spécialement au pôle opposé à celui où se trouve la chromatine.

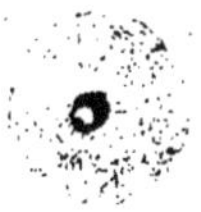

Fig. 66. — Schizonte de 10 à 12 heures.

Il prend quelquefois la forme d'un fer à cheval assez fermé. Dans ce cas il y a un grain de chromatine à chaque extrémité.

Dans la tierce maligne d'Italie, et très rarement à la côte d'Afrique, deux ou trois menus grains de pigment se montrent à ce moment dans le protoplasma. On commence aussi à voir apparaître sur les hématies colorées les grains de Maurer, dont nous parlerons plus loin.

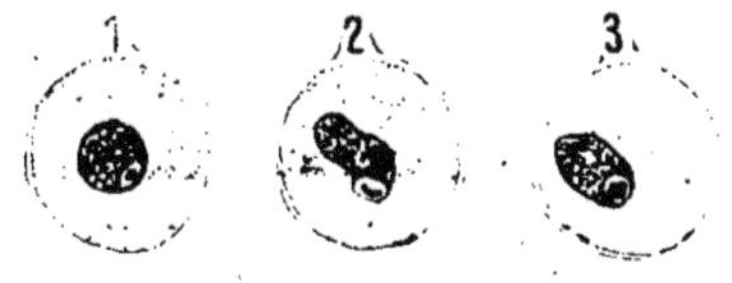

Fig. 67.— Schizontes de 24 à 30 heures.

De 24 à 30 heures. — Entre 24 et 30 h., le protoplasma a encore augmenté de volume, mais il se développe toujours asymétriquement. Le parasite prend souvent à ce moment la forme d'un filet à papillon, dont la vacuole nutritive représenterait l'ouverture.

La chromatine est presque toujours au-dessus de la vacuole nutritive qui paraît l'entourer. Elle est quelquefois annulaire.

Dans les formes qui fabriquent du pigment, ce produit de transformation de l'hémoglobine a augmenté. Il est brun ou noir en Italie; à la côte d'Afrique, il est plutôt brun jaune.

De 30 à 48 heures. — Bientôt le parasite disparaît de la circulation générale. Il va s'arrêter dans les capillaires des organes profonds pour s'y diviser.

Maurer admet que les parasites, extra-cellulaires jusqu'à ce moment, ayant augmenté de volume, s'attachent à la paroi des fins capillaires, se groupent et pénètrent alors dans le globule où ils achèvent leur développement.

Il nous semble qu'on doit interpréter cette localisation comme le résultat d'un simple phénomène d'agglutination. Cette tendance des parasites à s'agglutiner s'observe sur les préparations *in vitro*. Tout le monde a remarqué que les parasites sont réunis, groupés dans les préparations. On trouve fréquemment des aires dans lesquelles beaucoup de globules voisins sont parasités, alors qu'on a de la peine à en découvrir quelques-uns en d'autres points de la préparation.

Cette faculté d'agglutination va se développant, et finit par arrêter tous les globules infectés dans les capillaires les plus fins. Si les parasites sont particulièrement nombreux, ils peuvent former des sortes d'embolies et opposer au cours du sang une véritable barrière. Derrière celle-ci se produisent des ruptures vasculaires et des hémorragies punctiformes, comme on en observe de si nombreuses dans le cerveau des sujets morts d'accès comateux.

Le développement ultérieur du parasite ne peut être observé que par des ponctions de la rate ou après que les malades ont succombé à des accès pernicieux.

Dans des cas très rares, quand les hématozoaires sont extraordinairement abondants, et particulièrement dans la tierce maligne d'Italie, l'estivo-automnale des auteurs, on rencontre dans la circulation toutes les formes de développement.

Nous les décrirons d'après Ziemann et Maurer, qui ont pu les observer et les étudier, en les colorant par la méthode de Romanowsky.

Après 36 heures. — Les mouvements amiboïdes sont complètement suspendus, la vacuole nutritive a disparu. Le parasite occupe le 1/4 ou le 1/3 du globule rouge, qui apparaît un peu ratatiné et de teinte vieux cuivre. Il se détache comme un disque clair, où toute trace de chromatine semble s'être effacée. Mais cette disparition n'est qu'apparente. Plus tard, quand la division va commencer, on voit se détacher peu à peu sur le fond du parasite les particules de chromatine agglomérée, comme des granulations très réfringentes.

Par la coloration, on constate que protoplasma et chromatine ont augmenté de volume. Celle-ci est formée de courts filaments très rapprochés. Elle se divise comme dans la tierce et dans la quarte, mais en formant des grains plus compacts. Le pigment se rassemble soit au centre, soit à la périphérie, et il se forme de 6 à 24 mérozoïtes, généralement de 12 à 16, formés de chromatine très compacte et de très peu de protoplasma. Il reste en général comme reliquat de segmentation un peu de protoplasma avec le pigment.

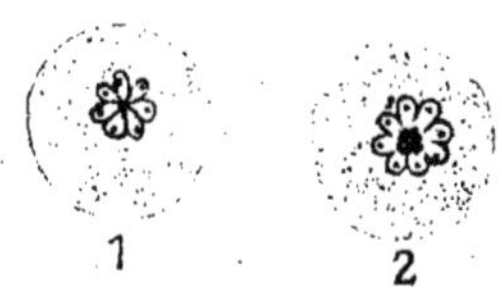

Fig. 68. — Rosaces exceptionnellement rencontrées dans la circulation générale, chez un paludéen à la Côte occidentale d'Afrique; communément trouvées dans les fins capillaires du cerveau dans les cas d'accès pernicieux comateux.

Dans la tropicale africaine, on constate ordinairement que les parasites trouvés en voie de division dans les organes provenant d'accès pernicieux contiennent un petit amas de pigment, alors que, dans la circulation générale, ils ne paraissaient pas en renfermer. Maurer considère que la formation du pigment se fait surtout à partir du moment où le parasite se localise dans les organes profonds.

Cette hypothèse nous paraît plausible, car nous avons trouvé généralement des parasites pigmentés dans les organes après décès, quand pendant la vie des malades nous n'avions vu dans la circulation que des hématozoaires sans pigment. Cependant il nous est arrivé, dans un cas d'accès pernicieux, de rencontrer dans les capillaires centraux des quantités innombrables de parasites segmentés dans lesquels il n'existait pas trace de pigment. Les rosettes se composaient, dans ce cas, de 6 à 8 segments.

Une seule fois, il nous est arrivé de trouver une rosace sur une préparation de sang prélevé au doigt dans un cas de fièvre tropicale où les parasites n'étaient cependant pas très nombreux. Elle était incluse dans un globule et formée de 8 mérozoïtes très régulièrement disposés en marguerite et ne contenant pas de pigment.

GRAINS DE MAURER. — Maurer a fait connaître, en 1902, dans la fièvre tropicale, la présence sur les globules rouges de taches révélables par la méthode de Romanowsky. Ces productions, qu'on appelle grains de Maurer, sont très différentes des grains de Schüffner qu'on observe sur les globules rouges parasites de tierce bénigne.

Les grains de Maurer, contrairement à ces derniers, non seulement augmentent d'étendue, mais aussi de nombre. Ils sont cependant toujours peu abondants sur un même globule où on en compte 5, 6, 7 ou 8, rarement plus. Ils ont, non pas des formes circulaires, mais très variées; les contours en sont presque toujours plus ou moins découpés. Maurer considère qu'ils sont dus à une attaque de la membrane d'enveloppe de l'hématie par le parasite, qui promène à la surface ses pseudopodes à pointe absorbante.

On peut trouver des grains de Maurer sur des globules non parasités et c'est une des raisons que donne cet auteur de l'existence extracellulaire du parasite de la fièvre tropicale.

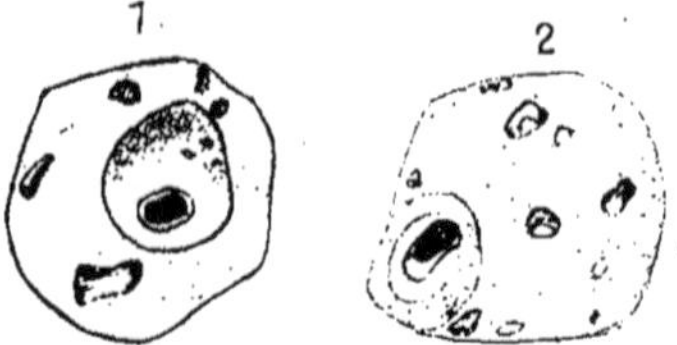

Fig. 69. — Deux globules parasités et portant des grains de Maurer (d'après Maurer).

L'hématozoaire quitterait un globule rouge pour passer sur un autre, mais en y laissant imprimée la trace de son passage. Ces grains de Maurer ne sont mis en évidence que par une coloration intense (voir plus haut).

GAMÈTES. — Les gamètes, tels qu'on les rencontre dans le sang circulant, ont la forme de croissants plus ou moins incurvés, contenus chacun dans un globule décoloré dont on distingue souvent la trace comme une corde sous-tendant l'arc. Cette forme en croissant, souvent si nette, n'est pas constante. Les gamètes sont ovalaires, plus ou moins applatis, courts et trapus. C'est sous cette forme qu'on les trouve, toujours rares d'ailleurs, dans les fièvres de la côte ouest d'Afrique,

Bignami et Bastianelli ont étudié dans la tierce maligne d'Italie la formation des gamètes. Ils ont reconnu que leur développement s'accomplit dans la rate et spécialement dans la moelle des os où il les ont trouvés à tous les stades de leur évolution. En dehors des accès pernicieux, on ne rencontre dans la circulation générale que les formes adultes.

Les exemplaires les plus jeunes sont un peu plus grands que les petits anneaux du début de la phase schizogonique. Ils contiennent déjà du pigment en assez grande quantité. A un stade antérieur, les différences qu'ils présentent avec les schizontes sont évidemment trop faibles pour qu'il soit possible de les distinguer. Ils ont une structure hyaline, un aspect très réfringent et des bords très nets. Le pigment est disséminé ou rassemblé en couronne autour du centre.

Dans les préparations colorées, les gamètes se teintent plus fortement à la périphérie qu'au centre, où se distingue la chromatine.

Celle-ci se présente sous la forme de courts bâtonnets rangés les uns à côté des autres, en masse plus ou moins compacte.

En augmentant de volume, les gamètes se chargent d'une quantité plus considérable de pigment et prennent petit à petit leur forme caractéristique. Le pigment se ramasse au centre, autour du noyau qu'il masque plus ou moins. Par l'action de l'eau distillée ou de la vapeur d'eau, ou encore en disposant une préparation sèche dans une chambre humide pendant quelques minutes, le pigment s'écarte et découvre une vésicule nucléaire contenant la chromatine.

MACROGAMÈTES. — Les macrogamètes adultes se reconnaissent à leur plasma plus dense, se colorant plus fortement. Le pigment est réuni au centre en couronne plus ou moins fermée. Il est immobile.

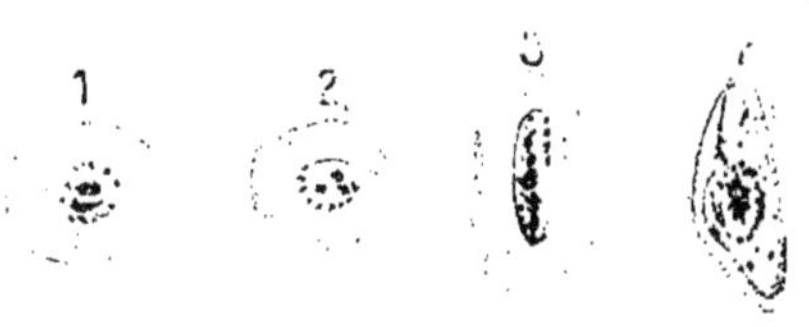

Fig. 70. — 1-2, jeunes gamètes trouvés dans la moelle des os; — 3, microgamétocyte; — 4, macrogamète (d'après Bastianelli et Bignami).

Circonscrit par le pigment et souvent recouvert par lui, le noyau central contient, dans une vésicule, un petit amas de chromatine formé d'un groupe de petits bâtonnets plus ou moins agglomérés.

MICROGAMÉTOCYTES. — Les microgamétocytes se distinguent des macrogamètes par un protoplasma moins dense, se colorant faiblement et seulement aux deux pôles; par leur forme généralement plus trapue; par la disposition du pigment qui se trouve disséminé aux deux pôles.

La chromatine, en quantité beaucoup plus grande que dans le macrogamète, est plus désagrégée. Elle se compose de filaments juxtaposés souvent au nombre de quatre, mais quelquefois en quantité plus grande.

FORMATION DES MICROGAMÈTES

Le meilleur moyen d'assister à la formation des microgamètes consiste à extraire le sang contenu dans l'estomac d'un Anophèle, 10, 20, 30 minutes après la piqûre, et à l'examiner en goutte pendante.

Le microgamétocyte, où la chromatine est déjà divisée, reste tranquille pendant un instant. Brusquement il se contracte, le pigment se déplace de la périphérie vers le centre et *vice versa*, la zone claire qui entoure le noyau disparaît. On voit se former à la surface du corps de petites élevures qui s'affaissent pour se montrer ailleurs, puis on assiste à la projection brusque hors du corps d'un ou de plusieurs filaments hyalins en doigts de gant. Le parasite se contracte jusqu'à ne plus mesurer que la moitié du diamètre qu'on lui voyait antérieurement. Le pigment s'agite violemment dans l'intérieur pendant que les microgamètes fouettent de droite et de gauche déplaçant les globules qu'ils frappent. Finalement ces organismes nouveaux se détachent et nagent dans le liquide. Ils sont surtout faciles à distinguer quand ils s'immobilisent, ce qui arrive de temps en temps. Il s'en forme généralement 4 ou 5, quelquefois plus, d'autres fois moins. Tous les karyosomes ne donnent pas invariablement naissance à un micro-

gamète ; car, d'après Schaudinn, le noyau se divise toujours en 8.
Par la coloration, on constate que la chromatine se rassemble

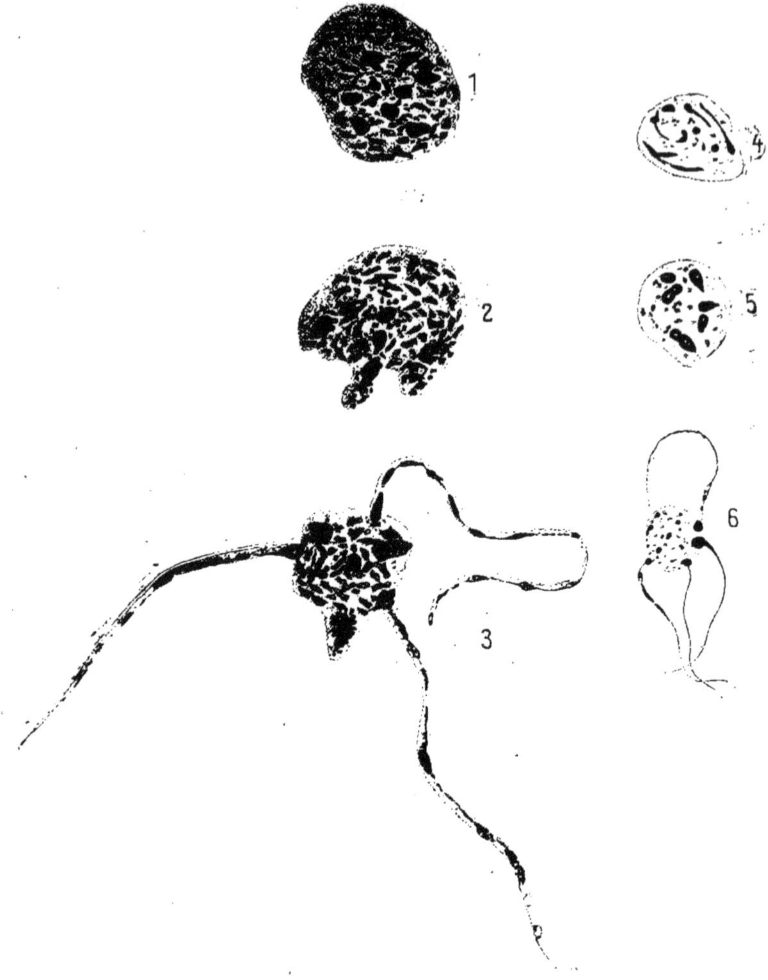

Fig. 71. — Formation de microgamètes [d'après Schaudinn (1-3), Bastianelli et Bignami (4-6)].

1, division nucléaire en 8 karyosomes ; — 2, les karyosomes se portent à la périphérie, s'entourent de protoplasma et font hernie ; — 3, expulsion des microgamètes ; — 4-5, tierce maligne, le croissant est devenu sphérique ; le noyau est divisé ; — 6, formation de microgamètes.

en petits amas ronds ou ovales entre lesquels existent de fines granulations chromatiques. Ces petits amas se dirigent vers la périphérie, s'entourent de protoplasma et se transforment en microgamètes dans lesquels la chromatine se présente ordinairement sous la forme de petites granulations rangées en chapelet de grains. C'est à cette disposition de la chromatine qu'il faut sans doute attribuer la raison de ces varicosités qu'on observe à l'état frais sur la paroi des microgamètes.

Dans la tierce maligne les corps en croissants s'arrondissent, le pigment se disperse et les chromosomes se portent à la périphérie pour devenir des microgamètes. D'après Bignami et Bastianelli, la chromatine, dans l'intérieur même du microgamétocyte, prend la forme filamenteuse avant de s'entourer de protoplasme; cependant ils ne partagent pas l'opinion de Manson, qui admet une préformation du microgamète dans le corps du parasite avant son expulsion.

MATURATION ET FÉCONDATION DES MACROGAMÈTES

Dans l'estomac de l'Anophèle, le macrogamète, 10, 20 minutes, après la piqûre, s'arrondit, se contracte; le pigment se rassemble et reste immobile; on assiste alors aux phénomènes de réduction de la chromatine. A la surface du parasite et à deux ou trois reprises, une petite élevure en bourgeon se montre et se détache rapidement. Pendant ce temps, le noyau contenu dans une petite aréole claire dépourvue de pigment se tient au voisinage de la surface, mais ne la touche pas.

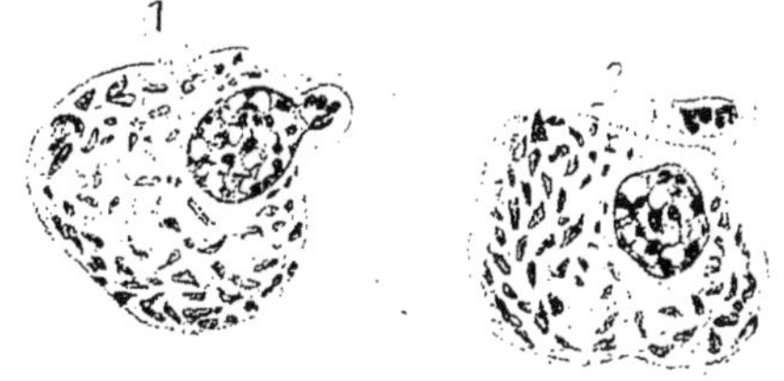

Fig. 72. — Maturation des macrogamètes (d'après Schaudinn).
1, la chromatine du noyau, en voie de réduction; — 2, expulsion d'un globule polaire.

Tous ces phénomènes sont nettement mis en relief par la coloration qui permet de constater la présence de chromatine dans les granulations expulsées.

Les phénomènes de fructification deviennent faciles à observer chez le moustique de 20′ à 2 h. après la piqûre, quand on a fait piquer un sujet dont le sang renferme assez de gamètes pour qu'on en trouve une par champ. Cette abondance n'est pas exceptionnelle, en particulier dans la tierce bénigne et dans la tierce maligne d'Italie.

Schaudinn, qui a étudié la fécondation des macrogamètes, avec le soin qu'il mettait à toutes choses, n'a pu déterminer objectivement l'influence, reconnue chez les coccidies, de la réduction nucléaire des parasites femelles sur l'attraction des microgamètes. Mais il admet cette influence, car il a remarqué la présence de microgamètes en quantité notablement plus grande autour des macrogamètes réduits.

Parmi les microgamètes qui s'agitent autour de la cellule femelle, un d'entre eux est happé et reste comme englué sur celle-ci au niveau d'une petite hernie du protoplasme. Immédiatement, cet organisme, si agile auparavant, s'immobilise. La hernie protoplasmique s'efface aussitôt. Le pigment s'agite vivement dans l'intérieur du macrogamète qui se contracte. Le noyau gagne le centre du parasite et paraît couvert comme d'une calotte par la chromatine de l'organe mâle. Le macrogamète se transforme bientôt en ookinète.

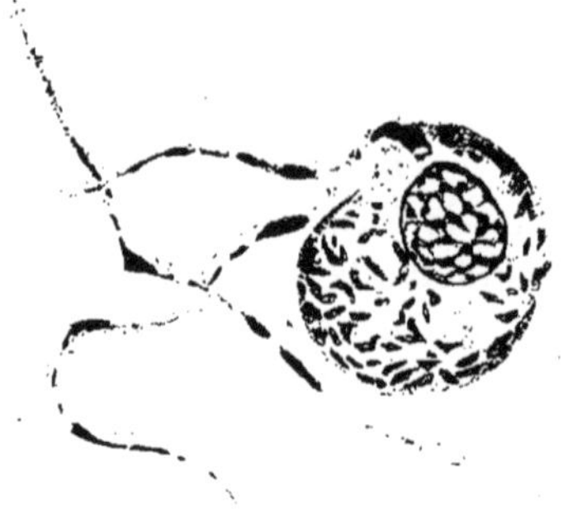

Fig. 73. — Fécondation d'un macrogamète (d'après Schaudinn).

Le corps fécondé pousse un prolongement, s'allonge en secrétant une substance muqueuse avec laquelle s'éliminent toujours quelques grains de pigment. L'ookinète se déplace dans le liquide à la façon des sporozoïtes. Au cours des mouvements dont il est agité, le pigment qu'il renferme tourbillonne et se déplace constamment. Les deux noyaux, mâle et femelle se confondent petit à petit.

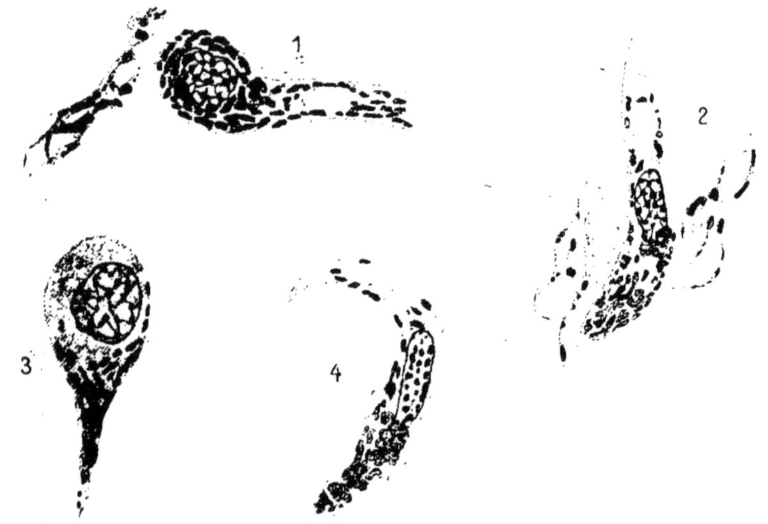

Fig. 74. — Ookinètes (d'après Schaudinn).

1, l'ookinète se forme et va se séparer des microgamètes qui sont arrivés trop tard pour féconder le macrogamète et qui sont en voie de dégénérescence; — 2, ookinète complètement développé; — 3, ookinète en mouvement, laissant échapper quelques grains de pigment avec sa sécrétion muqueuse. Dans ces 3 ookinètes, on distingue les 2 karyosomes mâle et femelle (synkarions). Ce qui ne se produit plus en 4.

Les préparations colorées confirment les observations faites par examen direct et les définissent encore mieux.

Pour les obtenir, il convient de disposer d'un nombre assez grand d'Anophèles ayant piqué le même malade à la même heure. A la rigueur, on peut conserver en chambre humide et chaude le contenu stomacal d'un seul moustique, mais, dans ce cas, il est plus difficile d'obtenir de bonnes préparations.

La coloration par la méthode de Romanowsky ou par l'hématéine donnent de bons résultats.

DISTINCTION DES HÉMATOZOAIRES DE LA TIERCE BÉNIGNE, DE LA QUARTE ET DE LA TROPICALE

Le parasite de la tierce bénigne, comme celui de la tierce maligne, accomplit son cycle schizogonique complet en 48 heures. Il faut au parasite de la quarte 72 heures pour évoluer.

Nous savons d'autre part que la fièvre éclate au moment de la division des schizontes, sans qu'on ait pu, d'ailleurs, jusqu'ici, en trouver la raison. Les théories ne manquent pas, mais aucune d'entre elles n'est sans reproche. La présence d'une toxine spéciale, mise en liberté au moment de la segmentation du parasite, n'a pu, malgré les soigneuses recherches de Celli (1), être mise en évidence.

Partant de ces données, il semblerait que la marche de la fièvre dût toujours renseigner au moins sur le type tierce ou quarte du parasite qui la cause. Il n'en est pas ainsi.

Les cas sont très rares dans lesquels on observe des fièvres parfaitement cycliques et nettement intermittentes. Il existe presque toujours dans le sang plusieurs générations de parasites qui évoluent indépendamment les unes des autres et donnent naissance à des fièvres compliquées.

Le parasite de la tierce bénigne, comme celui de la quarte, se rencontre dans des fièvres quotidiennes qui représentent des doubles tierces ou des triples quartes.

Quant à la tropicale, le nombre des générations coexistantes y est généralement si considérable qu'elle prend un caractère rémittent, le cycle d'un groupe de parasites se terminant quand d'autres groupes viennent de se segmenter ou entrent en division.

La clinique qu'on trouvera plus loin exposée en détail, et sur laquelle nous n'insisterons pas davantage ici, ne donne que des renseignements insuffisants sur la nature du parasite qui cause la fièvre. Il est indispensable de recourir au microscope, pour confirmer le diagnostic.

Dans la description des parasites, nous avons déjà fait ressortir les caractères particuliers à chacun d'eux, mais il nous semble

(1) Celli, Sull' immunita nell' infezione malarica (*Atti p.g.s.d. Malaria*, t. I, 1900, et II, 1901).

utile de grouper maintenant les signes distinctifs qui permettent de les reconnaître rapidement.

FORMES ANNULAIRES. — Dans la tierce bénigne et dans la quarte, elles sont plus volumineuses que dans la tierce maligne, la chromatine est réunie en un seul karyosome. Dans la tierce maligne, les anneaux sont plus petits, plus nombreux, la chromatine, souvent divisée d'une façon précoce, constitue 2 ou même 3 karyosomes. Un même globule contient fréquemment plusieurs parasites.

SCHIZONTES PLUS AGÉS. — **Tierce bénigne.** — Schizontes de formes très variées; protoplasma contenant des grains de pigment fins, mais assez nombreux, de couleur jaune brun, animés de mouvements vibratoires qui cessent à la maturité; une ou plusieurs vacuoles nutritives très nettes; chromatine granuleuse.

Globules rouges décolorés, augmentés de volume, portant des granulations de Schüffner.

Quarte. — Schizontes ne présentant que des déformations grossières, sans découpures pseudopodiques profondes, souvent disposés en écharpe dans le globule — pigment plus volumineux, brun foncé ou noir — absence de vacuole nutritive. Parasites souvent libres quand la chromatine se divise, phénomène qui commence généralement 24 heures avant l'accès.

Globules parasités non augmentés de volume, plutôt ratatinés, non décolorés, ne portant pas de granulations chromatiques (grains de Schüffner ou de Maurer).

Tierce maligne. — Schizontes toujours en anneaux, avec le protoplasma plus abondant au pôle opposé à celui où siège la chromatine.

Quelques grains de pigment brun ou brun-jaunâtre ; souvent pas de pigment visible ; chromatine divisée ou disposée en couronne dans la vacuole nutritive ou mieux au-dessus d'elle.

Le globule parasité n'est pas augmenté de volume, ni décoloré. Par coloration intense, au moyen de la méthode de Romanowsky, on y fait apparaître des taches chromatiques plus volumineuses et moins nombreuses que les granulations de Schüffner, grains de Maurer.

GAMÈTES. — **Tierce bénigne et quarte.** — Pour la tierce bénigne et la quarte, les caractères qui les distinguent sont les mêmes.

Macrogamètes. — Corps plus ou moins arrondis, ovalaires ou vaguement polyédriques. Ils occupent tout le globule, qui porte des grains de Schüffner et est distendu dans la tierce, qui reste normal dans la quarte. Ils sont plus grands qu'un globule rouge quand ils sont libres.

Protoplasma dense, se colorant assez fortement.

Pigment abondant, en bâtonnets plus volumineux que dans le

schizonte, doués de mobilité à l'état frais ; mais cette mobilité va en diminuant au fur et à mesure que le macrogamète devient mûr.

Chromatine granuleuse, en réseau lâche, disposée à la périphérie, soit en une masse ronde, soit en bande dans une vésicule nucléaire.

Microgamétocytes. — Corps plus ou moins arrondis, plus petits que les macrogamètes, ne remplissant pas entièrement les globules agrandis et qui portent des grains de Schüffner dans la tierce, qui restent normaux dans la quarte.

Protoplasma plus clair, prenant mal la couleur.

Pigment abondant, en grains plus volumineux que dans le schizonte et même peut-être que dans le macrogamète. Agité d'un mouvement vibratoire très vif à l'état frais.

Contenue dans une vésicule nucléaire, la chromatine est très abondante. Elle est 2 fois plus volumineuse que dans les macrogamètes. D'abord en masse arrondie dans l'intérieur du protoplasma, elle s'allonge et devient filamenteuse dans le microgamétocyte mûr. Elle prend alors la forme d'une bandelette ou d'un fuseau.

Tierce maligne. — Les gamètes de la tierce maligne, ovales ou en croissants, ont une forme tellement spéciale qu'ils seront immédiatement reconnus.

Macrogamètes. — Plasma dense se colorant bien. Pigment réuni au centre en couronne masquant plus ou moins le noyau.

Microgamétocytes. — Plasma clair, se colorant mal, pigment disséminé aux deux pôles qui sont les parties du parasite prenant le mieux la couleur. Chromatine abondante, filamenteuse.

II. — CLASSIFICATION DES PARASITES

Y a-t-il un seul ou plusieurs parasites du paludisme ? C'est là une question qui a soulevé et soulève encore beaucoup de controverses.

Les uns, à la tête desquels se trouve Laveran, considèrent que la malaria est toujours causée par le même parasite, susceptible de se modifier morphologiquement suivant les conditions du milieu dans lequel il se développe. Le fait que, dans les pays tropicaux, on trouve, chez les indigènes, réservoirs de virus, de grandes formes du parasite palustre, alors que, chez les Européens, on rencontre à peu près seulement de la tierce maligne, semble plaider en faveur de l'unicité.

Nous avons rapporté, dans notre mémoire de 1897, l'histoire d'un militaire dont nous avions suivi la maladie au Sénégal. Son sang, fréquemment examiné, ne contenait que des parasites de la tierce maligne. Renvoyé en France à sa sortie de l'hôpital, cet homme vint habiter Saint-Cloud, aux environs de Paris. Pendant son congé, il eut quelques accès de fièvre. Il vint nous voir à l'Institut Pasteur à la suite d'un de ces mouvements fébriles. Nous n'avons trouvé dans son sang, à ce moment-là, que des grandes formes. Rien ne nous permet de penser qu'au Sénégal il avait contracté une double infection. Depuis son retour dans la métropole, il n'avait pas un instant vécu dans un pays paludéen. Que conclure de ces deux séries d'examens?

Ne sommes-nous pas autorisés à admettre une transformation du parasite ?

Tout récemment encore Janczo (1) rapporte l'observation suivante, que nous citons textuellement :

« Nous avions un malade à l'hôpital (donc dans un lieu parfaitement exempt de malaria) du 8 août 1895 jusqu'au 8 juillet 1896, chez lequel les parasites semblaient subir une métamorphose. Lorsque le malade est arrivé, on n'a trouvé que des parasites *præcox* dans le sang périphérique aussi bien que dans le sang obtenu par ponction de la rate; et dans les 5 récidives qu'il eut jusqu'au 13 février 1896, et qui montrèrent toutes la température typique des fièvres pernicieuses, nous n'avons jamais trouvé un parasite *vivàx* dans les 91 analyses du sang faites pendant ce temps.

« Le 13 février, il y eut encore une assez grande quantité de gamètes de *præcox* et de parasites appartenant à la schizogonie. Le 15 février, tout à coup, il a un grand frisson ; une fièvre typique intermittente se déclare et, ce jour-là, on ne trouve déjà que des parasites *vivax*, jamais un *præcox*, dans les fréquentes analyses du sang faites pendant plusieurs récidives.

« Le parasite des fièvres d'été et d'automne s'est donc transformé en parasite *vivax* avec l'arrivée du printemps. De pareils cas nous donnent à réfléchir. Les parasites seraient-ils vraiment transformés par l'influence du climat ou des saisons? Il faut avouer que cela offrirait une explication acceptable pour beaucoup de phénomènes épidémiologiques jusqu'ici incompris. »

En rapportant cette observation avec impartialité, Janczo ne se considère point cependant, comme convaincu de l'unicité des parasites. Il est plus porté à admettre chez son malade une infection double longtemps méconnue.

A côté des unicistes, il y a les pluralistes qui sont disposés à reconnaître un très grand nombre d'espèces différentes ayant

(1) *Atti d. Soc. p. gli st. de. Mal.*, 1908, p. 138.

chacune une existence propre et restant incapables de se transformer l'une en l'autre.

Comme preuves à l'appui de leur opinion, ils font ressortir que:

1° Les moustiques infectés sur un malade porteur de parasites d'une espèce ne transmettent jamais que cette espèce;

2° Dans les pays où une seule espèce de fièvre existe, comme la tierce bénigne, par exemple, tous les malades ne présentent que l'espèce de parasites particulière à cette forme de fièvre.

Billet (1) émet une hypothèse qu'on peut ranger entre les deux précédentes. Il admet l'existence de deux espèces de parasites qui ne peuvent point se muer l'une en l'autre : l'hématozoaire de la tierce qui évolue en 48 heures, celui de la quarte qui évolue en 72 heures. Chacune de ces deux espèces se présenterait, lors de la première invasion chez un malade, sous une forme spéciale possédant des gamètes en croissant, mais pouvant encore se distinguer en tierce ou en quarte.

La tropicale serait pour Billet la forme primitive et compliquée d'une fièvre qui évoluera secondairement comme une tierce bénigne ou une quarte.

Où est la vérité ? L'avenir sans doute nous l'apprendra.

Quoi qu'il en soit, nous adopterons provisoirement ici la division en trois formes types des parasites palustres de l'homme.

Grassi et Feletti avaient rangé ces trois espèces en deux genres, caractérisés par la forme des gamètes. La tierce bénigne et la quarte se trouvaient réunies dans le genre *Plasmodium*, la tropicale constituait le genre *Laverania ;*

La forme des gamètes est-elle un caractère suffisant pour autoriser la formation d'un genre? Avec Schaudinn, nous ne le pensons pas et nous croyons que le genre *Plasmodium*, comprenant non seulement les parasites de l'homme, mais encore des parasites très voisins rencontrés chez divers animaux, forme un groupe très naturel dans lequel il convient de n'introduire aucune division. Contrairement à l'opinion émise par Minchin et Lühe, nous ne croyons pas qu'il y ait intérêt, pour la clarté du sujet, à conserver des noms anciens qui, dans le langage courant, sont de moins en moins employés.

PARASITES DE L'HOMME. — Les parasites palustres de l'homme se partagent en trois espèces.

Plasmodium vivax (Grassi et Feletti, 1890). — Cycle schizogonique évoluant en 48 heures. Vacuole nutritive visible à tous les stades. Mouvements amiboïdes du protoplasma très actifs. Globule hôte hypertrophié, décoloré. Formation de grains de Schüffner. Schizogonie se produisant dans le sang circulant — 14 à 20

(1) A. Billet, Contribution à l'étude du paludisme et de son hématozoaire en Algérie (Constantine) (*Ann. de l'Inst. Past.*, t. XVI, 1902).

mérozoïtes. Gamètes grossièrement arrondis, plus gros qu'un globule rouge.

Plasmodium malariæ (Laveran, 1880, s. s.). — Cycle schizogonique durant 72 heures. Vésicule nutritive chez les jeunes schizontes seulement. Mouvements amiboïdes du protoplasme lents et peu prononcés. Globule hôte plutôt ratatiné. Ni grains de Schüffner, ni granulations de Maurer. Schizogonie se produisant dans le sang circulant; 6 à 12 mérozoïtes, ordinairement 8. Gamètes de la taille d'un globule rouge.

Plasmodium præcox (Grassi et Feletti, 1890) = *Laverania malariæ* (Grassi et Feletti). — Cycle schizogonique évoluant en 48 heures. Vacuole nutritive visible surtout sur les jeunes schizontes, disparaissant avant la division chromatique. Mouvements amiboïdes du protoplasme très actifs chez les tout jeunes schizontes, presque nuls après. Globule hôte plutôt ratatiné, prenant dans la tierce maligne d'Italie la coloration vieux cuivre. Formation de granulations de Maurer. Schizogonie se produisant seulement dans les organes profonds. Gamètes de forme ovalaire plus ou moins incurvés en croissant.

PARASITES DES SINGES.—***Plasmodium Kochi*** (Laveran, 1889). —Laveran a désigné sous ce nom un plasmodium trouvé par Koch et décrit par Kossel (1), qui d'ailleurs n'en a vu que les gamètes, chez les Cercopithèques et les Cynocéphales africains. Il a été retrouvé à Hambourg par Gonder et von Berenberg-Gossler.

Lühe (2) rapporte à la même espèce un parasite du Chimpanzé trouvé par Ziemann au Cameroun. Les schizontes présentent des mouvements amiboïdes moins vifs que ceux de *P. vivax*; quand ils sont très jeunes, ils rappellent les petits anneaux de *P. præcox*.

Une étude plus approfondie amènera peut-être à scinder cette espèce en plusieurs autres.

L. Halberstädter et S. von Prowazek (3) ont décrit deux autres espèces qu'ils ont observées sur les singes et qui sont les suivantes :

Plasmodium Pitheci. — Chez l'Orang-outang. Cycle schizogonique évoluant en 48 heures. Jeunes schizontes analogues à ceux de *P. Præcox*. Vacuole nutritive. Pigment semblable à celui de *P. malariæ*. Globule hôte portant des granulations du type Schüffner-Maurer, irrégulières et de grosseurs inégales. Schizogonie se produisant dans la circulation générale.

Macrogamètes mûrs extra-globulaires, contenant une vacuole

(1) Kossel, Über einen Malaria ähnlichen Blut parasiten bei Affen (*Zeit. f. Hyg.*, t. XXXII 1899).

(2) Luhe, Handbuch der Tropenkrankheiten (*Mense*), t. III, p. 223.

(3) Halberstædter et Prowazek, Untersuchungen über die Malaria parasiten der Affen (*Ar. a. d. Kais. Gesundh.*, t. XXVI, 1907).

et de la chromatine divisée. Microgamétocyte avec un noyau volumineux allongé et un protoplasma peu colorable.

L'inoculation réussit chez l'orang-outang après une incubation de 4 à 12 jours. Elle est négative chez le Gibbon et les singes inférieurs.

Plasmodium Inui. — Chez *Macacus cynomolgus* et *nemestrinus*. Schizogonie aboutissant à 12-16 mérozoïtes. Pigment jaune très fin. Pas de grains de Schüffner. Macrogamètes extra-globulaires à chromatine divisée.

Ne prend pas sur l'Orang-outang.

Plasmodium cynomolgi. Martin Mayer (1), 1907. — Trouvé chez *Macacus cynomolgus* venant de Java. Peut-être identique au précédent.

Schizogonie aboutissant à la formation de 8-13 mérozoïtes. Globules non hypertrophiés en général, sauf quelques-uns, qui alors présentent des grains de Schüffner.

Gamètes rappelant ceux de *P. vivax*. Prend sur *Cynomolgus*, sur *Rhesus* et sur *Cercopithecus*.

Plasmodium brasilianum (Gonder et von Berenberg-Gossler) (2), — Trouvé à Hambourg sur un singe de l'Amazone, *Brachiurus calvus*.

PARASITES DES CHAUVES-SOURIS. — ***Plasmodium melaniferum*** (=*polychromophilus melaniferus*) Dionisi (3). — Observé chez *Miniopterus Schreibersii*. Vassal (4) a décrit une variété nouvelle (*monosoma*) de cette espèce qu'il a trouvée chez *Vesperugo abramus* de l'Annam.

Plasmodium murinum (= *polychromophilus murinus*) Dionisi. — Observé chez *Vespertilio murinus*, Dionisi (5) ; *V. capensis*, Bowhill (6) ; *V. Daubentoni*, Schingareff (7).

Dionisi a encore décrit, sous le nom de *Achromaticus vesperuginis*, un parasite de *Vesperugo noctula*, retrouvé par Gonder chez *V. Kühli* et par Karl Kisskalt (8), chez *V. pipistrellus*. Cette espèce ne produit pas de pigment. Certaines de ses formes rappellent les piroplasmes et c'est dans ce groupe que l'a rangée Sambon (9).

(1) M. Mayer, Ueber malaria beim Affen (*Mediz. Klinik*, 1907, n° 20).
(2) R. Gonder et H. V. Berenberg-Gossler, Untersuchungen über Malaria plasmodien der Affen (*Malaria*, t. I, oct. 1908).
(3) Dionisi, la Malaria di alcune specie di pipistrelli (*Atti de. s. p. g. s. d. malaria*, t. I, 1900).
(4) Vassal, Sur un Hémocytozoaire d'un Cheiroptère (*An. Ins. Past.*, t. XXI, 1907).
(5) A. J. Schingareff, Des hémosporidies des Chauves-Souris (*Arch. des sc. biol.*, Saint-Pétersbourg, t. XII, 1906).
(6) T. Bowhill, Note on hematozoa observed in a bat and the occurence of *Acanthia pipistrelli* Jenyns in South Africa (*Journ. of hyg.*, t. VI, 1906).
(7) R. Gonder, *Achromaticus vesperuginis* (Dionisi) (*Arb. a d. Kais. Gesundh.*, t. XXIV, 1906).
(8) K. Kisskalt, Blutparasiten bei Fledermausen (*Cent. f. Bakt.* orig. t. XL, 1905).
(9) In Manson, Traité des maladies des pays chauds, trad. franc. — Paris, 1908.

PARASITE DE L'ECUREUIL. — ***Plasmodium Vassali.*** — (Laveran, 1905) décrit par Vassal (1) en 1905 et 1907 et trouvé par lui sur plusieurs espèces d'écureuils.

PARASITES DES OISEAUX. — ***Plasmodium relictum*** (Grassi et Feletti, 1891). — *Proteosoma Grassii*, Labbé, 1894. — Chez le moineau, *Passer domesticus.* — Schizogonie comparable à celle des parasites humains se terminant par la formation de 6 à 36 mérozoïtes, ordinairement de 8 à 20. Corps pigmentés, à gros grains, déplaçant le noyau de l'hématie.

Gamètes ovalaires occupant tout le globule augmenté de volume et décoloré.

Plasmodium Vaughani. — Novy et Mac Neal (2), 1902 — Trouvé dans *Merula migratoria*, ressemble à *P. relictum* et peut être aisément confondu avec lui. Le corps hyalin est plus petit que chez *P. relictum* et ne déplace pas le noyau — contient un gros grain de pigment — est facile à reconnaître par la présence dans le parasite d'une grosse masse réfringente, incolore. Schizogonie aboutissant à 4 mérozoïtes. Les canaris sont sensibles.

Chez les oiseaux, on trouve beaucoup plus fréquemment des hématozoaires endoglubulaires pigmentés, que l'on désigne communément sous le nom d'*Halteridium* et que certains auteurs, en particulier Laveran, rangent dans le même genre que nous venons de décrire. La majorité des auteurs les classent dans un genre spécial qui doit s'appeler *Hæmoproteus* (Kruse, 1890). — Ils ont, dans le sang, le caractère commun de ne s'y présenter qu'à l'état de gamètes ovalaires et renflés aux extrémités, d'où leur nom d'*Halteridium.* Ces gamètes sont disposés parallèlement au noyau et sont fréquemment au nombre de deux de même sexe ou de sexe différent dans un même globule. Ils sont placés de chaque côté du noyau.

Le développement sporogonique commence par un stade ookinète, comme chez les Plasmodium. Après ce stade le développement diffère. Ainsi chez *H. Columbæ*, il n'y a pas d'autre développement reconnaissable chez l'hôte invertébré qui est un hippobosque (les frères Sergent (3) et de Beaurepaire-Aragaô (4). Il se fait, en revanche, une multiplication active dans les cellules du poumon chez le pigeon (de Beaurepaire-Aragaô).

Chez *H. noctuæ*, au stade ookinète fait suite un stade trypano-

(1) Vassal, *An. Inst. Past.*, t. XXI, 1905, t. XXIII, 1907.

(2) *American medicin*, 26 nov. 1904.

(3) Edm. et Et. Sergent, Sur le second hôte de l'*Hæmoproteus* (*Halteridium*) du pigeon. *C. R. Soc. de Biol.*, t. XLI, nov., 1906. — Etudes sur les hématozoaires des oiseaux (*An. de l'Inst. Past.* t. XXI, 1907).

(4) H. de Beaurepaire Aragaô, Sobre o cyclo evolutivo do halteridio do pombo (*Brazil medico*, avril et août 1907).

some et une multiplication très active chez *Culex pipiens*, d'après Schaudinn. Il y a aussi des formes flagellées chez l'oiseau.

Nous croyons donc qu'on sera de plus en plus amené à séparer, au moins génériquement, les *Hæmoproteus* des *Plasmodium* et à scinder le genre *Hæmoproteus* en plusieurs autres.

Genre *Leucocytozoon*, Danilewsky, 1889. — On trouve encore chez les oiseaux des hématozoaires qui sont associés à des cellules dont la nature est discutée, leucocytes, hématies ou mieux hématies polychromatophiles. Cette dernière opinion paraît la plus plausible, mais Schaudinn a encore compliqué la question en supposant un englobement de l'hématie par le parasite. Cette opinion doit être considérée comme peu admissible, puisque Laveran a rencontré deux parasites dans la même cellule hôte.

Ces parasites, bien qu'ils atteignent des tailles considérables, ne renferment jamais de pigment. La sporogonie commence par un stade ookinète bien étudié par Schaudinn chez *Leucocytozoon Ziemanni*. Il y aurait ensuite formation chez l'hôte invertébré de trypanosomes fins comme des spirochètes. Plusieurs espèces sont connues.

PARASITES DES VERTÉBRÉS A SANG FROID. — Chez ces animaux, les hématozoaires endoglobulaires entrent presque tous dans le genre *Hæmogregarina s. l.*, qui n'a pas lieu d'être décrit ici.

Mais on connaît chez 5 espèces de reptiles des hématozoaires endoglobulaires pigmentés qui se présentent dans le sang périphérique avec les caractères des gamètes mâle et femelle de *Plasmodium* et des *Hæmoproteus*. Jusqu'ici on ne connaît ni la schizogonie, ni la sporogonie de ces parasites. On ne sait même pas si la genèse et la morphologie des microgamètes sont de même type que dans les genres ci-dessus décrits.

Provisoirement ces espèces doivent être mises en appendice au genre *Plasmodium* ; ce sont :

Plasmodium Metchnikovi = *Hæmamœba Metchnikovi* Simond. Chez une tortue, *Trionyx indicus*.

Plasmodium Simondi = *Hæmotystidium Simondi* (Castellani et Willey, 1904), chez un Gecko, *Hemidactylus Leschenaulti*. — Ceylan.

Plasmodium testudinis = *Hæmamœba testudinis*. Laveran, 1905. — Dans le sang de *Testudo pardalis*. — Sud Afrique.

III. — ACTION DE LA QUININE SUR LES PARASITES DU PALUDISME

L'action de la quinine sur les parasites du paludisme a été étudiée par un grand nombre d'auteurs. Les uns, comme Lo Monacho et Panichi (1), à la suite d'expériences faites en gouttes pendantes, ont admis que la quinine agissait en détruisant le globule rouge et mettant le schizonte en liberté.

D'autres expérimentateurs, comme Mannaberg, Romanowsky, Baccelli, Golgi, Marchiafava, Bignami, Ziemann, Schaudinn, au lieu de faire leurs recherches in vitro, où il y a de si nombreuses causes d'erreur, ont pratiqué leurs examens sur le sang de malades soumis au traitement quinique.

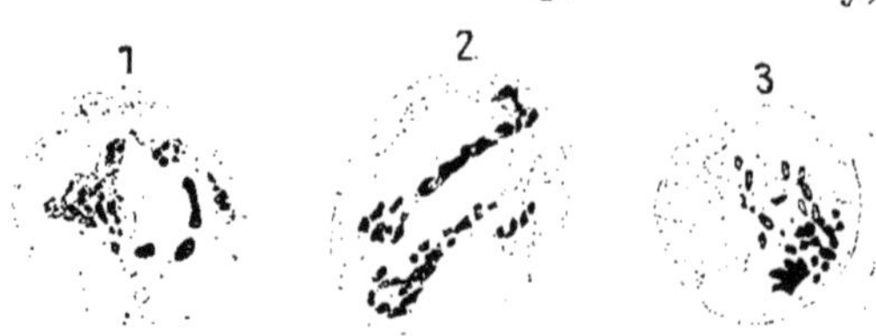

Fig. 75. — Action de la quinine sur les schizontes de différents âges (d'après Schaudinn).

1, schizonte de 14 à 16 heures, gros corps annulaires ; — 2, schizonte de 24 à 36 heures ; — 3, microgamétocyte à demi-développement ; au même âge les macrogamètes sont aussi souvent atteints par la quinine.

Donnée seulement deux heures 1/2 avant l'accès, la quinine, à la dose de 1 gr. 50, agit très énergiquement sur les parasites. Les schizontes jeunes et vieux et les gamètes qui ne sont pas encore parvenus à maturité sont altérés.

Le protoplasma présente de profondes échancrures, il est en partie détruit, en partie déchiré. Le noyau est fragmenté, la chromatine dispersée. C'est sur les jeunes mérozoïtes que le médicament a le plus d'action. Ils se colorent mal, leurs contours sont diffus, leur noyau est à peine apparent et complètement fragmenté.

Si la quinine donnée si près de l'accès n'a pas le pouvoir de le supprimer, elle réussit néanmoins à faire disparaître toute une génération de parasites. En revanche, elle n'a que peu d'action sur les gamètes mûrs.

Dans la tierce maligne, l'influence de la quinine est moins rapide. Elle ne supprime pas les accès. Il semble qu'elle n'agisse que sur les formes en division et il est nécessaire d'en répéter l'administration pour atteindre successivement toutes les générations de parasites qui vivent ensemble dans le sang des malades. Le médicament est tout à fait inefficace sur les gamètes.

Martirano (2) et Gualdi ont même observé qu'une dose de quinine amenait dans le sang périphérique une quantité de croissants plus grande. U. Polettini (4) a remarqué que le traitement du paludisme par la quinine à haute dose, quand il est prolongé au delà du moment où la fièvre a disparu, provoque l'apparition dans le sang circulant d'un plus grand nombre de gamètes.

(1) D. Lo Monacho et L. Panichi, l'Azione dei farmaci antiperiodici sulle parassiti della Malaria (*Ac. dei Lincei*, série 5, t. VIII, 1899).

(2) T. Gualdi et F. Martirano, l'Azione della chinina sulle semilune (*Atti p. g. s. della Mal.*, t. IX, 1908).

(3) U. Polettini. *Atti p. g. s. d. Mal.*, t. IX, 1908, et *Malaria*, t. I, fasc. 3.

IV. — RÉACTIONS RÉCIPROQUES DU PARASITE ET DE L'ORGANISME

Rechutes et parthénogenèse des macrogamètes. — Si la quinine agit si bien et si elle détruit les schizontes, on ne peut s'expliquer les rechutes à longue échéance que par une transformation des gamètes respectés par le médicament, une parthénogenèse des formes sexuées, comme l'a admis Grassi. Schaudinn a pu vérifier l'exactitude de cette hypothèse. Il a même constaté que la fatigue et le surmenage exerçaient sur cette transformation une influence capitale.

Nous savons que les microgamétocytes disparaissent rapidement. D'autre part, la pauvreté de leur plasma en substances nutritives ne leur permet pas de jouer le rôle de reproducteurs. C'est aux organismes femelles seuls que cette fonction est dévolue.

La schizogonie des macrogamètes, comme l'appelle Schaudinn, a été observée par lui chez une femme paludéenne de longue date, qui était sujette chaque année à de nouveaux accès, au moment où elle était obligée à un surcroît de travail.

Il a rencontré chez elle, quelques heures avant l'accès, des

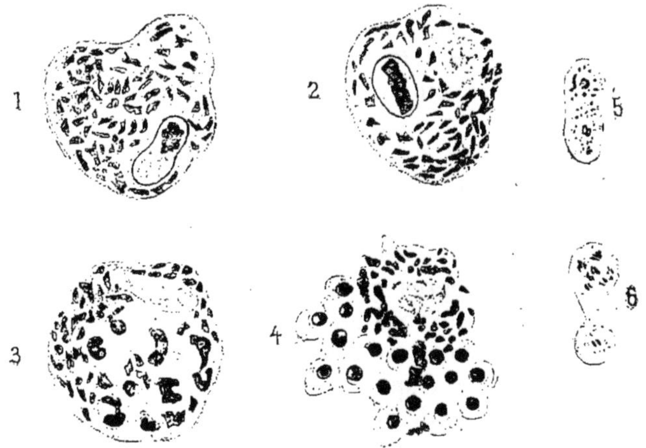

Fig. 76. — Parthénogenèse des macrogamètes [d'après Schaudinn (1-4) et Ziemann (5-6)].

1, le noyau se divise en 2 parties diversement colorées; — 2, le noyau le plus foncé forme une plaque équatoriale; — 3, division du noyau foncé; — 4, schizogonie, le noyau clair reste dans le reliquat; — 5, macrogamète de tierce maligne dont le noyau s'est divisé; — 6, le macrogamète se sépare en 2, un des noyaux s'est divisé.

macrogamètes qui présentaient de curieuses modifications de leur noyau. La chromatine était divisée en deux parties dont l'une était très vivement colorée et l'autre beaucoup plus pâle. Ces deux noyaux s'écartaient. Il se produisait une segmentation incomplète du protoplasma et le noyau le plus fortement coloré entrait en division à la manière d'un schizonte mûr. La plupart des mérozoïtes ainsi formés devenaient des gamètes dont on pouvait voir dans la circulation les plus jeunes stades connus. Les autres évoluaient en schizontes et se comportaient dans la suite comme eux.

Le noyau pâle et le protoplasma qui l'entourait restaient comme reliquat de segmentation.

Dans la tropicale, il se produit un phénomène du même genre.

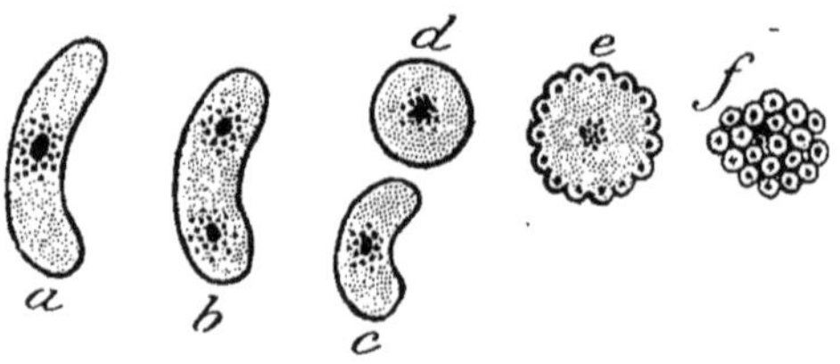

Fig. 77. — Parthénogenèse des macrogamètes en croissant (Guiart, d'après Pittaluga).

a, macrogamète; — *b*, macrogamète à noyau divisé; — *d*, *c*, le macrogamète s'est divisé; — *c*, reliquat; — *e*, *f*, division schizogonique d'un noyau épuré.

Seulement, après que la chromatine s'est divisée, il se produit une séparation complète du protoplasma en deux parties qui entourent chacune l'un des deux noyaux nouvellement formés. L'une de ces parties est vouée à la destruction, l'autre devient le siège d'une division de la chromatine qui conduit à une véritable schizogonie.

Guérison spontanée. — Il n'est pas douteux que bon nombre de paludéens guérissent spontanément de leur infection.

Il intervient évidemment une influence des conditions dans lesquelles vivent les sujets atteints de paludisme. C'est ainsi qu'on voit en Afrique les nègres guérir sans traitement, alors que le fait n'a jamais encore été constaté chez les Européens qui y vivent. Au contraire, nombreux sont ceux chez lesquels la fièvre a disparu sans qu'on la soigne après leur retour dans la métropole.

Osler a signalé 11 cas de guérison spontanée chez 58 paludéens qu'il a suivis longtemps à Baltimore.

Dans les pays européens où la malaria existe, on compte aussi un bon nombre de guérisons spontanées. Janczo, par exemple, a noté à la clinique de Kolozsvar, en Hongrie, une assez forte proportion de paludéens guéris sans avoir été traités :

23 o/o dans l'infection à *P. vivax*.

10 o/o dans l'infection à *P. præcox*.

Il n'a vu que 3 malades porteurs de *P. malariæ* guérir spontanément.

Cette guérison s'est maintenue après une longue observation, au cours de laquelle il n'a été trouvé aucun parasite dans la circulation. On ne peut en effet considérer comme guéris les individus dont le sang renferme des gamètes, puisque nous savons qu'ils sont toujours exposés à des rechutes.

La guérison pour les malades porteurs de *P. præcox* se produisait après une maladie de 2-3 semaines en général. Cependant Janczo l'a vue survenir chez deux malades après 4 jours et chez d'autres seulement après 6 semaines (1).

Immunité. — Peut-être pourrait-on songer à mettre sur le compte d'une immunité naturelle la faculté, que possèdent ainsi certaines personnes, de guérir spontanément.

Il est incontestable qu'il existe en effet chez quelques individus un certain degré d'immunité. Il est arrivé à tous les médecins qui ont exercé dans les pays à malaria de rencontrer des gens qui, exposés au même titre que les autres à l'infection, n'ont jamais souffert d'un seul accès de fièvre. Celli, au cours d'une enquête qu'il fit dans les Marais pontins, en découvrait sans peine 5 cas. Cette résistance est cependant assez rare, notamment dans les régions tropicales.

L'immunité acquise, en général d'ailleurs simplement relative, est plus commune. Elle s'acquiert particulièrement dans l'enfance et peut être très énergique.

L'histoire de l'immunité dans le paludisme remonte déjà très loin.

Pringle (2) observa que, pendant la guerre de Hollande, l'armée anglaise était ravagée par la fièvre, alors que les indigènes étaient indemnes.

Boudin (3) insiste sur l'immunité des nègres contre la malaria, surtout dans leur pays.

Laveran (4) considère que l'immunité des nègres n'est pas sous la dépendance de la race, mais tient à un acclimatement précoce. C'est ainsi que, lors de l'expédition anglaise dans le Niger, en 1841-42, 130 blancs sur 145 prirent la fièvre; 11 nègres sur 25 embarqués à Londres furent malades ; aucun des 133 qui ont été recrutés sur place n'a été une seule fois atteint. Il cite à côté de celui-ci beaucoup d'autres exemples semblables, qui viennent à l'appui de cette thèse.

Nous avons eu l'occasion de faire au Sénégal, parmi la population noire de Saint-Louis, quelques recherches, en particulier sur 12 infirmiers de l'hôpital militaire. Pendant la période où le palu-

(1) Janczo, Observations sur l'endémie de la malaria à Kolozsvar (*Atti d. s. p. g. s. d. malaria*, t. VII, 1906).

(2) Pringle, Diseases of the army, Londres, 1768.

(3) Boudin, Acclimatement des races européennes sur divers points du Globe (*Recueil des mémoires de méd. militaire*, 3e série, 12, 13, 15).

(4) Laveran, Traité du paludisme, 1907.

disme sévissait avec intensité, nous les avons suivis avec régularité. Ils couchaient à leur domicile dans le village noir. Chez 4 d'entre eux, il s'est produit de légers accès de fièvre, qui ne les ont pas forcés à interrompre leur travail. Le nombre de parasites qu'on trouvait dans leur sang était si faible qu'il fallait un examen prolongé pour en découvrir quelques-uns. Ces accès ont guéri sans quinine.

Un d'entre eux eut deux accès à un jour d'intervalle et assez forts pour l'obliger à rester chez lui.

Les 7 autres, au cours de deux années d'observation, n'ont pas présenté le plus léger mouvement fébrile. Leur sang, fréquemment examiné, ne contenait pas de parasites. Ils ne se rappelaient pas avoir jamais été malades. Cette immunité tirait sans doute son origine d'atteintes antérieures survenues à un âge où ils étaient incapables de les remarquer et dont ils n'avaient pas conservé le souvenir.

Les enfants sont, en effet, comme l'ont établi les recherches de Koch, le réservoir permanent du virus malarique. Chez eux, la maladie prend assez facilement l'allure chronique. Elle en emporte cependant un très grand nombre. Nous avons eu l'occasion de voir assez souvent des accès très graves chez les petits nègres de Saint-Louis et nous en avons vu disparaître 13 par accès pernicieux comateux diagnostiqué, soit au cours de l'accès, soit après la mort.

L'immunité ne s'établit donc pas sans un déchet considérable. Elle est parfois très énergique, comme nous avons pu nous en rendre compte par une expérience entreprise, en 1898, à Dakar. Deux nègres adultes, moyennant une juste rétribution, ont consenti à recevoir par injection intra-veineuse 10 cc. de sang prélevés au moment précis de l'opération chez un paludéen dont le sang renfermait de nombreux parasites. Ni l'un, ni l'autre n'a présenté la moindre élévation de température.

Malgré de fréquents examens, aucun parasite n'a été trouvé dans leur sang.

Ziemann (1), au contraire, a pu vaincre l'immunité acquise. Il a donné de la fièvre par injection de sang palustre.

L'immunité des nègres n'est d'ailleurs pas absolue. Il semble même qu'elle ne se maintienne réellement que dans le pays où elle a pris naissance.

Au Dahomey, nous avons vu se produire chez des tirailleurs sénégalais de nombreux accès de fièvre, alors que tous affirmaient n'avoir jamais eu de paludisme dans leur pays d'origine.

Un domestique du gouverneur du Sénégal, qui le servait depuis

(1) Ziemann, Congrès de Paris, 1900, section de Bactériologie.

deux années et qui, à notre connaissance et à la sienne, n'avait jamais souffert de paludisme à Saint-Louis, obtint un congé pour aller visiter des parents dans l'intérieur. A son retour, il était extraordinairement amaigri et avait presque constamment de la fièvre. Sa rate avait pris un volume considérable. Elle descendait jusqu'à l'ombilic. De nombreux parasites de tierce maligne peuplaient son sang. Un traitement quinique de trois semaines le remit sur pieds.

Voilà donc des cas dans lesquels l'immunité paraissait assez solide tant que les individus résistants restaient dans le pays où ils l'avaient acquise, mais qui ne se maintenait plus dès qu'ils étaient transportés dans d'autres régions à endémicité malarique.

L'immunité s'acquiert sans doute beaucoup plus sûrement par la guérison spontanée. Il est cependant hors de doute que plusieurs atteintes, traitées par la quinine, donnent à l'organisme une certaine résistance à de nouvelles infections.

Les Européens qui ont fait un long séjour sous les tropiques, après avoir souffert de la malaria plus ou moins violemment au moment de leur arrivée, arrivent à acquérir une telle résistance qu'ils deviennent rebelles aux précautions qu'on leur conseille.

Ils s'exposent avec la plus grande indifférence. La plupart d'entre eux contractent à la vérité de nouveaux accès de fièvre, mais ceux-ci ne présentent ordinairement pas le caractère de gravité de ceux qu'on voit éclater chez les malades nouvellement arrivés de la métropole. Les accès sont fugaces et le sang ne renferme qu'un très petit nombre de parasites.

Il n'en est pas moins vrai qu'un accès pernicieux peut un jour changer la scène. Nous avons observé deux fois la mort, à la suite d'un accès pernicieux comateux, chez des gens qui avaient l'un 20 ans de séjour à Saint-Louis, l'autre 18 ans. Leur sang contenait un très grand nombre de parasites de tierce maligne. Dans les deux cas, le parasite était fortement pigmenté, phénomène que que nous avons observé très rarement chez les Européens au Sénégal.

A quoi tient cette immunité? La recherche d'anti corps dans le sang des malades ou des convalescents est toujours restée infructueuse.

Les expériences faites *in vitro* n'ont révélé aucune action spécifique du sérum de convalescent sur les parasites (1). L'injection de sérum provenant de malades guéris n'a jamais empêché un accès de fièvre (2).

(1) ZIEMANN, in traité de MENSE.
(2) CELLI, *Atti*, 1900, et *Cent. f. Bakt.*, 1901.

V. — DIAGNOSTIC DU PALUDISME

Quand on se trouve en présence d'un malade chez lequel il s'agit de reconnaître la présence des parasites du paludisme et la nature de ces parasites, on doit toujours prélever immédiatement quelques lames de sang. Si l'on a affaire à de la tierce bénigne ou à de la quarte, le parasite sera facile à mettre en évidence, quand le malade n'aura pas été traité par la quinine. Nous savons en effet que l'un et l'autre de ces hématozoaires se trouvent pendant toute leur évolution dans le courant circulatoire.

Si la quinine a déjà été administrée depuis quelques heures, il peut se faire qu'on ne trouve point de parasites.

Dans le cours de la tierce maligne, les schizontes adultes quittent la circulation pour se diviser dans les fins capillaires profonds. Si la fièvre n'est pas compliquée et s'il n'existe chez le malade qu'une seule génération de parasites, la préparation, faite après la disparition des schizontes, risquera de donner peu d'indications.

Mais une tierce maligne simple est une exception rare et, en général, on trouve toujours des parasites dans le sang, même quand le malade a déjà pris une dose de quinine.

Les hématozoaires sont abondants, sauf quand le sujet atteint a été soumis à un traitement préventif par la quinine à petites doses. Nous avons souvent eu, dans ce cas, les plus grandes difficultés à poser le diagnostic positif de paludisme.

Quand le sang renferme des gamètes, beaucoup plus résistants aux agents de traitement, la plupart des difficultés disparaissent, car les éléments sexués des trois parasites présentent des caractères assez tranchés pour qu'on puisse les différencier.

Lorsque les parasites font défaut dans la préparation, il est toujours préférable, et cette pratique ne présente pour le malade aucun danger, d'attendre un nouvel accès pour se prononcer en connaissance de cause.

Quelquefois, cependant, même en l'absence d'hématozoaires, il est possible de porter le diagnostic *probable* de paludisme. Il ne peut en effet être question que de probabilité tant qu'on n'a pas rencontré l'agent pathogène lui-même.

L'organisme garde des traces de son passage, mais ces traces ne lui sont pas tout à fait spéciales.

Le nombre des grands leucocytes mononucléés augmente. Au lieu d'être comprise entre 5 et 10 p. 100, leur proportion s'élève à 15 et 20 p. 100. Cette augmentation des leucocytes mononucléaires n'est pas spéciale au paludisme, on la rencontre dans toutes les affections à protozoaires. D'autre part, le phénomène peut être masqué par une suppuration lointaine qui fait monter le taux des polynucléaires.

Quand les parasites se divisent, leur pigment est abandonné comme reliquat. Les grands mononucléaires phagocytent cette mélanine. On peut la retrouver dans quelques-uns de ceux que renferme la préparation.

Ce pigment, qui présente, on le sait, le phénomène de la biréfringence et qu'on peut par suite facilement distinguer, donne, quand on le rencontre avec de la mononucléose, une valeur particulière à cette forme de variation de la formule leucocytaire. Mais la présence de mélanine ne constitue pas non plus un signe certain de paludisme, car on observe aussi des leucocytes chargés de pigment dans la fièvre récurrente d'après Laptchinsky.

La mononucléose et la mélanémie ne sont donc pas des signes qui aient jamais la valeur de la découverte du parasite.

Mais, dans la recherche de l'hématozoaire lui-même, beaucoup d'embûches sont tendues sous les pas des débutants, même alors, ce qui est indispensable, qu'ils connaissent bien les éléments normaux du sang. Quand on n'est pas très familiarisé avec les différentes formes sous lesquelles se montrent les hématozoaires, il arrive fréquemment qu'on prenne pour des parasites des choses qui n'en sont pas.

Pratiquement un hématozoaire est toujours intra-globulaire. Il n'est extra-globulaire qu'au stade de mérozoïte, moment où il est très difficile à observer, ou bien au stade de division. Dans ce dernier cas, les chances d'erreur diminuent, car les schizontes qui se divisent dans la circulation appartiennent à la tierce bénigne et à la quarte, deux formes que leur taille permet assez facilement de distinguer.

Se souvenir toujours qu'un hématozoaire se compose de chromatine se colorant en rouge par la méthode de Romanowsky et de protoplasma qui apparaît en bleu est un moyen d'éviter beaucoup d'erreurs.

Il est impossible d'énumérer toutes les apparences sous lesquelles peuvent se présenter les différentes causes d'erreur.

Des globules rouges mal fixés renferment parfois des vacuoles, véritables pertes de substance, trous creusés dans le plasma et circonscrivant des figures circulaires ou compliquées. Souvent, de pareilles altérations ont été prises pour des hématozoaires, et d'autant plus facilement que la couleur bleue s'amasse quelquefois sur le bord de ces vacuoles après coloration de Romanowsky. En tous cas on n'y trouve jamais de chromatine.

Au contraire certains globules paraissent contenir un parasite marqué par une tache chromatique rouge entourée d'une aréole claire. Là encore il n'y a qu'une illusion; c'est un processus de régression normale du globule rouge ; c'est une plaquette incluse dans une hématie, ou l'entamant sur un bord. Ces plaquettes sont souvent agglutinées par 2 ou 3, au voisinage d'un globule entaillé. Elles se trouvent en groupes compacts dans certains points de la préparation où elles peuvent grossièrement figurer des rosaces.

Les globules, au contact de l'humidité ou de la sueur, deviennent épineux et vacuolaires. Ces altérations ont, après coloration, pu être interprétées comme d'origine parasitaire.

En chauffant des lames de sang un peu épaisses et se desséchant mal, on peut produire dans les globules des déformations, les fragmenter au point de les rendre absolument méconnaissables.

Des particules de poussières tombées de l'atmosphère ou existant dans les couleurs peuvent aussi jeter le trouble dans l'esprit. Il en est de même des cristallisations de matières colorantes. On peut être gêné par les spores de moisissures ramassées sur la peau du malade, ou provenant des flacons de colorant, surtout quand elles sont nombreuses dans la préparation, qu'elles n'ont pas encore germé, ou qu'elles sont en voie de germination.

VI. — ANATOMIE PATHOLOGIQUE MICROSCOPIQUE

Dans le paludisme, les lésions d'ordre toxique n'existent pour ainsi dire pas. On a bien parlé de dégénérescence graisseuse du foie, de dégénérescence amyloïde du rein, mais ce sont là des accidents très rares et qui relèvent peut-être d'une autre cause.

Les troubles pathologiques qu'on observe sont presque tous de purs accidents d'encombrement produits, soit par les parasites eux-mêmes, soit par leurs déchets.

Lorsque les hématozoaires se préparent à la division, notamment dans la tierce maligne, ils s'arrêtent dans les fins capillaires. La circulation est ralentie dans ces vaisseaux ; par action réflexe, la tension artérielle augmente et l'excès de pression provoque la rupture des parois vasculaires. Il s'ensuit des hémorrhagies punctiformes comme celles qu'on rencontre toujours dans la substance blanche du système nerveux après la mort par accès pernicieux comateux. Ces hémorragies pourraient, dans certains cas, en particulier chez des artério-scléreux, devenir abondantes.

Dans le rein, on voit aussi se produire des ruptures vasculaires. Nous avons observé un cas d'accès pernicieux comateux à la suite duquel l'examen microscopique du rein a revélé, par places, des hémorragies glomérulaires abondantes. La capsule de Bowmann renfermait des globules rouges en quantité tellement grande que le glomérule, comprimé, atélectasié, disparaissait sous l'inondation sanguine. Quelquefois même le glomérule était effondré et l'hémorragie se continuait dans le canal urinifère.

Dans certains accès à forme pneumonique qui ne sont point rares, en particulier dans les pays à tierce maligne sévère, il se produit aussi des déchirures et des extravasations sanguines. Nous avons signalé la présence, en quantité plus grande que dans le sang, d'hématozoaires rendus avec les crachats rouillés de malades souffrant de cette forme de paludisme.

Des hémorragies intestinales par rupture des capillaires des villosités ont été également fréquemment signalés.

Peut-être, s'il existe réellement une polynévrite paludéenne, faudrait-il chercher la cause des accidents dans des hémorragies de la moelle. De même l'orchite dite paludéenne pourrait être due à un hématome se formant dans le testicule.

Ce sont aussi des accidents d'encombrement qu'entraîne l'accumulation de la mélanine ramassée dans le sang par les macrophages. Cette mélanine se rassemble dans le foie, la rate et la moelle des os. A l'examen microscopique, on la rencontre facilement dans le tissu conjonctif interlobulaire du foie et dans la capsule de Glisson, dans les faisceaux conjonctifs et dans la capsule de la rate. Nous en avons vu dans les mailles du tissu conjonctif serré du derme, sous la couche ectodermique, en coupant la peau prélevée au niveau d'une tache pigmentée sur le cadavre d'un paludéen chronique.

Si l'on trouve dans le tissu conjonctif cette mélanine qui primitivement avait été englobée par les phagocytes dans la circulation, c'est que les cellules mobiles l'y ont apportée, qu'elles y sont venues se fixer et prendre part à la constitution du tissu lui-même. C'est là sans doute l'unique cause de cette cirrhose paludéenne du foie et de la rate, cirrhose qui est bien mal nommée, car elle est susceptible de régression par mobilisation des cellules fixées; s'il y a cirrhose vraie, elle a une autre origine.

Dans le paludisme aigu, entraînant la mort par accès pernicieux, on trouve toujours dans les divers organes, en particulier dans le cerveau, le foie et la rate, d'innombrables parasites, généralement presque tous en voie de division.

On voit aussi dans le foie, à l'intérieur des cellules hépatiques, du pigment ocre ou hémosiderine. Ce produit, qui présente la réaction du bleu de Prusse, sous l'influence du ferrocyanure de potassium, est un pigment ferrugineux. Il résulte de la destruction globulaire abondante qui a précédé la mort. C'est la raison pour laquelle on le rencontre en quantité si grande dans les cas de décès à la suite de complications hémoglobinuriques.

Dans le paludisme chronique, les lésions qu'on relève ne diffèrent pas de celles qu'entraîne toute anémie persistante.

IV. — PROPHYLAXIE SPÉCIFIQUE

Grâce aux découvertes de Laveran et de Ross, grâce aussi aux nombreux travaux qui les ont complétées, nous sommes aujourd'hui parfaitement éclairés sur le parasite du paludisme et sur son cycle évolutif tant chez l'homme que dans le moustique. Nous savons que c'est un organisme fragile qui, particulièrement adapté à la vie parasitaire, ne se trouve jamais vivant dans le monde extérieur.

Puisé dans les vaisseaux du malade avec le sang qui sert à la nourriture de l'insecte, il parcourt, chez l'Anophèle, une période indispensable de son existence et, par piqûre, passe directement, mais sous une autre forme, du moustique infecté dans la circulation de l'homme.

Toutes les recherches qui ont été faites jusqu'à ce jour, soit pour transmettre aux animaux les parasites humains, soit pour découvrir un réservoir de virus chez une espèce animale, sont restées vaines. L'hématozoaire de Laveran ne vit que chez un seul vertébré, l'homme, et il y mène toujours une existence intracellulaire.

La perpétuité de l'espèce n'est assurée que par la faculté qu'il possède de vivre dans le corps d'un hôte intermédiaire.

Elle exige donc la présence simultanée du paludéen et du moustique convoyeur et ne se maintient que si le cycle n'est pas interrompu.

Vient-on à enlever un maillon quelconque à cette chaîne sans fin, il n'y a plus d'alternance parasitaire et la maladie disparaît.

Toute la prophylaxie est basée sur la connaissance de cette loi. Tout notre arsenal de mesures est employé à rompre la chaîne.

La lutte deviendrait tout à fait efficace, si nous parvenions à faire disparaître soit le réservoir de virus, soit le moustique convoyeur. Mais l'un et l'autre de ces objectifs ne sont pour ainsi dire jamais entièrement à notre portée. Les difficultés qui surgissent sont d'ordre moral et d'ordre financier. Elles sont presque toujours insurmontables, au moins pour une période assez courte.

Ces obstacles ne doivent cependant pas nous retenir. On réussit encore moins sûrement en ne faisant rien. Toutes les tentatives se justifient quand elles reposent sur une base scientifique.

Si on parvient rarement à faire disparaître complètement le paludisme de certaines régions, on arrive très vite à en diminuer les ravages et l'extension. Au fur et à mesure que les conditions sanitaires s'améliorent, la lutte devient plus facile et plus efficace.

Mais, comme on n'est jamais assuré de supprimer radicalement un chaînon dans le cycle évolutif, il convient de ne pas limiter son effort en le faisant porter sur un seul point. Il faut à la fois s'attaquer au virus et au moustique ou, en d'autres termes, empêcher le parasite de passer de l'homme au moustique et du moustique à l'homme.

Nous allons étudier rapidement chacun des éléments du problème qui se pose.

I. — MÉTHODE DE KOCH

RÉSERVOIRS DE VIRUS

En 1899, Koch (1), en visitant le district d'Ambawara, dans l'île de Java, constata que, dans une région essentiellement marécageuse, on ne trouvait, contre toute vraisemblance, que peu ou point de fièvre parmi la population adulte. Il en conclut que les habitants du pays avaient dû acquérir l'immunité contre la maladie pendant l'enfance.

Si son hypothèse était juste, il devait trouver beaucoup d'enfants paludéens.

Ce fut, en effet, ce que lui démontrèrent ses observations.

Dans un 1er village situé au milieu du marais et auquel on ne pouvait accéder qu'en canot, il a examiné 86 enfants, 8 avaient le parasite malarique dans le sang, c'est-à-dire 9,2 o/o.

En prenant le pourcentage suivant l'âge des sujets examinés, il en a trouvé d'infectés 16 o/o au-dessous d'un an et 4 o/o au-dessus.

Dans un autre village, bâti au bord du marais, 141 enfants furent soumis à l'examen ; 18 fois le parasite fut rencontré, soit chez 12 o/o des sujets.

La proportion des enfants de moins d'un an s'élevait à 15,5 o/o, elle était de 7 o/o seulement pour ceux qui avaient dépassé cet âge.

Dans un 3e village, situé à 500 mètres au-dessus de la vallée, sur 189 enfants, 43 étaient paludéens, c'est-à-dire 22,8 o/o. Les enfants de moins d'un an portaient des parasites dans la propor-

(1) R. Koch, Erster bis fünfter Bericht über die Thätigkeit der Malaria expedition (*Deutsch. med. Wochens.*, 1899 et 1900).

tion de 41 o/o, tandis que ceux de plus d'un an ne renfermaient que 14,5 o/o d'impaludés.

Ainsi, comme le pensait Koch, l'immunité des adultes était due aux atteintes prolongées du paludisme chronique chez les enfants qui d'ailleurs le supportent sans paraître en souffrir beaucoup.

Par suite, l'examen des enfants devait être considéré comme un bon moyen de mesurer la gravité de l'endémie dans une région palustre.

C'est ce qu'il vérifia dans la suite. A Tosari et Poespo, deux localités indemnes de malaria, il ne trouva aucun enfant infecté.

A Tosari, il y avait un malade ; Koch estima qu'il devait s'être infecté ailleurs. Effectivement, 12 jours avant son 1er accès de fièvre, ce malade avait passé une nuit dans un village où la malaria est endémique.

Au contraire, les enfants atteints étaient toujours nombreux dans les pays palustres, et d'autant plus qu'ils étaient plus jeunes. Voici, pour exemple, les résultats des examens pratiqués dans deux villages de la baie de l'Astrolabe, à la Nouvelle-Guinée.

Bogadjim

Enfants au-dessous de 2 ans...	2	indemnes	8	porteurs de parasites	80 0/0
— de 2 à 5 ans..........	7	—	5	—	41,6 0/0
Personnes au-dessus de 5 ans..	86	—	0	—	0 0/0

Bonga

Enfants au-dessous de 2 ans...	0	indemnes	6	porteurs de parasites	100 0/0
— de 2 à 5 ans.........	7	—	6	—	46,1 0/0
— de 5 à 10 ans..........	13	—	4	—	23,5
Personnes au-dessus de 10 ans	39	—	0	—	0

De ces constatations, Koch tira une règle prophylactique qu'il appliqua d'ailleurs à Stephansort, toujours dans la Nouvelle-Guinée.

Traiter tous les porteurs de parasites dès la saison fraîche pour empêcher les moustiques de s'infecter.

La méthode, dite de Koch, est donc très simple. Elle a donné d'excellents résultats à Stephansort, puis dans l'île de Brioni entre les mains de Frosch, sur la côte d'Istrie, où elle a été appliquée par Bludau, dans les maremmes toscanes sous la direction du prof. Gosio, dans l'Afrique allemande du Sud-ouest avec Vagedes, à Dar-es-Salam avec Ollwig, etc.

Dans certaines régions, elle a été considérée comme applicable difficilement, à cause du mauvais vouloir des malades, de l'impossibilité de les examiner tous quand ils sont nombreux et aussi de la dépense en quinine qu'elle occasionne. Mais elle reste encore comme une des plus efficaces et parfois des plus accessibles.

RECHERCHES DE L'INDEX ENDÉMIQUE

De toute façon, il convient d'établir l'index endémique d'une région dans laquelle on veut entreprendre la lutte antipaludique. Les frères Sergent et R. Ross conseillent de se contenter de la palpation de la rate pour aller plus vite.

Cette méthode peut suffire en effet dans bien des pays où le volume de la rate est un indice presque certain d'infection malarique, mais elle donnerait des résultats tout à fait insuffisants en Afrique tropicale et en particulier dans l'Afrique occidentale. La rate des enfants est rarement augmentée de volume (1), cependant le nombre des porteurs de germe y est très grand. L'examen du sang sur lame y reste encore le procédé de choix.

L'index endémique doit être établi de préférence durant la saison sèche : pendant la saison des pluies, le nombre des malades croît beaucoup et donne des indications peu nettes sur l'effort à faire pour entreprendre la lutte.

Il impose la nécessité de recueillir du sang et de l'examiner.

S'il s'agit de connaître seulement le pouvoir malarigène d'une région, il suffit de prélever des lames de sang sur un certain nombre d'enfants et de rechercher le pourcentage des porteurs de germes.

Quand on veut entreprendre la lutte antimalarique, il est indispensable d'examiner tous les enfants.

Dans ce cas les lames, prélevées comme d'ordinaire, seront soigneusement étiquetées et le nom de l'enfant qui l'a fourni, inscrit sur chacune. Cette précaution permettra seule de suivre les progrès de son travail. Le sang peut être recueilli par un employé, bien dressé, et même adressé à un laboratoire central.

C'est quand il s'agit de lames aussi nombreuses qu'il convient surtout d'employer les méthodes rapides de coloration.

Il faut aussi déterminer l'index endémique par la dissection et l'examen des Anophèles capturés dans les habitations. Pour avoir même un pourcentage plus voisin de la réalité, on fera bien de conserver les moustiques au laboratoire pendant une semaine avant de les examiner.

On se servira dans certains cas avec avantage du procédé des frères Sergent. (V. page 81.)

EXTINCTION DU FOYER

La dose de quinine à donner aux porteurs de germes a varié suivant les auteurs. Koch conseille 1 gr. chaque matin à jeun

(1) Bouffard, Sergent, Moty, Brumpt, *Bull. de la Soc. de Path. Exot.*, t. II, pp. 34-39.

pendant deux jours ; après 8 à 9 jours de repos, on recommence et ainsi de suite pendant des mois.

Ces doses ne sont pas strictes, elles ont été modifiées par les différents observateurs suivant les circonstances. Frosch a fini par donner 1 gr. de quinine pendant 3 jours tous les 8 jours. Plehn donnait 0 gr. 50 tous les 5 jours, Ziemann la même quantité tous les 4 jours, Ross 30 à 60 centigrammes par jour, etc.

Chez les enfants, Koch conseille de donner 0,10 cent. de quinine par année d'âge. Les enfants supportent très bien la quinine. Notre expérience nous a appris qu'on pouvait, dans certaines circonstances, quand il s'agit de traiter un accès de fièvre par exemple, atteindre, sans accident et avec avantage, des doses assez fortes. Nous avons, après tâtonnement, donné jusqu'à 0 gr.75 du médicament dans une seule journée à des enfants de 6 mois et au-dessous.

Par le seul traitement des porteurs de parasites, Koch et ses collaborateurs sont parvenus à faire tomber très vite le nombre des cas de paludisme dans la région de Stephansort.

Il y eut successivement en traitement pour malaria à l'hôpital indigène :

	Chinois	Malais
	—	—
En janvier	13	6
— février	6	5
— mars	3	2
— avril	1	1

Dans la suite on n'observa plus que 4 récidives de fièvre quarte (1).

A l'île de Brioni (2), il y avait eu, en 1900, 97 cas de première invasion. Les résultats pour l'année 1901, c'est-à-dire pour la première année de traitement, furent les suivants : 17 cas de 1re invasion, 3 cas de récidives. En 1902, on observa quelques récidives, mais aucun cas nouveau.

La quinine fut distribuée à la dose de 1 gr., donnée 2 jours de suite, à jeun, aux malades de tierces bénigne ou maligne. Si un accès survenait, ou si, sans accès, le sang contenait des grandes ou des petites formes annulaires, on prescrivait en 5 jours, 2, 2, 1, 1, 1 grammes de quinine. Le traitement ultérieur comportait 1 gr. de quinine pendant 2 jours consécutifs, tous les 9 ou 8 jours, suivant qu'on avait affaire à des cas de tierces bénigne ou maligne. Il était poursuivi pendant 3 mois. Toute personne qui inter-

(1) R. Koch, Malaria expédition, 2e, 3e, 4e, 5e, 6e et 7e rapports (*Deuts. med. Wochens.*, 1900, pp. 88, 281, 296, 397, 541, 733, 781, 801).
(2) H. P. Frosch, in article de R. Koch, Die Bekämpfung der Malaria (*Zeitsch. f. Hyg.*, t. XLIII, fasc. 1, 22 mai 1903).

rompait son traitement devait le reprendre entièrement ou partiellement suivant les indications.

Plus tard la quinine était donnée à la dose de 1 gr. pendant 3 jours consécutifs, tous les 8 jours.

D'après Frosch, les habitants ne se sont pas montrés longtemps récalcitrants aux prises de sang. La quinine, donnée à coup sûr, n'a pas entraîné une dépense notable. En fin de compte, l'expérience de Brioni s'est chiffrée par une économie, réalisée sur les dépenses des années antérieures.

II. — QUININE PRÉVENTIVE

Une méthode employée depuis longtemps, et dont nous avions déjà signalé les bienfaits en 1897 (1), consiste à donner la quinine à petites doses préventives. Ce n'est pas à titre préventif à proprement parler qu'agit le médicament en ce cas. Il intervient tout simplement comme agent curatif. Comme il est absorbé quotidiennement, il est toujours présent dans le sang. Une infection vient-elle à se produire, les sporozoïtes sont directement touchés ou, à tout le moins, les premières générations de parasites. Nous n'en donnerons comme preuve que cette observation de Le Méhauté, citée déjà par nous autrefois et faite sur la compagnie de débarquement du croiseur *l'Aréthuse* au Dahomey. Pendant toute la durée de leur séjour à terre, 8 jours, les marins reçurent une dose quotidienne de 0, 25 cent. de quinine. L'usage de la drogue fut suspendu dès le retour de la compagnie à bord. Huit jours plus tard, tous ceux qui avaient débarqué étaient malades. Dans ce cas, le traitement fut arrêté trop tôt ; il donne en général de bien meilleurs résultats.

On ne peut cependant le considérer comme souverain. Malgré son emploi régulier, il se produit toujours quelques accès. Bouffard (2) considère que la dose quotidienne doit être plus forte, quand, par suite d'un voyage, par exemple, les personnes qui le suivent se trouvent exposées à un plus grand nombre de piqûres infectantes.

Nous avons fait connaître une statistique établie à Dakar, en 1896, par Grimaud. Les hommes habitant le rez-de-chaussée des casernes d'infanterie étaient au nombre de 124. Cinquante ont pris 25 cent. de quinine tous les deux jours ; 74 ont servi de témoins. Du 1er octobre au 15 novembre, il y eut 56 cas de fièvre chez les 74 hommes non traités, soit 76 o/o. Chez ceux qui ont suivi la cure préventive, il ne s'est produit que 17 cas, soit 34 o/o.

(1) Marchoux, le Paludisme au Sénégal (*Ann. de l'Inst. Past.*, 1897).
(2) Bouffard, Prophylaxie du paludisme chez l'Européen dans le Haut Sénégal-Niger *Bull. de la Soc. de Path. exot.*, février 1909).

Le résultat eût été meilleur, comme on va le voir, si la même dose de quinine avait été prise quotidiennement. Nous avons fait, en 1898, à Saint-Louis, une expérience portant sur 200 hommes de troupes. 66 prenaient la quinine comme l'avait conseillé Koch au retour de son 1er voyage dans l'Afrique orientale allemande, 1 gr. tous les 5 jours, à titre préventif. 66 autres recevaient quotidiennement 0,25 cent. Une 3e partie, composée de 68 témoins, restait sans traitement. Commencée au mois de juin, l'expérience fut poursuivie jusqu'en novembre. Elle a donné les résultats suivants :

Homme recevant 1 gr. de quin. tous les 5 jours	43 0/0	de paludisme.
— — 0,25 tous les jours	11 0/0	—
— ne recevant aucun traitement	96 0/0	—

La méthode préventive de Koch (1) s'était donc montrée notablement inférieure à celle qui consiste à employer de petites doses quotidiennes. C'est à celle-ci qu'on s'est arrêté pour les troupes coloniales. Elle est actuellement employée depuis près de 10 ans et elle a justifié les espérances qu'on fondait sur elle. Le nombre des cas de fièvre palustre parmi les troupes blanches a notablement diminué dans nos colonies même les plus insalubres.

III. — QUININISATION PAR LA MÉTHODE ITALIENNE

Quand il s'agit de faire porter la prophylaxie sur un très grand nombre d'individus, la méthode de Koch, qui a donné de bons résultats pour de petits groupes, devient d'application difficile. Elle exige de très nombreux examens microscopiques. Il est presque impossible de suivre les opérations comme il conviendrait. Comme l'ont remarqué les frères Sergent (2), le diagnostic du paludisme latent n'est pas possible parmi des populations quininées ; de plus, les fortes doses causent des phénomènes d'ivresse quinique qui les font refuser. Aussi, en Italie, on lui a substitué l'administration quotidienne de 0 gr. 40 de quinine pour les personnes au-dessus de 10 ans et de 0 gr. 20, pour les enfants plus jeunes. Les accès qui surviennent chez les personnes soumises à la quininisation sont traités tant que dure la fièvre par des doses de 1 gr. 20 à 1 gr. 60.

Le traitement prolongé des accès par la quinine à haute dose provoquerait l'apparition, dans le sang des malades, d'un nombre de gamètes plus grand que si, immédiatement après la cessation de la fièvre, on revient aux doses faibles (3).

(1) R. Koch, Aertzliche Beobachtungen in den Tropen. D. Reimer. Berlin, 1898. Reise. Berichte. J. Springer. Berlin, 1898.

(2) Edm. et Étienne-Sergent, Essai de campagne antipaludique selon la méthode de Koch, lac de Grand-lieu, 1903 (*An. de l'Ins. Past.*, t. XVIII, 25 février 1904).

(3) U. Polettini, loco citato. V. p. 127.

Après de nombreuses recherches sur la valeur comparée des divers sels de quinine, la Société italienne, à la tête de laquelle se trouve Celli, a reconnu la supériorité, pour la prophylaxie infantile, du tannate de quinine, mieux accepté parce qu'il est moins amer. On se sert avec avantage de chocolatines au tannate de quinine. Pour les adultes, on se sert, en général, de chlorhydrate, en masses dragéifiées de 0 gr. 20.

La prophylaxie médicamenteuse a été appliquée, en 1903, à 19.021 personnes. Le nombre des malades a été parmi elles de 632, soit 5, 6 0/0.

Les résultats acquis de 1901 à 1907 dans la campagne romaine, et publiés par Celli (1), sont encore une preuve des services que peut rendre l'application régulière de cette méthode.

	1900	1901	1902	1903	1904	1905	1906	1907
	—	—	—	—	—	—	—	—
Total des personnes soumises à la prophylaxie	»	1176	3.853	17.506	29.693	38.429	42.726	34.927
Cas d'infection primitive soignés par la Croix-Rouge	1.716 (17 %)	1.263 (16 %)	764 (7 %)	320 (2 %)	162 (1,34 %)	250 (1,52 %)	129 (0,77 %)	166 (1,44 %)
Malades soignés par la Croix-Rouge	3.751 (31 %)	2.366 26 (%)	2.581 (20 %)	1.547 (11 %)	1.406 (10 %)	839 (5,1 %)	576 (3,4 %)	371 (3,2 %)
Malades soignés dans les hôpitaux de Rome	6.186	4.275	2.750	2.461	2.961	3.991 (a)	2.513	2.486

(a) Année de recrudescence périodique de l'épidémie.

Les frères Sergent (2) emploient en Algérie des doses quotidiennes plus faibles, 0 gr. 20. Cette petite quantité produit chez les indigènes à grosses rates, non habitués au médicament, des résultats surprenants. Sur 2.000 personnes ainsi quininisées en 1905, on remarquait chez 27, 3 0/0 une amélioration, chez 11,5 0/0 une diminution du volume de la rate, chez 8,2 0/0 une guérison complète. Il en était autrement sur un groupe témoin, où on trouvait 2,7 0/0 de personnes guéries; 3,5 0/0 étaient améliorées, 18,6 0/0 manifestaient une augmentation de volume de la rate.

IV. — MÉTHODE DE ROSS (1)

PROPHYLAXIE ANOPHÉLIENNE

Détruire les moustiques qui véhiculent le paludisme est un but plus facile à se proposer qu'à atteindre. On peut même se

(1) *Atti della Societa per gli studi della malaria*, t. IX, 1908, Rome.
(2) EDM. et ET. SERGENT, Etudes épidémiologiques et prophylactiques du paludisme, 5e campagne en Algérie (*An. de l'Ins. Past.*, t. XXI, 1907).
(3) R. Ross, Inaugural lecture on the possibility of extirpating malaria from certain localities by a new method (*Brit. med. Journ.*, juillet 1899). — Some suggestions for

demander s'il mérite toutes les dépenses qu'il impose. Nous connaissons, en effet, de nombreuses régions dans lesquelles le paludisme existait autrefois et d'où il a disparu, alors même que les Anophèles n'ont cessé de s'y rencontrer abondamment. Cependant ces insectes appartiennent à des espèces qu'on voit rester dangereuses ailleurs.

Nous savons que quand, artificiellement, on cherche à infecter un lot d'Anophèles sur un malade dont le sang renferme, même en nombre très grand, des gamètes mûrs, on n'obtient jamais qu'une certaine proportion de succès, variable d'ailleurs suivant les expériences. Grassi (1), Schaudinn et d'autres savants ont admis qu'il devait se rencontrer toujours un certain nombre d'Anophèles opposant à l'infection palustre une immunité naturelle. Malheureusement, à ce que nous sachions tout au moins, on n'a jamais poursuivi de recherches dans cette voie et vérifié, si la descendance de moustiques résistants donnait une plus forte proportion d'insuccès dans les essais d'infection artificielle.

Si l'hypothèse d'une immunité héréditaire se réalisait, on pourrait y voir une des raisons de la disparition spontanée du paludisme dans certaines régions. Peut-être même l'élevage systématique de races résistantes fournirait-il une méthode prophylactique utilisable.

Quoi qu'il en puisse être et quelque importance qu'on attribue à la lutte contre les Anophèles, les procédés couramment employés pour les détruire doivent être connus. Il en est d'avantageux, il en est de moins bons. Bien souvent, des raisons de circonstances et de lieux en modifieront la valeur relative.

Les uns visent à la destruction des larves et des nymphes, les autres à la suppression des gîtes. On a proposé aussi de s'employer à la chasse des adultes. En tous cas, les mesures de protection contre les piqûres restent toujours à l'ordre du jour.

DESTRUCTION DES LARVES

La lutte contre les moustiques par la destruction des larves a été surtout préconisée par R. Ross, qui en a dirigé l'application à Sierra Leone, à Ismaïlia, dans l'Inde et à l'île Maurice.

R. Koch la considère au contraire comme inutile. On ne peut guère compter faire disparaître une espèce zoologique aussi répandue et qui, au moins dans la zone tropicale, rencontre réunies tant de conditions favorables à son existence. Toute espé-

the improvement of sanitary and medical practice in the tropics (*Brit. med. Journ.*, 1900, p. 553). — Note on the habits of Europeans in India and Africa in relations to malaria (*Brit. med. Journ*, 1901, p. 682). — The war against mosquitoes (*Ind. med. gaz.*, 1902, p. 35). — Mosquito Brigades and how to organise them. Londres, 1902. — Discussion sur la prophylaxie à Mian-Mir (*Brit. med. Journ.*, 17 sept. 1904). — The best antimalarial organisation. *Malaria*, t. I, 1909.

(1) Grassi, Studi di uno zoologo, etc.

rance fondée sur le succès des divers procédés de destruction des Anophèles ne peut être qu'illusoire. Il serait de beaucoup préférable, ajoute le savant allemand, de consacrer à soigner les malades les sommes énormes qu'on dépense ainsi en pure perte.

Celli et la Société italienne d'études de la Malaria ont aussi abandonné peu à peu toute tentative dans cette voie.

Les frères Sergent, au contraire, qui opèrent en Algérie, dans un pays où la moindre quantité d'eau représente une grande valeur et où on ne peut guère songer à faire disparaître les mares existantes, s'efforcent de rendre celles-ci inoffensives.

La destruction des larves a été poursuivie avec succès en Afrique Occidentale, dans l'Amérique du Nord et à Panama.

Dénombrement des gîtes. — Le premier soin de l'hygiéniste qui s'attache à cette œuvre est d'établir par une enquête soigneuse la disposition de tous les gîtes à larves qui existent autour des habitations dans un rayon supérieur à la portée du vol d'un Anophèle, c'est-à-dire de 2.000 mètres environ. Ces gîtes seront parfois moins nombreux que les étendues d'eau stagnante existant dans la région, les Anophèles fuyant les eaux bourbeuses ou trop recouvertes de végétaux surnageants. Après en avoir noté sur un plan la place et le nombre, il lui faut déterminer, autant que possible, les différentes espèces qui en proviennent et leur importance relative. Ce côté de la question, tout en n'ayant pas une importance hygiénique très grande, présente cependant une certaine valeur scientifique.

Nous savons que certains Anophèles servent plus facilement que d'autres de véhicules au paludisme, mais on ne connaît pas encore toutes les espèces qui transmettent la maladie et celles qui en sont incapables.

Les gîtes à larves peuvent être représentés par des marelles, des mares, des étangs, des cours d'eau, des rivières, etc. Les moyens à employer pour y détruire les larves et les nymphes ne sont pas les mêmes dans tous les cas. Il faudra savoir combiner les diverses méthodes connues ou imaginer une technique nouvelle.

Pétrolage. — Celli et Casagrandi (1) ont fait l'essai de nombreuses substances minérales ou végétales pour en déterminer le pouvoir larvicide. Le pétrole et les huiles, recommandés depuis longtemps, se sont montrés notablement supérieurs à tous les autres produits expérimentés.

On les emploie à la dose de 10 à 15 cc. par mètre superficiel, répandus tous les 15 jours. Ces deux substances s'étalent à la sur-

(1) A. Celli et O. Casagrandi, Per la distruzione delle Zanzare, rapport à la Société d'Etudes pour la malaria en 1899 (Atti, t. I, 1900, et *Centr. f. Bakt.*, t. XXVI, 1899, p. 396).

face et y forment une couche mince, mais suffisant à entraîner la mort des larves et nymphes sous-jacentes. Nous avons indiqué plus haut par quel mécanisme (voir page 56). Les frères Sergent conseillent, pour faciliter l'étalement de la pellicule huileuse sur de grandes surfaces, de faire piétiner des bestiaux dans l'eau.

Le pétrole ne paraît pas gêner beaucoup de cultures, son prix doit en général lui faire donner la préférence. L'huile sera réservée aux abreuvoirs ou aux bassins d'eau potable qu'on ne pourra recouvrir, ou supprimer.

Agitation de l'eau. — Les larves respirent difficilement quand l'eau où elles se trouvent est agitée. L'adhérence superficielle est continuellement rompue et elles finissent par succomber asphyxiées. C'est en s'appuyant sur cette observation que Howard a proposé l'emploi de roues hydrauliques mues par des moulins à vent ou tout autre moteur, pour brasser la surface de l'eau. Cet appareillage se recommande pour des vasques de moyenne étendue, qu'on ne peut ni faire disparaître, ni traiter.

Faucardement. —En tous cas, il faut toujours veiller à empêcher l'envahissement des mares, étangs ou rives des cours d'eau, par les herbes. Le faucardement régulier s'impose.

Rizières. — Ce procédé ne peut être mis en pratique quand il s'agit d'une rizière où les végétaux qui l'encombrent sont précisément ceux qu'on cultive. Ainsi n'a-t-on souvent d'autre ressource que d'éloigner des habitations la zone de culture.

La loi italienne de 1907 a prévu le cas et impose aux autorités administratives le devoir de fixer la distance minima à laquelle pourra commencer la culture rizicole.

Il convient de distinguer entre les rizières à écoulement continu et celles à eaux dormantes. Les premières sont moins dangereuses que les secondes. En Indo-Chine, ce sont ces dernières qui sont cependant les plus répandues.

Empoissonnement.—Il est vrai d'ajouter que presque toutes les rizières sont habitées par des poissons variés. On connaît déjà un certain nombre d'espèces qui sont grandes destructrices de larves : cyprins, tanches, barbeaux, anguilles, perches, etc. D'après certains observateurs, les poissons s'attaqueraient plutôt aux Culex qu'aux Anophèles, qui échappent à leur regard. Pourtant, de l'avis des frères Sergent et des auteurs italiens, les larves disparaissent au centre des étangs poissonneux ; on n'en trouve que sur les bords, où elles se dissimulent au milieu des herbes. En tout cas, tant dans un but économique que pour continuer ces recherches, dans toute région à culture rizicole, il y a avantage à adjoindre au service antipaludique un établissement de pisciculture.

On découvrira certainement une espèce utile à multiplier. La dispersion des alevins dans les rizières fournira en outre une ressource alimentaire nouvelle et importante. Une rizière, aménagée en vivier, pourra quelquefois décupler de valeur et du même coup devenir inoffensive, si les accotements sont surveillés, régularisés et débarrassés fréquemment des herbes qui les envahissent.

Autres ennemis des larves. — En dehors des poissons, les larves se trouvent, dans les eaux qu'elles habitent, environnées d'ennemis de toutes sortes, larves de tritons, têtards, larves d'autres insectes et même larves d'autres moustiques.

L'avenir nous réserve peut-être la connaissance d'un procédé de destruction des larves d'Anophèles par multiplication artificielle de leurs ennemis naturels.

Dernièrement, M. Gendre a signalé l'existence, en Afrique, de larves de Culicides à mœurs presque exclusivement carnassières (1).

Les bactéries pathogènes et les moisissures, les protozoaires parasites joueront peut-être un rôle important dans la lutte antilarvaire.

TRAVAUX HYDRAULIQUES

Dans la majeure partie des pays paludéens, il y a intérêt à faire disparaître les gîtes à larves, par suppression plutôt que par traitement périodique. Cette méthode d'assainissement est plus du domaine de l'ingénieur que de celui du médecin. Cependant nous croyons, à titre d'indication, nécessaire d'en dire quelques mots.

Avant même d'entreprendre les travaux hydrauliques que ce mode de prophylaxie comporte ; il est indispensable d'éviter par une réglementation locale, complétée bien entendu par une surveillance et une sanction pénale, la formation de nouvelles mares et de nouveaux marécages. Dans nombre de pays de la zone tropicale, les Indigènes creusent des trous pour y chercher l'argile avec laquelle ils construisent leurs cases, les Européens font ouvrir sans précautions des carrières de pierre à bâtir. La plupart du temps ces excavations sont entreprises sans études préalables. Dès qu'arrive la saison des pluies, elles se remplissent d'eau, et deviennent très vite des gîtes d'où sortent des nuées d'Anophèles.

Mares et marelles. — Lorsqu'il s'agit de petits dépôts d'eau, dont nous avons appris à connaître le rôle spécialement pernicieux, la solution la meilleure paraît être en général le comblement.

Marais. — Les marais se forment à la surface des terrains imperméables quand, par suite de dénivellations naturelles ou acci-

(1) *Bulletin de la Soc. de Path. exot.*, t. II, 1909.

dentelles, l'eau météorique est retenue dans de vastes cuvettes. Ils sont ou périodiques ou persistants.

Assainissement par écoulement. — Dans le premier cas, il y a toujours intérêt à les supprimer en assurant par un canal artificiel, soit à ciel ouvert, soit en poteries enterrées, l'écoulement de l'eau vers les cours d'eau ou la mer.

Par excavation. — Lorsque la cuvette est profonde et que l'évacuation nécessiterait des dépenses hors de proportion avec les avantages à attendre du desséchement, il est quelquefois préférable de creuser le marais à la drague et de le transformer en lac profond, à berges accores. L'empoissonnement de ce réservoir permettra d'en retirer un revenu et en même temps de lutter contre le développement des larves. Cette solution est un pis aller. Toutes les fois qu'on le pourra, il vaudra mieux établir une communication avec le fleuve ou la mer et entretenir un courant d'eau.

Par absorption souterraine. — La couche imperméable qui retient l'eau est parfois très peu épaisse et représentée par un dépôt d'argile à la surface du terrain poreux.

Certaines altérations superficielles suivies de réactions profondes colmatent les terrains meubles, décalcification superficielle et surcalcification profonde, précipitation de silice et d'oxyde de fer (alios des Landes), etc.

On peut, en ce cas, assurer l'écoulement par absorption souterraine en creusant par place la couche imperméable.

Par drainage. — Quand la zone inondée peut être soumise à la culture et qu'elle ne mesure pas une énorme étendue, il est quelquefois possible d'en obtenir le desséchement par drainage souterrain ou superficiel. Le drainage n'a de réel avantage que dans le cas où la pente d'écoulement vers un cours d'eau, la mer ou un terrain perméable, est suffisante. En aucun cas les effluents ne doivent courir le risque d'être noyés.

Les drains souterrains s'établissent soit en pierres sèches, soit en briques et tuiles, soit en poteries disposées au fond d'un fossé de 0 m. 70 au moins de profondeur et qu'on remplit de terre ensuite. Plus les drains sont profonds, plus loin s'étend leur pouvoir d'asséchement. Il convient de ne pas les écarter de plus de 5 à 8 mètres pour leur assurer un bon fonctionnement. Ils peuvent être dispersés en grappe ou en épi. Le maître drain ne doit jamais arriver à son embouchure au-dessous du niveau de l'eau dans laquelle se fait le déversement.

Les canaux superficiels sont moins coûteux ; ils laissent moins de place à l'agriculture, gêne d'importance secondaire dans les colonies, mais ils exigent une surveillance et un entretien constants.

Drainage de la nappe d'eau superficielle. — Parfois la nappe d'eau souterraine affleure la surface du sol. L'inondation est imminente à la moindre pluie. L'eau séjourne jusqu'à ce que l'évaporation l'ait fait disparaître, si elle ne trouve pas une voie superficielle d'écoulement. C'est un marais temporaire qui devient permanent si l'échappement de trop plein se bouche.

Le remède consiste non seulement à maintenir perméable le canal de déversement, mais encore à le creuser plus profondément et à en établir d'autres parallèles pour abaisser le niveau de la nappe.

Dans certaines contrées, comme on en trouve beaucoup à la Côte occidentale d'Afrique, par exemple, de nombreux crabes terrestres vivent dans cette nappe. Ils creusent le sol d'une infinité de trous qui descendent jusqu'à la couche aquifère. Tous ces terriers constituent, comme l'ont montré Dutton et Todd, autant de gîtes à larves et servent même de refuges aux adultes qui s'y tiennent, pendant le jour, à l'abri des rayons du soleil.

L'abaissement du niveau de la nappe d'eau, quand on peut l'obtenir par drainage assez profond, est encore un des meilleurs moyens de se débarrasser de ces crustacés qui ne fouissent guère à plus d'un mètre.

Terrains inondés. — Le long des rives des fleuves, dans les vallons et les plaines qu'ils parcourent, et en particulier dans les régions basses qu'ils traversent avant de déboucher à la mer, on voit se produire chaque année, au moment des grandes chutes d'eau, des inondations plus ou moins importantes suivant les régions. Quand le niveau de l'eau s'élève beaucoup, quand le cours de l'eau reste rapide sur toute la zone recouverte, les dangers que font courir les crues sont insignifiants. Mais il en est tout autrement quand le courant du fleuve est rompu par suite de l'immense étendue des terrains inondés ou quand la nappe couvrante est peu épaisse. Les Anophèles se développent un peu partout et rendent inhabitables les terrains émergeants voisins.

Sans doute l'inondation rend d'immenses services à l'agriculture à cause du limon qu'elle laisse après elle ou de l'humidité fécondante qu'elle assure au sous-sol; elle détruit les larves et nymphes d'insectes, les tiques qui vivent sur le sol et autres parasites, vecteurs ordinaires de maladies qui déciment les bestiaux dans la zone tropicale; mais l'inondation artificielle réglable à volonté est toujours préférable à la submersion naturelle, impétueuse et divagante.

Endiguement. — La protection des rives, le surélèvement des berges par des digues percées de vannes ont rendu tant de services, et dans tant de pays, que l'éloge n'en est plus à faire. Les matériaux employés à construire ces digues seront de préférence retirés du fleuve par dragages.

Régularisation et redressement des berges. — Alors même que les cours d'eau ne débordent pas, nous savons qu'ils deviennent des gîtes à larves, sur leurs bords, quand ceux-ci sont encombrés de végétation. C'est une cause d'insalubrité qu'il faut toujours faire disparaître.

Le redressement des berges et l'entretien de leur netteté présentent d'autant plus d'avantages qu'ils assurent une meilleure utilisation des rives et que les dragages fournissent des matériaux de comblement pour supprimer les dénivellations voisines.

Souvent le fleuve sert de dépotoir général dans les villes qu'il traverse. Les fonds s'élèvent peu à peu sur les bords par l'apport constant des détritus ménagers. Non seulement il s'y produit des fermentations malodorantes, mais encore les rives se découpent en criques, se creusent en cuvettes et deviennent aptes à recevoir la progéniture des Anophèles.

Des travaux de dragage et des règlements de police doivent mettre fin à ces détestables encombrements.

Deltas. — Près de leur embouchure les grands fleuves des régions tropicales laissent déposer l'argile que les eaux ont entraînée. Le fond de la mer s'élève, des bancs émergent, des terrains neufs se constituent et généralement se couvrent de végétation. Celle-ci est le plus communément formée de palétuviers ou mangliers, dont les racines entremêlées tressent un filtre entre les mailles duquel l'eau dépose son limon.

Lorsque, pendant la saison sèche, le débit du fleuve est faible, c'est surtout l'eau de la mer qui vient à chaque marée recouvrir ces terrains neufs. Les flaques qui ne se vident pas à marée basse renferment tantôt de l'eau douce, tantôt de l'eau salée. Elles cessent à ce moment d'être propres au développement des larves d'Anophèles, qui ne résistent pas au changement trop rapide de densité du milieu.

Il en est tout autrement dès que la crue se dessine. La marée ne se fait plus sentir que par une élévation du niveau de l'eau douce. A ce moment, les Anophèles pullulent.

Aussi, dans un pays neuf, quand il s'agit de choisir un emplacement pour une agglomération future, devrait-on toujours fuir la zone à palétuviers, ou s'en écarter assez pour ne pas avoir à craindre la nuée de moustiques qu'elle recèle.

Quand le mal est fait et que la ville existe déjà, il ne reste guère d'autre ressource que les grands travaux d'art, malheureusement toujours coûteux.

Asséchement par colmatage. — Un des moins dispendieux, conseillé autrefois par Galilée pour la vallée de la Chiana, est le colmatage. Il consiste à faire passer l'eau limoneuse par un certain nombre de bassins où on la retient jusqu'à ce qu'elle se dépose. C'est un procédé forcément lent, et défectueux, puisqu'il entraîne la formation de grands gîtes à larves. Il n'est guère recommandable au voisinage des habitations.

Par comblement. — Le comblement est préférable. Malheureusement, il n'est pas toujours possible. Il exige le voisinage de collines ou de terrains hauts qu'on puisse déplacer; sinon, il nécessite de trop grands frais.

Par endiguement et élévation de l'eau. — Le système qui a permis à la Hollande de gagner tant de place sur la mer est souvent avantageux.

Il consiste à établir autour de l'espace à dessécher une ceinture de digues, et à évacuer l'eau par des moyens mécaniques. On la rejette dans le fleuve après l'avoir élevée à l'aide de pompes ou de turbines mues par des moulins à vent ou par tout autre moteur. On active ensuite le dessèchement du sol en creusant des drains qui aboutissent à des puisards placés sous les appareils élévatoires.

Lagunes. — Dans certaines contrées, et en particulier le long de la côte ouest d'Afrique, les courants marins apportent constamment le long des côtes des sables qui tendent à fermer l'embouchure des fleuves. Ceux-ci coulent alors parallèlement à la mer, se rejoignent les uns les autres, et forment un long dédale de lagunes. De place en place, quand l'apport fluvial exerce une poussée supérieure à celle du courant côtier, il s'ouvre dans la bande de sable une ouverture temporaire ou permanente. Sous cette double influence, il se forme quelquefois plusieurs rangées de lagunes parallèles.

Des villes importantes sont bâties sur leurs bords.

L'eau coule très lentement dans ces diverticules fluviaux et les rives en sont encombrées d'herbes, soit nées sur place, soit transportées au moment des crues, et enracinées là où elles se sont arrêtées. La surveillance de ces lagunes, au moins dans les parties qui avoisinent les agglomérations, devient un devoir social à cause des dangers que cette végétation luxuriante entraîne.

L'étude du traitement des lagunes remonte à une époque très lointaine. Déjà, en 1324, la république de Venise entreprenait l'assainissement de celle sur laquelle elle est construite.

La solution la meilleure consiste à maintenir la netteté des rives, une profondeur plus grande sur une moindre largeur, et une salure de 20 à 30 o/o qu'on conserve en veillant à l'entretien soigneux des communications avec la mer.

Assolement. — Tous les procédés d'assainissement que nous venons de passer en revue n'ont réellement de valeur que s'ils permettent l'utilisation agricole de terrains jusque-là restés incultes, ou gagnés sur le fleuve.

La mise en culture et le développement économique de territoires autrefois très paludéens ont suffi à y faire disparaître la maladie. Tous les jours encore, on observe que le paludisme rétrocède devant les progrès de l'agriculture.

Il faut donc, par voie de concessions, de dégrèvements, de primes, entraîner la population autochtone ou immigrante à mettre en culture les terrains améliorés. Ces territoires sont, en général, très riches en matières minérales et fournissent des récoltes particulièrement belles. C'est ainsi qu'autour de Dakar, où on a fait de nombreux et importants travaux d'assainissement, tous les fonds de marécages sont petit à petit remplacés par des jardins très productifs. Les agriculteurs trouvent facilement à écouler leurs légumes et la santé publique s'est incomparablement améliorée.

V. — LA LUTTE CONTRE LES INSECTES ADULTES

Destruction des Anophèles. — Il semble, *à priori*, hasardeux de fonder quelque espoir sur les procédés de destruction qui s'attaquent aux adultes, êtres si mobiles, si nombreux et si dispersés.

Quelques auteurs ont cependant préconisé des appareils adaptés à cet usage. Ils n'ont pas la prétention de les voir employés exclusivement, ils ne veulent qu'ajouter un outil de plus à l'arsenal dont disposent les hygiénistes. La quantité de moustiques qu'on détruit est très grande, qu'importe qu'elle soit infime par rapport à celle qui existe dans les pays paludéens, disent-ils avec raison, tout procédé qui conduit à diminuer le nombre de ces insectes est recommandable, s'il est peu coûteux et facile à mettre en pratique.

Blin (1), au Dahomey, avait remarqué que les trous de crabes étaient, pendant le jour, un lieu de refuge très recherché des Anophèles. Il a eu l'idée de creuser de courtes galeries souterraines de 0 m. 40 de profondeur, à direction très oblique par rapport au plan du sol, et orientées de façon à ne recevoir ni le vent, ni les rayons du soleil.

Ces refuges artificiels étaient aussi fréquentés que les galeries naturelles. Il leur a donné le nom de trous-pièges. Pendant les heures chaudes de la journée, un nègre y introduisait une torche et brûlait en un instant tous les moustiques qui s'y étaient réfugiés.

(1) G. Blin, Destruction des moustiques par le procédé des trous-pièges (*Bull. de la Soc. de Path. exot.*, t. I, février 1908, p. 100).

Il a même fait construire des boîtes, conçues sur le même principe, et les a disposées à l'intérieur des maisons. Le flambage s'y pratiquait de la même façon.

Lefroy (1), dans l'Inde, a dernièrement proposé un système identique.

Moyens employés pour écarter les moustiques. — *Fumées*. — L'incinération de matières dégageant beaucoup de fumée est un procédé de tous les pays et de toutes les époques. Les Annamites brûlent des nids de diverses fourmis arboricoles. En Italie, on se sert depuis longtemps dans le même but de cônes, appelés *fidibus*, qui renferment de la poudre de pyrèthre. Au Japon, on utilise des sortes de bougies contenant de la poudre de chrysantème.

Ce sont là des procédés primitifs, plus désagréables qu'efficaces et qu'on ne peut guère recommander.

Déboisement. — Presque toutes les populations primitives qui vivent dans les forêts ou les régions très palustres ont le soin de déboiser largement autour du lieu qu'elles choisissent pour y établir leurs villages. Périodiquement, elles brûlent les herbes.

Ces pratiques, que nous porte à condamner notre crainte du déboisement justifiée pour l'Europe, mais excessive pour de semblables contrées, sont cependant très raisonnables et reposent sur une observation séculaire. Les arbres, que certains auteurs ont jadis recommandé de planter autour des habitations, pour dessécher le sol, sont d'un voisinage plus dangereux qu'utile. Les Anophèles, quand ils ne pullulent pas dans les flaques entretenues à leur pied ou entre leurs branches (Lutz (2) et Fajardo (3) ont trouvé des larves prospérant dans l'eau rassemblée à la base des feuilles de Broméliacées parasites), y cherchent au moins, pendant le jour, un abri contre les rayons du soleil.

Désherbage. — Il en est de même des hautes herbes, si vivaces aux pays chauds, qui ont encore l'inconvénient de dissimuler des gîtes à larves, imperceptibles et nombreux. Aussi le déboisement circumurbain et le désherbage fréquent entrent-ils aujourd'hui dans le nombre des mesures appliquées couramment contre le paludisme. Gorgas (4) et les médecins américains de l'isthme de Panama attribuent à cette précaution une importance primordiale.

Pankas. — Depuis longtemps, dans l'Extrême-Orient, on use, à la fois pour rafraîchir l'atmosphère et éloigner les moustiques, de grands éventails suspendus au plafond, appelés *pankas*. Ils sont mis en mouvement à distance soit par des domestiques, soit par

(1) Lefroy, Piège à moustiques (*Journ. of Trop. med.*, 15 fév. 1909).
(2) Lutz, Waldmosquitos und Waldmalaria (*Cent. f. Bakt.*, t. XXXIII, 1903).
(3) F. Fajardo, Ueber Malaria und Moskitos in Rio de Janeiro. (*Arch. f. Schiffs-und Trop. Hyg.*, t. IX, 1905).
(4) *Passim* in Report of the departement of health of the Isthmian canal commission, 1905-06-07.

des moteurs. Les ventilateurs électriques jouent dans beaucoup d'endroits le même rôle, mais ils sont plus difficiles à supporter, à distance utile.

Pommades. — Au Canada et en Italie, on se sert parfois de vaseline camphrée en onction sur les parties découvertes. Cette pommade paraîtrait douée d'un certain pouvoir culicifuge.

Protection mécanique. — Assurer aux habitants d'une région palustre une retraite où ils ne soient pas exposés à contracter le paludisme, soustraire à la fois les malades et les personnes saines à la piqûre des Anophèles, empêcher ces insectes de véhiculer des uns aux autres les hématozoaires pathogènes, voilà un objectif vers lequel, théoriquement, il semblerait facile de tendre. Il suffirait d'intercaler entre les moustiques et leurs victimes un réseau à mailles assez serrées pour les arrêter.

C'est une des premières tentatives qui aient été faites notamment en Italie sous l'inspiration de Celli et des membres de la société d'études. Le long de quelques lignes de chemins de fer, traversant des régions infestées de malaria, on s'est efforcé de protéger les employés. Les stations et les maisons du personnel ont été garnies de toiles métalliques à toutes leurs ouvertures. Des tambours à doubles portes ont été disposés à l'entrée pour permettre, dans un espace réduit, la chasse aux moustiques qui auraient franchi en même temps que les habitants la première ligne de défense.

Cette disposition domiciliaire a donné toute satisfaction partout où on l'a employée et elle a fait baisser dans de notables proportions le nombre des infections nouvelles.

Elle doit être établie avec le plus grand soin, de façon à ne laisser béante aucune fissure. Les moindres ouvertures doivent être obturées sans en excepter les cheminées dans les pays où on s'en sert. Si la maison est pourvue de vérandahs ou de galeries, c'est autour d'elles qu'il convient de disposer le treillis métallique pour en permettre l'usage sans risques. Dans le cas où il existe un grenier sous toiture, l'accès doit en être protégé, comme une porte extérieure.

Même dans les pays les plus chauds, les conditions d'habitabilité des maisons ainsi défendues sont excellentes, à condition que des ouvertures opposées ou des cheminées de ventilation entretiennent le courant d'air. Sous les tropiques et au voisinage de la mer, l'usage de la toile de cuivre s'impose ; les réseaux en fer même protégés par un vernis ou la galvanisation, ne résistent pas longtemps aux agents oxydants. Dès qu'il s'est produit un trou ou une fissure la demeure est transformée en une cage à moustiques.

Le gros défaut du procédé réside dans la dépense énorme qu'il entraîne. Aussi Celli a-t-il pu dire qu'il restait un procédé de luxe. Il ne se justifie que pour des établissements publics, tels qu'hôpitaux, casernes, écoles, etc.

Moustiquaire. — Les gens de ressources modestes se contenteront pendant longtemps de la moustiquaire, qui, malgré son bon marché relatif, est encore trop peu employée. La plupart de celles qu'on utilise ne présentent même aucune garantie. Elles sont mal construites, mal employées. Elles s'ouvrent généralement sur toute la hauteur, ferment mal, sont peu surveillées et percées souvent de nombreux accrocs. Les Anophèles sont tellement avides de sang qu'ils savent découvrir la moindre fissure. Une fois gorgés, ils ne cherchent plus à sortir ou ne peuvent plus passer par où ils sont entrés. Ces mœurs avaient fourni à Annett et Dutton un moyen commode de les capturer. Ils faisaient coucher un sujet de bonne volonté sous une mauvaise moustiquaire que le lendemain ils trouvaient abondamment remplie de femelles à abdomen distendu.

Nous avons décrit en 1897, dans le journal officiel du Sénégal, un modèle de moustiquaire que nous considérons encore comme excellent.

Le lit qu'elle embrasse doit être grand pour qu'on puisse s'y retourner facilement sans risquer d'appliquer une partie nue du corps contre la paroi. S'il est muni d'un cadre ou ciel inamovible, la moustiquaire sera suspendue à l'intérieur par des anneaux sur trois côtés seulement. Cette disposition permet de la ramasser soit à la tête, soit aux pieds, pour aérer la literie et la manipuler. Dans le cas où le lit n'est pas pourvu de montants fixes, la moustiquaire est tendue sur un châssis, sorte de cadre rectangulaire en bois auquel on donne comme longueur et comme largeur les dimensions du lit. Ce cadre, suspendu au plafond par une corde passant sur une poulie, peut être abaissé ou élevé à volonté.

La moustiquaire elle-même représente un sac. Les quatre parois verticales sont en tulle grec de 1 mm. 1/2 de maille, le plafond, tendu sur le cadre, se compose d'une simple bande non pas de tulle, mais de calicot qui arrête les poussières et, par son imperméabilité relative, favorise le courant d'air latéral. Elle est juste assez haute pour permettre de se tenir debout sur le lit et de faire commodément la chasse aux insectes qui s'y sont introduits pendant le jour. L'extrémité inférieure est bordée le soir sous le matelas des 4 côtés. On en écarte un pour pénétrer par-dessous et on le borde à nouveau dès qu'on est couché.

Protection individuelle. — Les garnitures métalliques de la maison, comme les parois de la moustiquaire, ne défendent des moustiques que quand on est à l'abri derrière elle. Mais les exigences d'un service ou les nécessités de l'existence retiennent les gens dehors tout le jour et quelquefois une partie de la nuit. Or, les Anophèles se mettent en chasse au crépuscule. On peut donc se trouver exposé à leurs piqûres pendant un temps suffisant à permettre l'infection.

Les hygiénistes italiens ont cherché à parer à ce danger, par le choix d'un costume spécial. Les employés des chemins de fer soumis à la prophylaxie avaient reçu chacun un chapeau muni d'un voile retombant sur les épaules, des chaussures montantes pour protéger les malléoles et des gants. Ce costume, assez incommode et insupportable pendant les journées chaudes de l'été, a paru un peu ridicule. Au bout de peu de temps les employés ont refusé de l'endosser et l'usage en a été abandonné.

Les essences et les graisses dont plusieurs auteurs recommandent l'emploi n'ont pas eu plus de succès, de sorte qu'on est peu fixé sur leur valeur réelle.

VI. — APPLICATION DES MÉTHODES PROPHYLACTIQUES

Toutes les méthodes de prophylaxie que nous venons d'exposer ont été employées isolément ou concurremment.

Nous avons déjà fait connaître les résultats obtenus par la méthode de Koch. Si elle se montre efficace dans de petites agglomérations, elle devient à peu près inapplicable, à cause même de son caractère scientifique, quand on veut la faire porter sur des groupements considérables.

Méthode de Ross. — ***Expérience de Sierra Leone.*** — La destruction systématique des gîtes à larves préconisée par R. Ross a été pour la première fois tentée sous sa direction à Sierra Leone (1). Des brigades d'agents sanitaires, très rapidement dressés, ont parcouru la ville de Freetown et ses environs immédiats. Elles ont pétrolé les mares, en ont fait disparaître un grand nombre, 80 o/o environ. En peu de temps, le nombre des moustiques a diminué et les cas de paludisme sont devenus moins nombreux. Sans être parfaits, les résultats obtenus ont été encourageants.

Expérience d'Ismaïlia. — L'expérience a été reprise à Ismaïlia (2), où elle a donné, entre les mains de Pressat, un succès complet. La ville, qui compte 7 à 8.000 habitants, est construite sur la rive nord du lac de Timsah, à la partie moyenne du canal de Suez. Fondée en 1863 par de Lesseps, elle fut pourvue d'eau

(1) R. Ross, H. E. Annett et E. E. Austen, Report of the Malaria expedition (*Liverpool school of trop. med. memoire*, II, 1900).

(2) R. Ross, Report on malaria at Ismaïlia and Suez (*Liverp. sch. Mem.*, IX, janv. 1903). — The extirpation of Culex and Anopheles of Ismaïlia (*Lancet*, 1903). — A. Pressat, le Paludisme et les moustiques. Prophylaxie. Paris, Masson, 1905.

douce en 1878 par un canal dérivé du Nil. Grâce à cette amenée d'eau, de nombreux jardins furent plantés, et la campagne prit un aspect verdoyant. Mais, en même temps, le paludisme se déclarait et devenait d'année en année plus sévère. En 1900, il se produisit 2.250 cas de fièvre parmi les employés et 2.591 chez les indigènes.

Les opérations antilarvaires furent commencées en 1902 et surtout développées en 1903. Une brigade de 4 hommes fut chargée de pétroler les dépôts d'eau stagnante. Par une propagande soigneusement entretenue, la population fut convaincue des dangers que lui faisait courir le maintien des gîtes à larves. Chacun s'efforça de faire disparaître les mares dans l'étendue de sa propriété et d'éviter la formation de nouvelles flaques. Voici, d'après Pressat, quels furent les résultats de cette campagne d'assainissement.

1900	2.250 cas	
1901	1.950 —	
1902	1.550 —	
1903	200 —	dont 198 récidives.
1904	2 —	récidives.

Si l'on en jugeait par cette statistique, il faudrait admettre que la lutte antilarvaire est véritablement souveraine. Mais il convient d'observer que, depuis 1891, le paludisme diminuait à Ismaïlia. On peut supposer que, par suite de mesures générales d'assainissement ou par toute autre influence, il était en voie de disparition. La campagne antilarvaire de Pressat, aidée, ajoutons-le, de la quininisation, a précipité certainement la décroissance de l'endémie qui se serait peut-être éteinte d'elle-même beaucoup moins vite. D'autre part, la situation d'Ismaïlia, au milieu du désert, loin de tout centre palustre important, n'ayant pour l'infecter que l'apport par le canal d'eau douce de larves nées plus haut, était particulièrement privilégiée.

Expérience de Mian-Mir. — Les difficultés sont autrement grandes quand on opère en pleine région palustre. L'expérience de Stephens et Christophers et James (1) à Mian-Mir, dans l'Inde, l'a bien prouvé. Les auteurs, après avoir travaillé avec une conscience et une ardeur au-dessus de tout éloge, n'ont obtenu que des résultats insignifiants. Tout le terrain gagné pendant une campagne était perdu à la campagne suivante. Dès que la saison propice à la multiplication des Anophèles reparaît, les

(1) S. P. JAMES, A report of the antimalarial operations at Mian-Mir, 1901-02 (*Rep. Malaria Com. Roy. soc.*, 10 oct. 1903). — J. W. W. STEPHENS et S. R. CHRISTOPHERS, Malaria in an Indian Cantonment, Mian-Mir. An experimental application of antimalarial measures (*Rep. Mal. com.* 10 oct. 1903). — S. P. JAMES, First report of the antimalarial operations at Mian-Mir, 1901-03 (*Sc. mem. by off. of the govern. of India.* Nouvelles séries, n° 6, 1903). — S. R. CHRISTOPHERS, Second report of the anti-malarial operation at Mian-Mir. 1901-03, *id.*, n° 9, 1904.

insectes qui ont hiverné ou qui sont apportés soit par les vents, soit par les convois, pondent dans toutes les mares. Le travail de l'année précédente est à reprendre entièrement.

Ils conseillent de préférence ce qu'ils appellent la *ségrégation*, c'est-à-dire qu'ils recommandent d'éloigner les habitations européennes des régions basses et marécageuses et du voisinage des indigènes.

Procédé des frères Sergent en Algérie. — Les frères Sergent, qui, depuis 1902, poursuivent en Algérie la lutte contre le paludisme, emploient concurremment trois sortes de mesures : anti-larvaires, de quininisation et de protection mécanique.

Parmi les mesures anti-larvaires, ils distinguent les grandes et les petites mesures. Dans les premières, ils rangent tous les travaux d'art. Parmi les secondes, ils placent le pétrolage, le faucardement, le desherbage et l'irrigation bien conduite qui facilite l'absorption rapide de l'eau par la terre. Les petites mesures sont toujours indispensables quelle que soit l'importance des travaux faits. Leur mise en train doit être précoce, en raison de l'importance prédominante des premiers gîtes.

A titre d'exemple, nous donnerons les résultats obtenus par l'application régulière de ces mesures dans un village d'expérience situé en milieu très paludéen, le village de Montebello. Au printemps 1904, sur 87 Européens habitants le village, 75 étaient déjà impaludés, 12 seulement restaient indemnes. Le succès des campagnes annuelles est une excellente démonstration de l'efficacité des mesures prises. Nombre d'Européens indemnes de paludisme ont pu passer l'été dans le village sans contracter la maladie. La fréquence des récidives a diminué chez les habitants déjà impaludés.

	Hab. non impaludés.	Cas de fièvre.	Impaludés.	Récidives.
1905	26	1	44	11
1906	71	0	21	13
1907	65	0	13	5

Méthode italienne. — En Italie la lutte antilarvaire a été à peu près abandonnée. On y pratique largement la distribution de la quinine d'Etat suivant la méthode de Celli. La quininisation conseillée par Koch, ou préépidémique suivant l'expression italienne, y rencontre de moins en moins de défenseurs. Le tableau suivant, emprunté au rapport de Celli (1), renseigne sur le développement de la prophylaxie chimique et les avantages qu'elle procure. Il convient de faire remarquer que la mortalité de 1907 porte surtout sur la population infantile.

(1) *Atti*, t. IX, 1908.

Consommation de la quinine d'Etat		Mortalité par malaria		Profit net de la quinine d'Etat
Années financières	kg. vendus	années	total des décès	en francs
—			—	—
		1900	15.865	
		1901	13.358	
1902-1903	2.242	1902	9.908	34.000
1903-1904	7.234	1903	8.513	183.038
1904-1905	14.071	1904	8.501	183.382
1905-1906	18.712	1905	7.838	296.295
1906-1907	20.723	1906	4.871	462.280
1907-1908	24.351	1907	4.160	600.000

A la prophylaxie quinique, on adjoint la prophylaxie mécanique, mais plus spécialement dans les stations de chemins de fer, à cause de son prix, qui s'oppose à la généralisation de son emploi.

De nombreux travaux hydrauliques sont entrepris un peu partout. Celli demande à ce qu'ils soient régulièrement suivis par la mise en valeur des terrains améliorés.

VII. — CHOIX D'UN PROCÉDÉ

A proprement parler, il n'existe pas de procédé de choix. Tous se recommandent à certains égards. Ils doivent être employés concurremment, en insistant toutefois sur l'un ou sur l'autre, suivant les pays et la population qui les habitent.

La méthode de Koch est de toutes la plus scientifique, mais, comme nous l'avons déjà fait remarquer, elle n'est pas d'un emploi facile partout. Elle exige beaucoup de travail, un personnel scientifique considérable et une discipline presque impossible à maintenir parmi les malades traités. Celli lui reproche d'être empirique parce que nous ne possédons aucun moyen sûr de dépister le paludisme latent et de rester insuffisante tant qu'on ne connaîtra pas un remède radical contre la malaria.

La quinine préventive, restreinte aux Européens, donne d'excellents résultats, mais ne diminue en rien l'intensité des foyers de paludisme. Il n'en est pas de même de la méthode de Celli, appliquée aux indigènes, et en particulier aux enfants. Il y a donc tout intérêt à associer les deux moyens prophylactiques.

La méthode antilarvaire de Ross est coûteuse, d'efficacité temporaire, mais peut rendre de grands services dans certaines régions, dans une île, par exemple, ou dans des pays désertiques.

La prophylaxie mécanique est excellente ; elle devra être appliquée partout où elle sera abordable. On ne peut que désirer voir se dissiper le respect humain, qui fait considérer comme ridicule la protection individuelle par les voiles. Il est des cas où elle peut rendre de grands services, au moins durant la saison fraîche, pour défendre, par exemple, les sentinelles de la piqûre des moustiques, en particulier pendant la nuit.

Les grands travaux d'assainissement resteront toujours à l'ordre du jour. Ils ont amené une amélioration remarquable de l'état sanitaire au Sénégal sous l'administration de M. Roume.

Les travaux hydrauliques devront toujours être suivis du développement agricole des terrains drainés. Il est indispensable, d'autre part, que cet objectif ne soit jamais perdu de vue. On connaît des cas historiques où l'abandon de terrains, mis en valeur à grands frais, les a rendus presque inhabitables. Sans parler des marais pontins, nous rapporterons ce qui s'est produit le long de la baie de Rio de Janeiro. Les rives basses, autrefois soigneusement drainées et cultivées par les Jésuites, ont été délaissées après la dissolution de cet ordre par le roi de Portugal. La nature a repris ses droits, une végétation luxuriante a envahi les drains qui se sont peu à peu embourbés. Les plaines, autrefois très riches, ont été submergées. Le paludisme règne aujourd'hui en maître sur toute cette contrée. Il faudra des millions pour rendre à ces terrains la valeur qu'ils ont perdue.

On pourrait en dire autant de la Guyane française.

DÉTAILS INCONNUS OU CONTROVERSÉS

Ce serait une erreur grave de s'en laisser imposer par les progrès surprenants qu'a faits, dans ces trente dernières années, la question du paludisme et de croire qu'elle soit aujourd'hui complètement vidée. Si les grandes directions sont magistralement indiquées, largement tracées, si les connaissances scientifiques ont permis d'établir les bases d'une prophylaxie rationnelle, il n'en reste pas moins beaucoup de détails qui ont leur intérêt et qui ne sont pas encore absolument élucidés.

1° R. Ross a fait connaître l'existence, dans les kystes à sporozoïtes, de corps brunâtres qu'il a appelés *black-spores* et qu'il a tout d'abord considérés comme des organes de résistance. On les regarde aujourd'hui, mais sans preuve réelle, comme des produits de dégénérescence.

2° Existe-t-il plusieurs parasites du paludisme ou un seul qui se modifie suivant les conditions dans lesquelles il se trouve placé? La querelle des unicistes et des pluralistes n'est pas éteinte.

3° Billet (1) admet non pas trois sortes de parasites, mais deux seulement. Pour lui, la forme tropicale ne serait qu'une modalité de la tierce et de la quarte dont elle constituerait la forme de 1re invasion. Apparemment identiques à cette période, les cas se spécia-

(1) *Ann. de l'Inst. Past.*, t. XVI, 1902.

liseraient, au moment de la récidive, en tierce ou en quarte.

4° Laveran (1), Silberstein (2) et Thiroux (3) pensent que le parasite en anneau, à deux grains de chromatine, peut se diviser par bipartition et se multiplier sans accomplir intégralement son cycle évolutif. Il y a place pour une autre interprétation des figures rencontrées.

5° Laveran pensait autrefois que l'hématozoaire était extra-globulaire. Cette opinion a été reprise par L. Panichi (4), Maurer (5) et Argutinsky (6). Maurer, en particulier, pense que le parasite de la fièvre tropicale ne pénètre dans le globule que quand il disparaît de la circulation. Ruge croit qu'il s'agit d'un artifice de préparation et d'une expulsion, par pression exercée au moment où le sang est étalé. La question pourrait sans doute être résolue par la fixation du sang recueilli comme le conseille Schaudinn (voir plus haut p. 93) dans du liquide d'Hermann.

6° La vacuole nutritive du parasite de la fièvre tropicale contient-elle primitivement une substance alimentaire spéciale? Se forme-t-elle dans le globule seulement ? (Voir discussion, p. 108.)

7° Certains détails de structure paraissent communs au parasite sans pigment de la tierce maligne et aux piroplasmes : même réfringence brillante des petits corps sphériques accolés aux globules, même processus de division précoce de la chromatine, peut-être, si l'on en croit Laveran, Silberstein et Thiroux, même division binaire. Jusqu'où va l'analogie? L'hémoglobinurie qui s'observe chez certains paludéens serait-elle parfois comparable à celle qui accompagne les piroplasmoses?

8° Le parasite de la fièvre tropicale n'est pas constamment accolé à la tranche du globule, comme le soutiennent certains auteurs. Nous avons observé au Sénégal des cas dans lesquels tous les parasites étaient latéraux, d'autres dans lesquels ils étaient tous centraux. S'agit-il de deux espèces distinctes ? Si l'hypothèse de Billet était exacte, serait-ce le parasite de la quarte primitive qui serait latéral ? Dans la quarte, en effet, les parasites jeunes sont souvent accolés à la tranche du globule.

9° Quelle est l'origine des grains de Maurer ?

10° Trouve-t-on dans toute la zone tropicale des hématozoaires qui accomplissent, comme à la côte occidentale d'Afrique, tout leur cycle évolutif endogène sans produire de pigment ?

11° La quinine agit-elle sur le parasite de la fièvre tropicale à toutes les périodes de son développement schizogonique comme

(1) Laveran, Traité du paludisme, 1907.
(2) Silberstein, *Cent. f. Bakt.* 1903.
(3) Thiroux, *An. de l'Inst. Past.*, 1906.
(4) L. Panichi, *Arch. di farmocol, sper.*, t. I, 1902.
(5) Maurer, Die Malaria perniciosa (*Cent. f. Bakt.*, t, XXXII, 1902).
(6) Argutinsky, *Arch. des Soc. biolog.*, Saint-Pétersbourg, t. X, 1903.

sur celui de la tierce bénigne ou bien n'exerce-t-elle son action qu'au moment de la division ? Dans le premier cas, comment s'explique la défervescence tardive, au 3e jour du traitement en général? Peut-on observer au microscope des modifications de l'hématozoaire sous l'influence du médicament? La quinine agit-elle directement ou indirectement sur les hématozoaires ? Y a-t-il formation d'une organo-quinine seule active.

12° Pourquoi dans certaines formes de fièvre tropicale (Afrique Occidentale) observe-t-on la présence de si peu de gamètes dans le sang, alors que, dans d'autres régions, ils y sont si nombreux (Italie-Extrême-Orient) ?

13° On parle depuis longtemps de polynévrites et d'orchites paludéennes. Peut-on parvenir à en démontrer la réalité au microscope ?

14° Il est très important d'établir dans chaque pays quelles sont les espèces d'Anophèles qui transmettent le paludisme, quelles sont celles qui sont incapables de s'infecter.

15° On a souvent raconté que le paludisme pouvait être contracté dans des forêts inhabitées (Extrême-Orient, fièvre des bois). Y existerait-il un hôte intermédiaire autre que l'homme ?

16° Peut-on trouver des Culicides autres que les Anophèles capables de convoyer la malaria ?

17° Grassi et Schaudinn admettent que certains Anophèles possèdent une véritable immunité contre l'infection palustre. Quelle que soit la quantité des gamètes, contenus dans le sang des malades sur lesquels on les fait piquer, il ne se développe chez eux aucun kyste. Si, parmi les descendants de ces insectes résistants, le nombre de ceux qui se montrent insensibles à l'infection augmentait, on pourrait peut-être admettre que l'assainissement naturel de certaines régions provient de la multiplication des races immunes. On trouverait peut-être dans l'élevage de races sélectionnées une nouvelle ressource pour la prophylaxie.

18° Existe-t-il partout une période de l'année pendant laquelle les zygotes ne se développent pas chez les Anophèles? Si oui, la raison doit-elle en être attribuée à un abaissement de la température ambiante ou doit-elle être cherchée ailleurs ?

II. — ÉTUDE CLINIQUE

PAR

LE Dr GRALL

PATHOLOGIE ET ÉTIOLOGIE GÉNÉRALES

Il nous paraît nécessaire de résumer, dans une revue générale, les conceptions doctrinales que le lecteur doit se faire du paludisme tropical, avant d'en aborder l'étude clinique ; ce sont données pathogéniques indispensables pour la compréhension des faits, leur enchaînement et la délimitation du champ d'observation.

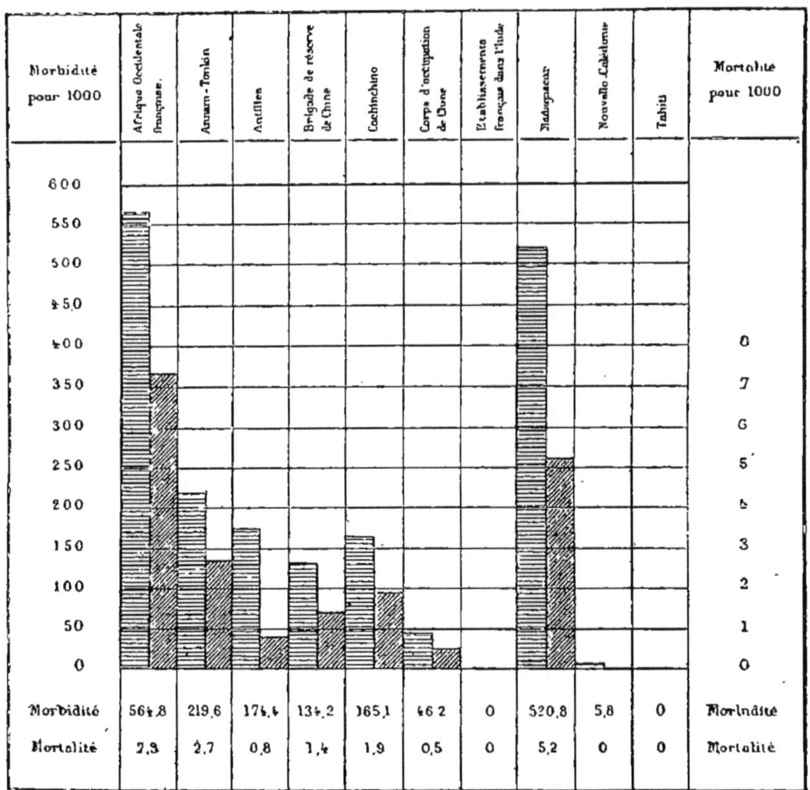

Fig. 78. — Morbidité et Mortalité palustres par colonie (troupes européennes).

Morbidité palustre. — Les maladies palustres n'ont pas cessé, à la date actuelle, d'être, dans la zone torride, la cause la plus générale et la plus permanente d'insalubrité. Leur importance sociale s'accroît de ce fait que cette intoxication finit par constituer, à la longue, une sorte d'état constitutionnel imprimant un cachet particulier aux affections les plus banales.

Elles fournissent 4 à 5 fois plus de malades que la dysenterie, avait dit Dutroulau. Burot, résumant les statistiques postérieures, en concluait que la malaria occasionnait dans nos colonies une moyenne annuelle de 24 décès pour 1.000 hommes d'effectif, et que, sur 1.000 décès, elle en comptait, à elle seule, près de 600, soit 6 morts sur 10.

Ces chiffres de Burot restent encore vrais dans leur généralité ; le nombre des manifestations imputables à cette origine est sensiblement le même, seule la gravité des formes a été modifiée.

Unicité du paludisme. — Le paludisme tropical ne diffère de celui des pays tempérés ni dans ses formes cliniques ni dans sa marche.

On a dit et répété que le paludisme tropical présentait, par l'éclat de ses premières manifestations anormalement bruyantes, une caractéristique qui le classait à part.

Ces formes, observées presque uniquement dans le milieu militaire, constituent ce que Kelsch et les médecins d'Algérie, après Pringle, ont appelé *la Malaria des camps*, *le Paludisme des armées;* elles tiennent à l'absence totale de protection.

Mais, comme l'ont fait remarquer nombre d'observateurs, et plus particulièrement M. Laveran, elles ont été constatées sous toutes les latitudes, aux époques et dans les circonstances où les conditions d'intoxication des groupes ont été identiques. Qu'il nous suffise de rappeler, après les faits nombreux relatés dans les traités classiques, l'exemple de cette *rémittente épidémique* de l'armée d'Italie si bien définie par Cazalas dans ses causes, dans ses formes et dans son évolution.

La conception de l'évolution normale du paludisme exotique a été obscurcie de ce fait que les cliniciens, qui ont pratiqué sous les tropiques, ont été conduits, par les conditions exceptionnelles où ils se sont trouvés placés, à prêter une attention démesurée aux formes excessives et, par suite, à méconnaître les formes atténuées et incomplètes.

Inversement, les observateurs des pays tempérés ont omis de faire état des déterminations graves que seuls, en dehors des désastres publics et des guerres, les spécialistes des maladies de l'enfance ont eu occasion de bien étudier et de bien classer.

Comme le démontre Guinon, après J. Simon, les signes cliniques du paludisme infantile ne sont pas ceux que l'on considère comme classiques.

La phase première, celle observée chez les enfants et à laquelle se rapportent les descriptions de ces auteurs, prend souvent des allures désordonnées.

Que l'on y regarde de près et on se rendra compte que la différence entre ce paludisme infantile et les déterminations initiales du paludisme tropical ne résident que dans l'éclat des manifestations.

Le nouveau-venu dans les pays insalubres se trouve placé dans les mêmes conditions de réceptivité et de réaction que l'enfant en Europe; voilà pourquoi la flore morbide est la même, bien que souvent plus éclatante, en raison de la multiplicité et de la multiplication des attaques anophéliennes; mais le tableau clinique change dans ses modalités dès que l'Européen sous les tropiques cesse d'être exposé comme une proie inerte aux atteintes des anophèles. Actuellement, depuis la date récente où a pu être organisée une prophylaxie réellement scientifique, le paludisme tropical, pour la moyenne des cas comme pour la moyenne des circonstances, est, dans nos colonies les plus malsaines, l'exacte reproduction du paludisme méditerranéen.

Les formes *atténuées* de l'impaludisme initial, telles qu'elles se retrouvent en Europe chez les adultes, sont de constatation fréquente aux colonies pour tous les âges. Si elles ne sont pas aussi longuement décrites, et si l'attention ne s'est pas trouvée en éveil sur ces cas, c'est que ces manifestations sont effacées, à tel point que souvent on ne peut en établir l'histoire que d'après les anamnestiques; toute cette partie peut échapper à l'observation directe du médecin; il est tenté de faire dater la maladie de la période où le patient se confie à ses soins et qui est celle des déterminations de la phase secondaire.

Si elles sont méconnues, quand elles constituent un état morbide plus accusé, c'est qu'elles sont imputées à un embarras gastrique, ou à une synoque. Le médecin inspecteur Kelsch a le premier mis en évidence et rattaché à leur origine réelle ces formes bâtardes; il convient d'ajouter à sa description l'affirmation que non seulement ces cas sont fréquents, mais qu'ils sont un fait obligé dans l'histoire de chaque malade.

Il faut les rechercher soigneusement, en y apportant l'attention la plus éveillée, car ils ont le plus haut intérêt en doctrine comme en pratique.

Ce sont des considérations que nous mettions en vedette dans notre mémoire de 1885 et nous ajoutions : il n'y a qu'une distinction entre le paludisme des pays tempérés et celui des tropiques; en Europe et dans les pays relativement salubres, le parasitisme déjà *vieilli et rarement rénové* occupe une place plus importante en raison de ce qu'il est longuement le seul en action apparente; aux colonies et dans les régions insalubres, les rapports sont inverses; le paludisme des formes *neuves ou rénovées* est

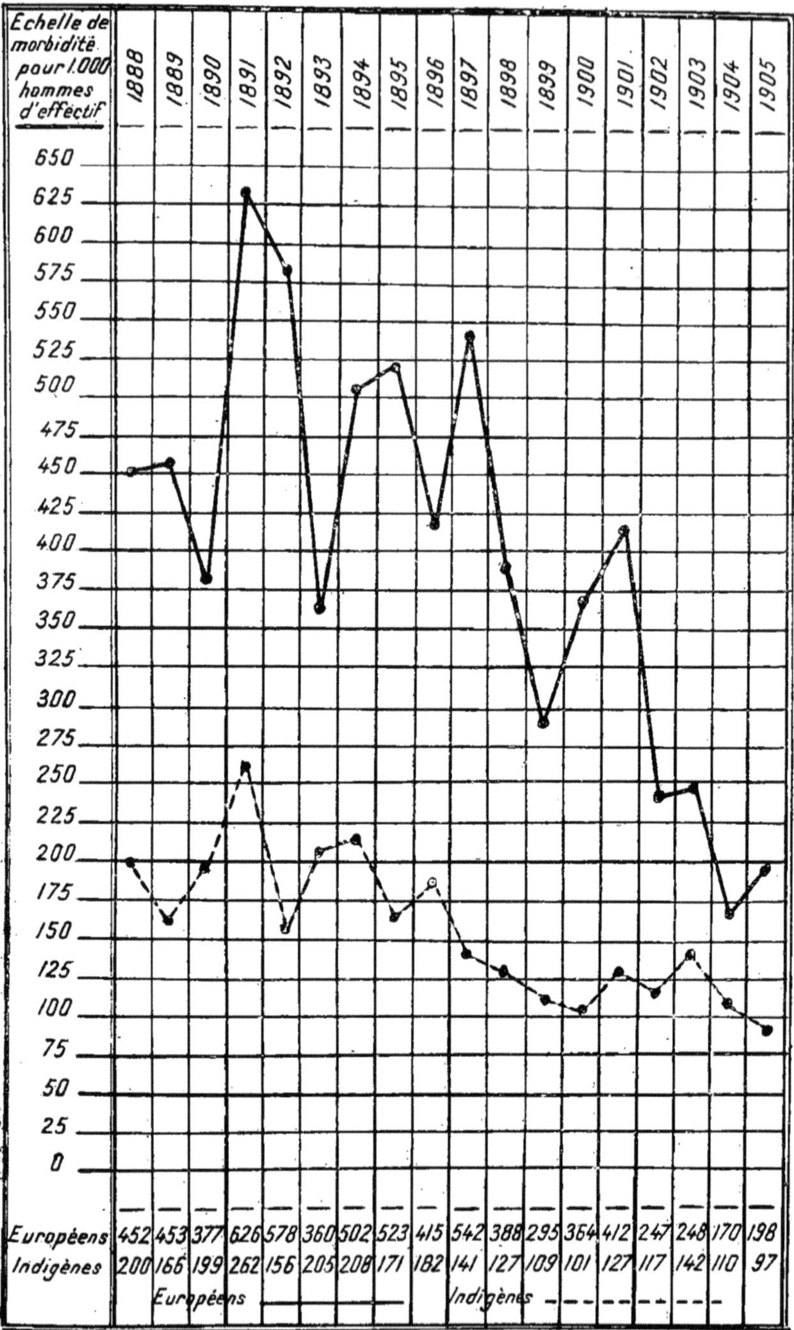

Fig. 79. — Morbidité par paludisme en Indo-Chine.

d'observation courante; les manifestations du parasitisme vieilli passent au second plan.

La continuité et la subcontinuité des manifestations, qu'elles soient exagérées ou atténuées, s'observent à tous les âges du paludisme, chaque fois que se produisent, aux doses suffisantes, les infections et les réinfections, conditions réalisées l'année entière dans certaines de nos possessions.

La fréquence et la multiplicité des infections et des réinfections, les doses auxquelles sont pratiquées les inoculations anophéliennes, constamment actives sous les tropiques, sont les causes qui modifient le tableau clinique.

Périodicité en nosologie palustre. — Le type intermittent s'est longtemps imposé et reste encore considéré comme l'estampille indispensable du paludisme dans ses formes normales.

Cette conception est erronée parce qu'elle est incomplète; l'intermittence et la rémittence nettement isolables, de même que la périodicité réglée dans l'apparition des crises fébriles, n'appartiennent qu'à un âge déterminé du paludisme; elles s'observent à cette phase que, dès 1886, nous avons désignée, par comparaison avec la syphilis, sous le nom de *période secondaire*, les manifestations de cette période étant dans l'une et l'autre maladie, celles qui sont considérées comme caractéristiques.

Mais elles ne sont pas les premières en date et ne sont pas en paludisme tropical les plus fréquentes. « L'intermittence et la périodicité ne s'observent pas lors des accidents de première infection; ce type est exceptionnel lors des réinfections successives qui se reproduisent annuellement, et souvent plusieurs fois dans la même année, il est anormalement enregistré aux périodes ultérieures; ce n'est qu'en torturant les faits qu'on finit par l'y retrouver, bien que les cliniciens s'y évertuent (1). » « Il y a lieu d'adopter, comme l'a dit Colin, pour les formes les plus communes de la maladie palustre, l'idée et le mot de fièvres continues sans réserve aucune, sans adjoindre d'expression qui fasse supposer que cette continuité n'est pas réelle et aussi absolument vraie que dans les typhus (2). »

On peut discuter, en pathologie générale, si le « *status typhosus* », qu'on décrit isolément, s'explique, en dehors des cas qui relèvent de *l'éberthisme*, par une coli-bacillose ou par une septicémie intestinale, mais ce syndrôme et les syndrômes analogues ne peuvent être considérés, en clinique, que comme une simple surcharge du tableau.

C'est compliquer à tort le problème que de dresser un état civil

(1) Grall, Notes médicales recueillies à l'hôpital d'Hanoï (*Archives de Médecine navale*, 1885, t. I, p. 58).
(2) Colin, Traité des fièvres intermittentes.

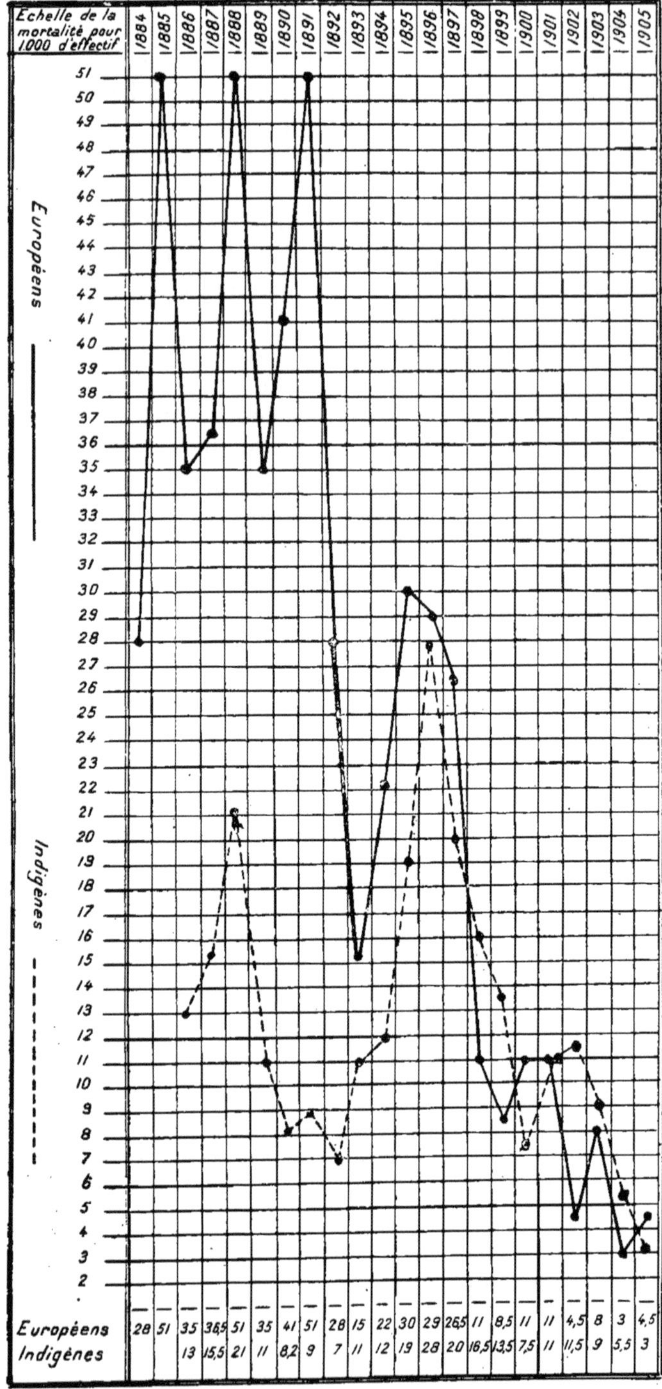

Fig. 80. — Mortalité par paludisme en Indo-Chine.

distinct d'un parasitisme second, placé sous la dépendance directe du parasitisme palustre, qui est non seulement le fait antécédent, mais le fait causal : il ne convient pas de le faire figurer au même plan.

Toutefois, si le type fondamental de la fièvre palustre ne présente pas sous les tropiques la périodicité régulièrement intermittente ou nettement rémittente, il y a lieu d'insister sur une caractéristique qui se retrouve dans toutes les manifestations du paludisme, à tout âge et en toutes circonstances : les fièvres palustres et les maladies palustres non fébriles procèdent dans leur évolution par des ressauts et par des chutes qui peuvent ne pas se répéter journellement, mais qui s'enregistrent, dans tous les cas, avec une assez grande régularité. La conception de Dutroulau reste exacte : « les paroxysmes (acmés et chutes), étudiés dans leurs horaires et surtout dans leur décours, sont le caractère originaire de l'impaludisme et non pas seulement une modalité occasionnelle de sa marche (1). »

Endémo-épidémie. — Une double considération domine la clinique de la malaria et sa pathogénie. C'est celle, d'une part, de la *recrudescence saisonnière annuelle*, et, de l'autre, celle de la *sommation des doses*, sommation qui varie suivant que la *protection* accordée aux individus et aux groupes est efficace, relative ou nulle, particulièrement à la saison insalubre.

S'il est exact de dire que le paludisme n'est pas, aux colonies, limité, comme il l'est en Europe, à une période saisonnière, qu'il peut s'y observer toute l'année, d'autant plus fréquemment que le pays est plus voisin de l'équateur, il n'en reste pas moins acquis que, sauf conditions exceptionnelles définies plus loin, les recrudescences de la maladie correspondent en moyenne à une saison déterminée et que, dans certaines localités, ces atteintes endémo-épidémiques sont restreintes à des périodes isolables et sans continuité entre elles.

Malgré ces faits d'observation constante, la conception de l'endémo-épidémie n'a pu prendre forme qu'à la date récente où la notion du parasitisme et de son mode d'inoculation a été connue ; elle ne s'est imposée que très tardivement en pathologie exotique.

Même après Jacquot et les nosographes d'Algérie, les cliniciens des pays tropicaux étaient restés opposés à cette doctrine. En présence de la genèse pseudo-épidémique de certaines pyrexies, ils étaient tentés de nier le paludisme et s'efforçaient de rechercher et de définir une association ou une superposition morbide ; celle-ci leur paraissait être la seule explication plausible de ce qu'ils con-

(1) Dutroulau, Maladie des Européens aux pays chauds.

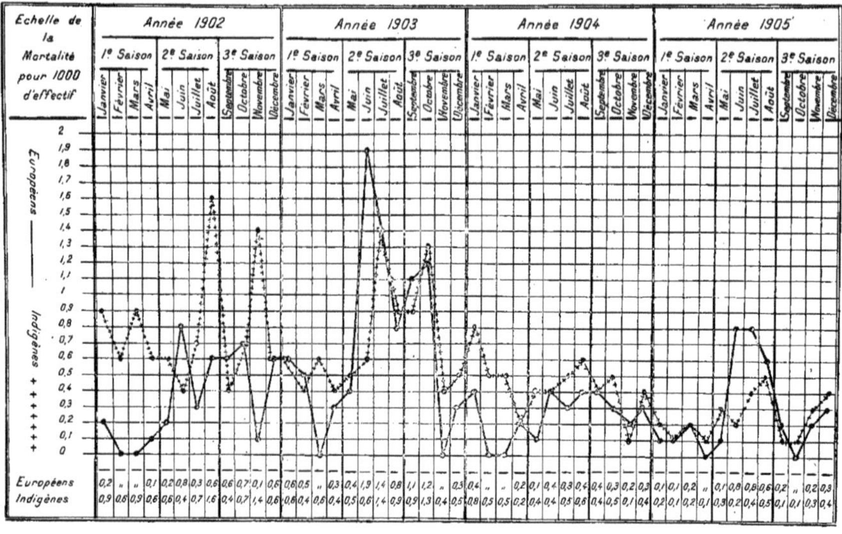

Fig. 81. — Mortalité saisonnière par paludisme en Indo-Chine ; — 1re Saison : pré-épidémie ; — 2e Saison : endémo-épidémie ; — 3e Saison : post-épidémie.

sidéraient comme une anomalie. Ils se refusaient à admettre que le parasitisme palustre et ses toxines puissent, sans association aucune, déterminer ces différentes formes.

« Dans une même région, sans modification du terrain, sous l'influence de certaines circonstances météorologiques mal précisées, les épidémies palustres peuvent s'installer, réapparaître et disparaître (1). » « Ce sont simplement degrés différents de gravité et physionomies diverses de l'endémo-épidémie. »

C'est, dirons-nous, simple question de doses; il suffit qu'elles soient exceptionnellement massives, pour que l'endémie, constamment en action dans la presque totalité de nos possessions, prenne le caractère du paludisme endémo-épidémié et pseudo-épidémié.

Le fait vient de s'observer à Madagascar; il a été signalé dans de nombreuses localités de l'Indo-Chine; on sait également que la malaria a pu s'installer à demeure dans des possessions, comme la Réunion et Maurice, où elle était antérieurement d'observation très rare.

Les Italiens et, après eux, les cliniciens de l'Europe centrale ont distingué, dans cette poussée annuelle, des périodes successives.

Dans nombre de localités, ils ont décrit une sorte de *pré-épidémie* caractérisée, dans la moyenne des cas, par des récidives du paludisme secondaire dues à la rénovation peu intensive d'un parasitisme vieilli. Cette pré-épidémie ouvre la scène et constitue la période vernale de l'endémo-épidémie annuelle.

Un minime se constate entre la pré-épidémie et l'épidémie vraie estivo-automnale, se continue (fin septembre) par une sorte de *post-épidémie* constituée par des formes récidivées de médiocre infection, analogue à l'épidémie vernale.

Les facteurs sont plus complexes aux colonies : en Indo-Chine comme dans la plupart de nos possessions de l'hémisphère Nord, la poussée endémo-épidémique n'est pas uniformément active pendant la durée de la saison estivo-automnale. Elle présente deux maxima très nets : l'un correspond à l'établissement de la saison des pluies; le second est consécutif à la cessation des grandes pluies.

Dans nos possessions de l'hémisphère Sud, les époques saisonnières sont différentes, mais les circonstances qui les déterminent sont les mêmes; l'endémo-épidémie apparaît et disparaît avec la saison des pluies.

(1) JANCZO, *loco citato*.

(2) JACQUOT, Histoire médicale du corps d'occupation des Etats Romains (*Mémoires de médecine et de chirurgie militaires*, 1854, t. II, p. 55).

Dans toutes les régions et dans les localités où les chutes météoriques sont, à un moment donné, abondantes au point de battre le sol et de faire déborder les cuvettes en rejetant les larves au courant des rivières, l'endémo-épidémie s'interrompt pendant la période des hautes eaux.

Cette poussée, dans les régions prédésertiques, est dans la dépendance du débordement des cours d'eau, et, plus souvent encore, de l'humectation prolongée des cuvettes herbeuses qui persistent dans les bas-fonds des rivières desséchées.

La post-épidémie, exceptionnelle dans les régions subtropicales, est d'observation constante dans les pays chauds, quand les groupes y sont exposés sans protection suffisante.

Cette condition de *l'absence totale ou de l'insuffisance de la protection* est une cause aussi efficiente que l'activité des anophélines ; on la perd souvent de vue et on ne lui donne pas l'importance qui s'y attache.

L'épidémiologie du paludisme, dans une région donnée, éprouve de très notables modifications du fait qu'au commencement ou à la fin de la saison insalubre des groupes nombreux s'y trouvent exposés sans défense : troupes en manœuvres, et en colonnes de police, ouvriers des chantiers organisés dans des terres vierges. La courbe des cas inscrit, comme en pleine période endémo-épidémique, une ascension brusque ; le nombre et la virulence des anophélines sont toujours suffisants, même à ces époques de pré-épidémie et de post-épidémie, pour déterminer une morbidité élevée.

On pourrait écrire en modifiant quelque peu la loi de Celli pour l'adapter aux milieux tropicaux :

Réservoirs de virus, anophèles = endémicité ;

Réservoirs de virus +, anophèles ++, = endémo-épidémicité.

Ces deux conditions, réunies à l'absence de protection, constituent l'épidémie, dont la formule peut s'inscrire :

Réservoirs de virus +, anophèles + +, protection o (nulle), = épidémicité.

Ces deux dernières conditions sont les plus importantes en prophylaxie et en pathogénie. Ce sont celles qui subissent les plus grandes variations du fait des circonstances cosmiques et celles dont les variations sont susceptibles d'être atténuées par une hygiène bien comprise.

Notons cependant que Koch a admis que l'action prophylactique pouvait plus facilement s'exercer par intervention sur le premier facteur : les réservoirs de virus.

Cette assertion ne se vérifie que pour les collectivités très peu nombreuses et pour de très étroites localités.

Immunité des indigènes. — L'étude des termes de la dernière de ces formules nous donnera l'intelligence de ce qu'en nosologie palustre le lecteur doit entendre par *prédisposition* et *immunité*.

En territoire palustre, la prédisposition est, dit-on, le lot des immigrés et des enfants, l'immunité est acquise aux anciens résidents et aux indigènes adultes. Koch ajoute que cette immunité est la conséquence d'immunisations par les réinfections antérieures. Le fait est exact pour la moyenne des cas ; mais cette doctrine demande des explications et appelle certaines réserves.

Cette immunité, comme le fait remarquer Davidson, comme nous l'avions fait remarquer dans notre mémoire précité, n'existe pas, pour les indigènes, vis-à-vis du paludisme épidémié, autrement dit vis-à-vis de tout paludisme auquel ils sont exposés sans défense.

Si les immigrés et les enfants sont plus fréquemment et plus gravement atteints, ce n'est pas uniquement du fait qu'ils sont des nouveau-venus, mais pour cette raison qu'en règle générale ils ne sont pas protégés ou le sont incomplètement. Si les anciens résidents et les indigènes adultes présentent une immunité relative, c'est que les conditions sont inverses pour ces derniers groupes.

Les populations autochtones vivent agglomérées dans des habitations étroites, entassées, placées en contact presque immédiat ; dès le soleil couché, les habitants ferment le plus complètement possible toutes les ouvertures ; ils s'enroulent la nuit, à défaut de moustiquaires, dans des couvertures et des nattes épaisses qui les enveloppent de la tête aux pieds. Dans ce milieu, l'enfant seul est exposé, parce qu'il se découvre et qu'il est pour les anophélines la proie favorite.

La question de la dose du poison est également à envisager dans cette prédisposition de l'enfant ; l'intoxication, même à dose égale, agit en proportion inverse du poids de la victime.

L'immigré, surtout quand il est neuf dans le pays, estime que l'hygiène est dans des habitudes opposées à celles des populations indigènes.

Il lui faut l'air et l'espace, il disperse à l'extrême ses habitations, il vit et dort toutes fenêtres ouvertes; souffrant de la chaleur dans l'atmosphère confinée de la moustiquaire, il se découvre comme l'enfant. Ce n'est qu'à la longue et à ses dépens qu'il apprend à en tirer tout le parti désirable.

Combien les circonstances sont encore plus défavorables, quand il s'agit de groupes jetés en masses dans des pays neufs, et surtout de collectivités condamnées, comme les militaires en campagne et les ouvriers de certains chantiers, à dormir sans abri ou à cantonner sans moustiquaires dans des baraquements ouverts à tous les vents.

En résumé, les habitudes locales ont pour effet d'atténuer la fréquence et les doses de l'infection dans la population indigène. L'immigré qui a importé ses préjugés des pays salubres est, comme l'enfant, une proie offerte en holocauste à la maladie.

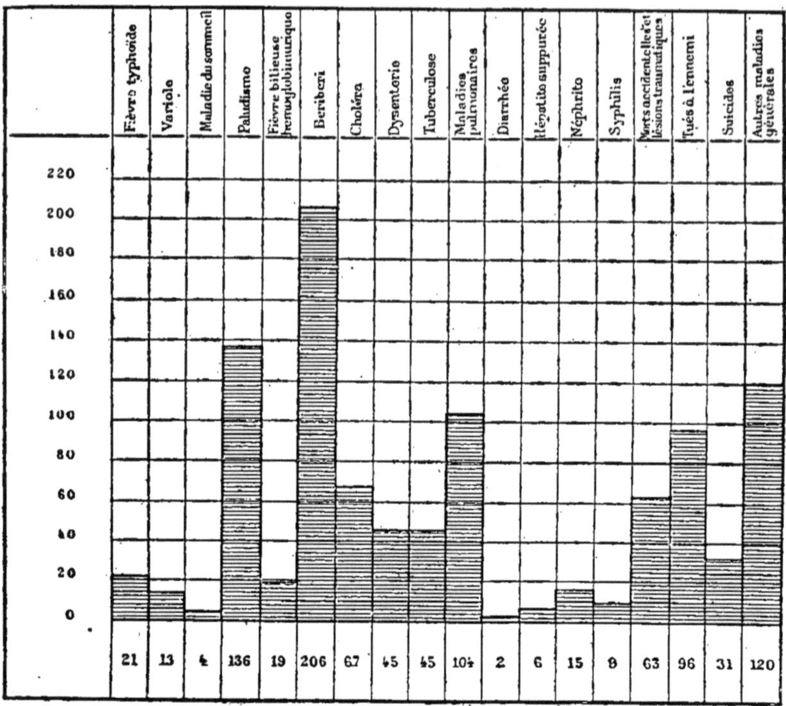

Fig. 82. — Mortalité des soldats indigènes par groupes de maladies.

La preuve de la vérité de cette conception est donnée par ce fait qu'il suffit de sortir les indigènes de leurs habitudes et de leurs habitations pour que leur immunité disparaisse.

D'autre part, il n'y a qu'à assurer la protection efficace des maisons européennes pour mettre les immigrés à l'abri. Il faut, en outre, exiger d'eux qu'ils ne soient pas nomades d'une résidence à une autre, car le confortable, qui garantit la protection, ne peut leur être assuré que dans des résidences fixes.

Les observateurs anglais ont signalé que, dans l'Inde, cette immunité apparente s'étendait aux femmes et aux enfants européens, et que tout ce monde paraissait particulièrement indemne des formes continues et dangereuses. Ce ne peut être une question de réceptivité moindre, mais de meilleure protection.

Même limitée à ces conditions et à ces causes, cette immunité est à rechercher par les habitants d'un pays insalubre; elle réalise un double bénéfice: 1° la proportion des doses inoculées étant réduite, la phase primaire et particulièrement dangereuse de l'intoxication est franchie sans éclats et se réduit parfois à des manifestations tellement mitigées qu'elles passent inaperçues; 2° les réinfections se produisent dans des conditions analogues; par suite, l'histoire pathologique de l'immigré et de l'enfant, ainsi protégés, reste presque silencieuse en dehors des manifestations du paludisme vieilli (rechutes) auquel ils paraissent arriver d'emblée; elle se trouve réduite à des éclats passagers sans gravité du type Treille et Legrain.

Périodes de latence. — Nous venons de voir que, sauf exception pour quelques rares possessions de la zone équatoriale, la malaria présente annuellement, sous les tropiques aussi bien que dans nos pays d'Europe, un répit plus ou moins prolongé.

La maladie, considérée non plus dans la collectivité des faits, mais dans chaque cas particulier, offre à l'observation les mêmes phases silencieuses. C'est ce qu'on appelle la *latence* de l'intoxication ; elle a pris, ces dernières années, depuis la découverte de l'hématozoaire, une double face : on peut et on doit la considérer au point de vue de la latence du parasitisme et à celui de la latence des manifestations.

Ces deux faits ne sont pas corrélatifs ; à mesure que les observations hématologiques se multiplient, plus nombreux sont les cas où le parasite se retrouve, quoiqu'il n'existe aucun trouble bien défini de la santé. Inversement, nombreuses sont les manifestations avérées de paludisme où l'examen de la circulation périphérique ne décèle pas les parasites. « Combien fréquents, a dit Salanoue, sont les cas où, malgré l'existence incontestée de la maladie, les examens sont négatifs (1). »

De même qu'il existe des cas nombreux de tuberculose, avec latence prolongée et parfois indéfinie du bacille, de même le parasite, chez les impaludés, peut s'enclore dans les organes internes. Le drame, ont dit Dutroulau et Manson, se passe dans la rate; la circulation périphérique n'en est qu'un témoin souvent infidèle.

Cette *latence* est dite temporaire ou durable.

Aux intervalles existant entre les reprises périodiques des accidents, au cours de la saison estivo-automnale, correspond la *latence temporaire*. Qu'elle se prolonge pendant les mois d'hiver, ce sera la *latence durable*, la latence vraie, telle qu'elle est comprise en France.

Ce silence de la maladie peut s'étendre à de très longues pério-

(1) Salanoue-Ipin, le Paludisme et les moustiques (*Archives de médecine navale*, 1900, t. II, p. 5).

des, si on ne fait rentrer dans l'histoire des cas palustres que les accidents considérés comme typiques.

C'est journellement que nous acquérons, dans nos salles coloniales en France, la confirmation des faits si fréquemment cités, de militaires et de colons qui, n'ayant présenté aucune manifestation avérée de paludisme pendant un long séjour hors d'Europe, sont pris à l'arrivée, et parfois plus d'une année après le retour, d'accès paroxystiques à formes graves.

Les Italiens ont renouvelé expérimentalement la démonstration acquise antérieurement par la clinique, que de nombreux facteurs pouvaient mobiliser les parasites passés à l'état de latence : ce peuvent être, disent-ils, des causes cosmiques; ce sont plus souvent des erreurs d'hygiène individuelle. Le parasite enclos est, de la sorte, remis en circulation.

Un pas de plus dans la latence, la malaria sera non seulement enclose, mais réellement *fermée;* les facteurs indiqués ci-dessus semblent sans action et cependant il reste un état général et même des lésions progressives, qui sont le résultat d'une intoxication persistante. La conception, qui tend à limiter la maladie à la présence et au développement, dans la circulation générale, des formes parasitaires actuellement décrites et cataloguées, est en contradiction avec la clinique. La maladie peut commencer et se prolonger au delà de ce parasitisme.

Pour expliquer ces faits, Plehn a émis l'opinion que les granulations observées dans les globules rouges parasités représentent une phase du parasitisme. Il a constaté, dans l'ouest de l'Afrique, un état d'anémie présentant le caractère malarien, apparaissant souvent avant que le parasite habituel ne se montre dans le sang; ce sont les « corps primitifs » de Plehn, témoins d'une infection antécédente et subséquente.

Nous conclurons en nous plaçant au point de vue clinique : en paludisme aussi bien qu'en tuberculose, il est d'une doctrine étroite de limiter la maladie aux manifestations intercurrentes, sans faire état de la déchéance de l'état général.

Calmette a dit : les prétuberculeux sont des tuberculeux non seulement en puissance, mais en fait. De même on peut dire des pré-paludéens et des post-paludéens qu'ils sont des malades, non pas en puissance et en souvenir, mais en acte.

La malaria, comme l'indiquait Dutroulau, est une maladie générale, bien qu'avec caractères anatomiques spéciaux et spécialement localisés. C'est une intoxication *totius substantiæ* qui n'apparaît et ne disparaît pas avec les crises fébriles ni même avec les crises parasitaires.

Incubation. — L'accord peut être considéré comme établi sur la durée moyenne du temps qui s'écoule entre le moment des inoculations anophéliennes et l'apparition des manifestations fébriles de première infection.

Les expériences de Ross et des observateurs Italiens ont confirmé les données acquises par la clinique ; cet intervalle varie de dix à quinze jours. Dans les inoculations massives, il peut être quelque peu abrégé.

Les faits recueillis aux colonies par Dupont, Sorel, Debrie, Rangé, Barthélemy, Pinard viennent à l'appui de cette affirmation ; nous en résumons ici les données les plus probantes.

a. — « Une compagnie de 95 hommes nouvellement arrivés de France a séjourné aux Iles-du-Salut, localité non palustre, jusqu'à son envoi à Saint-Laurent où elle a débarqué le 23 mai. La première nuit passée dans ce poste est celle du 23 au 24 ; les hommes se trouvent dans des conditions particulières d'infection de ce fait que, les deux ou trois premières nuits, ils ne couchent pas à l'abri de moustiquaires, étant en surnombre.

Du 24 mai au 6 juin, pas de malades. A cette dernière date, deux entrées à l'hôpital pour fièvre continue ; le lendemain, 6 autres malades offraient les mêmes symptômes. Au 10 juin, le total des entrées à l'hôpital était de 33 ; du 11 au 21, on enregistre 37 autres entrées (1). »

b. — « En août, 18 soldats partent de Bougie, où ils ont débarqué le 3 août arrivant de France ; ils se mettent en route le 6 et arrivent au poste le 8. Le 19 août, 12 de ces hommes sont évacués sur l'hôpital ; le 21 et le 24, on enregistre deux nouvelles entrées, soit un total de 14 entrées sur 18 hommes. La fièvre fut franchement intermittente dans 6 cas ; elle présenta une certaine continuité, surtout les premiers jours, chez les 8 autres malades.

La maladie se déclara du 7e au 8e jour (2). »

c. — « Le bataillon étranger débarque à Majunga le 29 avril ; il est mis en route le 1er mai ; arrive à Maroway le 9 mai et y séjourne jusqu'au 14. A la date du 13 mai, 62 fiévreux se présentent brusquement à la visite ; l'infection palustre ne s'est donc manifestée que 14 jours pleins après le débarquement (*première infection*).

d. — ..... Débarqués à Majunga le 28 août, les hommes de renfort avaient été transbordés le 29 sur des chalands qui les avaient débarqués à Marololo le 1er septembre. En dix jours, le détachement rejoint la portion principale du bataillon étranger à Mangosoanina ; pas un seul homme n'était resté en route pendant ces

(1) Dupont, la Fièvre typhoïde et la fièvre rémittente dans la zone torride (*Archives de médecine navale*, 1878, t. II, p. 24).

(2) Sorel, Note sur l'action de la malaria sur des troupes non acclimatées (*Archives de médecine militaire*, 1884, t. I, p. 293).

étapes..... Dès le 15 septembre, les accès de fièvre devinrent, dans le détachement de renfort, aussi graves que nombreux. Le 16,

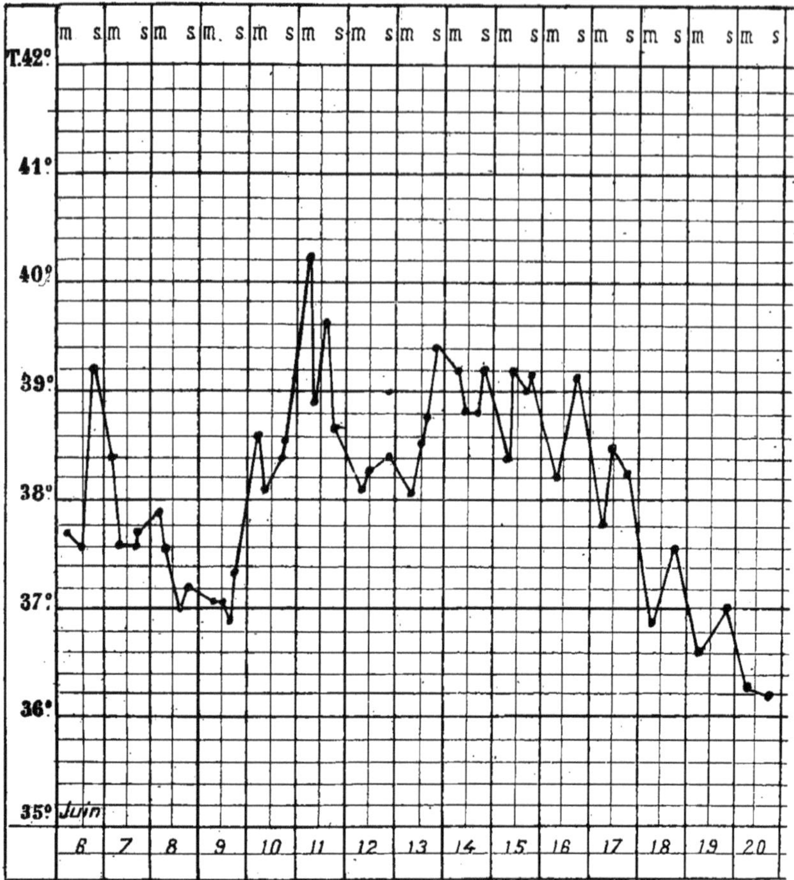

Fig. 83. — Fièvre de réinfection. Le jour de l'entrée et la veille, accès de la reviviscence d'un paludisme antécédent ; du 10 au 18, fièvre subcontinue de réinoculation.

il fallut laisser 6 fiévreux au convoi, le 17 et le 18, le chiffre des atteints dépassa 40 ; le 20, tous les cacolets furent encombrés dès le départ du camp ; 12 fiévreux restèrent en route faute de place ; le 22, ils furent ramenés au camp, deux étaient mourants et succombèrent en arrivant (1). »

En ce qui concerne les *réinfections*, les opinions sont plus divergentes. Nous estimons que les données du problème n'ont pas été nettement posées.

(1) DEBRIE, Contribution à l'histoire médicale de l'occupation de Madagascar (*Archives de médecine militaire*, 1898, t. II, pp. 21-31).

Il y a, dans ces conditions, deux faits successifs. Bien qu'ils soient en corrélation, ils ne doivent pas être confondus : ce sont, d'une part, la reviviscence endogène du paludisme antécédent, et, de l'autre, sa rénovation, quand l'apport est suffisant. Cette rénovation peut rester sans autre traduction clinique que des rechutes (fièvres intermittentes), quand l'activité anophélienne est amoindrie ; leur explication, au lieu de se trouver dans une erreur d'hygiène, est fournie par cette donnée nouvelle : la réinfection ; ces rechutes, toutefois, au lieu d'être en corrélation avec la date des inoculations anophéliennes, nous semblent être en concordance avec l'évolution de la maladie antérieure et avec cette loi de la reviviscence septénaire, bi, tri, quadrisepténaire dont nous donnerons plus loin les règles. L'intervention des anophélines n'a qu'un résultat, c'est de rendre manifeste, et parfois bruyante, une reviviscence qui, sans cette circonstance, serait restée inaperçue.

« Le paludisme a présenté des exacerbations marquées à la suite de chacune des marches ou reconnaissances. On compte 73 fiévreux sur 800 hommes le 19 à Androtra au lendemain d'une reconnaissance conduite les deux jours précédents. De même dans la journée qui a suivi les marches du 20 et du 21 mai, trois compagnies du bataillon fournissent à elles seules 99 fiévreux (1). »

Quand il s'agit de récidives vraies constituées par la sommation de cette reviviscence d'une part et de l'autre par la superposition d'un parasitisme nouveau, il y a de grands écarts, suivant les cas, dans la date d'apparition et dans l'évolution des manifestations morbides.

Elles débutent par des accès isolables, traduction de la première de ces causes, puis 3, 4 jours après, et parfois plus tard, vers le 6e ou le 7e jour, survient la fièvre rémittente ou pseudo-continue. Celle-ci apparaît, comme la fièvre d'infection, une dizaine de jours après l'inoculation.

L'étude des fièvres de réinfection nous permettra de fournir, à cet égard, des précisions qui seront mieux comprises.

Toxines du parasitisme palustre. — Les lésions et les symptômes de la malaria ne sont pas uniquement la conséquence de la multiplication de l'hémamibe ; il faut tenir compte d'un autre fait, la production des toxines ; elles sont mal connues dans leur composition et dans leur origine, mais leurs effets sont mieux étudiés.

Elles déterminent, dans les humeurs normales et dans certains organes, des réactions dégénératives et inflammatoires correspondant à la toxicité et aux doses du poison.

(1) DEBRIE, *loco citato*.

Leur action est variable et différemment localisée suivant que le poison provient d'hémamibes jeunes, d'hémabibes vieillies, ou d'hémamibes rénovées.

Elles exercent, dans le paludisme neuf, une action nécrosante sur les cellules parenchymateuses des organes hématopoiétiques, et une action hémolytique sur les cellules du sang.

Elles ont, dans le paludisme vieilli et incomplètement rénové, une action irritative sur les tissus scléreux de soutènement des organes sécréteurs et excréteurs et sur leur parenchyme, notamment sur la glande biliaire et les portions excrétoires de la glande rénale. Cette irritation s'exerce en proportion inverse de l'âge du parasitisme.

« Les phénomènes bilieux sont les plus fréquents à la fin de l'hivernage au Sénégal », dit Marchoux (1). (Grandes formes amibiennes.)

« L'élément bilieux est relativement peu important au Gabon », a dit Griffon du Bellay, qui soignait un personnel fréquemment renouvelé, « contrairement aux Antilles, où la bile coule à flot, sature tous les liquides et imprègne l'organisme ; le foie, au Gabon, est peu congestionné et la secrétion à peine augmentée (2). »

Cette action irritante s'exagère et s'associe à l'action nécrosante dans les réinfections actives.

Le miasme palustre, « *parasites* et *toxines* », agit en proportion de la répétition et de la multiplicité des doses (formes exagérées du paludisme des camps).

Cette donnée de l'action toxinhémique s'étend à toute la vie du malade : non seulement le poison n'est pas éliminé, alors que se terre le parasite, mais il se renouvelle à chaque éclosion du parasitisme intra-corporel et s'additionne à chaque réinfection.

Il semble même que la latence du parasitisme (enclos dans les organes) ne s'étend pas aux toxines dont les effets peuvent se constater en dehors des crises : Manson a noté, durant un certain temps, après la cessation des fièvres, une augmentation périodique dans l'excrétion de l'urée, précisément les jours où devait éclater la crise.

Ces considérations donnent réponse à ces interrogations qu'avec Ségard doivent se poser tous les observateurs. Les bouffées séparées et distinctes renouvellent les séries pathologiques : pourquoi les formes rémittentes dominent-elles à un moment donné? Pourquoi les vomissements bilieux cessent-ils tout d'un coup pour reparaître plus tard ? Pourquoi les accès pernicieux se montrent-ils si rarement isolés ?

(1) MARCHOUX, *Annales d'hygiène et de médecine coloniales*, 1899-1900.
(2) GRIFFON DU BELLAY, Rapport médical sur le service de l'hôpital flottant la « Caravane », au Gabon (*Archives de médecine navale*, 1864, t. I, p. 44).

C'est, dirons-nous, que les groupes observés sont placés dans des conditions égales de sommation des inoculations; c'est que le le paludisme évolue chez eux d'un pas égal; c'est que les influences de latence temporaire, de poussée endémo-épidémique, telles que nous les avons définies plus haut, s'exercent sur ces groupes aux mêmes dates et produisent les mêmes réactions.

Guérison spontanée. — De nombreux observateurs coloniaux ont signalé, comme nous l'avions fait nous-même dans les relations recueillies au Tonkin, la tendance en quelque sorte normale des manifestations fébriles vers ce qu'ils ont appelé la « *guérison spontanée*, la *jugulation spontanée* », c'est-à-dire vers la cessation, en dehors de tout traitement, des crises fébriles. Cette guérison s'observe aussi bien dans les manifestations continues et subcontinues du paludisme de première infection et de réinfection que dans les manifestations régulièrement rémittentes ou intermittentes d'un paludisme vieilli ou faiblement rénové.

En dehors des intoxications massives, chaque crise se traduit par un cycle fébrile, plus ou moins durable, évoluant en une ou plusieurs reprises, mais qui s'épuise en quelque sorte de lui-même, pourvu que les malades puissent en faire les frais.

Il convient d'ajouter, toutefois, et de préciser que ces palustres, sans parler de l'atteinte persistante à leur santé générale, restent en état d'imminence morbide et sont exposés à des rechutes sévères, souvent à brève échéance après latence temporaire, et parfois à long intervalle après latence très durable.

Une expérience déjà vieille nous a fourni la preuve, particulièrement en ce qui concerne les coloniaux, que cette guérison n'est pas définitive bien qu'elle puisse se prolonger plusieurs années et que la maladie peut se reproduire, en dehors de toute infection nouvelle, sous des formes parfois bruyantes.

De même qu'on ne fait pas toujours remonter le début de la maladie à sa date réelle, de même est-on tenté de l'écourter en deçà de sa durée effective.

Contentons-nous de poser ici cette conclusion, en renvoyant le lecteur à la description des manifestations du paludisme secondaire et tertiaire pour lui en soumettre les preuves.

Rechutes et récidives. — Ce sont des mots, qui se retrouveront fréquemment sous notre plume; il s'agit de les nettement définir pour éviter des confusions fréquemment commises, surtout dans la littérature étrangère.

La *rechute*, comme l'a précisé Laveran, est le retour des crises, *en dehors de tout nouvel apport extérieur*. Ce parasitisme vieilli, qui peut correspondre à une période de quelques mois et durer plusieurs années (phase secondaire et phases ultérieures), se traduit par des accès franchement intermittents, correspondant à la reproduction schyzogonique des parasites; c'est le cycle intra-corporel du parasite non rénové.

Ce mot de *rechute* peut et doit s'étendre à la division signalée par Thiroux dans les formes jeunes et qui correspond à la reprise des manifestations de première infection sous forme d'accès quotidiens à type septane ou biseptane.

Les *récidives* ne surviennent que consécutivement à une réinfection. Ces réinfections sont de deux ordres :

1° Dans les unes, la rénovation est assez effacée pour que le parasitisme antécédent reste le fait dominant et parfois le seul apparent : l'apport extérieur est peu actif, il n'a d'autre effet que de redonner impulsion et vigueur nouvelle à la multiplication des formes vieillies;

2° Dans les autres, la réinfection est massive; le parasitisme neuf se superpose au parasitisme vieilli, souvent il s'y substitue; en toute occurrence, il lui imprime une marche rétrograde. « Quand le paludéen, a dit Thiroux (1), est soumis à des réinoculations fréquentes, l'hématozoaire et la fièvre subissent chez lui une rénovation presque continuelle et on ne rencontre pas les formes vieillies; cette rénovation du parasitisme intra-corporel est le résultat de l'appoint de formes jeunes et actives. »

Ces *récidives* se produisent le plus habituellement à la période d'endémo-épidémie, mais elles peuvent, dans les colonies tropicales, s'observer à toute époque de l'année; elles s'y rencontrent à toutes les étapes de l'intoxication.

PHASES ET FORMES DE L'INTOXICATION; LEUR CLASSIFICATION

La définition du paludisme est facile à donner depuis la découverte de Laveran. *On comprend, en clinique, sous les dénominations de paludisme, d'impaludisme, de malaria, les lésions et les manifestations morbides qui résultent de la vie et du développement, dans le sang et dans certains organes, de l'hématozoaire de Laveran;* on doit également y faire rentrer *les séquelles immédiates* de l'intoxication qui en découle; *les séquelles éloignées* rentrent dans le PARA-PALUDISME.

Les dénominations adoptées traduisent une étiologie préconçue et partiellement inexacte, mais elles ont reçu de l'usage une compréhension plus étendue que ne le comporte leur étymologie; il nous arrivera de les employer indifféremment dans le cours de cet article.

Léon Colin s'était efforcé d'introduire, dans notre littérature,

(1) THIROUX et D'ANFREVILLE, Paludisme au Sénégal, 1908.

le mot de « *tellurisme* ». Bien que ce terme soit plus extensif et par suite plus exact que celui de paludisme, il n'a pas fait fortune et nous ne le reprendrons pas.

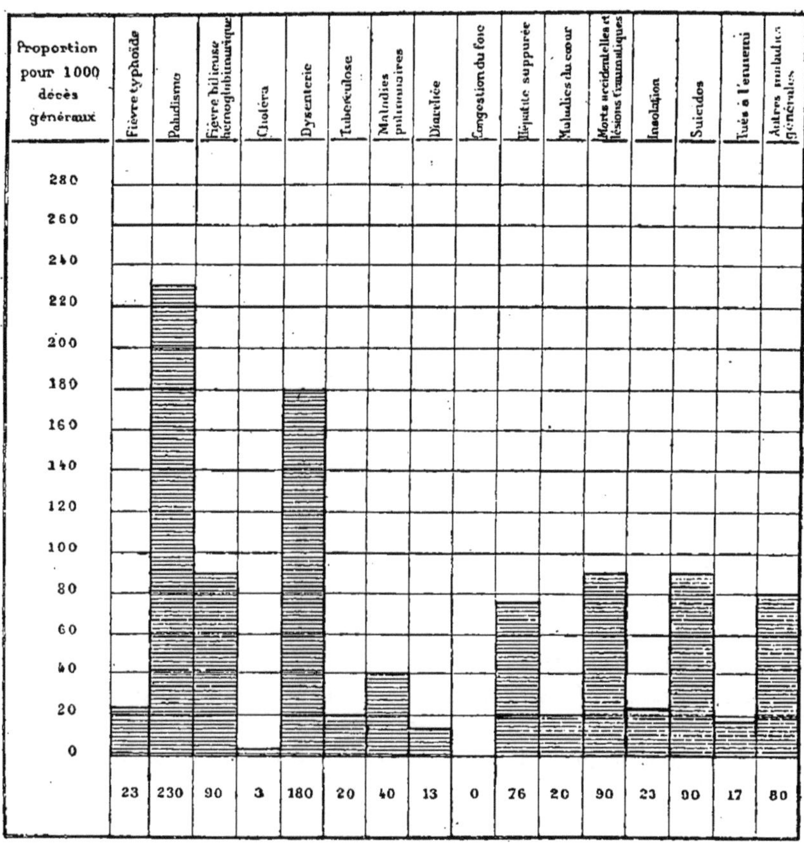

Fig. 84. — Prépondérance du paludisme dans la mortalité des Européens en Indo-Chine.

Grouper les faits d'après les PHASES chronologiques, prendre pour base l'évolution de l'intoxication et son étude anatomo-pathologique, nous semblent considérations plus importantes que le type et la forme des diverses manifestations; car, à ne pas envisager chacune d'elles dans ses rapports avec ses faits qui l'ont précédée et ceux qui vont suivre, à l'étudier en dehors de son cadre, on risque sinon de la méconnaître, au moins de la mal statuer et de la mal apprécier au point de vue clinique et thérapeutique.

Nous plaçant à ce point de vue, nous divisons, comme Kelsch, les manifestations palustres en deux grands groupes :

1° Les manifestations de L'INTOXICATION AIGUE : elles correspondent à la période des réactions et des lésions hyperhémiques ;

2° Les manifestations de L'INTOXICATION CHRONIQUE : elles correspondent aux lésions phlegmasiques et dégénératives.

Chacun de ces groupes se subdivise en deux classes correspondant à deux étapes successives.

I. INTOXICATION AIGUE :

a) manifestations *de première infection ;*

b) manifestations *plus tardives, mais antérieures au paludisme viscéral.*

Entre la manifestation du début et l'intoxication chronique, prend place une période de transition, qui est la PHASE SECONDAIRE. La maladie, *en dehors des réinfections intercurrentes*, se réduit à une seule manifestation : l'accès intermittent et régulièrement périodique, dont les reprises s'espacent à de longs intervalles et dont le malade se remet assez rapidement ; on la considère comme la phase typique, parce que, dans les pays tempérés, elle est la plus communément observée et la plus nettement isolable.

« Il en est du paludisme comme de la syphilis : les premiers accidents prêtent à la méprise ; les accidents du paludisme vieilli sont pathognomoniques ; à une période plus avancée, le problème se complique de nouveau quand la maladie est arrivée à la phase des lésions « viscérales » (1).

II. INTOXICATION CHRONIQUE :

a) *paludisme chronique ;*

b) *cachexie palustre.*

Le *paludisme chronique* commence aux lésions phlegmasiques et à l'hypermégalie durable et notable des appareils hématopoïétiques et des organes de sécrétion et d'excrétion ; la *cachexie* se caractérise par des inflammations involutives et des dégénérescences des mêmes organes, avec usure progressive des différentes fonctions et de tout l'être.

« Le paludisme aigu évolue en deux phases distinctes, a dit Billet : le paludisme primaire avec schyzontes petits non pigmentés ; le paludisme secondaire, survenant l'hiver et le printemps suivant, et caractérisé par des schyzontes volumineux et pigmentés (2). »

Paludisme primaire et paludisme secondaire sont suivis de deux phases postérieures : « 1° le paludisme chronique, nom réservé, dit cet observateur, au paludisme invétéré, caractérisé par des altérations profondes de l'organisme et en particulier des organes hématopoïétiques ; — 2° la cachexie chronique ; le mot définit la chose. »

(1) GRALL, Notes médicales recueillies à l'hôpital d'Hanoï (*Archives de médecine navale*, 1886, t. I, p. 59).

(2) BILLET, *Revue de médecine*, 1898.

Schyzontes petits et peu pigmentés, schyzontes volumineux et pigmentés se retrouvent dans ces dernières phases du paludisme tropical, les premières formes étant l'indice de réinfections récentes, les secondes résultant de la division par schyzogonie de parasites vieillis et non rénovés, ou incomplètement rénovés.

I. Paludisme primaire. — Il se caractérise en clinique :

a) *Par des fièvres de première invasion.* — Ces manifestations varient du simple malaise fébrile aux formes continues typhoïdes et adynamiques ; la manifestation est bénigne et légère, si les inoculations sont peu nombreuses et les insectes peu actifs ; elle est grave et présente les allures d'une pyrexie continue, quand les circonstances étiologiques sont inverses : multiplication et activité excessives des anophèles, protection insuffisante ou nulle.

b) *Par des reprises de la crise fébrile de première infection*, reprises qui se font sous forme d'accès quotidiens, se produisant et se reproduisant par septenaire ou par biseptenaire.

c) *Par une cachexie rapide, primitive, hydrohémique*, antérieure à toute lésion involutive et nettement phlegmasique des organes splanchniques.

Cette cachexie peut être la manifestation clinique initiale de la malaria ; la première infection a passé inaperçue ou a été méconnue ; elle appartient à la phase primaire au même titre que les accès quotidiens biseptanes, avec lesquels elle coexiste fréquemment.

d) *Par des crises de réinfections précoces*, ce sont des récidives, occasionnées par des infections intercurrentes, nous les retrouverons dans toutes les phases successives de la maladie ; elles servent de liaison entre elles.

II. Paludisme secondaire. — *La phase secondaire du paludisme* se traduit en clinique :

a) *Par des accès périodiques, franchement intermittents*, du type quotidien, tierce ou quarte.

Ces accès, qui s'observent durant l'année entière aux colonies, présentent une fréquence particulière au début et à la fin de la période endémo-épidémique ; ils sont la manifestation seconde de l'intoxication ; à eux seuls ils occupent la scène dans l'intervalle des périodes épidémiées, chez tout malade qui, quoique vivant en pays insalubre, a une telle hygiène qu'il peut, dans les circonstances où la protection est facilement efficace, se mettre à l'abri d'inoculations actives. C'est le cas des indigènes vivant dans leur milieu familial ; c'est celui des Européens confortablement installés et évitant les déplacements, occasions forcées d'infections.

b) *Par des phénomènes d'intoxication persistante*, en dehors des crises fébriles, et qu'on catalogue sous la dénomination *d'anémie palustre, de dyspepsie,* de *congestion du foie et de la rate.*

c) *Par des manifestations fébriles intercurrentes,* rémittentes et subcontinues, dues à des réinfections. Celles-ci sont un fait obligé à la saison endémo-épidémique, à moins d'une protection particulièrement efficace.

Le paludisme secondaire correspond à la pullulation par schyzogonie d'hémamibes, qui ont subi une période de latence durable; ces pullulations, en dehors d'une rénovation, paraissent imputables à de véritables chocs et parfois à des influences cosmiques; elles aboutissent aux gros parasites amiboïdes pigmentés et aux croissants. Cette dernière forme parasitaire est presque définitive, en ce sens qu'elle s'installe à demeure, pour se caractériser par des rechutes presque indéfinies de manifestations semblables.

Les crises intercurrentes (*récidives*) paraissent attribuables soit à une rénovation active par suite d'apport exogène des parasites vieillis, soit à une superposition de parasites jeunes provenant d'inoculations multipliées.

III. Paludisme tertiaire. — *Le paludisme chronique* n'est, au point de vue parasitaire, que la continuation de cette double évolution (parasitisme vieilli et parasitisme rénové), qui existe dans la phase secondaire; mais le terrain s'est modifié; les atteintes répétées ont déterminé des lésions splanchniques, qui changent le tableau clinique.

Deux groupes de faits, comme dans le paludisme secondaire :

a) Les *accès intermittents ;* ils ont cessé d'être à retours périodiques et sont souvent atypiques;

b) Les *fièvres rémittentes et subcontinues,* véritables coups de fouet que déterminent les réinfections au cours de cette intoxication, qui constitue à la longue un état constitutionnel se traduisant par des inflammations bâtardes des organes splanchniques.

Après une première infection, alors même qu'elle a été peu active, tout malade éprouve forcément des accidents primaires et secondaires, aussi bien quand il est transporté en pays salubre que quand il continue à vivre en milieu malarien. Mais le paludisme chronique n'est, ni à sa première ni à sa seconde phase, une *corrélation obligée de l'infection.* Il paraît ne pouvoir évoluer que sous l'action de réinfections successives additionnées pendant un certain nombre de poussées endémo-épidémiques, il ne s'installe qu'à la suite d'un séjour prolongé dans les régions insalubres.

« L'impaludisme n'est pas une maladie virulente, ce n'est qu'à la condition d'une imprégnation renouvelée, qu'il continue son évolution; mais, dans ce cas, qui est celui du personnel vivant de longues années dans un milieu palustre, il est, à moins d'intervention thérapeutique, fatalement progressif, quelque distinctes que puissent être les étapes, quelque prolongés que puissent être les répits (1). »

IV. Cachexie palustre. — Elle commence, dit-on, avec la faillite de l'organisme; comme les phases secondaires et tertiaires, la cachexie est traversée de crises intermittentes, rémittentes ou subcontinues, suivant que le parasitisme antérieur évolue, en se suffisant à lui-même, ou reçoit impulsion et nouvelle activité d'apports extérieurs. La rémittence et la subcontinuité des accidents morbides trouvent une autre raison d'être dans les lésions involutives; il se surajoute à la poussée parasitaire un processus phlegmasique du côté du foie, de la rate et des reins. Ce processus se traduit par une réaction fébrile bâtarde, mais continue. Il s'établit de la sorte un trait d'union entre les paroxysmes; les accès ultimes deviennent subintrants, comme à la période de début, mais pour une raison anatomique et non plus parasitaire et toxinhémique.

L'ENSEMBLE DES MANIFESTATIONS QUE NOUS VENONS DE PASSER EN REVUE REPRÉSENTE LES FORMES TYPIQUES ET NORMALES DE LA MALARIA

V. Formes anormales. — Ce n'est ni dans l'extrême gravité des formes morbides, non plus que dans leur extrême atténuation, que l'on doit voir et décrire des anomalies, mais dans les surcharges qui constituent de véritables déviations.

La continuité de la fièvre peut normalement s'observer à toutes les périodes; habituelle aux premières étapes, elle est obligée aux dernières; l'état inflammatoire, l'état adynamique, l'état typhoïde ne sont que la traduction des infections massives, et sont le fait normal dans ces conditions.

Les réactions atypiques et vraiment anormales sont autres et différentes.

Elles se distinguent : 1° en formes dites *larvées;* 2° en formes dites *pernicieuses*. Elles présentent le caractère commun, qu'elles soient bénignes ou malignes, de n'exister qu'*en surface;* elles ne trouvent pas dans les lésions constatées une explication justifiée.

1° Les premières sont réellement des déviations des symptômes normaux; ce sont des déterminations congestionnelles sur des

(1) GRALL, Contribution à l'étude des fièvres intertropicales (*Archives de médecine navale*, 1886, t. II, p. 85).

appareils et des organes qui, en règle, ne sont pas atteints dans le paludisme. Il semble que la congestion hyperhémique de la crise déviée, au lieu de se faire du côté des organes hématopoiétiques, se localise sur d'autres organes et sur d'autres appareils avec action élective sur les nerfs sensitifs ;

2° Les secondes portent une empreinte qui semble modifier leur nature et leur donner un cachet de gravité immédiate et inexpliquée, qui les place à part et en dehors des formes normales, quelque excessives que puissent être ces dernières.

La *perniciosité* ne peut être considérée comme fonction d'une sommation des doses du parasitisme et de ses toxines. Elle ne paraît pas, d'autre part, être liée à une variété spéciale de l'hématozoaire ; c'est tout au plus si parfois elle semble imputable à une réinoculation plus copieuse.

On a admis que, dans la majorité des cas, les accès pernicieux sont une expression d'un paludisme rénové, qui se greffe sur un paludisme ancien et qui évolue dans un organisme que ces attaques successives ont placé en état d'infériorité réelle.

Toutefois, la manifestation qui en est l'extériorisation peut paraître et disparaître au cours d'une même série d'accès ; il semblerait, par suite, qu'on ne peut la considérer comme résultant uniquement d'une tare de l'organisme. D'autre part, ces accidents peuvent survenir à très longue distance des foyers d'infection, après habitation prolongée dans un pays salubre, dans des circonstances où la possibilité d'une rénovation par apport extérieur est hors de cause.

Ce n'est donc pas dans ses causes, mais dans ses effets, qu'on peut la définir : il y a *perniciosité*, toutes les fois que, dans le décours du paludisme, en dehors de l'intervention d'une cause efficiente et sans corrélation directe avec la marche de la maladie, un phénomène s'exagère au point d'être immédiatement menaçant et de devenir une cause suffisante de mort.

Ce sont exagérations somatiques et fonctionnelles, jusqu'à cette date inexpliquées, surprenantes par leur brusquerie et leur gravité immédiate.

Les pernicieuses *solitaires* de Torti doivent être dissociées de ce faisceau, contrairement à l'opinion des anciens observateurs italiens et de l'école française antérieure à Laveran.

Les fièvres continues continentes, les fièvres subcontinues, les états typhoïdes, adynamiques, inflammatoires, putrides, sont un fait normal et obligé dans les formes massives d'infections ; les accidents comateux, apoplectiques et autres de ces formes massives sont un aboutissant explicable et naturel de ces pyrexies graves.

C'est dire que la perniciosité, comme nous nous sommes efforcés de la définir et de la délimiter, ne s'observe que dans le paludisme secondaire et tertiaire.

VI. Formes associées. — Les nosologistes ont décrit des formes associées et juxtaposées. Les faits invoqués se partagent en deux groupes :

a) Les formes dites *dupliquées*, où les observateurs ont cru voir une sorte d'hybridation du paludisme et d'autres miasmes infectieux. Ce sont, en réalité, les formes graves des premières infections et des réinfections massives ;

b) Les formes *juxtaposées ;* ici il y a, dit-on, évolution concomitante, sinon parallèle, de deux maladies qui, sans se confondre, constituent une sommation, dont la symptomatologie, la marche et le pronostic subissent des modifications notables et qui exigent une étude spéciale. Nous discuterons longuement cette dernière question en traitant des localisations atypiques des fièvres de réinfection, et du para-paludisme.

Le tableau des formes cliniques peut par suite se résumer comme suit : *Formes normales et typiques*, *Formes anormales et atypiques*, *Formes associées.*

A. — Formes normales.

I. Malaria primaire.

a) *Fièvres de première infection.* Suivant la gravité des manifestations elles se distinguent en : cas légers et atténués ; cas de moyenne gravité ; cas graves et massifs avec syndrome d'état typhoïde, d'état adynamique ; ce sont les fièvres estivales de Colin, les fièvres d'intoxication aiguë de divers observateurs.

b) *Rechutes immédiates*, sous forme d'accès quotidiens à reprises septanes et bi-septanes.

c) *Cachexie primitive aiguë hydrohémique.*

II. Malaria secondaire.

a) *Crises intercurrentes de réinfection.* Les fièvres de réinfection, observées au cours de ces deux phases du paludisme aigu, ont trop de traits communs pour qu'on puisse pratiquement les dissocier ; leur description servira d'introduction à celle du paludisme secondaire. Ce groupe, assez divers pour que nous soyons conduit à y établir des classes, correspond aux fièvres automnales de Colin, aux rémittentes gastriques, aux continues et subcontinues palustres et au paludo-typhisme des différents nosologistes.

b) *Accès franchement et régulièrement intermittents :* quotidiens, tierces et quartes ; fièvres intermittentes vraies.

c) *Anémie palustre, dyspepsie, congestion du foie.*

III. Malaria tertiaire : paludisme chronique antérieurement à la phase cachectique.

a) *Accès intermittents à types irréguliers* et à périodicité éloignée.

b) *Crises de réinfection* caractérisées par certaines rémittentes graves : la typhoïde bilieuse, la fièvre jaune des créoles.......

c) *Hépato-paludisme, spléno-paludisme, pneumo-paludisme, néphro-paludisme.* Ces localisations sont persistantes, elles deviennent fréquemment le fait prédominant.

IV. Cachexie chronique.

a) *Anémie chronique progressive* et *cachectique.*

b) *Fièvres hectiques...*

Elles sont imputables à cette période ultime, comme précédemment, soit à la reviviscence, soit à la rénovation du parasitisme.

La pratique conduit à dissocier dans chacune de ces phases : primaire, secondaire, tertiaire et cachectique, les manifestations en deux catégories nettement distinctes en clinique : les formes fébriles et les formes apyrétiques. Ces dernières sont celles où la fièvre n'occupe qu'une place secondaire ou même ne se constate pas.

B. — **Formes anormales.**

I. Paludisme fruste et larvé.

Dans le paludisme larvé, deux groupes de déterminations :

a) Celles qui ne sont qu'une ébauche de la maladie ;

b) Celles qui en sont la déviation du côté d'organes et d'appareils qui, en règle, restent indemnes, telles que les localisations isolées du côté des organes des sens, du système nerveux, et de certains organes splanchniques.

II. Paludisme pernicieux.

La perniciosité, limitée, comme nous nous sommes efforcés de le faire, comprend deux groupes :

a) Les formes où elle est imputable à l'exagération des réactions.

b) Celles qui trouvent leur caractérisation dans une asthénie brutalement progressive.

C. — **Formes associées.**

La plupart d'entre elles rentrent dans le para-paludisme tel que nous le définirons à la fin de cette monographie ; leur étude n'est pas faite dans ce fascicule, elle nous a semblé devoir être reportée à la suite de celle de l'entité associée ; nous nous contenterons, dans cette monographie, d'en donner l'énumération sommaire.

Paludisme et affections climatiques : *endémie saisonnière* de Jacquot.

Paludisme et choléra : *fièvres algides épidémiques.*

Paludisme et pneumococcies : *pneumonies palustres.*

Paludisme et saturnisme : *coliques sèches des pays chauds.*

Paludisme et scorbut : *fièvres putrides.*

Abstraction faite de toute conception doctrinale, nous décrivons à part, pour la commodité du praticien, au titre du parapaludisme :

a) *La fièvre hémoglobinurique* que nous distinguons des formes hématuriques et mélanuriques.

b) *La fièvre à vomissements noirs* des enfants créoles.

c) *La maladie de Reynaud* que, pour notre part et jusqu'à nouvelles découvertes, nous nous refusons à classer dans les léproses.

PALUDISME PRIMAIRE

Définition et délimitation. — Cette dénomination, contrairement au sens qu'ont voulu lui donner quelques nosologistes, n'est pas exactement synonyme de paludisme de *première infection.* Le paludisme primaire ne se limite pas à ce seul fait.

C'est la phase qui, commençant à cette première infection, se poursuit jusqu'à la date où surviennent les formes vieillies du parasitisme ; c'est donc toute la période antérieure à ce que les observateurs italiens ont appelé la latence durable.

Chronologiquement, et avec les cliniciens d'Algérie, on peut définir le paludisme primaire : le paludisme de la première saison endémo-épidémique.

Nous y retrouverons, à un degré plus accentué qu'aux périodes plus avancées, les caractéristiques cliniques de chaque phase et qui sont :

a) Un fait primitif et prédominant : *la fièvre* ou *le malaise fébrile de première infection ;* fièvre et malaise de première infection évoluent sous *formes continues et subcontinues* et se prolongent dans des cas fréquents par des reprises immédiates et subintrantes, dont l'éclat peut beaucoup varier.

b) *Des rechutes*, qui se produisent sous forme *d'accès intermittents quotidiens*, procédant par série d'une durée presque toujours égale, d'un ou deux septenaires ;

c) Une atteinte grave de l'état général, qui se traduit par une *cachexie* dont la symptomatologie et l'évolution sont différentes de celles de la cachexie chronique;

d) *Des récidives intercurrentes*, véritable rappel des manifestations initiales, imputables à *des réinfections survenues au cours de cette période saisonnière.*

Certaines reprises d'accès quotidiens, et les crises de réinfection chevauchent, avons-nous dit, sur les deux périodes avoisinantes et établissent transition entre le premier et le second âge de l'intoxication : paludisme primaire et paludisme secondaire.

Nous établirons, quand nous étudierons l'anatomie pathologique du paludisme aigu, que les lésions de cette phase sont presque uniquement humorales; dans les formes exagérées, elles peuvent toutefois se compliquer d'une nécrobiose des cellules parenchymateuses de tous les organes à réseau vasculaire sinusoïdal et lacunaire, notamment le foie, la rate, les ganglions lymphatiques de l'intestin et la moëlle des os.

I. — FIÈVRES ET MALAISES FÉBRILES DE PREMIÈRE INFECTION

Maillot et ses élèves avaient, après Torti, rétabli dans leur cadre et à leur place les formes continues et subcontinues de la malaria. Mais c'est à Jacquot, et surtout à Colin et à Kelsch, que l'on doit d'avoir distingué celles qui sont la première *empreinte* de la maladie de celles qui n'en sont que la *continuation*.

« La fièvre rémittente a presque toujours été initiale comme si elle était la clef obligée des accidents causés par la malaria. »

« Il n'est pas vrai qu'une rémittente ou une continue ait commencé par être tierce ou quotidienne (1) », a dit Colin, qui a pris soin d'indiquer que cette conception avait été nettement formulée avant lui par un de ses confrères de l'armée d'Afrique, Lacroix : « nous avons toujours vu les fièvres rémittentes et continues apparaître d'emblée; elles sont telles dès le premier accès (2). »

Cette affirmation doit être tenue pour exacte quand il en est fait application aux manifestations initiales.

Elle serait erronée pour les phases postérieures, les fièvres de réinfection du paludisme ancien présentent cette caractéristique, sur laquelle insistait tant Dutroulau, de débuter par des manifestations intermittentes.

Mais la fièvre d'accès ne s'observe qu'après une première

(1) Colin, Traité des fièvres intermittentes, p. 152.
(2) Lacroix, cité par Colin.

atteinte, que celle-ci se soit traduite par les manifestations les plus graves, ou par le malaise fébrile le plus atténué.

Jacquot, Lacroix, Colin, comme tous les observateurs des guerres de conquête effectuées dans les régions subtropicales et méditerranéennes, ont eu presque uniquement sous les yeux des faits d'infections massives qui, dès leur début, ont forcé leur attention.

Placés dans les mêmes conditions d'observation, les médecins de la période militaire, en Indo-Chine, à Madagascar, en Afrique occidentale, ont surtout observé et décrit ces formes réellement et fortement fébriles de l'impaludisme initial. S'ils ont pressenti et indiqué les formes ébauchées, ils n'y ont pas attaché la grande importance qui leur revient en pratique. Or, ce sont souvent les seules qui persistent à la période de pacification.

Elles ne sont pas toujours rapportées, par les cliniciens de cette seconde période, à leur véritable cause, d'autant que les formes voisines et nettement déterminées au milieu desquelles elles trouvaient naturellement leur place ont disparu de la pathologie du pays.

La différence d'appréciation qui s'est établie sur ce point de doctrine entre les nosologistes des pays tropicaux provient de la diversité du champ d'observation ; à la date où la protection, sans être complète, est cependant efficace, les médecins ont surtout à traiter des accidents de seconde infection et de réinfections successives. Ils sont, par suite, conduits à méconnaître les manifestations de prime infection qui se présentent à leur observation sous des formes atténuées et abortives et même à les nier, du fait qu'elles restent sans symptomatologie nettement précisée.

Cependant, et ce point est de première importance en doctrine, elles tiennent, chez chaque malade, la même place dans l'évolution de l'intoxication que les formes longuement et continûment fébriles.

SYMPTOMATOLOGIE GÉNÉRALE. — MARCHE DE LA MALADIE

La caractéristique clinique des accidents de première infection réside dans un mouvement fébrile d'évolution particularisée qui peut être, à lui seul, ou presque à lui seul, toute la maladie.

La *fièvre*, quelle qu'en soit l'atténuation ou la gravité, est à type inverse; les maxima normaux de la soirée sont reportés vers la méridienne, ils font place à des minima qui se répètent journellement dans la première moitié de la nuit; dans la seconde se fait une reprise du mouvement fébrile assez matinale pour que la température à l'heure de la visite excède celle qu'on a enregistrée la veille plus ou moins tardivement, dans la soirée. C'est cette dernière observation qui constitue la rémission, au sens que l'on peut attacher à ce mot dans ces fièvres réellement continues, sans qu'elles soient toutefois continues-continentes.

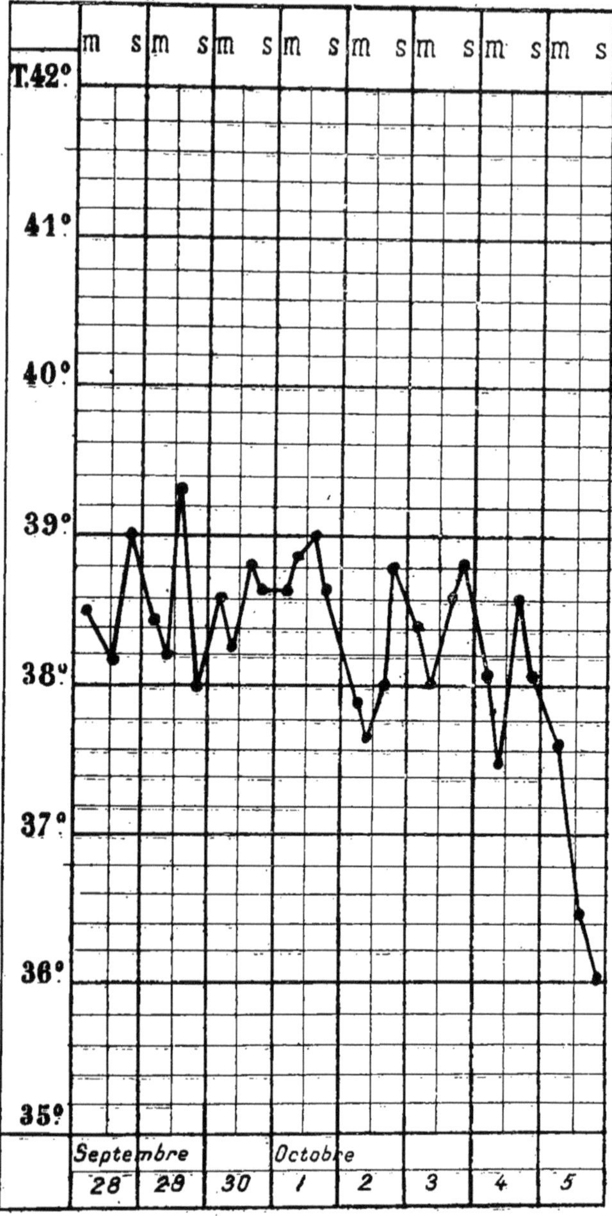

Fig. 85. — Fièvre de première invasion, forme de gravité moyenne.

Les malades ont fréquemment l'impression que le paroxysme

quotidien peut être doublé, mais nos recherches n'ont pas confirmé cette hypothèse qu'avait émise Sorel.

Dès le premier jour de la maladie, les diverses manifestations symptomatiques se font sentir au réveil et avant le réveil, elles s'exagèrent dès les premières heures, croissant continûment et régulièrement jusqu'assez avant dans l'après-midi; elles s'atténuent et vers la nuit peuvent parfois s'effacer; à cette période de la journée médicale s'établit une impression de bien-être relatif, constant, mais qui est plus ou moins durable et plus ou moins accusé suivant la gravité des cas.

Ces phénomènes se reproduisent pendant une période minima de 3 à 4 jours en comptant du jour d'invasion. Au 5e et au 6e jour, la détente de la soirée est plus nette, elle commence plus tôt. Dans les *cas légers*, elle persiste, la maladie a coupé court.

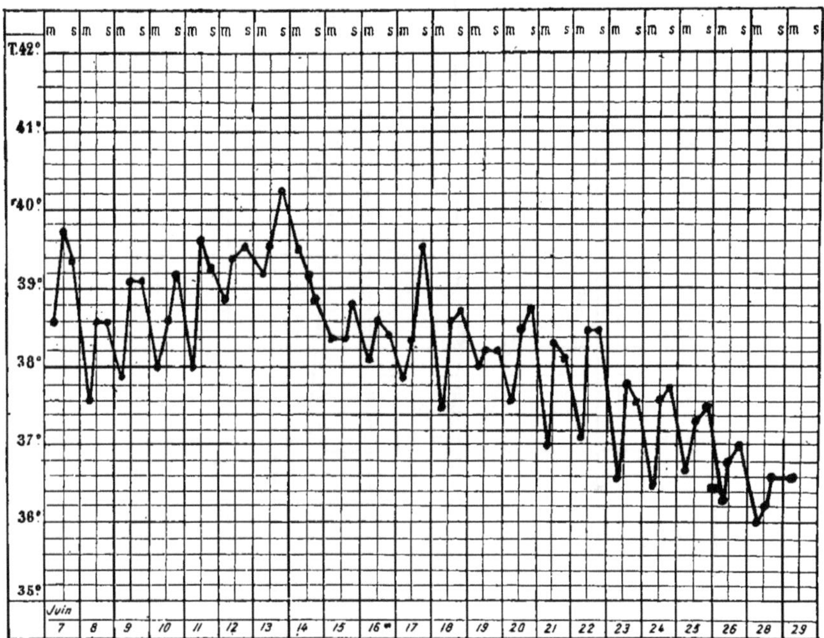

Fig. 86. — Fièvre de première invasion, forme grave.

Dans les cas de *moyenne gravité*, au 7e ou 8e jour, la série recommence; la maladie conserve, le second septénaire, la même marche que le premier, mais elle présente une exagération sensible de tous les symptômes; toutefois, leur évolution journalière reste la même jusqu'à la date de la défervescence vraie; celle-ci est définitive aux 11e, 12e et 13e jours.

Dans les *cas graves*, la maladie se prolonge un troisième septénaire; ce fait ne s'observe que dans les intoxications massives ; ces dernières présentent une autre caractéristique, c'est qu'à la période d'état les détentes journalières sont plus tardives et peuvent faire défaut ; la fièvre et la céphalée se compliquent secondairement d'un état typhoïde ou sub-typhoïde, qui s'aggrave et se transforme en un véritable état adynamique ou ataxo-adynamique pour aboutir souvent au coma et à la mort progressive.

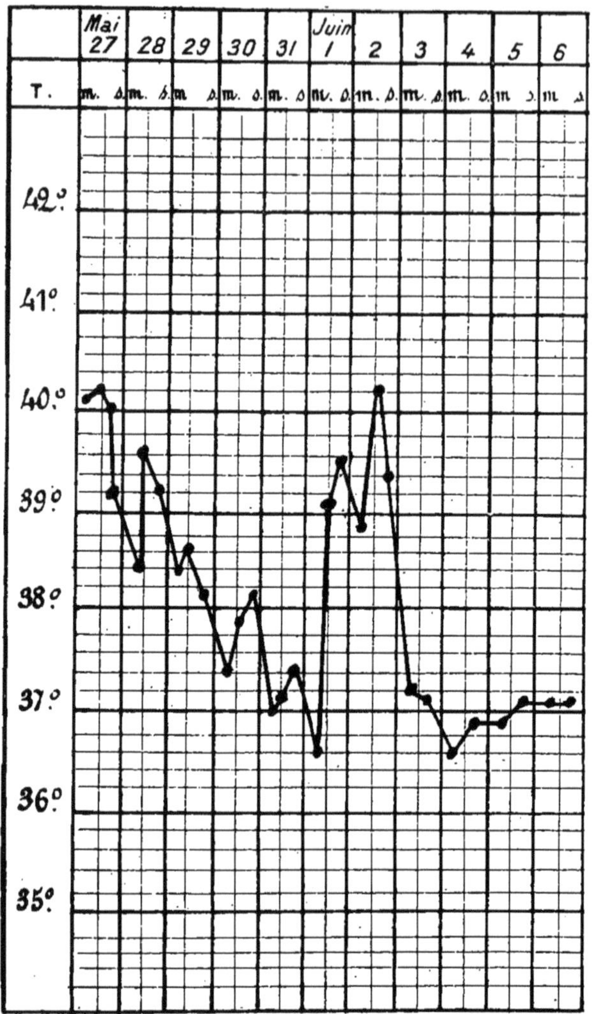

Fig. 87. — Fièvre rémittente du début de l'impaludisme ; fièvre des premières infections. — Forme moyennement grave. — Entrée au 2e jour ; défervescence progressive les 4e, 5e, 6e jours. — Reprise de la fièvre les 7e et 8e jours. — Chute rapide et totale le 9e jour.

Chaque septénaire, sauf rares exceptions, présente vers ses derniers jours une cassure de la ligne thermique, indice d'une défervescence ébauchée; elle devient définitive à la fin soit de la seconde, soit de la troisième semaine, après avoir présenté vers les derniers jours d'assez fortes oscillations.

En dehors des intoxications massives, la période d'état est précédée d'une *période prodromique*. Celle-ci, quand elle existe, se traduit par de la fatigue générale, des douleurs vagues à la tête, dans le tronc et dans les membres; sa durée varie moyennement de 3 à 5 jours; elle peut être abrégée et même supprimée, en cas de surmenage des groupes ou des individus exposés à ces premières atteintes de la malaria.

Les *détentes* de la fin de chaque septénaire et les *reprises* des premiers jours du septénaire suivant sont le fait le plus caractéristique de l'évolution d'une crise palustre, pour peu que l'infection première ou les réinfections consécutives soient actives.

C'est ce type fébrile que Guéguen (1), dans son étude sur « la marche de la température dans les fièvres de la Guadeloupe », a isolé sous la dénomination impropre de *fièvre typhoïde rémittente;* il suffit, pour s'en rendre compte, de consulter les graphiques joints à son mémoire.

Nous croyons devoir reproduire les éléments essentiels de sa description; elle est très exacte, mais incomplète, de ce fait que les observations thermométriques ne sont prises que deux fois par jour, à 7 heures du matin et 3 heures du soir (avant la visite et avant la contre-visite).

« Son début lui est propre, sa terminaison ressemble à celle de beaucoup d'autres fièvres des pays chauds; son milieu se compose d'une série de *groupes fébriles* ressemblant, par leur disposition, à ceux de la fièvre rémittente à rechutes, mais ils en diffèrent en ce qu'ils sont plus réguliers, qu'ils atteignent des températures beaucoup moins élevées, qu'ils sont moins amples, qu'ils affectent toujours le même ordre et offrent, entre chaque défervescence, un intervalle d'apyrexie à peu près constant et, pourrait-on ajouter, beaucoup moins durable.

« Le soir du premier jour (3 heures de l'après-midi), la température atteint 38° et quelques dixièmes; le lendemain matin, rémission légère de quelques dixièmes; le second jour, à la même heure que la veille au soir, elle atteint 39° environ; le matin du troisième jour, légère rémission qui la fait descendre un peu au-dessous de 39°; le soir du même jour, elle atteint 40°. Le quatrième jour, le maximum de l'élévation est atteint dans l'après-midi; quelquefois, cependant, le maximum n'est atteint que le 5e ou le 6e jour.

(1) Guéguen, Etude sur la marche de la température dans les différentes fièvres de la Guadeloupe (*Archives de médecine navale*, 1878, t. I, p. 8).

« Le maximum étant atteint, il se fait, dans la journée, une rémission profonde de deux à trois degrés. Deux cas peuvent se présenter : ou bien la température reste stationnaire à 38° pendant 24 heures, ou elle remonte brusquement; mais, dans aucun des deux cas, elle n'atteint le chiffre maximum du 4e jour. Dès lors, elle se comporte à peu près comme une rémittente; les rémissions sont franches, elles séparent clairement des périodes fébriles pendant lesquelles les sommets de la courbe se trouvent sur une ligne presque parfaitement horizontale. Dans tous les cas que j'ai observés, la défervescence critique avait lieu le treizième jour, et la convalescence se faisait assez facilement après une série d'oscillations comprises entre 37° et 38°. »

Nous avons tenu à reproduire complètement cet exposé; il donne lecture et compréhension faciles de la moyenne des observations, dont les courbes thermiques sont établies aux mêmes horaires et sont limitées aux inscriptions de la visite et de la contre-visite, de telle sorte que les minimas de la soirée échappent à tout enregistrement; ajoutons que cette description ne s'applique qu'aux cas de moyenne gravité.

Les fièvres de première invasion peuvent, comme toutes les pyrexies, tourner court de façon à constituer : *a*) des *cas abortifs*, limités en quelque sorte aux prodromes; *b*) des *cas légers* s'achevant à la première semaine de la maladie confirmée; elles peuvent se prolonger et présentent : *c*) des *cas moyens* et en quelque sorte typiques, dont la période d'état dure deux septénaires; et enfin, *d*) des *cas massifs* où la maladie se prolonge anormalement, s'exagère dans tous ses symptômes et s'aggrave dans son évolution au point d'être fréquemment mortelle.

L'influence de la chaleur invoquée par Colin, pour expliquer la continuité du type fébrile, n'a d'action que sur la gravité des cas; encore n'agit-elle pas par l'élévation de la température, mais par le développement et l'activité des anophélines qu'elle favorise.

I. — FORMES INCOMPLÈTES

Cas frustes. — Un malade se plaint de migraines assez violentes empêchant le sommeil la nuit, s'atténuant le matin pour reprendre vers midi; le soir il accuse un mieux-être. Cet état dure depuis cinq à six jours. — Dans la journée, de véritables bouffées de chaleur alternent avec la sensation de frissonnement et de chair de poule; dans la soirée se produisent des sudations assez abondantes; l'appétit est conservé, mais il existe de la fatigue générale avec brisement des membres.

Températures	matin	midi	soir
Le 15	38,9	38	37
16	37,8	38,2	36,5
17	37,6	37,9	37,9
18	36	37,5	36,5
19	36,2	36	36,5

Traitement par la quinine avant le repas du soir (7 heures).

Les manifestations se limitent pareillement dans des cas nombreux à cette ébauche de la maladie :

Malaise général, inappétence, insomnie, ou sommeil agité de la seconde moitié de la nuit, avec sentiment d'horripilation et de resserrement des tissus; le malade se ramasse sur lui-même. A l'heure du réveil, il éprouve une sensation de fatigue inexpliquée, avec état légèrement nauséeux et bouche pâteuse.

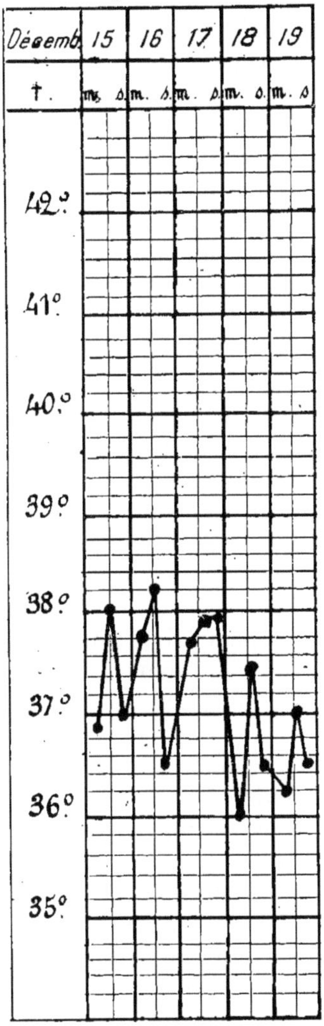

Vers la méridienne, ces phénomènes s'accentuent au point de s'imposer aux volontés les plus énergiques ; ils constituent un état incontestable d'infériorité morbide qui se prolonge jusque dans la soirée ; à ce moment s'établit un ensemble d'impressions qui frappent le malade autant et plus que les malaises de la journée. Elles se traduisent par un sentiment de bien-être dont il garde le souvenir au point que ce fait, quand plus tard on l'interroge, est celui dont il parle le plus volontiers ; il n'accuse les mauvaises impressions de la matinée et de la journée que pour établir comparaison avec ce mieux-être du soir.

Ce sont désagréments et misère que surmonte un malade un peu énergique, et dont il cesse d'avoir sensation la matinée entière, quand ses occupations sont absorbantes.

Fig. 88. — Fièvre dans un cas fruste.

Cette symptomatologie réduite se reproduit semblable, ou à peine modifiée dans ses éclats relatifs, pendant 4 à 5 jours. Avant la fin du septénaire, tout peut rentrer dans l'ordre.

La première impression de la malaria est, on le voit, souvent assez effacée pour passer inaperçue chez les personnes qui ne sont pas attentives au soin de leur santé, ou qui se trouvent dans de telles conditions de médiocrité qu'elles ne peuvent prendre souci que de circonstances qui entraînent une réelle et durable invalidité.

C'est à peine un mauvais souvenir vite oublié et que le médecin doit rechercher en s'aidant de la bonne volonté des patients. Ce n'est que d'après les données fournies par l'examen des malades traités à domicile, ou de ceux que l'on soigne aux infirmeries, et par l'interrogation experte des paludéens hospitalisés que l'on peut reconstituer ces formes abortives. La malaria primaire peut se réduire à cette forme fruste, l'étape est cependant franchie.

Quelques mois plus tard, parfois l'année suivante, les malades présentent des accès francs; un observateur non prévenu sera tenté d'affirmer que l'intoxication en est à son début, révélée par les manifestations qu'il constate à cette période, qui est déjà celle du paludisme secondaire.

Cas légers. — La description suivante écrite au lit des malades à l'hôpital d'Hanoï, en cette année 1885, où la moyenne des palustres traités dépassait, dans chaque service, le chiffre de 50 par jour, précise les traits essentiels de leur symptomatologie.

Le malade qui s'était couché la veille, à peine fatigué, est réveillé de 3 heures à 4 heures du matin par une sensation spéciale de resserrement, d'horripilation, de chair de poule. Il ne souffre pas autrement, mais il ne peut se rendormir.

Au lever, il se sent mal à l'aise; dès cette heure, tout effort de toilette, de prise d'aliments, de travail physique ou intellectuel, exige de lui une énergie dont il n'était pas coutumier et dont il a la très nette perception.

Vers 10 heures du matin, survient une céphalalgie gravative, qui s'exagère progressivement jusqu'assez avant dans l'après-midi, la sensation de froid de la matinée a fait place à de véritables bouffées de chaleur.

L'appétit est nul au premier repas du matin, il est médiocre au repas de midi, la bouche est pâteuse, amère.

Vers le milieu du jour, le mal de tête est assez violent, le pouls a acquis une fréquence anormale, la peau est chaude et sèche.

Dès 6 heures du soir, et parfois quelque peu avant, ces sensations désagréables s'atténuent, le malade ressent un mieux-être accusé, et, vers la nuit, il ne reste de tout ce cortège symptomatique qu'un peu de fatigue et de courbature générale.

Les sensations de la première moitié de la journée sont peu accentuées, le premier et le second jour; les malades omettent souvent d'en parler. Dans cette clientèle coloniale, où chacun est attentif au soin de sa santé, on appelle le médecin pour dire : depuis deux jours je ressens un malaise fébrile aux heures de la sieste. Ce n'est qu'à la condition d'attirer sur ces points leur attention, que les malades parlent de l'insomnie de la nuit et de la fatigue du réveil; encore s'empressent-ils d'ajouter qu'ils ne se sont sentis réellement souffrants qu'à partir de midi. Au troisième jour, la céphalalgie est continue, le travail très pénible, l'appétit est perdu, la lassitude est extrême.

Ces symptômes vont en s'accentuant jusqu'au quatrième et parfois jusqu'au cinquième jour.

Dès le premier jour, la température est au-dessus de la normale et elle s'y maintient matin et soir, cessant de s'abaisser au-dessous de 37° 5, mais elle ne dépasse pas 38° 5 avant le troisième jour; le lendemain, la température excède 38° le matin; à midi, elle varie de 38° 6 à 39° ou 39,5 ; à partir de 6 à 8 heures du soir, elle s'abaisse pour tomber à 37° 8, 38°, 38°,5 au début de la nuit.

L'exacerbation du 5e jour est moindre que celle de la veille; le soir, la température est voisine de 37°, et c'est à peine si le lendemain le maximum du milieu du jour dépasse 37°5 à 37°8.

Le surlendemain, il peut y avoir, vers la même heure, une sorte d'ébauche d'un accès de fièvre, mais il avorte.

L'*inversion* de la courbe thermique s'observe dans toutes les fièvres de première infection ; elle ne fait défaut que dans les formes massives, à certains jours ; ce simple fait permet, sinon d'affirmer, au moins de poser un diagnostic que doivent confirmer les autres symptômes, et surtout l'examen hématologique.

II. — FORMES MOYENNES. — RÉMITTENTES SIMPLES

1° Un malade présente une fièvre ardente, un peu de stupeur, un embarras gastrique très accusé, la rate grosse, le foie développé ; les renseignements que l'on peut recueillir sur ses antécédents sont négatifs; il est en traitement à l'infirmerie depuis trois jours.

Le soir de l'hospitalisation, on constate une transpiration profuse ; cet état fébrile se maintient jusqu'à la fin du quatrième jour; à partir de cette date, il se produit une atténuation progressive de ces symptômes; la convalescence s'établit au septième jour.

Températures	Jours de la maladie	Matin	Midi	Soir
19 août....	IV.......	»	»	39,0
20 —	V.......	39,6	39,8	39,6
21 —	VI.......	39,4	39,8	38,8
22 —	VII.......	39	39,6	39,2
23 —	VIII.......	38,5	39,7	38,4
24 —	IX.......	38,4	38,5	37,2
25 —	X.......	37,6	37,9	37,4
26 —	XI.......	37,5	37,6	36
27 —	XII.......	36,5	37	37,2

Cet arabe a refusé toute médication par la quinine ; la maladie s'est terminée par jugulation spontanée.

Ce cas présente à l'observation deux périodes bien distinctes :

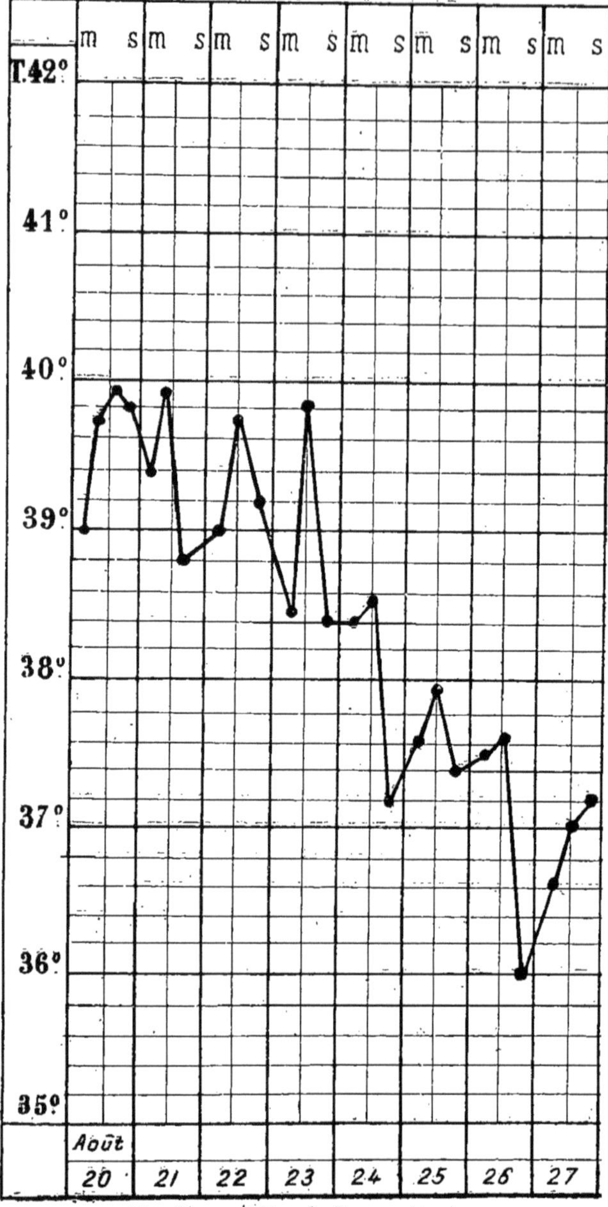

Fig. 89. — Fièvre de forme moyenne.

a) Fièvre fruste assez incomplète pour avoir été portée sur pieds avant l'entrée, faisant inscrire le diagnostic d'anémie palustre.

b) A l'hôpital, fièvre pseudo-continue à maxima vers midi. La fièvre se maintient, du 19 au 24, pendant cinq jours pleins; puis sorte de fébricule caractérisée par ce fait qu'elle est à type inverse; émaciation rapide pendant la durée de la crise; rétablissement assez prompt dès la chute de la fièvre.

2° Ce second malade a débarqué récemment au cours de la saison fraîche; il est souffrant depuis une huitaine de jours et se plaint de maux de tête continuels; quand il entre à l'hôpital, le 20 février, il tient à peine debout; il est couché depuis cinq jours, la température est restée continûment fébrile depuis cette date; l'embarras gastrique est accusé, la rate assez développée; la veille il a eu quelques vomissements.

Cet état nauséeux et vertigineux se maintient les trois premiers jours de l'hospitalisation; il se complique de prostration et de diarrhée; insomnie complète dans la nuit du 21 au 22.

Températures :	Jours de la maladie	Matin	Midi	Soir
20 février.......	Ve..........	38,9	39,2	39
21 —	VIe.........	38,6	39	38,5
22 —	VIIe.	36,6	38,5	37,7
23 —	VIIIe.......	36,5	37,5	36
24 —	IXe.........	36	36,5	37

Convalescence immédiate bien que fatigue persistante; vers le 30, il se produit une reprise des maux de tête. La quinine, redonnée à cette date, semble avoir arrêté l'évolution de la crise.

Ces formes sont d'observation courante en Algérie; elles ont été complètement étudiées et minutieusement décrites par nos camarades de l'armée. Nous croyons intéressant de rapprocher de nos observations personnelles les descriptions qu'ils en ont données.

Après les prodromes quelque peu variables, l'invasion, dit Sorel, est marquée par une ascension fébrile qui a toujours lieu sans frisson, la fièvre vient en chaud; le malade accuse de la céphalée. de la lassitude, du brisement des membres; à ces symptômes essentiels, peuvent s'ajouter des douleurs épigrastalgiques et lombaires. Les vomissements ne se produisent que très exceptionnellement; il y a tendance à la constipation.

Une fois la maladie développée, deux symptômes dominent: la céphalalgie et une lassitude très prononcée avec sensation de vertige dans la station debout.

L'embarras gastrique est peu accusé; la diarrhée, sans être primitive, peut persister après l'action d'un purgatif.

La céphalalgie et les autres manifestations douloureuses diminuent vers le troisième ou le quatrième jour après l'invasion; elles ne sont plus ressenties que temporairement les jours suivants au moment des paroxysmes de la matinée ou de la méridienne. Ces manifestations disparaissent à la chute de la fièvre, qui a lieu sans sudation appréciable...

Apparue sans frisson, la fièvre s'exacerbe quotidiennement sans présenter ce phénomène; c'est littéralement une *fièvre chaude;* elle se termine par des rémissions voisines de l'apyrexie et prolongées de telle sorte que le paroxysme, en diminuant d'intensité, diminue également de durée *au point de simuler un accès intermittent quotidien.*

Le pouls est relativement lent, son élévation précède souvent celle de la température et indique l'oscillation accrescente.

La maladie, en ne tenant compte que de la période d'état, ne se prolonge pas sensiblement au delà d'un septénaire (1).

Transportons-nous en Afrique Occidentale, et reproduisons ici, pour compléter cette description, l'exposé qu'a fait de ces formes un de nos maîtres en pathologie tropicale.

« L'arrivée des premières chaleurs (elle coïncide avec le début de la saison endémo-épidémique) provoque une augmentation dans le nombre des embarras gastriques, chez les Européens qui vivent selon les lois d'une saine hygiène; mais c'est surtout chez ceux qui s'exposent au soleil qu'on le voit apparaître :

« On dirait même que, lorsque le sujet est plus fort et plus vigoureux, ce qui revient à dire qu'il est arrivé depuis peu d'Europe, cet embarras gastrique se présente avec un appareil réactionnel plus intense. Cet embarras gastrique est si spécial, à bien des titres, qu'après mûre réflexion je l'ai rangé dans la catégorie des maladies endémiques, et particulièrement au nombre des affections palustres.

« Une première preuve à donner en faveur de cette opinion, c'est que nous le voyons avoir des oscillations assez bien parallèles à l'endémie elle-même ; quelque

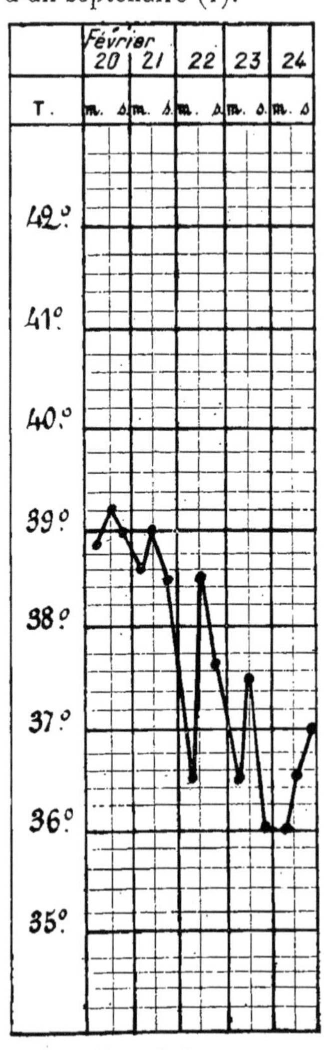

Fig. 90.— Fièvre de forme moyenne.

(1) Sorel, *Gazette hebdomadaire de Médecine*, 1898.

chose de plus probant encore, c'est que l'embarras gastrique est très fréquemment suivi de fièvre intermittente qui se montre comme une continuation naturelle de l'atteinte primitive. Quand, dans cet embarras gastrique, les premières indications sont remplies par l'évacuation des voies digestives, la quinine a la propriété de faire revenir très vite et très bien la santé, beaucoup plus vite et beaucoup mieux que quand elle n'a pas été employée.

« Je vois, conclut Bérenger-Féraud, dans cet embarras gastrique, la forme gastrique de la rémittente d'été. »

III. — FORMES GRAVES, FIÈVRES SOLITAIRES GRAVES DE TORTI ET DE KELSCH, FIÈVRES SUBCONTINUES ESTIVALES DE COLIN

Un malade entre à l'hôpital le 21 juin; il séjourne au Tonkin depuis quatre mois. — Depuis l'avant-veille, fièvre intense, continue avec prostration; abattement et état subtyphoïde; la respiration est très fréquente, anxieuse; la rate et le foie sont développés; pas de maladies antérieures. Dès le premier jour, l'albumine se décèle dans l'urine.

Températures :	Jours de la maladie	Matin	Midi	Soir
21 juin	IIIe	—	—	39,4
22 —	IVe	39	39,5	39,4
23 —	Ve	39,5	39	38
24 —	VIe	38,2	38,5	38
25 —	VIIe	38,9	39,8	39,5
26 —	VIIIe	39	40	39,8
27 —	IXe	38,7	38,8	38,5
28 —	Xe	39	38,6	38,2
29 —	XIe	38	38,7	38,2
30 —	XIIe	36,7	37,7	37
1er juillet	XIIIe	36,5	37,5	37,5

Dans le cours de la convalescence, l'observation enregistre des accès franchement intermittents; le malade a dû être rapatrié, le rétablissement ne s'opérant que très incomplètement.

Nous transcrivons ici, pour compléter les renseignements que fournit ce fait clinique, la description donnée dans notre Mémoire de 1886, et dans nos Etudes cliniques de 1900; nous n'avons que peu de traits à y ajouter et de rares corrections à y apporter :

La phase prodromique a quelque peu duré : 3 à 5 jours; elle a été portée habituellement sur pieds, malgré la dépression notable, qui se produit dès cette période et dont il faut avoir été témoin, pour se rendre compte de l'énergie nécessaire au fébricitant pour ne pas s'aliter.

Dès la période d'état, le malade est abattu, prostré, même quand il est au repos; les excitations extérieures lui sont pénibles; il répond avec lenteur aux questions; il met à les comprendre et à associer ses idées la même peine qu'exige l'effort physique.

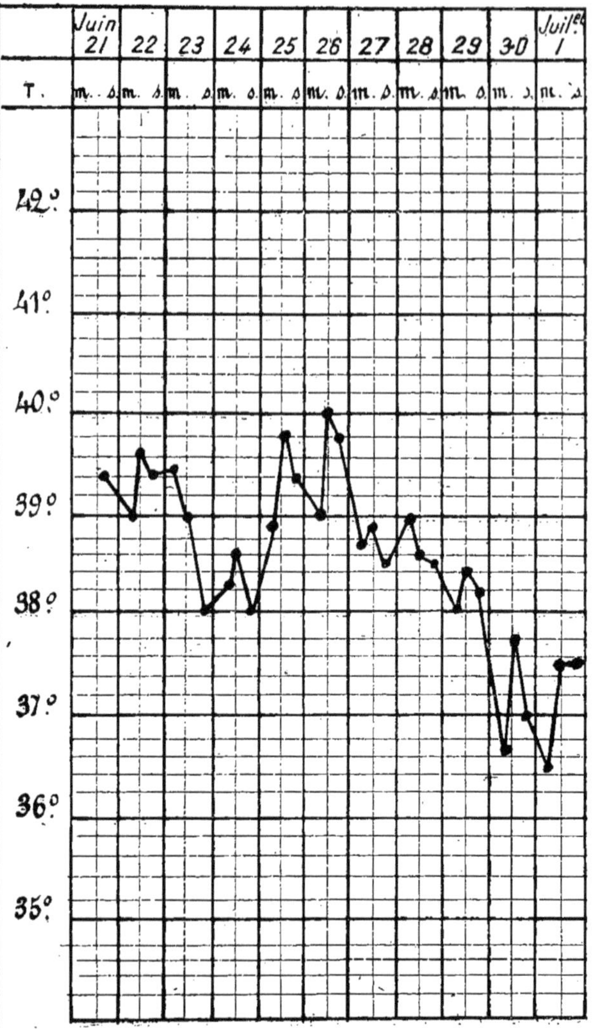

Fig. 91. — Fièvre de forme grave.

Les réponses toutefois sont nettes, lucides, émises avec une vivacité qui est l'indice d'une irritabilité générale.

Les hommes, quand on ne peut les secourir à temps, se laissent, au 2e ou 3e jour de la période d'état, choir sur les chemins, ou se blottissent dans le premier abri qu'ils rencontrent, sans essayer de se relever. Ils souffrent d'une céphalée gravative avec brisement des membres; chaque mouvement est douloureux par lui-même, il exagère la céphalée; les jambes fléchissent sous le poids du corps.

« Ce qui dominait la scène, c'était une adynamie telle que les malades se laissaient tomber sur le sol où ils restaient indifférents à tout ce qui les entourait ; le plus souvent on les voyait arriver à la visite soutenus par deux camarades. Cet affaissement physique se doublait d'un grand abattement (1). »

Le facies diffère suivant la date de l'arrivée dans la colonie ; chez les nouveaux venus, il présente, en moyenne, cet aspect caractéristique que nous définissons ici d'un mot : *le facies inflammatoire;* nous en parlerons longuement en traitant des fièvres de réinfection et des maladies climatiques. Pour peu toutefois que le séjour date de quelques mois, particulièrement quand il s'agit de troupes en campagne, l'aspect est celui qu'imprime un long séjour colonial ; l'étonnement est grand de voir combien, en peu de jours, peut s'altérer la physionomie d'hommes que l'on a connus précédemment avec tous les attributs de la santé.

La céphalée atroce rend tout sommeil impossible ; la courbature généralisée présente des déterminations prédominantes aux membres inférieurs et aux lombes ; elles occasionnent de véritables manifestations arthralgiques.

Tous ces phénomènes s'exagèrent aux heures chaudes pour subir le soir une détente relative.

La langue est celle de l'embarras gastrique ; il existe un état nauséeux souvent compliqué de vomissements muqueux à peine teintés par la bile ; la diarrhée est rarement observée.

La rate peut être percutable, mais elle ne déborde pas les fausses côtes ; le foie est un peu tuméfié, il est sensible à la percussion et à la palpation.

Les *urines* sont rares et hautes en couleur, elles sont chargées, les premiers jours, d'urates et contiennent de l'urée en excès ; on peut y constater des traces d'albumine.

La *courbe thermique* est la suivante : dès le matin, la température atteint ou dépasse 39° ; le summum s'observe de 11 heures à 3 heures de l'après-midi ; à partir de cette heure, la température décroît, lentement d'abord, et assez brusquement à la nuit tombante.

C'est le moment où l'abaissement est le plus notable, quand il s'observe, ce qui a lieu sinon tous les soirs, au moins deux à trois jours sur les six à sept de chaque septenaire ; c'est au reste l'heure où se produit une détente appréciable dans les sensations du malade ; cette détente, marquée par la sédation du pouls et un mieux-être relatif, précède souvent, comme Sorel l'a fait remarquer, l'abaissement thermique. Elle fait très rarement défaut

(1) Debrie, Contribution à l'histoire médicale de l'occupation de Madagascar (*Archives de médecine militaire*, 1898, t. II, p. 21).

dans les cas que nous passons ici en revue; tout au plus est-elle retardée jusque vers minuit au troisième et au quatrième jour de la période d'état; le malade repose un peu cette première moitié de la nuit.

Mais bien avant le jour, la céphalée et les autres manifestations s'aggravent et bientôt la courbe thermique reprend elle-même son ascension, de telle sorte que, comme nous y avons insisté, le minima de la température, prise le matin au réveil, est plus élevé que celui de la veille au soir, sauf exception au 3e et au 4e jour de chaque septénaire.

Cette situation se maintient 8 à 10 jours après l'entrée du malade à l'hôpital, entrée qui a lieu en moyenne au 2e et parfois au 3e jour de la période d'état; celle-ci se prolonge d'ordinaire deux septenaires.

Toutefois, vers le 3e ou 4e jour de l'hospitalisation, qui est le 5e ou 6e jour de la maladie confirmée, on observe une journée et parfois deux, où la température devient, ou au moins paraît devenir, franchement rémittente; il y a chute de la courbe thermique et atténuation des symptômes. Cette défervescence relative se prolonge 12, 18 à 36 heures; elle peut être totale, porter sur les maximas et les minimas; mais ce sont surtout les points bas de la courbe qui subissent cette cassure. Commencée assez tôt dans l'après-midi, elle se prolonge tardivement dans la nuit.

Cette amélioration n'est que passagère; au 7e ou au 8e jour, il se produit une reprise brusque et on assiste au recommencement du tableau morbide qui caractérisait la première semaine. Dans les cas moyennement graves, les phénomènes du second septenaire sont toutefois moins accusés; cette reprise se prolonge 3, 4 à 5 jours pour s'atténuer et s'effacer au 11e, 12e et 13e jour de cette période d'état; la détente est caractérisée par deux faits, toujours les mêmes : la chute progressivement complète de la fièvre le soir, la moindre durée et la moindre élévation du paroxysme méridien. Ce sont des oscillations descendantes, avec écarts considérables entre les maximas et les minimas, qui ramènent, en deux ou trois jours au plus, la température à la normale; la fièvre, même à cette période, conserve le type inverse, sauf les jours où s'accuse la défervescence ; celle-ci peut être brusque et définitive au matin du 11e ou du 12e jour.

Au troisième septénaire, la convalescence est établie; elle est, dans la grande majorité des cas, traversée à deux ou trois reprises par des accès quotidiens franchement intermittents. Nous y reviendrons en parlant des *rechutes* du paludisme primaire survenant en dehors de tout nouvel apport exogène.

IV. — INTOXICATIONS MASSIVES, FIÈVRES ADYNAMIQUES, SOLITAIRES PERNICIEUSES. — TYPHOIDES PALUSTRES.

L'observation suivante, que nous résumons dans ses traits principaux, donnera une notion exacte de ces formes exagérées.

Un malade a éprouvé la veille un malaise caractérisé par de la céphalée, de la courbature et de la fatigue. Il part en convoi le lendemain; dès le deuxième jour de la route, la fièvre devient subcontinue, elle est sensible surtout dans la matinée. A l'entrée à l'hôpital la fièvre est ardente, la peau sèche. Rêvasseries et subdélire, lenteur très grande des réponses, langue saburrale, rate grosse, foie développé, albumine dans l'urine, tels sont les principaux symptômes qui sont notés. — Au cinquième jour de l'hospitalisation, le status typhosus est complet avec notable obtusion intellectuelle; au douzième jour, escarre de décubitus. A la fin du second septénaire, éruption confluente généralisée à tout le corps de taches pourpres; cette éruption persiste jusqu'au dernier jour; la veille de la mort, la situation se complique d'une parotidite à évolution très rapide.

Températures	Jours de la maladie.	8 h. matin	Midi	4 h. soir	8 h. soir
25 mai...	V	»	40,5	40,9	39
26 — ...	VI	39,8	39,7	39,7	38,8
27 — ...	VII	39,7	39,7	40	39,4
30 — ...	VIII	39,6	39	39,8	38
31 — ...	IX	38,7	39	40	39,6
1er juin.	X	39	39,6	40	40
2 — ...	XI	39	39,8	40,3	40,4
3 — ...	XII	39,5	39,4	39,6	39,6
4 — ...	XIII	39,4	39,8	40	40,2
5 — ...	XIV	40	39,5	39,5	39,6
6 — ...	XV	39	38,7	38,3	38,4
7 juin...	XVI	9,3	39,5	3,95	39,8
8 — ...	XVII	3,39	38,6	38,8	39
9 — ...	XVIII	38,7	38,4	39,4	39,5
10 — ...	XIX	37,5	38,7	39,2	39
11 — ...	XX	39,5	39,8	39,3	39,3

Mort le 12 à 4 h. du matin

A l'autopsie, on constate une légère saillie des plaques de Peyer; la rate est diffluente et étalée; le foie, exsangue, graisse le scalpel, à la coupe, il présente des nodus grisâtres de nécrobiose; les reins sont fortement congestionnés.

Période prodromique. — Comme on le voit par cette relation clinique (nous pourrions en multiplier les exemples), la maladie débute à grand fracas : la période prodromique est très écourtée; elle se caractérise dès le premier jour par une adynamie extrême.

Il peut arriver cependant qu'à force d'énergie et sous la pression des circonstances les hommes en colonne, en marche, en voyage, éloignés de toutes ressources d'hospitalisation, puissent

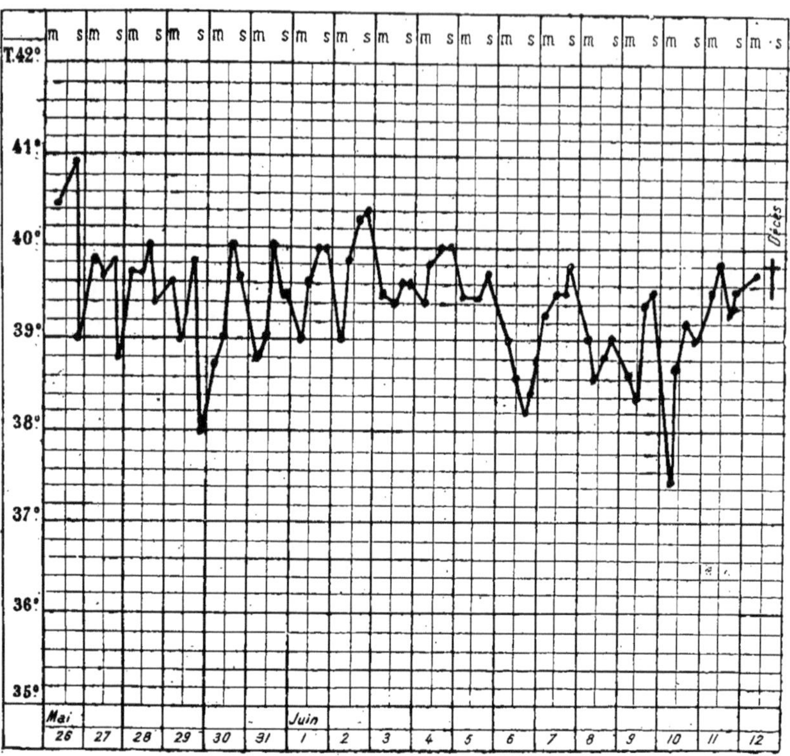

Fig. 92. — Fièvre de forme adynamique pernicieuse.

porter sur pieds les premières journées de la maladie ; mais, dès le troisième ou quatrième jour, aucun effort ne peut les faire se relever, ils se couchent dans les buissons du chemin, ils se terrent, et attendent passivement la mort, comme la bête traquée et forcée.

Période d'état. — Les symptômes sont très uniformes, peu variés ; ils se résument en deux termes : *a*) une fièvre continue à *type inversé ; b*) une *prostration totale* se manifestant par un abattement extrême, par un délire intermittent, souvent actif, et par un état subtyphoïde qui s'installe dès les premiers jours et persiste pendant toute la maladie.

L'invasion est caractérisée par sa brusquerie, la gravité immédiate de l'état général, l'élévation, dès la première visite, de l'inscription thermique; elle a dès lors (3e jour) atteint un fastigium de 40° à 40°,5.

Les maxima dépassent journellement 40°; ils atteignent 41° et 41° 5 dans les cas particulièrement graves qui sont ceux où le malade n'a pu se mettre au repos, dès l'atteinte confirmée. Cette exagération des phénomènes généraux et thermiques contraste avec l'absence habituelle de symptômes abdominaux.

Température. — Le tracé thermique, ont dit de nombreux observateurs, se maintient en plateau et la température est continue-continente ; le fait est exact ou le paraît, à ne prendre, comme il est habituel, les observations thermométriques qu'aux heures de la visite et de la contre-visite. C'est tout au plus, quand on s'en tient à ces renseignements, si l'on peut signaler que la fièvre, à certains jours, est à type inverse, la température de 8 heures du matin étant plus élevée que celle de 4 heures du soir.

Il faut rechercher par des observations plus fréquentes et plus rapprochées le summum et le point bas de la température journalière; le premier s'inscrit vers 2 heures de l'après-midi; le second vers 8 à 10 heures du soir. Ce minimum est assez net pendant le premier septénaire; il est moins durable toutefois que dans les formes moyennes, mais il reste plus apparent et plus prolongé qu'il ne le sera au second septénaire, où il cessera d'être journellement enregistré.

Les second et troisième septénaires ne présentent, dans leur décours, à l'observation la plus attentive, que des détentes fort courtes et peu accusées ; elles peuvent faire défaut plusieurs jours consécutifs; mais à la fin de chaque septénaire l'une ou l'autre des trois courbes de la matinée, du milieu du jour, de la soirée, parfois deux d'entre elles, enregistrent un abaissement notable ; ce fait s'observe surtout pour les deux courbes du matin et du soir.

D'autre part, à des dates presque fatidiques : 7e ou 8e jour, — 13e ou 14e, 19e ou 20e, la courbe de la matinée présente un crochet brusque indiquant une reprise de la maladie qui semble constituée par l'enchevêtrement de périodes successives et distinctes.

Ce crochet est d'autant plus apparent qu'il succède à des chutes, survenues avec une périodicité aussi régulière (au 5e et 6e jour; — au 11e et 12e jour; — au 16e et 17e jour), s'enregistrant dans la soirée et aux premières heures de la nuit.

Du 15e au 17e jour de cette fièvre (prodromes décomptés à part), cette rémission du soir s'accuse plus nettement; elle survient dès 5 ou 6 heures; l'exacerbation du lendemain matin débute plus tardivement. On constate à cette période, en faisant abstraction des températures de la méridienne, une série d'oscillations descendantes à type inversé. Toutefois, les maxima se maintiennent aux environs de 40°; ils peuvent subir de brusques

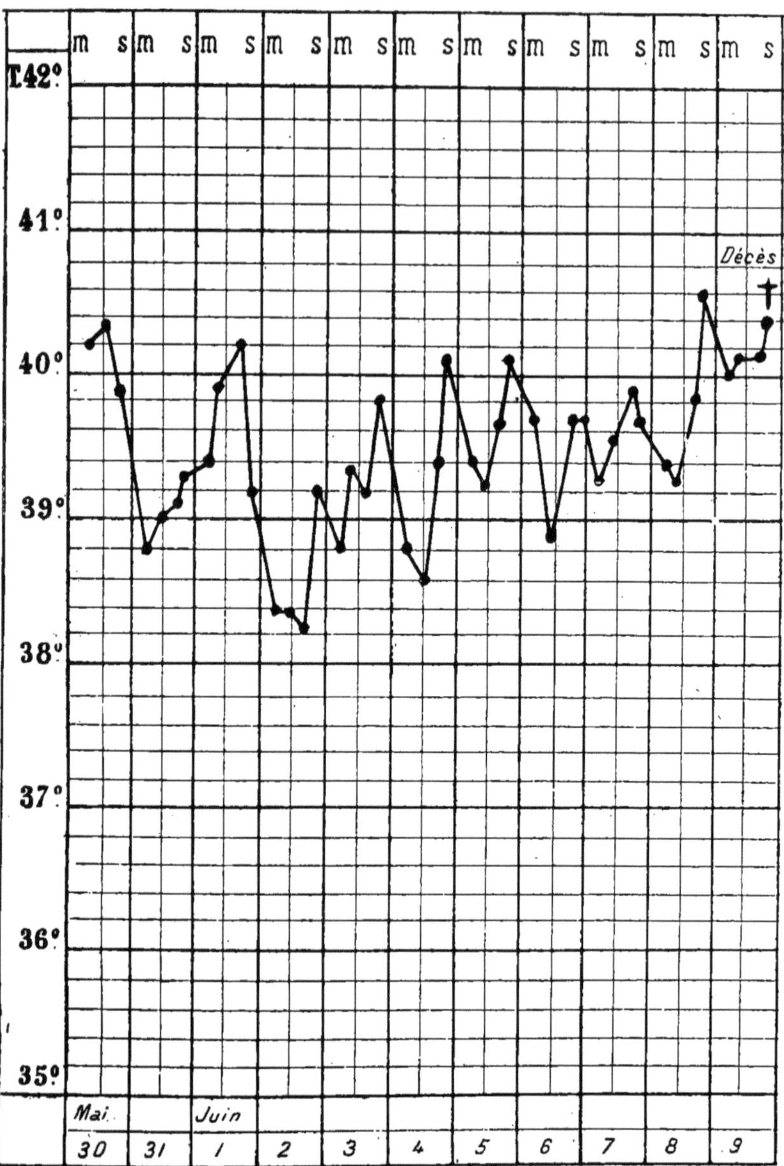

Fig. 93. — Fièvre rémittente des débuts de l'impaludisme ; intoxication massive ; entrée au 3e jour de la période d'état ; détente relative le 4e et le 6e jour ; reprise le 7e, la température se maintient en plateau jusqu'à la mort.

variantes,qui souvent leur font retrouver un degré qui n'a pas été dépassé aux jours les plus sombres.

Puis, brusquement, soit vers la fin du troisième septénaire,

18e jour, soit au 1er ou au 2e jour du quatrième, 19e et 20e jour, la fièvre disparaît et le malade entre en convalescence immédiate.

Quand la mort survient, elle coïncide avec un ressaut fortement ascensionnel de la courbe survenu du 13e au 15e jour ou du 18e au 21e jour...

En résumé :

1° Les oscillations des premiers et des derniers jours ne portent que sur le degré et sur la durée de la rémission ; les maxima restent à un niveau uniformément élevé ;

2° A toutes les périodes de la maladie, l'accrescence de la fièvre et des autres symptômes s'observe dans la première moitié de la journée; les soirées sont moins sombres;

3° Les irrégularités du cycle — on a dit « les *cassures* » et le mot est exact — se reproduisent à chaque septénaire ; elles sont surtout apparentes quand la comparaison porte sur les minima de la courbe;

4° Ces irrégularités se reproduisent avec une périodicité telle qu'on a pu dire que la forme massive des infections palustres est constituée par la subintrance de septénaires fébriles de *six* à sept jours de durée chacun, présentant, pour chaque période, des jours d'augment, des jours d'état et des jours de déclin ;

5° Ces inégalités peuvent être d'un autre ordre; elles sont dues à des exacerbations brusques, qui font faire aux différentes courbes un véritable saut en l'air;

Ces *détentes* et ces *reprises septanes*, qui se répètent avec une périodicité incontestable, bien qu'elle ne soit pas mathématique, sont *l'estampille* du paludisme.

Cette donnée, acquise par l'observation clinique, a trouvé explication et confirmation dans les recherches du laboratoire (Koch ses élèves).

C'est en parlant de ces faits que Gancel a pu écrire : « Il en résulte une modification de l'aspect de la courbe qui représente une série d'ondulations ou une succession de montagnes séparées par des vallées plus ou moins escarpées et profondes suivant l'écart qui existe entre les exacerbations et les rémissions extrêmes ; cet écart pouvant atteindre quatre degrés et plus (1). »

Faisons toutefois remarquer que de pareils ressauts sont plus nettement observés dans les fièvres de réinfection, qui, elles aussi, obéissent aux mêmes lois.

Symptômes généraux et marche de la maladie. — La courbe de la température peut prêter à la confusion avec celle des fièvres

(1) GANCEL, Etude sur la fièvre typho-palustre (*Archives de médecine militaire*, 1892, t. II, p. 282).

continues; la séméiologie des divers appareils est également la reproduction très approchée de celle que l'on y observe.

L'intelligence, contrairement à ce que nous avons noté dans les autres formes, cesse d'être entière. Le malade tombe, dès les premiers jours, dans une somnolence que secoue, à des intervalles irréguliers, une excitation délirante, souvent active.

Le souvenir est présent, à tous les médecins qui ont fait campagne de guerre aux colonies, à tous ceux qui ont donné des soins aux ouvriers des grands chantiers ouverts dans des pays neufs, de ces fébricitants qui, poursuivis par la terreur de ces milieux hostiles, se jetaient tous ensemble hors du lit, pour fuir un ennemi imaginaire, au cri d'épouvante poussé par l'un d'eux.

Cependant, même aux jours les plus sombres, il est facile, sous condition de forcer l'attention du malade, d'obtenir de lui des réponses précises et raisonnées; le fébricitant, que l'excitation vienne de sa propre volonté ou qu'il obéisse aux recommandations de l'entourage, sort du lit pour satisfaire à ses besoins; il se dresse de lui-même sur son séant pour prendre la boisson qu'on lui offre. L'adynamie n'est totale et la volonté n'est inerte qu'aux périodes extrêmes.

Cet état de prostration se prolonge fréquemment au delà de la défervescence; le malade reste sous les mêmes influences dépressives, dont l'action se continue alors même que la fièvre a disparu.

L'évolution des symptômes n'est pas régulièrement progressive; on observe dans leur marche des ressauts brusques caractérisés, comme ceux que nous avons notés dans la courbe thermique, soit par une amélioration assez nette, bien que peu durable, soit par une aggravation rapide.

Ce sont parfois des crises intercurrentes d'épigastralgie, d'anxiété précordiale, parfois des crises d'affaissement voisines du collapsus qui surviennent et noircissent une situation déjà sombre; parfois ce sont des phénomènes de stase pulmonaire et d'insuffisance cardiaque; le cœur s'affole, les poumons s'engorgent, l'asphyxie est rapidement menaçante. Dans certains cas, sous l'influence d'une ascension brusque de la température de un à deux degrés, l'agitation des malades devient extrême, le délire plus bruyant, plus continu, plus actif. Au bout d'un temps plus ou moins prolongé, anxiété, agitation et délire se calment pour être remplacés par un état soporeux et comateux, qui est l'indice d'une fin prochaine.

Ce sont ces manifestations, qu'ils considéraient comme surajoutées, que Torti, Kelsch, et la plupart des nosographes ont décrites comme des formes pernicieuses des fièvres solitaires; elles trouvent leur explication et leur raison d'être dans la marche d'une pyrexie dont le clinicien a suivi les progrès et l'aggravation.

Symptômes gastriques et abdominaux. — Dès les premiers jours, les lèvres sont sèches et fendillées; la langue, sale à la base, est humide et étalée; il peut survenir des vomissements sous l'influence des ingesta; ils sont acides et muco-bilieux. Ces vomissements ne sont abondants et répétés que chez les malades qui portent la tare de l'alcoolisme.

Plus tard la langue se sèche, elle se rôtit; mais, à toute époque, elle s'humecte facilement, elle reste toujours large, épaisse, d'un nettoyage facile. Dans les cas graves, les fuliginosités peuvent s'étendre au pharynx.

Le ventre est un peu ballonné, particulièrement dans sa partie supérieure : les deux hypocondres sont distendus, sensibles à la pression et parfois spontanément.

Les selles sont irrégulières de fréquence et de consistance; il se produit à intervalles variés de véritables débâcles de diarrhée active et douloureuse; cette diarrhée n'est qu'intermittente, elle est souvent provoquée et renouvelée par une action médicamenteuse, elle n'est jamais atone, et tient à une véritable irritation intestinale produite par le parasite et ses toxines.

Les selles s'accompagnent de tranchées; elles déterminent un besoin impérieux; les fèces, quand elles sont liquides, sont fortement colorées, très odorantes, émises en quantités très inégales. Il est commun de les voir changer d'aspect et de consistance d'une journée à l'autre, et parfois du matin au soir; elles peuvent contenir d'abondantes mucosités teintées de sang; elles peuvent être franchement sanglantes.

L'examen de l'abdomen ne fait constater qu'une sensibilité obtuse de tous les organes, avec douleur à la pression dans les deux hypocondres.

Le foie, bien qu'il soit augmenté de volume, ne déborde pas les fausses côtes; il est quelque peu saillant au niveau du lobe gauche: son développement est surtout accentué dans sa partie convexe; il remonte et refoule le poumon en haut et en arrière. Toutefois, il reste une lame pulmonaire interposée entre cet organe et la paroi thoracique; la percussion superficielle permet de le constater. La percussion profonde, très profonde, fait, au contraire, retrouver l'organe hépatique derrière cette lame du poumon et permet d'en établir l'hypertrophie.

Il faut chez tous les palustres savoir rechercher cette matité hépatique par une forte percussion en arrière. Il faut, au contraire, la délimiter en avant par une percussion très légère, en prenant souci de ne pas la masquer par la résonnance des anses intestinales placées au voisinage immédiat de la face concave; la percussion doit être très superficielle, très attentive, et partir de la sonorité intestinale pour déterminer la ligne de matité hépatique.

La rate est manifestement tuméfiée; elle est devenue, comme on le dit, facilement percutable. Cette augmentation de volume, comme celle du foie, n'est que relative; il faut, pour la reconnaître, faire abstraction du météorisme intestinal qui peut la masquer.

Le corps est couvert de sudamina irritées et partiellement suppurantes, les parties, qui ne sont pas constamment protégées, sont couvertes de miliaire rouge, parfois purpurique, souvent papuleuse, déterminée par des piqûres de moustiques.

On n'observe pas les taches rosées lenticulaires de la dothiénentérie, mais la confusion est facile avec l'éruption papuleuse produite par des insectes.

Symptômes urinaires. — Les urines, sans être abondantes, sont émises fréquemment; elles sont hautes en couleur pendant les premiers jours, et plus tard, par crises intermittentes, dans le décours de la maladie.

A la réaction par l'acide azotique versé lentement et en assez grande quantité le long de la paroi du verre que l'on a pris soin d'incliner, elles présentent ces trois anneaux superposés, que l'on désigne sous le nom « d'anneau de Vidaillet »; il n'est pas, en effet, observé exclusivement dans la fièvre jaune. Cet anneau, dit de « Vidaillet », du nom de l'observateur qui l'a fait connaître, est composé de trois ménisques superposés et distincts qui sont : 1° une couche supérieure abondante et grisâtre d'urates; 2° une couche inférieure (au contact de l'acide) fortement colorée et variant du rouge brun au rouge rubis (hémaphéine, urobiline); 3° une couche moyenne, parfois à peine dessinée, mais habituellement très apparente et bien isolée, formée par un nuage d'albumine dont la densité est en relation directe de la gravité du pronostic.

L'urée est augmentée de quantité pendant les premiers jours; elle est souvent au-dessous du chiffre normal durant la période d'état et au déclin. L'acidité et la densité suivent la même courbe.

On trouve, au reste, dans toutes les courbes, des variations notables; il se fait, à certains jours, des débâcles; elles coïncident avec les reprises, souvent elles les précèdent et les annoncent.

La diminution constante et durable de la densité, de la quantité, des matières colorantes et de l'urée au cours de la période fébrile sont un indice de gravité; quand elle persiste après la fièvre, elle traduit une détérioration profonde et la menace de rechutes prochaines.

Ces irrégularités expliquent le désaccord signalé dans les travaux parus.

L'émission des urines, comme celle des selles, est rarement involontaire; le malade conserve jusqu'aux approches de la mort la notion très nette du besoin d'urination et trouve la force d'y satisfaire.

Comme cette symptomatologie ne se rencontre que rarement en Europe, et que nombre de nosologistes sont tentés de ne pas ajouter entièrement foi à des descriptions qu'ils ne peuvent contrôler, il nous paraît intéressant de rapprocher de ces données acquises par la clinique exotique la symptomatologie suivante telle qu'elle a été établie par Janczo à la suite de ses observations cliniques et d'expériences d'inoculations portant principalement sur des enfants (infections par le plasmodium præcox).

« A l'état d'indisposition qui précède la maladie, on constate déjà une certaine élévation de température du type « *tertiare* », et seulement le troisième ou le quatrième accès amène un haut degré de la fièvre. On voit souvent la fièvre, ainsi que les symptômes en général, s'atténuer après quelques accès, même sans quinine, et la guérison peut s'observer.

« Mais la plupart des cas ont été graves et ont présenté les symptômes suivants :

« *a*) Souvent de très graves symptômes généraux : grand abattement, somnolence, état typhique, parfois symptômes de méningite. La rate ne semblait pas toujours agrandie.

« *b*) D'autres fois, symptomatologie et évolution ressemblant à ceux du typhus abdominal ; absence absolue d'intermittences (1). »

II. — FIÈVRES INTERMITTENTES D'INVASION ET RECHUTES DU PALUDISME PRIMAIRE

Les fièvres intermittentes peuvent être, au cours du paludisme primaire :

a) La manifestation première de l'intoxication ;

b) La manifestation de la reviviscence du parasitisme endogène, après latence et sans apport nouveau. Ces rechutes sont un fait obligé dans tout le décours de la période endémo-épidémique quand l'infection primitive s'est produite à son début ; elles s'observent en outre dans la convalescence des fièvres continues d'invasion.

« Contrairement à l'opinion de Colin, on observe au Sénégal des accès de fièvre au septénaire (2). »

(1) Janczo, *loc. cit.*
(2) Bérenger-Féraud. Maladies des Européens au Sénégal, t. I, p. 185.

« La fièvre intermittente succède à la fièvre d'évasion, le type quotidien prédomine (1). »

« La première atteinte ouvre la porte aux accès qui, dès lors, se manifestent à des époques plus ou moins régulières (2). »

Cette assertion de Bérenger, de Pinard, de Rangé avait été vérifiée par nous en Indo-Chine ; nous y insistons dans le cours de ce travail et nous y reviendrons en traitant de la fièvre intermittente ; elle est, au reste, signalée par nombre de nos camarades, qui, pratiquant dans des pays différents et s'ignorant les uns les autres, en ont donné confirmation.

a). — Il est d'usage courant d'écrire et d'enseigner qu'en dehors des périodes où la malaria est anormalement active le paludisme primaire a pour manifestation initiale l'accès intermittent quotidien.

Cette assertion paraît se vérifier pour les Européens qui débarquent à la saison fraîche. La situation est, à ce moment, dans les pays tropicaux, ce qu'au printemps elle est en Algérie et en Italie. Cette période est celle de l'activité atténuée des anophélines.

Les résultats sont les mêmes quand, pendant la saison insalubre, la prophylaxie, sans être complète (résultat impossible à réaliser), est cependant suffisamment efficace pour assurer une protection réelle.

Pour tout le monde, les déterminations premières paraissent se traduire par des accès, car médecin et malade ne font commencer l'histoire clinique de la maladie qu'à cette étape. Les accidents des premières inoculations se réduisent, le plus fréquemment, dans ces circonstances, à une rémittente légère, et, plus souvent encore, aux formes abortives pour se prolonger et se terminer par des accès isolables. C'est dire que fréquemment les manifestations initiales n'appellent pas l'observation.

Les formes graves et massives du paludisme de première infection, communément observées dans les troupes en campagne ou en colonnes de police, sont devenues actuellement exceptionnelles dans nos colonies les moins salubres.

Delmas, parlant de la fièvre rémittente d'Algérie, écrivait : « Il est certain que de nos jours la fièvre rémittente n'est pas absolument ce qu'elle était il n'y a pas longtemps ; sa mortalité est bien inférieure à celle de la fièvre typhoïde, et pourtant la médication n'a pas changé. »

Ce qui avait changé, pourrions-nous dire, c'est la protection qui résulte du stationnement dans des garnisons définitives par

(1) PINARD et BOYÉ, Géographie médicale de la Guinée française (*Ann. d'hyg. et de méd. colon.*, 1904, p. 491).

(2) RANGÉ, Rapport médical sur le service de santé du corps d'occupation du Bénin (*Arch. de méd. navale*, 1894, t. I, p. 26).

opposition aux cantonnements, aux colonnes mobiles des périodes antérieures.

Il suffit, au reste, que les groupes soient appelés à se déplacer,

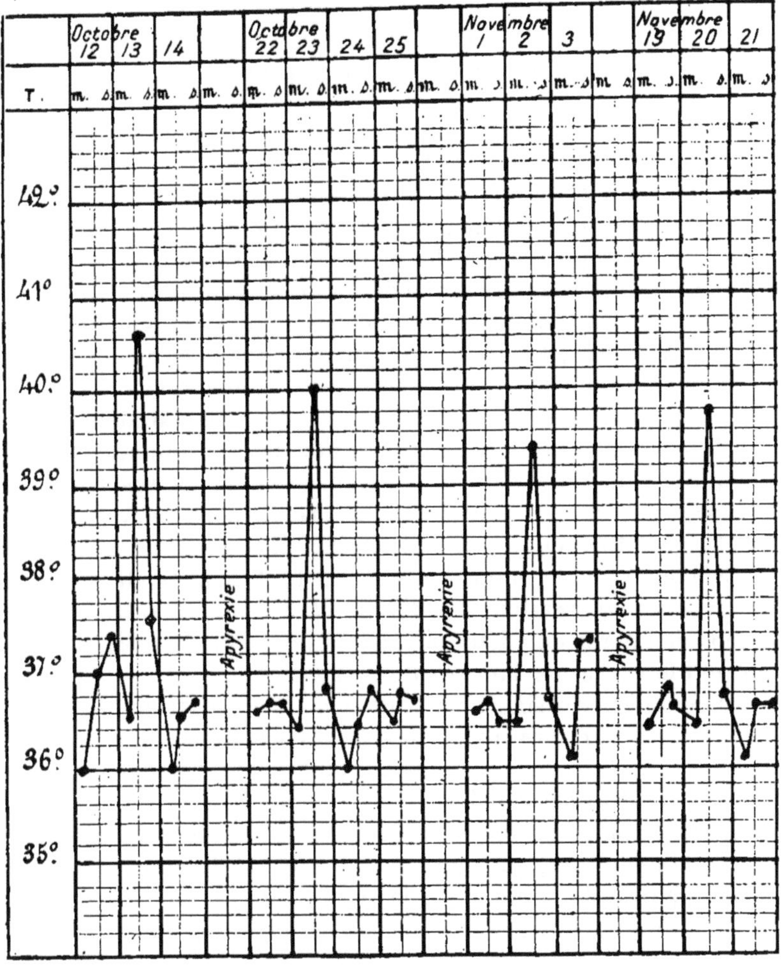

Fig. 94. — Rechutes de paludisme récent.

à prendre part à des manœuvres pendant la saison endémo-épidémique, pour qu'on assiste à des poussées de paludisme épidémié, telles qu'on les observait précédemment.

Quand ces accès quotidiens apparaissent comme la manifestation primitive, c'est qu'ils s'établissent après une phase prodromique, qui les a précédés de 5 à 7 jours et qui s'est réduite à un malaise mal défini que le malade a porté sur pieds sans consulter le médecin.

Il est encore plus commun que les dits accès aient été précédés, une quinzaine ou un mois plus tôt, par une crise ébauchée qui était la manifestation réellement initiale, mais qui s'est produite sous forme abortive.

« Fréquemment les récidives s'annonçaient par des accès céphalalgiques : céphalée rémittente ou intermittente, accompagnée d'étourdissements et d'embarras de l'intelligence (1). »

Il faut savoir interroger les malades, leur apprendre en quoi consistent ces manifestations primitives, pour en retrouver avec eux le souvenir et les traits descriptifs.

Le médecin doit se défendre des idées préconçues prises dans les livres classiques et qui donnent à accroire que le paludisme est une maladie toujours semblable à elle-même et dont les manifestations sont toujours telles qu'elles s'imposent à l'attention.

Il n'en est rien ; les accidents, que nous avons en vue, peuvent se résumer en un malaise général avec fatigue rendant pénible tout effort physique et intellectuel. Ces sensations s'accompagnent de migraine, d'énervement, de lassitude assez prononcée vers le milieu du jour ; le malade ne songe pas toutefois à suspendre sa vie normale, l'appétit peut être conservé. Le soir venu, ces manifestations s'atténuent ; aux impressions mauvaises de la journée succède un véritable optimisme qui fait tout oublier. Il faut être très prévenu pour établir la distinction qui s'impose entre les sensations de fatigue que détermine une journée surchauffée et celles qui sont le cachet de l'intoxication malarienne.

Au cinquième ou sixième jour de ce malaise prodromique, rarement sans prodromes manifestes, la fièvre survient; on est tenté d'écrire : l'accès commence; mais il faut savoir que, dans la presque totalité des cas, le début en est difficile à fixer.

Les symptômes des jours précédents se sont peu à peu aggravés; la température, qui était sous-fébrile, est devenue progressivement fébrile. Le sommeil de la nuit est agité, nul parfois ; la céphalalgie s'accentue, elle s'accompagne de courbature généralisée : le tout survient sans grand éclat, et évolue pendant une durée variable, affectant une marche et une symptomatologie semblables à celle que l'on observe dans les rechutes et que nous décrirons plus loin.

Les phénomènes concomitants du côté des organes digestifs, du côté des centres nerveux, du côté des sens et de la sensibilité générale, varient suivant les individus ; chacun *fait sa fièvre* à sa façon.

Chez les alcooliques latents et avérés, le début de l'accès s'ac-

(1) DELMAS, De la fièvre rémittente algérienne. Etudes cliniques (*Archives de médecine militaire*, 1891, t. I, p. 362).

compagne de vomissements abondants, acides, quelque peu bilieux, et parfois d'une véritable intolérance gastrique ; quand l'intoxication est causée par l'usage abusif de boissons riches en essences, l'excitation est grande et l'agitation incessante. Il en est de même chez les neurasthéniques.

Chez les rhumatisants, ce sont les phénomènes arthralgiques qui prédominent; chez ceux qui ont porté sur pieds, en convois ou en colonnes, les manifestations prodromiques et les premiers accès, ces manifestations douloureuses sont très accusées et s'accompagnent d'irradiations névralgiques et d'hyperesthésies localisées; l'accès peut, chez ces derniers, s'accompagner d'un véritable état typhoïde avec sécheresse de la langue et stupeur qui ne se prolonge pas au delà de la série des accès, et peut avoir disparu dès le lendemain.

Souvent, au cours du stade de chaleur, on voit apparaître des symptômes passagers de délire s'accompagnant d'une surexcitation plus ou moins grande ; parfois, c'est une simple rêvasserie ; dans certains cas, on constate de l'incohérence dans les paroles et dans les actes. Le malade se lève, va devant lui, il peut s'égarer ainsi dans la brousse. Ce sont quelquefois de véritables accès de manie aiguë qui disparaissent avec la crise fébrile; de nombreuses tentatives de suicide se sont produites dans ces circonstances sous l'empire de la fièvre (Tonkin, Madagascar).

Quand il existe une tare quelconque du côté du cœur ou des poumons, les malades présentent des phénomènes de dyspnée et d'anxiété précordiale.

Chez un diarrhéique ou un dysentérique, le flux intestinal s'exagère; il peut apparaître et disparaître avec la crise fébrile. Une nouvelle poussée se produit évidemment du côté des organes susceptibles. Voilà pourquoi leur examen attentif s'impose chez tout fébricitant palustre.

A cette période et dans ces formes, l'urine, à moins de lésions rénales préexistantes, n'est que rarement et passagèrement albumineuse.

Ces épiphénomènes, qui sont la caractérisation de la réaction individuelle, varient d'importance et de valeur pronostique suivant qu'ils sont ou non l'indice d'une lésion organique.

b). — Les *rechutes* du paludisme primaire sont constituées par une succession d'accès quotidiens qui, à moins d'intervention thérapeutique, se prolongent 4 à 5 jours consécutifs pour reprendre au 7e, au 13e et parfois au 18e jour; comme les accès se correspondent par septénaire ou par quinzaine ou par mois, on a pu dire que les rechutes sont à type septane, bi-septane ou mensuel.

Ces accès sont des accès de la prime matinée ; ils débutent tôt mais durent longuement, se terminent aux mêmes heures que les accès classiques du paludisme secondaire. On pourrait les décrire comme des accès prolongés, et, à ne prendre que les deux températures communément inscrites, on serait tenté de croire que la fièvre est rémittente. Nombre d'observations de rémittentes, dites franches, rentrent dans ce groupe de faits.

La fièvre, comme dans les formes continues, vient en chaud, le stade de chaleur est prédominant et presque exclusif ; bien qu'il y ait moiteur très accusée et durable en même temps que se fait la défervescence, on ne trouve pas les sueurs profuses d'un paludisme plus ancien. Le fastigium peut être élevé, plus particulièrement au troisième et au quatrième jour, mais il n'est pas aussi rapidement atteint que dans la fièvre tierce bénigne.

Il en résulte l'impression que ces déterminations du paludisme primaire affectent des formes irrégulières et présentent rarement, disent les observateurs, les trois stades dont un ou même plusieurs leur ont paru faire défaut.

« Les accès palustres à Touggourt ont affecté des formes irrégulières présentant rarement la symptomatologie classique avec ses trois stades distincts ; dans bon nombre de cas, un ou deux peuvent manquer. En revanche, ce qu'on constate généralement, c'est la présence de troubles gastro-intestinaux parfois très accusés avec symptômes d'adynamie (délire, stupeur) voisins de l'état typhoïde (1).

« A Ambato, les types de fièvre les plus fréquents ont été le type quotidien ; les divers stades se déroulèrent avec une durée et une intensité qui varient d'un individu à l'autre. Le stade de chaleur s'accompagnait d'un véritable état typhoïde avec sécheresse de la langue, stupeur, hyperthermie. Grande était notre surprise de trouver, le lendemain, à la visite du matin, notre malade tout à fait apyrétique, la langue normale et demandant à manger (2). »

Les trois stades classiques se retrouvent cependant, à un examen attentif, aussi bien dans les rechutes qui ont lieu après une certaine latence que dans celles observées comme les suites immédiates des fièvres ou des malaises de première infection.

Premier stade. — Le frisson n'existe pas ; on ne constate que rarement les manifestations qui en sont l'ébauche : refroidissement des extrémités, étirement et amincissement de la figure. Tout au plus peut-on retrouver une sensation assez commune et de même ordre ; il semble au malade qu'il se fait une sorte de

(1) Chandoye, le Paludisme à Touggourt en 1902 (*Archives de médecine militaire*, 1903, t. II, p. 42).
(2) Sabatier, l'Hôpital de campagne n° 2 à Madagascar (*Archives de médecine militaire*, 1899, t. I, p. 47).

resserrement des tissus, de tassement de tout l'être avec sentiment passager d'horripilation.

Mais il faut dire que déjà, à ce moment, la fièvre est établie ; elle est sensible au thermomètre, et j'ajouterai que l'accès, pour prendre ce mot dans son sens le plus large, suit son cours depuis plusieurs heures. C'est un point de pratique sur lequel nous aurons à insister à propos du traitement.

Deuxième stade. Stade de chaleur. — Quand, le premier jour, on prend la température avant la visite du matin, elle est déjà au-dessus de la normale, atteignant ou dépassant 38°5. Vers midi, elle a atteint son acmé, qui peut varier de 39° 5 à 40° 5 et 41°. Elle reste ainsi en plateau jusqu'à 4 ou 5 heures de l'après-midi ; elle commence à peine à baisser à l'heure de la contre-visite ; mais peu de temps après, vers 6 heures, les sensations, quelles qu'elles aient été, s'atténuent très notablement, le malade sent que la fièvre décroît ; il ne s'y trompe pas alors même que le thermomètre n'a pas sensiblement varié.

Troisième stade. — Si le frisson existe si peu qu'on peut dire qu'il a disparu, il n'en est pas de même du dernier stade. En même temps que se fait la détente des manifestations symptomatiques, la peau devient moite, la sueur apparaît sans être abondante et diffuse.

C'est ce que le malade appelle la fin de l'accès. Si un séjour quelque peu prolongé aux colonies l'a habitué à ces manifestations, il est disposé à se lever, à reprendre ses occupations : le fait se produit souvent en pratique.

En réalité, la température ne s'abaisse pas jusqu'à la normale (36°5 et au-dessous) ; elle oscille autour de 37°5 ; le mieux être n'est que relatif. Le malade ne tarde pas, au reste, à sentir le besoin du repos et du sommeil... il s'endort tôt.

Suivant la gravité de l'atteinte, son sommeil sera plus ou moins prolongé, plus ou moins complet.

La série des manifestations de la veille recommence dès la matinée, mais elle est atténuée, si le fébricitant est sous l'influence de la quinine ; l'accès, de même qu'il avait été précédé de prodromes, ne disparaît pas, même dans les circonstances les plus heureuses, sans entraîner après lui deux à trois journées de malaises.

En l'absence de traitement et souvent malgré l'action médicamenteuse, l'accès se renouvelle le lendemain en aggravant les manifestations de la veille ; il peut en être ainsi le troisième jour.

Il faut le dire et le redire en y insistant : un seul accès ne juge pas la crise ; sa durée est variable suivant la gravité de l'atteinte ; elle est au minimum de 3 jours ; elle est fréquemment de 5 jours; il n'est pas de médicament qui puisse la faire avorter; l'effet thérapeutique doit se continuer, comme la maladie elle-même, pendant un certain nombre de journées. Les accidents vont habituellement en progressant du 1er au 3e jour pour s'amender au 4e ou au 5e.

En résumé, après un malaise d'un à deux jours, le malade garde le lit avec une fièvre nettement accusée qui se renouvelle pendant deux à trois jours consécutifs, s'exagère au milieu de la journée pour subir le soir une défervescence très nette : le 4e ou 5e jour, la rémission de la soirée dure encore le matin. L'orage est passé; il persiste tout au plus un léger embarras gastrique; à la fin d'une semaine de séjour à l'hôpital, l'homme est sur pieds.

Mais il faut savoir qu'il n'est, malgré les apparences, qu'un convalescent en imminence de rechute. Cet hospitalisé de 6 à 7 jours est, en réalité, au 9me ou 10me de sa maladie. Trois ou quatre jours plus tard, au moment où on le considère comme guéri, parfois dès le lendemain de sa sortie, il est repris d'une nouvelle *crise :* après un jour ou deux, non pas de prodrômes mais de manifestations incomplètes, si les circonstances lui imposent des fatigues qui pour lui, fébricitant, sont extrêmes, il retombe pour refaire la même maladie, et souvent la seconde atteinte est plus grave que la première.

Pendant l'hiver et l'arrière-saison, le malade en est quitte pour des accès de courte durée qu'il porte parfois sur pieds; mais en avril, mai et juin, il est exceptionnel que les rechutes ne se fassent pas sous forme d'accès multiples quoique nettement séparés.

Ces *rechutes* sont à type biseptane. Elles se produisent de 12 en 12 jours en comptant de l'accès initial. Ajoutons que de même que les accès, dans chaque série, sont à type *hémitrité*, de même les séries se suivent d'après le même mode. La série de la première quinzaine se réduit souvent à une ébauche, tandis que la série mensuelle sera la reproduction complète de la crise primitive.

C'est dire comment du mode biseptane on passe à la forme si souvent décrite en clinique de la *rechute mensuelle.* Mais il faut bien savoir qu'il ne s'agit pas des mois du calendrier, ni même des mois lunaires, les rechutes avancent de 4 à 6 jours sur le mois.

On a dit que la rechute pouvait se faire au 7me jour; c'est de la sorte, avons-nous dit, que se produit la continuité de la fièvre par la subintrance des reprises dans les fièvres d'invasion; mais, en règle, elle ne survient qu'à un intervalle de 12 jours.

L'erreur de numération provient de ce qu'on ne fait pas remonter la maladie au delà du jour de l'hospitalisation. Mais si l'on se donne la peine de suivre de près et longuement les fébricitants palustres, on acquiert la conviction que les reprises de la fièvre ont lieu le plus fréquemment aux 12e, 13e ou 14e jour en comptant de l'accès initial.

Ces points de pratique sont du plus haut intérêt ; ils se résument dans les propositions suivantes :

a) Dans chaque rechute du paludisme primaire, l'*accès* n'est pas solitaire ; il peut être notablement plus accusé un jour déterminé, celui dont parle le malade, mais ce fort accès a eu des précédents, il aura un lendemain ; de même les *reprises* de la maladie, quand elles se reproduisent, se font exceptionnellement par accès isolés.

b) Les *rechûtes* sont fatales, elles ont lieu à des dates fatidiques ; elles ne peuvent que varier de gravité et de nombre.

c) Quand on n'en a pas cure, ceci arrive surtout quand la symptomatologie est relativement silencieuse, ces rechutes et ces reprises se répètent pendant de longues semaines.

d) Peu à peu s'établit un véritable état de dépression ; il se produit un affaiblissement de tout l'être : l'*anémie coloniale* est installée. Elle est l'aboutissement fatal de l'imprégnation palustre, à moins qu'on évite la continuité de l'intoxication en changeant de milieu ou qu'on ne la combatte par les médicaments appropriés.

III. — CACHEXIE PRIMITIVE HYDROÉMIQUE

Au bout de peu de semaines, à la suite de trois ou quatre accès intermittents qui n'ont présenté rien de particulier au point de vue de la gravité et de la tenacité ; à la suite de la fièvre rémittente du début, parfois d'emblée, il se faisait (Tonkin, 1885) un œdème diffus des membres, de la face et du tronc... pas d'albumine dans l'urine, pas de souffle au cœur si ce n'est parfois un murmure anémique, gonflement notable sans être extrême du foie et de la rate, anémie rapide, teinte légèrement subictérique, voilà quel était le tableau clinique.

Il y a, dans ces cas, un double fait bien particulier : la rapidité d'apparition de ces œdèmes ; le peu d'ancienneté et de gravité apparente des lésions viscérales.

Cet œdème cachectique apparu en quelques jours disparaissait parfois aussi rapidement, mais sous une seule influence : celle de la quinine (1).

(1) Grall, Notes médicales recueillies à l'Hôpital d'Hanoï (*Archives de médecine navale*, 1886, t. I, p. 66).

Des constatations analogues ont été faites dans toutes les colonies.

Au bout d'un certain temps de séjour qui peut être très court, si l'arrivée coïncide avec la saison chaude et pluvieuse, avait écrit Bérenger-Féraud, les hommes se partagent en deux catégories : les uns pâlissent sans avoir autre chose que la fièvre, et leur fièvre ne présente pas de localisations spéciales ; elle passe quelquefois inaperçue ; ces malades marchent plus ou moins rapidement, mais sûrement, vers la mort sans avoir eu autre chose. Les autres, après quelques accès, présentent des troubles intestinaux, ceux-là courent le sérieux danger d'être atteints de diarrhée chronique... (1).

« Chez beaucoup de malades (Dahomey) les accès s'accompagnaient d'une anémie que les périodes d'apyrexie ne suffisaient pas à enrayer ; elle s'accentuait progressivement malgré tous les soins et obligeait au rapatriement (2). »

Si les accès pernicieux étaient rares (Madagascar) la gravité du paludisme était démontrée par la rapidité avec laquelle les fiévreux arrivaient à l'hydroémie. Un mois à peine après le débarquement, un grand nombre d'hommes étaient déjà tombés dans un irréparable état d'anémie qui se traduisait par la bouffissure de la face, de l'hydropisie du scrotum et de l'œdème des membres inférieurs (3).

Cette *cachexie hydroémique* avait été nettement isolée par les observateurs d'Algérie et par les médecins du corps expéditionnaire de Rome ; elle avait été signalée par les médecins des Antilles et de la Guyane ; mais c'est à Kelsch que revient le mérite de l'avoir spécifiée et distinguée de la cachexie chronique (4).

Cet observateur y a rattaché les faits de gangrène survenus chez des hommes rapidement épuisés par les fatigues et par les privations.

Nous n'avons pas été témoins de pareils accidents, mais il nous a été donné d'observer une forme de cachexie primitive que les autres cliniciens n'ont pas mentionnée : on pourrait l'appeler la forme fébrile de la cachexie du paludisme primaire.

Que de fois, au cours d'une visite d'hôpital, appelé à voir dans la matinée une centaine de malades palustres, en avons-nous trouvé à qui nous apprenions qu'ils avaient la fièvre. Ils restaient convaincus qu'on voulait leur en faire accroire jusqu'au moment

(1) Bérenger-Féraud, Maladies des Européens aux pays chauds.

(2) Rangé, Rapport médical sur le service de santé du corps expéditionnaire et du corps d'occupation du Bénin (*Archives de médecine navale*, 1894, t. I, p. 26).

(3) Debrie, Contribution à l'histoire médicale de l'occupation de Madagascar (*Archives de médecine militaire*, 1898, t. II, p. 21).

(4) Kelsch, Maladies des pays chauds, 1889, p. 584.

où ils constataient eux-mêmes au thermomètre l'élévation de la température qui dépassait 38°5 et pouvait atteindre 39° et au delà sans que le malade s'en doutât le moins du monde.

Ces faits, dont la fréquence peut être d'un tiers des cas observés dans les groupes militaires en campagne, occasionnent les anémies rapides, les cachexies d'emblée que l'on constate dans ces milieux.

Sous cette influence, dans une expédition comme celle du Tonkin ou de Madagascar, comme dans les colonnes de police qu'exige la pacification, on voit tomber l'énergie des meilleurs soldats... leurs forces baissent journellement pour faiblir complètement à un jour donné qui peut s'enregistrer dès le 3e ou le 4e mois de séjour; harassés comme une bête qu'on a traquée, ils se couchent le long du chemin, pour ne plus se relever parfois. Ils s'éteignent sans plaintes et presque sans souffrances, inconscients de leur mal, ignorants jusqu'au bout de la gravité de leur état.

Qu'ils puissent arriver jusqu'à l'ambulance et il sera facile de constater qu'ils sont en cours d'une fièvre ardente qu'ils portent sur pieds, depuis une date qu'ils ne peuvent préciser. Ils sont pâles, hâves, émaciés; la rate est développée, elle est sensible à la pression; le foie est pesant et augmenté de volume; l'alimentation est devenue incomplète depuis un certain temps; des crises de diarrhée lientérique ont traversé et compliqué cette situation; les membres inférieurs sont œdématiés.

Le paludisme, par cela même qu'il est resté inaperçu et qu'il n'a pas été traité, a entraîné une détérioration rapide de l'organisme tellement prononcée que de longs mois, des soins attentifs et prolongés sont nécessaires pour le rétablissement.

On ne saurait trop le redire aux praticiens des pays équatoriaux : il faut rechercher soigneusement et dépister cette forme du mal palustre, chacun devrait être instruit pour savoir au besoin se faire soigner à temps et savoir ordonner aux siens le repos absolu et l'hospitalisation urgente que nécessite cet état.

Cette forme fébrile de la cachexie primitive ne correspond qu'à un nombre restreint de faits.

En moyenne le tableau clinique est le suivant, nous l'empruntons au travail déjà cité de Sabatier (1).

« Teint blême, muqueuses décolorées, bouffissure de la face; œdème des membres inférieurs envahissant les cuisses, les parois abdominales et le scrotum, foie et rate augmentés de volume, plus ou moins douloureux à la pression, urines rares, parfois albumineuses.

(1) Sabatier, l'Hôpital de campagne n° 2 à Madagascar (*Archives de médecine militaire*, 1899, t. I, p. 53).

« Ces malades ont des palpitations, de l'essoufflement au moindre effort, ils avancent péniblement, les pieds se détachent avec peine du sol, leur démarche fait penser à celle des malades atteints de béribéri, elle est peut-être en rapport avec des névrites périphériques.

« L'anorexie est complète, la digestion toujours difficile, la diarrhée de règle, elle devient parfois incoercible et hâte le dénoûment. Dans quelques cas, tous mortels, nous avons vu survenir une véritable boulimie... Le cerveau des cachectiques participe à la déchéance de l'organisme, l'apathie intellectuelle est complète, l'énergie nulle. Les malades vivent dans une sorte de torpeur; indifférents à tout, ils restent des journées entières étendus sur leur lit; le mouvement leur fait horreur. Ce n'est que par des objurgations véhémentes qu'on obtient d'eux les efforts nécessaires à l'hygiène et à la discipline hospitalière. »

Contrairement à l'observation de Sabatier, nous n'avons trouvé que très rarement de l'albumine dans l'urine de ces malades, à l'inverse de ce que nous signalerons dans la cachexie du paludisme chronique.

C'est moins avec le béribéri qu'avec la cachexie hydroémique de Leroy de Méricourt et de Fonssagrives (mal-cœur des nègres) que peut être confondue cette cachexie palustre primitive. Il est actuellement acquis que les faits, envisagés par ces observateurs, sont sous la dépendance d'un parasitisme particulier aux pays tropicaux et provoqué par l'*uncinaria americana*.

IV. — FIÈVRES RÉMITTENTES ET CONTINUES DE RÉINFECTION DU PALUDISME AIGU

Pour achever l'étude des manifestations essentielles du paludisme primaire, il nous reste à donner la description clinique des *récidives actives*, de celles qui sont la résultante de réinoculations copieuses.

A l'opposite des manifestations du parasitisme non rénové et incomplètement rénové, ces fièvres tendent à la continuité comme les fièvres d'invasion.

Bien que les données hématologiques n'en aient pas encore fourni la preuve certaine, on peut dire, en clinique, que ces fièvres de réinfection, à quelque phase qu'elles appartiennent, constituent une sommation par addition (infectio duplex) d'une intoxication antérieure et persistante, et d'un nouvel empoisonnement dont les doses varient.

Ces récidives se composent et il y a lieu d'y insister, de deux maladies : *a*) la reviviscence des manifestations du parasitisme antécédent, fait initial et souvent ultime, qui peut varier de vivacité et de durée suivant les cas, mais qui conserve ses caractères cliniques; *b*) la superposition d'une maladie seconde, qui est la traduction obligée de tout apport exogène quand il est actif. Cette dernière détermination morbide varie des formes ébauchées et abortives aux formes exagérées et massives, comme nous l'avons indiqué précédemment, et comme l'observation le confirme pour toutes les infections quel que soit l'âge de l'intoxication.

Il faudrait, en doctrine, isoler les manifestations de réinfection de la phase primaire de celles de la phase secondaire et tertiaire; nous nous y efforcerons dans une certaine mesure, mais on ne pourrait éviter de nombreuses redites; en effet, ces formes ont de très nombreux points communs à côté de quelques traits distinctifs qu'il suffira de signaler chemin faisant; aussi, est-il d'un intérêt majeur en pratique de les rapprocher.

C'est pour cette raison que nous avons réuni, dans un même chapitre, l'étude des récidives du paludisme aigu et de la période de transition entre le paludisme aigu et chronique, sans établir de distinction absolue entre les récidives du paludisme primaire, celles du paludisme secondaire et celles des périodes de transition entre ces diverses phases.

La différenciation s'accentue entre les diverses formes des fièvres de réinfection à mesure que vieillit le paludisme; elle est assez accusée pour qu'il y ait intérêt pratique à donner la description des fièvres de réinfection du paludisme chronique à part de celle des récidives du paludisme aigu.

SYMPTOMATOLOGIE GÉNÉRALE

I. — Si la réinfection est peu active, cette rénovation se traduit simplement par la réviviscence des accès antérieurs.

On a donc affaire, suivant l'âge de l'intoxication, à des quotidiennes anormales de la phase primaire et de la période de transition, à des tierces ou exceptionnellement à des quartes anormales du paludisme secondaire et des phases consécutives.

« Dans les infections mixtes, il y a ordinairement une espèce qui prédomine et la température répond au caractère de cette espèce » (Janczo).

La réinfection peut se limiter à cette recrudescence du paludisme préexistant. Dans nos pays, pour la moyenne des cas, l'intoxication n'est pas assez massive pour que les troubles somatiques aillent au-delà.

II. — Quand l'inoculation est plus copieuse, elle détermine des formes fort voisines de celles que nous avons observées à la période d'invasion; elles ont, au reste, la même cause occasionnelle : un apport exogène ; elles ne s'en distinguent que par des modifications partielles dans la marche de la maladie, dans l'évolution de la courbe thermique et dans quelques-uns des traits du tableau clinique.

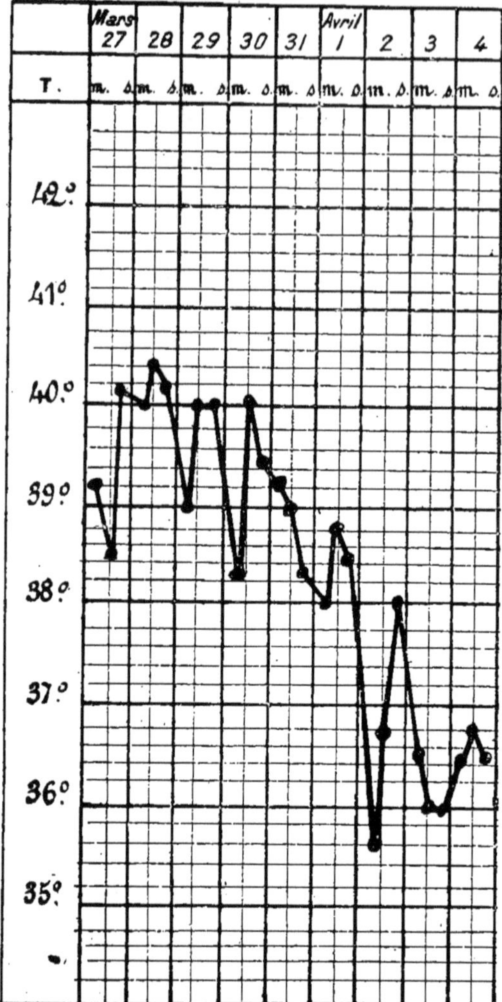

Fig. 95. — Accès quotidiens avant l'hospitalisation; fièvre subcontinue du 27 mars au 1er avril; accès incomplet le 2 avril.

Le type primitif, fièvre quotidienne ou double tierce, non seulement s'obscurcit, mais s'efface à la période d'état. La scène morbide est occupée, pendant une durée plus ou moins longue, par une fièvre continue.

Une seconde caractéristique différencie les réinfections :
Le parasitisme d'invasion (hématozoaires et toxines) agissant

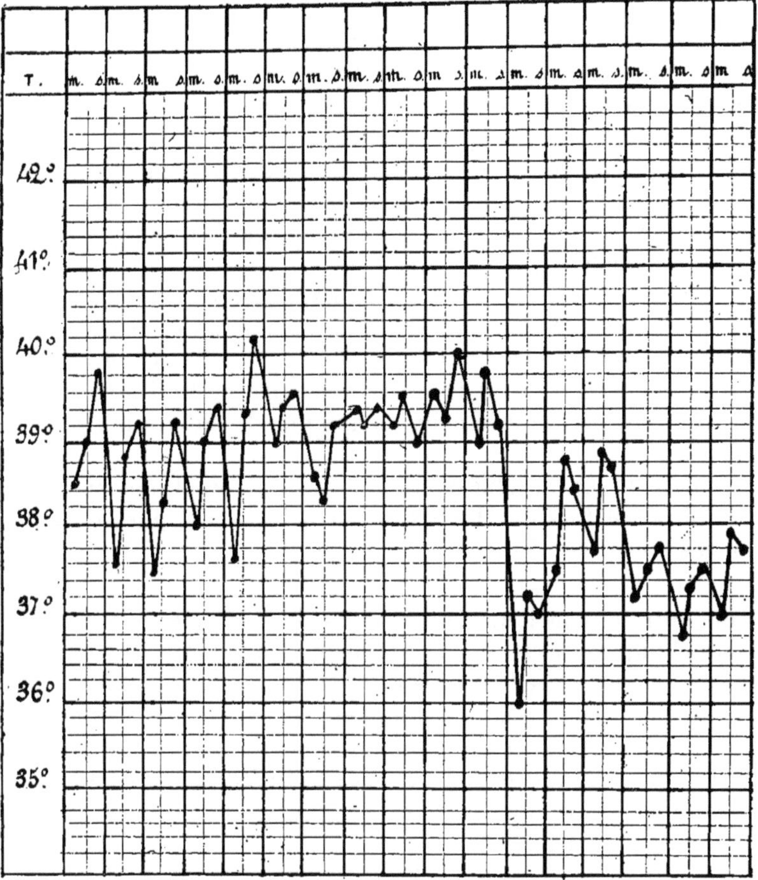

Fig. 96. — Début et terminaison par accès isolables ; dans la période intermédiaire, fièvre continue.

sur un organisme indemne, ne produit que des lésions aiguës de destruction des organites du sang et des cellules des appareils à circulation lacunaire et sinusoïdale.

Dans les cas que nous avons actuellement en vue, il s'est surajouté d'autres déterminations anatomo-pathologiques ; il s'est, en effet, développé progressivement des lésions irritatives de la trame des organes splanchniques et de leur parenchyme, notamment de la glande biliaire, du poumon et de l'intestin. Il en résulte des syndromes surajoutés de gastro-biliosité, de fluxions pleuro-pneumoniques, de fluxions intestinales, syndromes qui se présentent associés ou isolés suivant la localisation des lésions du paludisme antécédent.

Ces localisations, sont, dans une certaine mesure, fonction des races et des habitudes.

Chez les Européens et les natifs qui ont adopté leur hygiène, la fluxion *gastro-biliaire* est le fait prédominant; c'est dans ces cas que l'on retrouve la vérité de cette conception que nos prédécesseurs avaient érigée en doctrine : celle du fonctionnement exagéré du foie dans les pays chauds et palustres.

Chez la plupart des métis et chez les indigènes, en raison probablement de la susceptibilité spéciale de l'appareil broncho-pulmonaire, les manifestations *pectorales* occupent la scène, et préoccupent le malade et son entourage.

Dans les régions et dans les circonstances où l'endémie diarrhéique et dysentérique est ou devient dominante, et chez tous les malades où elle a été antécédente, bien qu'elle ait pu rester à l'état de menace, ce sont les flux du ventre et les intoxications qui en dérivent qui viennent compliquer la situation : *formes abdominales*.

Ces surcharges du tableau clinique sont d'autant plus apparentes et plus isolables que l'intoxication palustre est plus ancienne et plus souvent récidivée.

Une autre circonstance entre en jeu dans la détermination des formes cliniques : c'est celle de la saison. La rémittente gastrique et gastro-bilieuse prédomine aux mois les plus chauds, elle correspond à la période réellement épidémiée de la poussée annuelle ; les formes pulmonaires et abdominales sont, au contraire, d'observation plus fréquente aux périodes de *préépidémie* et de *post-épidémie* qui sont, au reste, celles où les autochtones sont le plus fréquemment atteints.

Les formes gastriques et gastro-bilieuses sont occasionnées par des réinfections d'un paludisme récent ; la typho-malaria et les formes intestinales appartiennent à une phase plus avancée de l'intoxication ; quant aux formes réellement bilieuses et typhoïdes bilieuses, elles sont d'une époque encore plus tardive et appartiennent à l'histoire clinique d'un paludisme ancien.

Cette distinction chronologique n'a, toutefois, qu'une valeur relative; le paludisme évolue d'un pas inégal dans des régions différentes ; dans les mêmes régions, sa marche varie d'une année à l'autre, suivant les conditions qui modifient l'activité des anophélines et la sommation des doses.

I. — RÉMITTENTES GASTRIQUES ET GASTRO-BILIEUSES

Définition et Délimitation. — Ces formes de réinfection peuvent, en Europe, s'observer au cours de la première et de la seconde année de l'intoxication ; aux Colonies, elles se rencontrent quelques mois après l'invasion de la maladie (post-épidémie des pays tropicaux). Elles peuvent au cours des expéditions de guerre et dans les circonstances assimilables, être assez hâtives pour fusionner avec les infections primitives.

Elles en seront d'autant plus faciles à distinguer, en dehors de l'examen hématologique donnant indication d'infections mixtes, qu'une période de latence plus durable les a séparées de l'invasion, et que, par suite, les processus anatomiques caractéristiques du parasitisme intra-corporel auront eu le temps d'évoluer.

Nous rangeons, dans ce groupe, les rémittentes gastriques vraiment gastriques, les rémittentes gastro-bilieuses, et la plupart des fièvres dites automnales, bien que quelques-unes de ces dernières appartiennent à un âge plus avancé de l'intoxication.

Ce n'est pas encore *l'ictéricie* vraie, mais l'élément bilieux et gastro-bilieux interviennent dans le tableau clinique pour occuper une part prédominante, spécialement chez les Européens.

Ces syndromes gastriques et gastro-hépatiques peuvent, à la période d'état, être remplacés par l'adynamie et par un état typhoïde, indices de l'action hémolytique et nécrobiotique du parasitisme de nouvel apport. Mais le masque adynamique et typhoïde n'est ici que l'aboutissant passager et secondaire d'une période antécédente de gastricisme et de biliosité ; il ne constitue pas, comme dans les formes typho-malariennes, le syndrome prédominant que nous étudions plus loin.

Une autre remarque doit trouver ici son expression. Dans les milieux coloniaux où la vie est devenue normale, et où la construction permanente et protégée (moustiquaires et treillis métalliques) a été substituée au cantonnement et au baraquement, ces accidents de la rémittente gastro-bilieuse sont souvent considérés comme primitifs. Les phénomènes antérieurs très atténués ont été inaperçus ou ont donné lieu à des méprises. Toutefois, même dans ces dernières circonstances, le malade soigneusement interrogé, accuse, dans ses antécédents, des malaises et des accès intermittents.

Cette période de la maladie, où le médecin est appelé, a été moyennement précédée, comme elle sera suivie, de manifestations que le malade rattache, avec raison, à des accès quotidiens. « Les fièvres gastro-bilieuses,' a dit Kelsch, sont parmi les fièvres de première invasion (de paludisme primaire) les plus

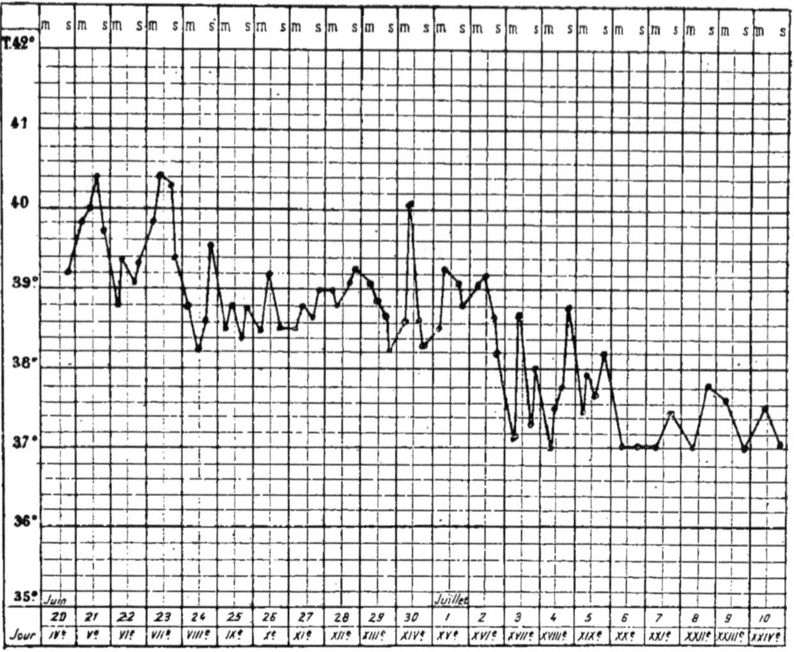

Fig. 97. — Fièvre de réinfection du paludisme secondaire ; entrée le quatrième jour de la période d'état... fièvre subcontinue à oscillations notables les premiers jours ; continue-continente, le second septénaire, entre le crochet du 7e jour et celui du 14e jour. Du 16e au 20e jour, accès subintrants à maxima peu élevés. Accès frustes les 21e, 22e et 23e jours.

communes ; elles sont les formes prédominantes pendant la recrudescence épidémique qui se déclare, chaque année, au retour de la saison chaude ; elles peuvent s'observer même en hiver, par petites épidémies, dans les groupes particulièrement exposés. La fièvre, dans les formes bilieuses, peut affecter des types tierces, quotidiens, rémittents ; ce dernier est le plus fréquent. En général les accès sont longs et forts, chacun d'eux amène une recrudescence des autres symptômes qui s'apaisent avec les rémissions ou les rémittences (1) ».

Symptomatologie générale. — La conception et les affirmations de Dutroulau se vérifient pour le plus grand nombre des malades ; la maladie est une fièvre paroxystique, mais irrégulière ; il est loisible d'y rechercher et d'y décrire des accès prolongés et

(1) Kelsch, Maladies des pays chauds, p. 458.

distincts, dont on constate particulièrement aux colonies, la subintrance et la fusion à la période d'état.

Cas légers. — Le malade dit avoir eu deux à trois jours avant la date de son entrée à l'hôpital ou avant la visite du médecin appelé auprès de lui, un peu de fièvre dans la soirée. Non plus que dans les fièvres d'invasion, le stade de frisson n'est accusé, la fièvre est toujours une fièvre chaude ; mais elle est fréquemment accompagnée de vomissements alimentaires et muqueux ; le lendemain, mêmes phénomènes, l'accès débute beaucoup plus tôt ; le surlendemain, il est sensible dès le matin.

On constate le troisième jour dans l'après-midi, à l'observation directe, une température excédant 39° ; la détente de cette 3me journée est moins accusée que celle des jours précédents.

Les jours suivants, la température devient subcontinue ; elle oscille le matin autour de 39°, et le soir elle atteint et dépasse 40°. Les oscillations presque égales en hauteur pendant les premières journées de l'alitement, vont en croissant d'amplitude, les maxima étant plus élevés d'un jour au suivant.

Au 4e ou 5e jour du traitement, qui est le 6e ou le 7e de la maladie, le maximum post-méridien est notablement moins élevé ; le lendemain matin on constate une véritable rémission ; ces détentes thermiques peuvent se reproduire pendant un ou deux jours.

A la fin du septième jour ou le matin du huitième surviennent de nouvelles oscillations ascendantes qui se prolongent jusqu'au 11e ou 12e jour de la maladie, date à laquelle la défervescence se produit.

Vers le 13e, 14e ou 15e jour, le malade peut être repris de paroxysmes fébriles dont l'élévation varie mais qui sont très peu prolongés : ce sont de véritables accès intermittents quotidiens ou simplement des *fébricules* survenant au cours de la convalescence.

Les inscriptions de la courbe thermique sont, on le voit, fort voisines de celles notées dans les fièvres d'invasion, toutefois l'accrescence journalière devient plus apparente de ce fait qu'elle coïncide avec les heures pendant lesquelles le malade est soumis à l'observation du médecin (6 à 10 h. du matin). Il n'en est pas de même pour les minima relatifs du soir ; ceux-ci sont de plus en plus tardifs ; de ce fait, la rémission semble en clinique s'inscrire dans la matinée : la fièvre a cessé d'être à type inverse ou au moins de l'apparaître pour peu que les températures ne soient pas prises à une heure avancée de la soirée.

Cette élévation de température est accompagnée d'embarras gastrique et de symptômes bilieux. Ces manifestations sont peu accusées et peu durables dans les cas légers ; elles apparaissent, avec la période d'état et peuvent dans certains cas la précéder ; elles succèdent à l'anorexie et à l'état nauséeux qui coïncidaient avec les accès antérieurs ou avec la fébricule prodromique.

Cas moyens. — La sévérité de l'atteinte se caractérise par des vomissements répétés, et souvent par un flux diarrhéique qui est en corrélation directe avec les augments et les déclins de la fièvre. Ces vomissements s'accompagnent de douleurs épigastralgiques très accusées, et exagèrent la céphalée; ils se reproduisent particulièrement dans la journée; habituellement le malade n'a pas à en souffrir au cours de la nuit.

Si l'hypersécrétion de la bile est évidente, elle n'a pas encore atteint cette acuité que nous lui trouverons dans les infections plus tardives. Comme l'a fait remarquer Kelsch, elle s'accuse surtout par des flux abondants, nettement bilieux, que déterminent les évacuations alvines quand elles sont provoquées par l'action opportune d'un purgatif.

Le foie est sensiblement augmenté de volume; il est devenu, sinon douloureux, au moins lourd spontanément; il est sensible à la pression. Les sensations sont moins accusées dans l'hypocondre gauche bien que la rate soit devenue nettement percutable.

L'ictère même, dans ces cas, est tardif, incomplet, limité aux conjonctives; il s'accuse surtout par l'apparition précoce et rapide de cette teinte subictérique qui est le masque du paludisme colonial. C'est, comme l'ont fait remarquer nombre d'observateurs, un état gastro-bilieux d'origine mixte hépato-hématogène; ce n'est pas l'ictère vrai par rétention ou par polycholie. « La fièvre est compliquée d'embarras gastrique et de phénomènes bilieux, mais il est rare que dans ces cas les manifestations soient assez accusées pour mériter le nom de rémittentes bilieuses; ce n'est que plus tard, à la troisième ou quatrième rechûte (récidive), que la rémittente bilieuse s'observe (1). »

L'urine, qui, dans les fièvres de première invasion, n'était fortement colorée que pendant les premiers jours, et devenait souvent pâle et diminuée de densité à la période d'état, reste haute en couleur durant toute la phase aiguë de la crise; l'albumine n'y est constatée que rarement, mais l'acide azotique donne constamment une réaction rouge-brun très accusée ; on y peut parfois déceler des traces de biliverdine.

Dans les formes légères, comme dans les formes moyennes, la courbe thermique, à son début et à sa terminaison, est celle de la reviviscence et de la rénovation du paludisme antécédent, la fièvre est rémitto-intermittente ou manifestement rémittente;

(1) Pinard et Boyé, Géographie médicale de la Guinée française (*Annales d'hygiène et de médecine coloniales*, 1904, p. 475).

dans les atteintes sévères, à cette reviviscence et à cette exagération du paludisme antécédent se superposent dès les premiers

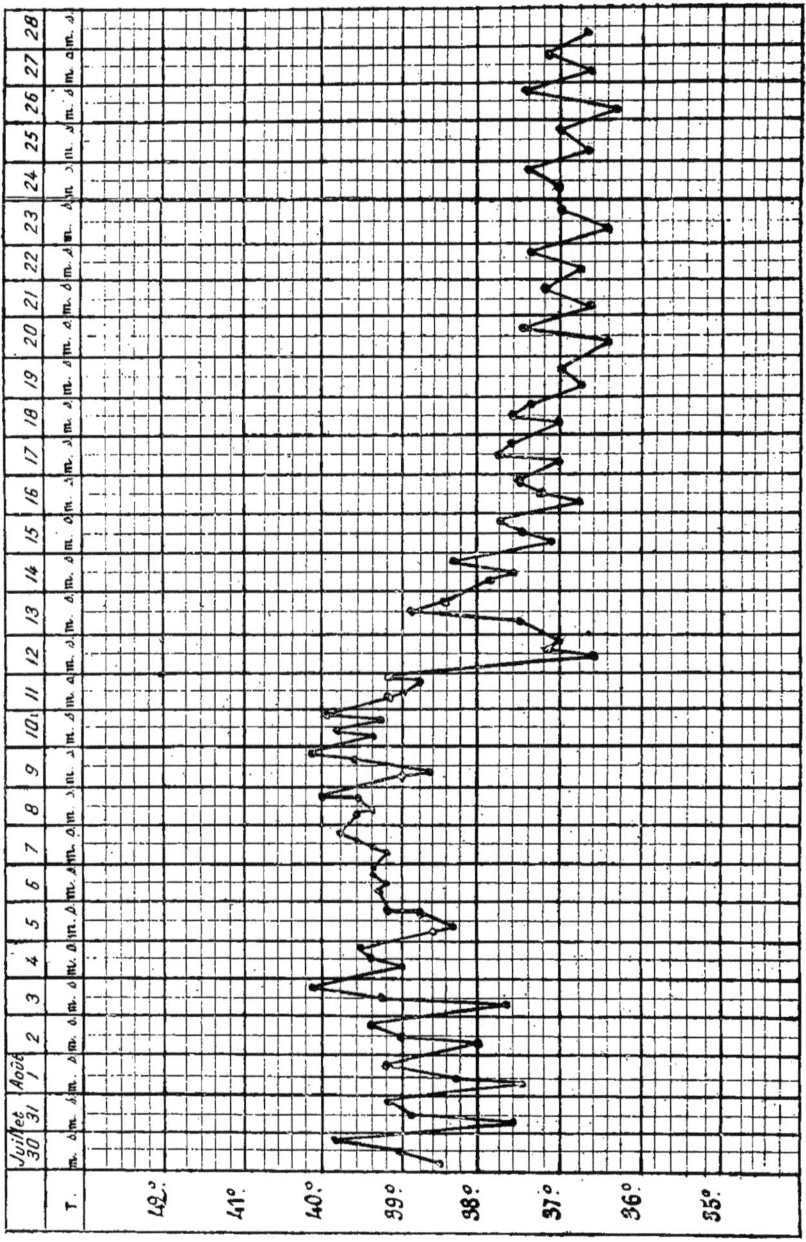

Fig. 98. — Fièvre de réinfection ; début par quotidienne grave et maligne; à partir du 4 août, fièvre subcontinue se prolongeant jusqu'au 11 ; — apyrexie le 12 ; — accès isolables et progressivement atténués à partir de cette date jusqu'au 18.

jours en les dominant les manifestations de la récente réinfection ; la fièvre est dans ces cas subcontinue d'emblée.

Les oscillations ascendantes pendant les premiers jours de la période d'état se trouvent sur une ligne descendante du 6e au 7e jour de cette période d'état, puis elles forment une seconde ligne ascendante qui se prolonge toute la durée du second septénaire ; à partir du 11e ou 12e jour, la défervescence commence ; elle peut être brusque et l'apyrexie s'établit quelquefois d'un coup, le plus souvent cependant elle se fait en gradins ; les maxima ne baissent que progressivement bien que les minima soient tous les matins à la normale ou aux environs de la normale ; l'atteinte finit comme elle avait commencé, par des accès isolables.

Analyse des symptomes. — « D'une façon générale, a dit Guéguen, nous constatons dans cette fièvre deux périodes : — première période de 5 à 6 jours : réaction fébrile intense, accidents bilieux, la température monte suivant une ligne droite puis forme un plateau brisé par une ou deux rémissions légères ; — deuxième période : un ou plusieurs accès de fièvre qui peuvent revêtir plusieurs types ; les symptômes bilieux s'amendent. Cette période est adynamique et précède une anémie profonde. Entre ces deux périodes et les séparant nettement, une défervescence rapide et complète suivie d'une apyrexie franche pendant laquelle apparaissent quelques symptômes de collapsus (1). »

Telle est, dirons-nous avec cet auteur, la marche générale et habituelle de la fièvre dans les *réinfections de moyenne gravité*, en formulant toutefois certaines réserves importantes, à savoir : 1° que la période prodromique a échappé à cet observateur qui ne voyait les malades qu'à leur entrée à l'hôpital ; 2° que les détentes journalières qui se produisent à la période d'état ne se retrouvent pas inscrites dans les graphiques de Guéguen, ces détentes étant tardives, et apparaissant après l'heure de la soirée à laquelle était prise ordinairement la température du malade ; 3° que sa seconde période correspond en réalité à la convalescence au cours de laquelle surviennent des accès isolables.

« Certains cas présentaient un engrènement des deux modes et l'on a sous les yeux une fièvre *rémitto-intermittente*. Ce sont tantôt de grandes échappées dans un tracé régulier ; d'autres fois, après une rémission considérable, véritable éclair d'apyrexie, la température suit une nouvelle marche ascendante durant deux jours au moins et se termine par une défervescence brusque. Souvent, enfin, la courbe thermique est caractérisée par de grandes lignes irrégulières donnant des tracés dans lesquels on ne trouve plus, en apparence, de rythme rémittent (2). »

(1) Guéguen, *Loco citato*.
(2) Sorel, De la fièvre rémittente simple d'origine palustre (*Gazette hebdomadaire de médecine et de chirurgie*, 1879).

Cette marche de la température correspond aux cas où la rénovation du paludisme est moins complète que dans les faits précédents.

Cas graves. — Dans ces *formes* la fièvre est continue dès les premiers jours et jusqu'à la fin de la crise; les rémissions très atténuées ne s'observent que très tardivement dans la soirée et dans la première moitié de la nuit, de telle sorte que, dans ces circonstances plus nettement et plus continûment encore que dans les cas précédents, la rémission reste incomplète, et paraît s'inscrire le matin; elle est assez persistante et se prolonge jusqu'à une heure assez avancée de la matinée. L'accrescence ne débute guère que vers les 8 à 9 heures du matin; le maximum thermique est nettement post-méridien, mais, contrairement à ce qui se passe dans les typhus, il est obtenu, avant la soirée.

On retrouve, toutefois, dans les courbes des formes les plus continues, les défervescences relatives de la fin du septénaire et les reprises très nettes des premiers jours de chaque septénaire.

Dans ces réinfections très actives, les symptômes, sans changer de nature, se sont aggravés et le tableau clinique devient le suivant :

Début brusque, au milieu d'une santé parfaite, par céphalalgie orbitaire ou temporale s'irradiant dans tout le crâne. Facies fortement coloré comme dans l'insolation; injection de la figure allant parfois jusqu'au rouge violet; le corps quelquefois presque entier participe à cette coloration. Les yeux sont brillants, les conjonctives d'un rouge vif; rachialgie et douleurs lombaires très intenses, accusées par le malade comme plus fortes que la céphalalgie. Douleurs à l'épigastre exaspérées par la pression; crampes dans les mollets; démarche titubante. Haleine fétide; langue humide, sale; nausées et vomissements muqueux légèrement teintés de bile. Peau toujours chaude, souvent brûlante.

Vers le quatrième ou cinquième jour du traitement, l'observation enregistre une rémission ébauchée particulièrement appréciable dans les symptômes, mais, dès le lendemain ou le surlendemain, l'asthénie reprend avec la fièvre et continue pour se prolonger pendant un second septénaire. La face a pris une expression d'hébétude et de stupeur; la langue est devenue sèche, rôtie, quelquefois fendillée; la fièvre cède lentement avec des sueurs abondantes, mais le malade reste dans un état d'abattement extrême, caractérisé par de la faiblesse musculaire et une tendance à la syncope dès le moindre déplacement.

La plupart des personnes ainsi atteintes doivent être traitées postérieurement pour des accès intermittents franchement dessinés, et qui se reproduisent avec opiniâtreté.

En effet, dans la très grande majorité des atteintes, les phénomènes thermiques rétrocèdent aux mêmes dates et d'après la même marche que dans les formes massives des fièvres d'invasion ; la défervescence s'établit rapidement au bout de deux à trois jours d'oscillations descendantes. Puis survient la troisième période, celle des accès intermittents quotidiens.

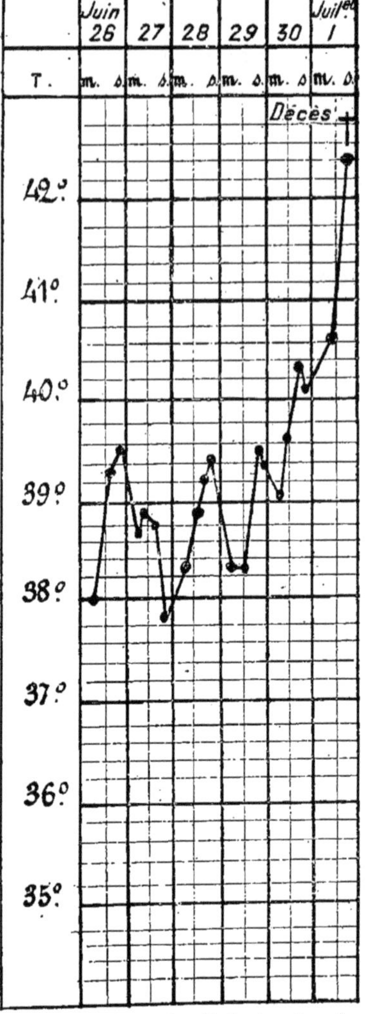

Fig. 99. — Fièvre de réinfection du paludisme aigu; entrée au troisième jour de la période d'état; mort en hyperthermie le deuxième jour du second septénaire.

Telle est, dans ses traits généraux, la symptomatologie des cas que nous avons observés à la Guyane et plus tard au Tonkin. La mort peut survenir à la suite d'une sorte de collapsus hyperthermique.

Voici la physionomie de ceux observés à Madagascar par Ségard :

« A la période d'état, violentes douleurs de tête, visage vultueux, yeux rouges et larmoyants, état saburral très marqué ; enduit de la langue épais, abondant, d'un blanc jaunâtre ; vomissements fréquents, bilieux ou séro-bilieux ; diarrhée assez fréquente mais non constante pendant la durée de la crise, selles fortement colorées en jaune. Température élevée avec une faible rémission dans la journée, le plus habituellement le matin. »

On le voit, d'après ces relations, le facies inflammatoire se retrouve en dehors du terroir de la fièvre jaune, et en dehors de toute maladie amaryle.

Pour permettre d'établir une comparaison entre des cas qui peuvent paraître disparates, bien qu'ils relèvent de la même pathogénie, et pour renseigner sur des divergences exactes, bien qu'elles ne soient que de surface, nous croyons indispensable de donner la citation assez longue de descriptions établies par d'autres observateurs. Ces redites nous paraissent nécessaires pour fournir des explications probantes et concluantes, applicables à l'ensemble des faits que l'on peut rencontrer sous des latitudes et dans des régions différentes.

Des divergences dans l'appareil symptomatique se retrouvent dans toutes ces descriptions qui visent des groupes assez nombreux ; elles ont leur principale raison d'être dans l'ancienneté variable et la gravité relative des atteintes antécédentes.

Chaque observateur est conduit à les noter, bien qu'il n'en cherche pas l'explication qu'il trouverait dans les particularités de chaque cas : réinfections de paludisme récent, réinfections de paludisme d'âge moyen, réinfections de paludisme ancien ; elles s'enregistrent simultanément dans le groupe soumis à l'observation, de telle sorte que le tableau clinique présente des variantes notables qui conduisent à l'hésitation et justifieraient des distinctions d'espèces.

FIÈVRE RÉMITTENTE DU LOCH-NAM (*Tonkin*)

« La maladie nous a paru avoir débuté de trois façons différentes :

« 1° Elle a fait suite, dans bon nombre de cas, à des phénomènes d'embarras gastrique légèrement fébriles avec courbatures, et, chez la majorité de ces malades, la fièvre ayant avorté, le traitement ordinaire et le repos ont eu raison de l'affection. »

Cette évolution est celle des formes abortives des réinfections du paludisme primaire.

2° « Le malade nous est envoyé atteint d'un coup de chaleur ou d'un accès pernicieux. »

Ce sont les formes massives des mêmes réinfections ;

3° « Le malade est un ancien paludéen (Algérie ou colonies antérieures au Tonkin) et la fièvre rémittente se déclare après des accès intermittents plus ou moins réglés. »

Ce sont, pouvons-nous affirmer, des réinfections du paludisme secondaire.

« Le symptôme qui attire le plus l'attention de l'entourage du malade, c'est son affaiblissement général, parfois poussé jusqu'au délire comateux. Le patient ne se soutient pas sur ses jambes, reste dans le décubitus, indifférent à tout ce qui l'entoure, ne répond pas aux questions ou le fait seulement à regret. Un petit nombre de malades n'ont pas présenté ce symptôme : quelques-uns même ont offert le phénomène d'excitation.

« Quelques malades se sont très rapidement émaciés, ce que l'on peut attribuer plutôt au surmenage qu'à l'affection régnante...

« Les sensations accusées par les patients sont variées. Les uns se plaignent de la fièvre, qui, pour eux, se traduit par de la chaleur, des frissons, une soif intense (récidives de paludisme ancien).

« Les autres, en plus grand nombre, éprouvent de la céphalalgie, des douleurs de reins, une courbature générale et une perte de force complète; ils signalent surtout qu'ils n'ont pas mangé depuis plusieurs jours » (*récidives de paludisme récent*).

« Au thermomètre, la fièvre est rémittente réglée, les rémittences ayant lieu le matin. Dans quelques observations, l'inverse a été observé jusqu'à ce que l'influence du sulfate de quinine ait ramené le type normal (*paludisme primaire*).

« Parfois la fièvre a été continue avec exacerbations irrégulières, et même on a constaté des courbes régulièrement ascendantes ; d'autres, par contre, ont été régulièrement descendantes.

« Parmi les phénomènes constatés du côté du tube digestif, on peut citer d'abord un état saburral de la langue ; assez souvent les bords et la pointe en étaient rouges, la surface sèche, parfois même couverte de fuliginosités, comme dans la fièvre typhoïde... En second lieu, on peut noter des vomissements d'ordinaire bilieux au début de l'affection ; certains malades sont constipés tandis que la plupart ont une diarrhée séro-bilieuse...

« C'est, du reste, du côté du foie et de la rate que nous avons trouvé les manifestations les plus constantes de la maladie. Ce qui frappe le plus, c'est la teinte ictérique du malade variant du jaune terreux à l'ictère le plus franc.

« Cet ictère se manifeste, suivant les cas, à deux périodes de la maladie : tantôt, il survient, sinon dès le début, du moins il s'accentue rapidement et devient parfois le symptôme le plus tranché...

« Autrement la teinte jaune des téguments se fonce à la fin de la maladie alors que la fièvre est tombée... Dans ce dernier cas, ce symptôme ne semble pas traduire autre chose qu'une gêne mécanique plus ou moins passagère du cours de la bile » (*paludisme récent*).

« L'ictère précoce, au contraire, nous a paru être en rapport avec une atteinte grave des fonctions hépatiques. Toujours, d'ailleurs, à la percussion, le foie est énorme, il remonte souvent audessus du mamelon. La pression à la région hépatique est toujours douloureuse, principalement au niveau de la vésicule biliaire » (*paludisme secondaire*).

« La rate est, elle aussi, très augmentée de volume et douloureuse à la pression.

« Dans les cas graves, la respiration est fréquente, rude avec submatité légère. Ces phénomènes sont dus au refoulement du diaphragme par les viscères abdominaux, plus tard à la congestion du poumon, et même, quelquefois, à une pneumonie ultime.

Plus souvent un certain degré de pleurésie sèche ou avec épanchement contribue à la gêne respiratoire.

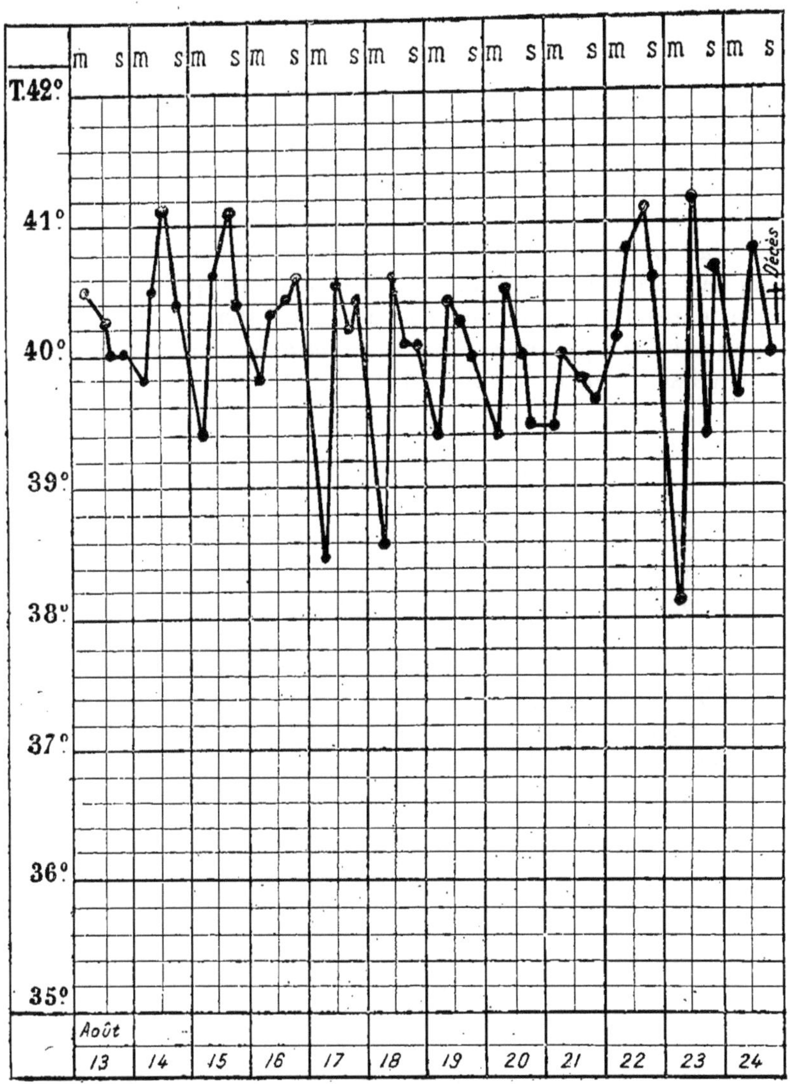

Fig. 100. — Fièvre de réinfection, forme massive, crochets ascendants succédant à des chutes rapides et accentuées.

Dans ce dernier groupe de faits, qui ont dû être observés chez les indigènes, Nimier vise l'association de déterminations pectorales et gastro-bilieuses.

« Les urines sont toujours plus ou moins ictériques.

« Deux fois il nous a été donné de constater des épistaxis fréquentes et abondantes... Trois malades ont, presque à la même époque, présenté de l'urticaire dans le cours d'une fièvre rémittente.

« Du côté des fonctions cérébrales, nous avons noté, comme phénomène normal, dans la fièvre rémittente, l'affaissement intellectuel. Certains malades, d'autre part, conservent à ce point de vue toutes les apparences de l'état de santé. Chez quelques autres, il existe une grande excitation cérébrale (1). »

Cette symptomatologie, telle qu'elle est donnée par Nimier, groupe en un seul faisceau des cas de même origine, mais observés chez un personnel dont le paludisme était d'ancienneté très variable. De ce fait elle trouve application, dans une partie de ses traits essentiels, à des formes que nous retrouverons plus loin et qui appartiennent au paludisme chronique. Ce sont les *rémittentes bilieuses vraies* par opposition aux *rémittentes gastro-bilieuses* du paludisme primaire et secondaire.

FIÈVRES RÉMITTENTES D'ALGÉRIE

La relation suivante de Bachon se réfère à des cas plus uniformes de *réinfections actives* au cours du paludisme secondaire.

« Trois ou quatre jours avant d'entrer à l'hôpital, rarement plus longtemps avant, les hommes sont pris de fièvre rémittente ou franchement intermittente, mais bientôt continue ; l'appétit est perdu ; les vomissements surviennent en même temps que la fièvre, ils sont quelquefois tellement intenses que l'estomac devient complètement intolérant. En général, ils cessent vers le 5e ou 6e jour de la maladie. Les matières rejetées sont de couleur verte ou porracée.

« Du côté de l'intestin, les phénomènes sont loin d'être constants, tantôt il y a de la diarrhée, tantôt de la constipation ; le plus souvent rien d'anormal.

« L'ictère, qui est le symptôme le plus caractéristique, apparaît, dès le début, et se montre d'autant plus prononcé que la maladie est plus grave et, pourrait-on ajouter, que l'intoxication est plus ancienne. Le jaune peut aller jusqu'au jaune avec reflets rouges. — L'urine est colorée en jaune et en rouge brun, et l'acide azotique y révèle la matière colorante de la bile.

« La céphalalgie est constante dès le début de la maladie ; il y a de l'agitation, du malaise, et quelquefois des craintes exagérées qui vont jusqu'à la terreur. Dans les cas graves, il y a de la somnolence, de l'assoupissement progressif, et un véritable coma avec stertor.

(1) NIMIER et POIGNÉ, Fièvres rémittentes dans la colonne de Loch-Nam, Tonkin (*Archives de médecine militaire*, 1885, t. I, p. 445).

« Les sueurs surviennent rarement avec un peu d'abondance après les paroxysmes; cette absence de sueurs est un des caractères qui différencient le mieux la bilieuse des rémittentes ordinaires.

« Pendant que ces symptômes se développent, l'ictère suit son cours; la suffusion bilieuse se prononce; la région hépatique est souvent le siège de douleurs spontanées et provoquées. Le foie peut déborder les fausses côtes; la rate ne serait pas hypertrophiée. »

« La marche de la maladie est continue; au début, c'est une fièvre franchement intermittente, le plus souvent rémittente; vers le 4e ou 5e jour, le type continu est établi; les paroxysmes eux-mêmes ne sont plus distincts. La durée moyenne est de 12 jours; un cas grave a duré 20 jours; un autre s'est terminé par la mort au 7e jour.

« L'ictère durait au delà, mais vers le 12e jour les malades étaient revenus à une alimentation complète.

« La terminaison est habituellement favorable (1). »

La description de Bachon dans son ensemble, comme celle de Nimier, dans une partie de ses cas, se rapporte à du paludisme ancien.

Cette ancienneté relative de l'intoxication explique la prédominance des phénomènes bilieux, prédominance que nous retrouverons plus accusée encore dans les réinfections du paludisme chronique, constituant, pour peu que les inoculations soient massives, les formes typhoïdes bilieuses. Dans la réalité, tous ces faits forment une chaîne ininterrompue; les coupures n'ont d'autre raison d'être que d'en faciliter la compréhension.

FIÈVRES RÉMITTENTES D'ITALIE

« Dans les premiers temps, la fièvre débutait après une période prodromique de quelques jours, ainsi caractérisée : malaise, faiblesse, brisement de jambes, céphalalgie obtuse et quelquefois vive, inappétence, soif, embarras gastro-intestinal, quelques nausées, bouche amère, langue chargée, quelques désordres dans la calorification, état qui s'accompagnait ordinairement d'accès quotidiens, plus ou moins francs et réguliers.

« Pendant ce temps, les fièvres intermittentes simples disparurent peu à peu et cédèrent la place aux rémittentes compliquées. »

« Ces dernières ont été appelées, par abréviation, fièvres rémittentes gastro-bilieuses. En les analysant, on dégage les éléments et les phénomènes qui suivent : nature paludéenne, type rémittent, saburres gastriques, état bilieux.

(1) Bachon, De l'infection palustre et plus particulièrement de la fièvre rémittente bilieuse (*Archives de médecine militaire*, 1872, t. II, p. 225).

« En août et en septembre, époque où ces fièvres ont régné en plus grand nombre et avec le plus d'intensité, le poison paludéen était doué d'une telle énergie que la fièvre débutait brusquement et que la maladie atteignait à peu près d'emblée presque toute son intensité.

« Voici les symptômes qui annonçaient l'invasion : alternatives irrégulières de chaleur et de froid; tremblement des jambes, vertiges, éblouissements, quelquefois chute et syncope... Au frisson succédait une vive chaleur, accompagnée de céphalalgie, de malaise, d'angoisses, de tension épigastrique et de vomissements bilieux.

« Dans la matinée le malade était mieux, la céphalalgie moins douloureuse, la fièvre moins vive, le pouls plus souple; mais ce n'était qu'une simple diminution dans les symptômes, il n'y avait pas apyrexie proprement dite.Le type était donc bien rémittent. »

« La fièvre, une foie établie, présentait la physionomie suivante (ici nous décrirons, dit l'auteur, les cas bien caractérisés) : fièvre ardente, pouls développé et fréquent; réaction générale vive; peau chaude et quelquefois sèche; facies vultueux, rouge, congestionné; yeux injectés; teinte subictérique ou ictérique prononcée; anxiété, agitation, inquiétude, quelquefois subdélirium ou même délire pendant la recrudescence vespérale; céphalalgie; brisement des forces; grande faiblesse des jambes; sentiment douloureux vague dans tout le corps, accompagné, dans un certain nombre de cas, de douleurs vives localisées dans le rachis, dans les lombes, aux jambes, à l'épigastre, aux hypocondres, dans les os; bouche pâteuse, amère; langue chargée d'un enduit saburral grisâtre ou d'une couche épaisse de couleur bilieuse; ..... gêne et pesanteur dans les hypocondres et l'épigastre; vomissements bilieux abondants et souvent selles de la même nature; cette diarrhée, dans la suite de la maladie, est quelquefois remplacée par de la constipation; respiration tantôt ample, suspirieuse, tantôt courte, spasmodique, saccadée... (1). »

Les réinoculations atteignent, dans ce dernier groupe de faits, un personnel séjournant depuis plusieurs mois, et parfois plus d'une année, dans la campagne romaine, et ayant subi des attaques plus ou moins répétées et plus ou moins graves de l'endémie régnante dont il n'était en aucune façon défendu.

FIÈVRES RÉMITTENTES DU SUD DES ÉTATS-UNIS

La description en est empruntée à Corre, qui lui-même s'est inspiré des travaux de Wood.

(1) Jacquot, Fièvres rémittentes. Corps d'occupation des Etats Romains, année 1853 (*Recueil de médecine militaire*, 1854, t. II, p. 82).

Notre regretté collègue divise les faits en deux groupes :

Les cas de moyenne gravité; les cas plus graves (forme *inflammatoire*).

Les premiers correspondent à des inoculations peu abondantes et peu actives; la symptomatologie relatée est celle des récidives survenant au cours du paludisme secondaire.

« Malaises prodromiques de 2 à 3 jours consistant en malaise général, fatigue, pesanteur à l'épigastre, perte de l'appétit, douleurs passagères en différentes régions du corps; langue chargée, teint un peu jaune. Ces symptômes s'accompagent ou non de sensation de froid ou de chaleur à certaines heures, jusqu'à ce qu'enfin des accès irréguliers se manifestent.

« Puis s'établit la réaction caractérisée par une chaleur désagréable : peau sèche, brûlante, rouge, langue chargée; nausées et vomissements bilieux assez fréquents. Dans la journée, à une heure ou à une autre, atténuation notable des symptômes coïncidant avec une douce transpiration... Au bout d'un temps variable de détente, les symptômes reprennent plus ou moins intenses et sont de nouveau suivis d'une rémission.

« La maladie conservant le type paroxystique quotidien, elle offre une durée moyenne de deux septénaires; elle se termine à la fin d'une exacerbation jugée par une transpiration très abondante, où elle se transforme en fièvre intermittente.

Les seconds sont imputables à des inoculations multipliées d'anophélines en pleine activité, atteignant les malades au cours de la phase primaire.

« Chez les nouveaux venus, la pyrexie s'accompagne d'un état inflammatoire. La face est rouge, les yeux sont injectés; douleurs dans le dos, la région lombaire et les membres; céphalalgie, agitation, insomnie et grande faiblesse musculaire.

« L'accès, qui, au début, était distinct et isolable, devient, à chaque retour, plus intense et plus prolongé; la rémission est moins tranchée et plus courte jusqu'à ce que la maladie ait atteint son acmé; la fièvre est, à ce moment, en quelque sorte continue. La chaleur et la sécheresse de la peau se sont accrues; la langue est couverte d'un enduit blanc jaunâtre qui, avec les progrès de la maladie, devient souvent brun et noirâtre, surtout au centre... Dans les cas particulièrement sévères, la langue est sèche et quelquefois fendillée et, assez souvent, comme découpée sur les bords par les dents. Il y a une vive sensibilité par la pression à l'épigastre; les nausées et les vomissements sont très fréquemment observés parfois dès le début, plus habituellement à la période culminante de la maladie; les matières rejetées sont de couleur jaunâtre, grisâtre, ou vert-grisâtre; les efforts de vomissement sont très violents et très douloureux.

« La constipation est de règle; au début les selles sont généralement irrégulières, tantôt d'aspect non bilieux, le plus souvent franchement bilieuses.

« Plus tard, ajoute Corre, il se produit souvent une diarrhée

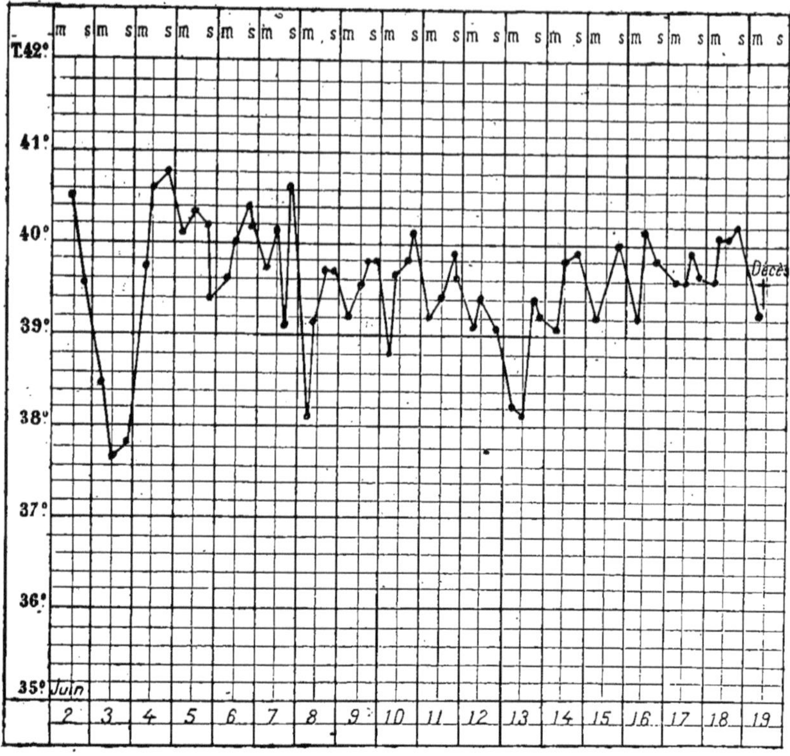

Fig. 101. — Fièvre de réinfection du paludisme secondaire réinoculations massives; accès prodromique du 2 juin; crochets du 1er et du 4e jour du premier septénaire, ce dernier suivi d'une chute brusque. — Reprise au 7e et au 13e jour, fièvre continue-continente sauf une chute au 10e jour de la courbe thermique.

bilieuse, où il se déclare des symptômes dysentériques et cholériformes (1). »

Ce sont ces manifestations que nous retrouverons en faisant l'étude des formes abdominales.

« L'urine est rare, souvent d'un jaune brun ou rougeâtre et trouble, puis d'un rouge brun foncé. Au début et à la période terminale, l'urine peut devenir plus copieuse, moins foncée pendant les heures qui correspondent aux rémissions. Un des caractères des plus saillants, bien qu'il manque quelquefois, c'est la teinte jaunâtre de la peau et des sclérotiques (1). »

Pour compléter cette description de Corre, il convient d'ajou-

(1) Corre, Maladie des Européens aux pays chauds, p. 88.

ter que, dans les cas que nous avons en vue (paludisme primaire et paludisme de transition entre les périodes primaire et secondaire), cette teinte jaunâtre ne s'établit que tardivement, et reste peut accusée.

Ces descriptions diverses et multipliées permettent, bien qu'elles n'aient pas été écrites à ce point de vue, de se rendre compte des variations que peut présenter la même maladie : *le paludisme pseudo-épidémié*, dans des groupes dont tous les individus sont soumis aux mêmes influences, mais chez qui l'ancienneté de stationnement et la gravité relative des atteintes antérieures sont très différentes.

Ce sont des facteurs qui ne sont pas suffisamment étudiés dans les relations données ; les praticiens doivent apprendre à en tenir compte pour se retrouver dans le dédale d'une symptomatologie qui est fort complexe et qui reste inexpliquée pour ceux qui ne font pas état des conditions individuelles.

La réaction morbide est uniforme pour la totalité des cas ; dans les autres pyrexies, elle se modifie très notablement d'un malade à un autre dans le paludisme, suivant les degrés et les étapes de l'intoxication. Nous y avons déjà insisté et nous y reviendrons ; cette donnée est essentielle, elle est la seule qui puisse fournir explication des variantes signalées et dont nous avons cru devoir emprunter la relation à des confrères, évitant de nous limiter aux faits de notre expérience personnelle qui pourraient laisser l'impression d'opinions préconçues.

II. — FORMES THORACIQUES DES FIÈVRES DE RÉINFECTION

Les formes *gastriques* et *gastro-bilieuses* sont, au même titre que les *rémittentes bilieuses*, acceptées par la presque unanimité des nosologistes, comme des déterminations régulières et normales du paludisme intensif. Actuellement on ne se croit pas obligé, pour expliquer ces manifestations, de faire intervenir comme cause superposée ou associée le climatisme tel que Jacquot et Arnould l'avaient défini. Les éléments météorologiques ne sont invoqués que comme circonstances adjuvantes, ou, pour parler plus exactement, comme facteurs favorisant l'activité anormale des anophèles, et, par suite, la virulence de l'infection.

Mais il n'est pas encore devenu classique, au moins en France, de considérer les autres déterminations, et particulièrement celles qui se produisent du côté des organes pulmonaires et de l'intestin, comme des maladies de même nature qui ne se différencient des premières que par leurs localisations, et dont la cause se trouve dans les habitudes, l'âge et la race.

Il est admis que ces formes thoraciques et abdominales résultent d'une association morbide, qu'une seconde maladie s'est entée sur le paludisme ou que le paludisme lui-même n'est qu'un fait surajouté.

Quant à nous, après avoir accepté cette doctrine, nous en sommes venu, à la lumière d'une pratique prolongée et renouvelée en pays exotiques, à définir ces formes thoraciques et abdominales, comme des maladies palustres et uniquement palustres. L'évolution et la marche de ces déterminations justifient pleinement cette conception corroborée par la découverte du parasite de Laveran dans le sang des parenchymes. Cette recherche s'impose, attentive et répétée, non seulement dans la circulation générale, mais également dans le sang des crachats et des selles et dans les divers exsudats.

Les circonstances météorologiques, les conditions d'hygiène des individus et des groupes préparent le terrain et créent des susceptibilités spéciales de tel ou tel appareil, susceptibilités qui paraissent en rapport avec la prédominance relative de fonctionnement du dit appareil.

Chez l'Européen, le foie, avons-nous dit, est en imminence morbide en raison de son activité extrême ; chez l'indigène, c'est l'appareil respiratoire ; chez l'enfant, c'est tantôt l'appareil respiratoire et tantôt le tube intestinal. La fréquence, dans certains groupes, des déterminations thoraciques ou abdominales n'est qu'une modalité de l'infection au même titre que la biliosité ou la gastro-biliosité.

Les *rémittentes thoraciques ou pectorales* se différencient cliniquement en plusieurs groupes : cardialgiques, congestives, bronchopneumoniques et pneumoniques, pleurétiques.

FORMES CARDIALGIQUES

Le syndrome *cardialgie* est d'observation fréquente dans le cours des fièvres rémittentes de première invasion et de réinfection, pendant les mois de chaleur extrême ; il est fréquemment associé avec l'épigastralgie. Tout au plus, peut-on dire que, suivant les cas, l'un ou l'autre de ces phénomènes prédomine, mais, en clinique, il n'est d'aucun intérêt d'en tenter l'étude dissociée.

Sans symptômes ni signes de congestion pulmonaire, de lésions cardiaques ou d'hyperémie particulièrement active du foie et de la rate, le malade est pris d'une sensation d'étouffement à ce point angoissante qu'il a, on peut le dire, l'impression d'une mort imminente et prochaine.

La respiration peut être précipitée, mais elle est complète dans toute l'étendue de l'arbre respiratoire, malgré cela le malade se sent la poitrine serrée comme dans un étau ; c'est, à la base du thorax et au creux épigastrique, une impression de barre ou celle d'un poids considérable que, malgré ses efforts, le patient est impuissant à soulever.

Parfois, mais non toujours, il s'établit un état nauséeux avec tentatives de vomissements qui se font souvent à vide, et s'accompagnent, de temps à autre, d'une petite quantité de bile; le contact du moindre objet exagère ces manifestations angoissantes.

Le tableau ne manque pas d'être émouvant. Ces accidents sont loin, cependant, d'avoir la gravité de ceux dont il est parlé plus loin. Cette pseudo-angine n'est qu'une manifestation de surface en relation avec l'irritation du phrénique et des autres branches d'innervation de la cage thoracique et du diaphragme.

La preuve en est donnée par une intervention opportune consistant dans une piqûre de morphine associée à la prise du médicament quinique ; elle suffit à débarrasser le malade de ce cauchemar.

Ce fait d'observation suffit également à éliminer le diagnostic du coup de chaleur qui présente, dans quelques-unes de ses formes, une symptomatologie assez voisine.

Dans des cas rares où l'intervention thérapeutique a été tardive et la crise très violente, le malade peut succomber brusquement.

FORMES CONGESTIVES

Les formes congestives se différencient du groupe précédent par l'existence d'une lésion d'hyperémie active et souvent phlegmasique; la lésion peut être brutale au point de produire de véritables raptus hémorragiques dans le parenchyme pulmonaire, analogues à ceux qu'Haspel a observés dans le foie, que nous avons nous-même retrouvés dans cet organe, et que Vincent plus tard a signalés.

Cette congestion peut être très étendue et aller jusqu'à l'apoplexie pulmonaire; mais, dans la moyenne des cas, elle se limite aux portions postérieures et déclives du poumon et au domaine des branches postérieures de l'artère pulmonaire au moins chez les malades dont l'intoxication ne remonte pas à la première où à la seconde enfance. Chez ces derniers les localisations sont prédominantes aux sommets.

On observe tous les signes de la fluxion de poitrine telle que Woillez et Gueneau de Mussy l'ont décrite, avec en plus les paroxysmes, des détentes et parfois des intermissions journalières des symptômes. C'est dire que le tableau clinique est variable d'un cas à l'autre, qu'il est ondoyant et divers chez le même malade.

L'apparition de ces lésions congestives est rapide; il semble que le processus évolue d'une pièce ; il se modifie très notablement avec une facilité aussi grande.

Suivant les cas et les jours, le clinicien, qui se croit tenu à une caractérisation anatomique, porte le diagnostic de bronchite, de broncho-pneumonie, de catarrhe suffocant.

Toutes ces dénominations traduisent un fait exact, mais il n'est que passager, car tous ces états se succèdent et se remplacent dans le décours de la crise, et souvent de la même journée.

Les signes et les symptômes, qui en sont la traduction, subissent les mêmes exaspérations et les mêmes rémissions que la fièvre; il faut savoir, cependant, que ces ressauts ne correspondent pas exactement à ceux de la courbe thermique, qu'ils peuvent les précéder ou les suivre; ce dernier fait est le plus fréquemment observé. La périodicité en est obscurcie, mais on la retrouve quand, tout en suivant la marche des phénomènes thoraciques, on interroge la courbe thermique comme nous avons appris à le faire dans les rémittentes et les continues simples.

Tous ces phénomènes, soit bronchitiques, soit hémoptoïques, soit phlegmasiques, s'installent, s'exagèrent, s'amendent ou rétrocèdent en moins de 24 heures.

Voilà pourquoi l'on peut dire que ces accidents chez l'adulte, quels qu'ils soient, n'assombrissent pas le pronostic du paludisme aigu; l'observation de Jacquot concernant la bénignité relative des formes pectorales reste exacte.

Toutefois, quand elles s'observent chez les enfants du premier et du second âge, ces déterminations entraînent un pronostic grave.

Tableau clinique. — Le malade, quand le médecin est appelé à le visiter, présente une fièvre intense oscillant entre 39°5 et 40°. Il se plaint non pas de cette manifestation fébrile, mais des phénomènes thoraciques qui y sont associés. Il souffre d'un point de côté diffus et étalé aux deux bases et plus particulièrement à l'une d'elles; l'état général est médiocre et la prostration grande; les quintes de toux sont presque continues ; cette toux peut être sèche, mais le plus souvent elle s'accompagne d'une expectoration abondante, en partie transparente, en partie muco-purulente; le pouls est fréquent, petit, dépressible ; on signale un peu de subdélire pendant la nuit.

Le malade interrogé dit avoir quelque peu souffert, les jours précédents, de malaises fébriles et de toux légère, mais ces symptômes se sont brusquement exagérés depuis la veille ou l'avant-veille.

La percussion dénote à l'une des bases, et fréquemment aux deux (les signes étant inégalement accusés dans les deux côtés de la poitrine), une submatité mal délimitée, incomplète, sans résistance au doigt. Au-dessus de l'angle de l'omoplate en arrière, sous les clavicules en avant, le son pulmonaire est normal, et parfois même exagéré.

A l'auscultation, l'oreille perçoit des râles sonores disséminés dans toute l'étendue du thorax en arrière, plus confluents aux bases où ils sont entremêlés de râles sous-crépitants. Au niveau du hile du poumon, et non pas au niveau de la matité, la respiration est rude, mais sans exagération du retentissement de la voix; elle peut être soufflante dans cette même région.

Cette symptomalogie offre la caractéristique d'être variable, dans son extension et dans ses localisations, d'une visite à une autre. La mobilité de ces signes sthétoscopiques est très grande; c'est un jour à droite et c'est le lendemain à gauche qu'on les trouve plus accusés; fréquemment les râles humides disparaissent d'un point où on les avait notés la veille pour être remplacés par une respiration affaiblie et, en quelque sorte, atténuée.

L'expectoration ne varie guère de caractère, seulement la proportion relative des crachats aérés et muco-purulents subit des modifications ; ces derniers augmentent à mesure que la maladie progresse.

La fièvre se maintient continue avec des exacerbations post-méridiennes et des détentes de la soirée : elle est caractérisée par les chutes durables des derniers jours du septénaire et les ressauts des premiers jours du septénaire qui suit : ces cassures, sans se présenter à une date absolument fatidique, sont néanmoins assez régulièrement paroxystiques.

Quand la mort survient, elle se produit par asphyxie et encombrement de tout l'appareil respiratoire au moment des augments de la fièvre, et particulièrement vers le 8e ou 9e jour, ou vers le 14e et 15e jour si la maladie se prolonge; mais cette terminaison malheureuse est rarement observée quand le traitement causal n'est pas négligé.

Dans la moyenne des observations, la fièvre s'atténue vers la fin du premier septénaire ; elle est remplacée, pendant la seconde semaine, par des accès séparés qui diminuent d'intensité ; les phénomènes thoraciques suivent la même marche.

Toutefois, comme l'écrivait Jacquot, dire que la fièvre a été coupée ne signifie pas que l'affection ait eu une terminaison tellement nette que le malade ait pu immédiatement se lever et vaquer à ses affaires. « La toux, la gêne de la respiration, les malaises thoraciques ont diminué des trois quarts et plus avec la chute de la fièvre, mais il en reste quelques indices qui ne s'effacent que graduellement. »

Dans tous ces cas, comme au reste dans tous ceux où la malaria affecte des localisations anormales, il s'établit une susceptibilité personnelle, en vertu de laquelle le malade refait ses fièvres de réinfection (les récidives) et ses rechutes sous des formes semblables ou analogues.

FORMES BRONCHOPNEUMONIQUES ET PNEUMONIQUES

Un degré de plus dans cette hyperémie active, étendue, du poumon, et nous aurons des crachats hémoptoïques et les phénomènes sthétoscopiques d'une hépatisation, ou, au moins, d'un encombrement plus ou moins étendu de certaines régions du poumon.

Tableau clinique. — Le malade, qui est un paludéen avéré, plus anciennement et plus profondément touché que les malades des groupes précédents, se plaint au médecin d'un très grand abattement et d'un point de côté qui siège généralement à gauche.

Il n'est sérieusement malade que de la veille, quoiqu'il fût indisposé et fébricitant depuis 4 à 6 jours.

Les symptômes, dont il souffre, ont apparu avec brusquerie, en même temps que la fièvre s'est élevée, très ardente et très continue. La toux est quinteuse, les crachats aérés sont quelque peu teintés en ocre rouge. Le malade a présenté, au cours des soirées précédentes et de la semaine écoulée, de véritables crises paroxystiques de toux et de fièvre, mais il ne s'en est pas inquiété outre mesure ; ces phénomènes s'atténuaient très nettement dans la nuit, s'effaçaient à ce point, au cours de la matinée et de la première moitié de la journée, qu'il pouvait vaquer à ses affaires ou s'adonner à ses distractions.

A l'examen de la poitrine, le clinicien constate une submatité étendue, mal délimitée, à l'une des bases ; les vibrations sont conservées, et, sont devenues plus perceptibles, mais sans notable exagération. On entend des râles fins sous-crépitants disséminés dans toute l'étendue de la poitrine, confluents en arrière, à la base, et particulièrement à la base gauche.

Le soir, la température atteint et dépasse 40° à 40°5 cette journée et les journées suivantes ; le matin, elle oscille autour de 39°5.

Au bout de 2 à 3 jours, la matité pulmonaire s'est accentuée ; elle se retrouve aux deux bases mais elle est plus accusée à l'une d'elles, qui peut être celle qui, au début, semblait le moins atteinte. On entend un souffle expiratoire léger entremêlé de râles sous-crépitants fins. La dyspnée est constante, et s'exagère aux heures où s'exacerbe la fièvre. Comme tous les autres phénomènes, elle subit une détente très nette au 9e ou 10e jour du traitement, qui est le 11e ou le 12e de la crise. Puis, si la maladie ne finit pas brusquement, elle repart, constituant une véritable reprise que l'on est tenté d'étiqueter *rechute de la pneumonie*.

Dans les cas heureux, au lieu de se continuer pendant le second septénaire, la maladie peut se terminer brusquement, vers le 7e ou 8e jour.

Je donne, à titre d'*analyse des symptômes*, la relation suivante de deux cas de cette forme pseudo-pneumonique.

1° Il s'agit d'une réinfection qui s'est produite vers la date de l'embarquement sur un navire rentrant de Cochinchine en France. Les manifestations thoraciques n'ont apparu qu'au 17e jour de la traversée, dans la mer des Indes. La maladie avait été précédée, vers le dixième jour du voyage, par des malaises fébriles quotidiens qui étaient accompagnés de toux et que le malade avait portés sur pieds sans réclamer des soins.

Mais, au 17e jour, les phénomènes subissent une brusque aggravation, le patient est pris d'un violent point de côté avec frisson et grande lassitude; la crise a éclaté dans l'après-midi, la veille du jour où il se présente à la visite.

Dès le premier examen, on note que la température est élevée (39°7); on constate de la submatité en arrière à la base droite, les vibrations sont cependant conservées à ce niveau; râles fins disséminés dans les deux poumons en arrière; le soir, la température atteint 40°1.

Le lendemain, la matité pulmonaire s'est accentuée et s'est étendue aux deux bases; souffle expiratoire léger; suffocation, râles plus abondants disséminés dans toute l'étendue des deux poumons, on signale quelques crachats rouillés. La température subit, cependant, dans la matinée, une notable détente, qui s'accentue les jours suivants.

Mais au 7e jour, au 8e et au 9e, nouvelle exagération de la fièvre et des phénomènes thoraciques; la dyspnée a augmenté et les signes de congestion se sont étendus vers la partie supérieure de l'organe. La température oscille, le matin, autour du 39°; le soir et dès midi, elle atteint ou dépasse 39° 5.

Amélioration notable et progressive du 10e au 14e jour; la température du matin et du soir est à peine sous-fébrile; accès peu prolongés du milieu du jour.

Au 15e jour du traitement, la maladie recommence plus bruyante et plus grave; les phénomènes thoraciques reparaissent. Voici quelle est, à cette date, la notation de la feuille de clinique : nouvelle ascension thermique avec frissons et courbatures, toux quinteuse, dyspnée ; le souffle pulmonaire a reparu dans toute l'étendue des deux bases en arrière remontant jusqu'à l'omoplate à droite, moins étendu à gauche.

Puis il s'établit une sorte d'état typhoïde; la matité pulmo-

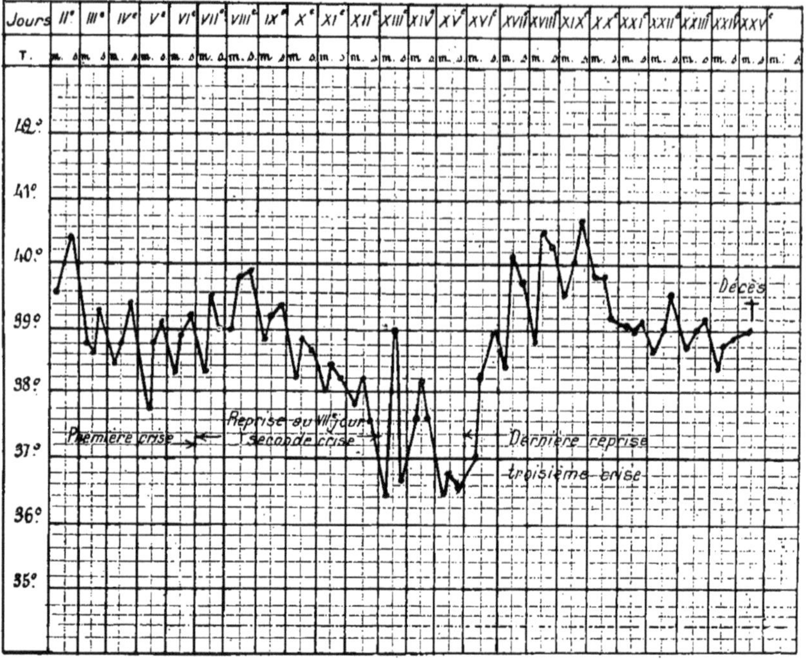

Fig. 102. — Fièvre rémittente pneumonique.

naire est complète en arrière; les crachats sont peu abondants, mais fortement teintés de sang pur. Au 20e jour, bien que la température se soit abaissée de près d'un degré, l'état général s'aggrave; perte de connaissance; les yeux sont hagards ; le malade rend avec peine quelques crachats sanglants, il succombe le lendemain par suite d'encombrement pulmonaire et de stase progressive du cœur.

L'autopsie n'a pas pu être pratiquée ; le décès s'étant produit en pleine mer, par une température réellement tropicale.

Comme il n'a pas été signalé de cas analogues sur les autres malades du convoi, il ne peut pas être question d'une manifestation grippale.

2° Ce second malade est apporté à l'hôpital dans une résolution absolue; les membres soulevés retombent inertes, de temps en temps on y constate des convulsions partielles. La respiration est bruyante, très précipitée, irrégulière; la face est cyanosée..., le malade est à peine sensible aux excitations les plus énergiques..., l'élévation de la température, très manifeste au toucher, est de 40°8, le pouls radial très précipité est à peine sensible; le stertor rend infructueuse toute tentative d'auscultation du cœur : la rate est manifestement hypertrophiée; on trouve un peu de submatité à la base des deux poumons et on y perçoit des râles confluents sous-crépitants fins... La respiration s'embarrasse de plus en plus et le malade meurt sans être sorti du coma. La mort est survenue brusquement au 5e jour de l'atteinte, les lésions n'ont pas eu le temps d'évoluer et de prendre les apparences d'une phlegmasie pneumococcique.

Autopsie. — Le foie déborde de près de deux travers de doigt les fausses côtes; ni liquide, ni exsudat dans la cavité péritonéale; mais injection très grande limitée à la partie supérieure de la séreuse, au voisinage immédiat du foie, de l'estomac et de la rate, qui est très augmentée de volume; sa pulpe est diffluente.

Injection très marquée de toute la plèvre pariétale et viscérale avec pointillé ecchymotique sous-séreux. Pas d'adhérences des poumons, mais congestion généralisée dans toute leur étendue, avec emphysème partiel, avoisinant certains lobules affaissés, de couleur violacée, qui, sans être à l'état d'atélectasie complète, sont gorgés de sang et ne crépitent plus. Ils laissent exsuder, à la coupe, un liquide spumeux, sanguinolent. Les bords antérieurs et inférieurs sont fortement emphysémateux, ainsi que les sommets (poumon forcé). Dans le lobe moyen, il existe, sous la plèvre, une saillie de la grosseur d'une mandarine, constituée par un nodule hémorrhagique au niveau duquel le tissu pulmonaire est dissocié. Ce nodule ne plonge cependant pas dans l'eau, et par la pression, on en fait sourdre un peu d'air. — L'arbre bronchique est fortement injecté; la muqueuse présente, jusque dans ses plus fines ramifications, une teinte écarlate que les lavages ne font pas disparaître ; leur cavité est remplie d'une écume mousseuse et rosée. — Les ganglions du hile sont manifestement hypertrophiés et fortement injectés (1).

Il y a dans ces constatations nécropsiques deux lésions dominantes : « 1° l'injection écarlate de toute la plèvre viscérale et de tout l'arbre bronchique et même d'une grande partie des alvéoles pulmonaires, injection qui se continue sur la plèvre diaphragmatique et sur la portion de la séreuse péritonéale qui recouvre le diaphragme et avoisine le foie et la rate; 2° un nodule d'hépatisation rouge, ou, plutôt, de ramollissement rouge dans la partie moyenne et postérieure du poumon gauche. »

(1) GRALL, Rapport manuscrit. Archives du conseil de santé de la Guyane, 1880.

Supposons que la médication ait pu être assez puissante et assez opportune pour enrayer la maladie : l'injection signalée aurait disparu ; mais il est difficile de ne pas admettre que l'infarctus, constaté dans le lobe moyen, n'eût pas laissé un reliquat de bronchopneumonie.

Que ces congestions des séreuses et du parenchyme se répètent sous l'influence de récidives pareilles, il se constituera forcément de la périsplénite et de la périhépatite, et, plus tard de la pleurésie de voisinage ; la congestion répétée amène également, à la longue, une inflammation bâtarde et plus ou moins étendue des bronches avec participation fréquente de certains nodules pulmonaires. De la sorte, s'établit un processus progressif qui, se compliquant à chaque poussée fébrile d'une congestion active, peut aller jusqu'à la splénisation. Il se produit ainsi une caducité précoce de l'organe pulmonaire, qui présente non seulement des infarctus nombreux et des foyers d'atélectasie, mais peut subir une sorte d'involution ; par places, l'endothélium alvéolaire revient à son type primitif.

FORMES PLEURÉTIQUES

Sur les pénitenciers de la Guyane, et, plus tard, au Tonkin, chez les indigènes, il nous est arrivé de constater des déterminations où les manifestations paraissaient exister plus particulièrement du côté des plèvres.

Dans ces cas, la réaction fébrile est, en moyenne, moins accusée et, bien que la courbe thermique continue à présenter les particularités sur lesquelles nous avons tant insisté, les maxima sont notoirement moins élevés que dans les formes pneumoniques et bronchitiques, ils oscillent autour de 39°.

En raison de la moindre exacerbation des paroxysmes, qui fait que l'attention n'est pas portée de ce côté, en raison de la symptomatologie réduite qui se limite à une gêne de la respiration avec point de côté et toux sèche, le malade se croit atteint d'une affection de la poitrine, et le médecin est tenté d'accepter cette interprétation du fait clinique.

Toutefois, quand il procède à l'examen, il reste étonné du peu d'importance des phénomènes stéthoscopiques ; les signes sont à peu près négatifs : légère submatité à l'une des bases limitée à la gouttière costo-diaphragmatique ; quelques râles, frottements à ce niveau ; ils peuvent se retrouver parfois des deux côtés. Ils varient de netteté et d'étendue du jour au lendemain, et fréquemment, du soir au matin.

Les manifestations assez accusées à l'heure des paroxysmes, au point de faire croire à une lésion pleurétique si l'examen est limité à ce seul moment, s'amendent dans les détentes jusqu'à disparaître presque complètement.

Ces signes se reproduisent à chacune des reprises du processus qui sont irrégulièrement périodiques ; ils s'accompagnent, fréquemment pendant un temps plus ou moins long, de râles muqueux indiquant la participation du poumon à la congestion de la plèvre voisine.

Que cette congestion devienne étendue et généralisée, le clinicien se trouvera en face d'un complexus symptomatique qui, s'il n'est pas prévenu, lui fera porter le diagnostic de tuberculose à forme pleurétique, avec poussée intercurrente de granulie.

Combien fréquemment il nous est arrivé d'insister sur ces faits, et d'annoncer, à coup sûr, la guérison prochaine de ces indigènes pour lesquels le pronostic paraissait si grave.

Notre camarade Gaide a rendu, à ses collègues et à ses confrères, le service de reprendre ces études et de multiplier les exemples pour entraîner les convictions.

Il est des cas où la plèvre diaphragmatique est trouvée indemne, à la nécropsie ; malgré cette constatation négative faite chez certains malades, nous continuerons à considérer comme justifiée l'interprétation que nous donnions de ces déterminations dans notre Mémoire de 1886, et que nous avons reproduite dans les *Etudes cliniques*, parues en 1900. Nous l'avions antérieurement formulée, en 1880, dans le rapport manuscrit dont nous avons déjà parlé et qui rendait compte des faits observés chez les transportés arabes, dans les pénitenciers de Cayenne et du Maroni.

La rate, déjà hypertrophiée, augmente de volume sous l'influence de la congestion que détermine chaque crise ; remontant assez haut dans la région costale, elle vient peser sur le diaphragme dont la séreuse participe à la congestion de l'organe voisin. Soit mécaniquement, soit par hyperémie des séreuses et des expansions du phrénique qui viennent s'y terminer, cette hypertrophie splénique occasionne, en même temps qu'un point de côté, une grande gêne de la respiration, et des quintes de toux dont la fréquence et la violence peuvent être assez grandes.

A l'examen, dans les phases initiales, on ne constate, en dehors des crises fébriles, que les signes manifestes de l'hypertrophie de la rate ; on ne trouve rien d'anormal soit du côté de la plèvre, soit du côté du poumon ; les signes fournis par l'auscultation et par la percussion sont négatifs ; quant aux phénomènes fonctionnels, ils durent autant que la fièvre et disparaissent avec elle.

Mais à la longue le cas devient plus complexe : la toux et la gêne de la respiration persistent pendant l'apyrexie pour s'aggraver notablement à chaque poussée fébrile ; il s'est produit des lésions chroniques de la plèvre diaphragmatique et de la plèvre viscérale voisine; on retrouve, en dehors des récidives et des rechutes du paludisme, un peu de submatité et une diminution légère du murmure vésiculaire à la base gauche ou droite; la gêne et la pesanteur sont devenues un vrai point de côté. Pendant les crises fébriles, cette matité augmente, elle s'accompagne de respiration soufflante entremêlée de râles humides à grosses bulles; il se produit une recrudescence des signes et des symptômes en raison des phénomènes d'hyperémie active et passive qui se localisent dans ces régions.

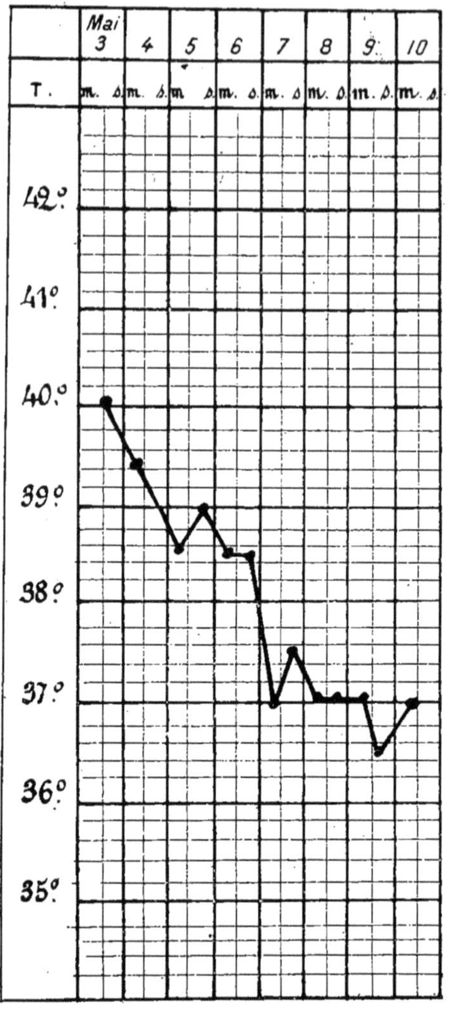

Fig. 103. — Fièvre rémittente thoracique.

La relation suivante fournit un exemple de cette évolution paroxystique des *rémittentes thoraciques :*

Pendant une marche au soleil, le malade est pris subitement de vertiges, de frissons avec céphalalgie et douleurs lombaires intolérables. Aux frissons succède une forte fièvre, T=40; pouls = 120. Facies rouge; yeux injectés; douleurs orbitaires; langue très blanche, rouge sur les bords; liseré gingival; vomissements bilieux incoercibles ; foie augmenté de volume, douloureux; rate un peu grosse; respiration précipitée; submatité à la base gauche; râles, frottements à l'auscultation; toux, crachats un peu sanguinolents.

Le lendemain matin T = 39,5 ; pouls = 100. Urines légèrement albumineuses; peau moins sèche; facies moins vultueux. Râles et submatité persistent; toux légère, crachats rouges; le soir T = 39°.

Le jour suivant, dans la matinée, T = 38,6 ; pouls 72 ; nuage d'albumine, pas de sucre ; le liseré des gencives a disparu ; le foie n'est plus douloureux, il est rentré dans ses limites ordinaires ; à l'auscultation des poumons on ne constate rien d'anormal. Le soir, il se fait une recrudescence de la fièvre et des phénomènes congestifs du côté de la poitrine ; les crachats redeviennent sanguinolents.

Dès le surlendemain, tout phénomène thoracique a disparu avec toute trace de fièvre ; il ne persiste qu'un peu d'anémie.

Crespin et Maillefer (1) ont accepté ces interprétations, mais ils semblent avoir hésité, malgré l'évidence des faits et la richesse de leur documentation, à aller jusqu'au bout de leurs conclusions, et à considérer ces lésions comme des localisations où la malaria est réellement la seule cause efficace, car c'est elle qui a ouvert la voie et préparé le terrain aux associations microbiennes ; non seulement celles-ci sont secondaires, mais elles sont dominées par son intervention dans leur développement comme dans leur disparition, dans leur virulence comme dans leur atténuation.

III. — FORMES ABDOMINALES

L'accord sur la pathogénie des déterminations *abdominales* est encore moins complet que pour les formes *pectorales*.

D'après Laveran et beaucoup d'observateurs, il s'agit, dans ces cas, de maladies intercurrentes évoluant au cours de l'impaludisme.

Pour Kelsch, qui a repris sur ces questions la doctrine de Torti, et pour la majorité des médecins français, les maladies en cause sont des sortes d'hybrides constitués par l'association de la malaria soit avec la fièvre typhoïde ou la colibacillose, soit avec la diarrhée, soit avec la dysenterie.

Corre y a vu des maladies unifiées, transformées et dupliquées, dont il s'est efforcé de doser les proportions relatives. Comme Kelsch, il décrit, à côté des formes associées, des formes juxtaposées par contiguïté ou par continuité, suivant que la maladie seconde évolue ou non simultanément avec le paludisme.

Conséquent avec la doctrine que nous avons définie dans notre préambule, nous ferons abstraction, dans cette monographie du paludisme, de ce dernier groupe de faits (2), pour ne parler que des *formes dites associées*.

Nous les rattachons à la malaria, au même titre que les déter-

(1) CRESPIN et MAILLEFER, *Archives générales de médecine*, 1901.
(2) L'étude en sera donnée dans le fascicule traitant des particularités de la fièvre typhoïde aux pays chauds.

minations thoraciques étudiées dans le paragraphe précédent. L'association microbienne, signalée par les bactériologistes, n'est, à notre avis, quand elle existe, qu'une surcharge placée sous la dépendance étroite de l'intoxication palustre qui la commande à son origine et dans son évolution.

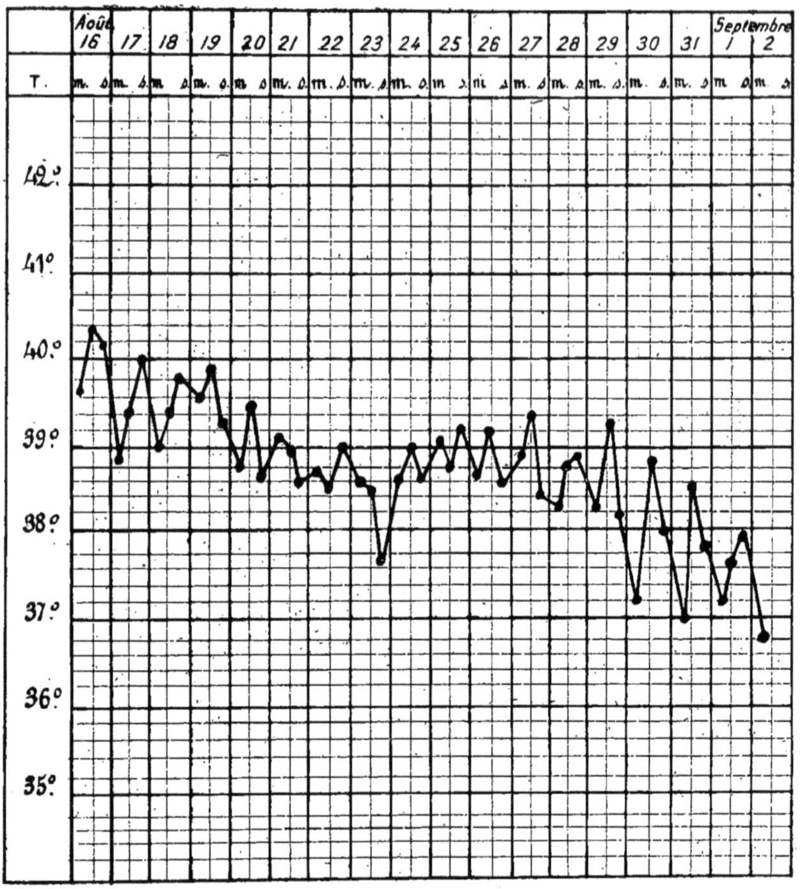

Fig. 104.— Fièvre subcontinue à forme abdominale pendant deux septénaires accès intermittents de la dernière période.

Cette question de doctrine prend, en pratique, une telle importance que, malgré l'objet défini et limité de cette étude, nous nous croyons tenu de préciser et de justifier la conception que nous adoptons.

Nous ne pouvons mieux faire, pour poser nettement le problème et en rechercher la solution, que d'en limiter la discussion à la typho-malaria. C'est celle des formes abdominales qui reste la plus contestée, malgré la valeur et la multiplicité des recherches dont elle a été l'objet.

Les éléments d'appréciation et la base des conclusions sont les mêmes pour les formes diarrhéiques et dysentériques; la différence ne porte que sur l'espèce microbienne et la maladie qui lui est imputable.

Nul mieux que Vincent n'a creusé la question et n'en a exposé les différentes faces. Bien que nous aboutissions à une conclusion différente de la sienne, nous croyons devoir au lecteur de résumer ici et de discuter le suggestif exposé qu'en a présenté cet éminent collègue (1).

Commençons d'abord par rappeler, avec Vincent, que le type rémittent de la fièvre n'est pas l'apanage exclusif du paludisme tropical. Ce mode d'évolution de la fièvre a été, de longue date, signalé non seulement dans le paludisme, mais également dans les maladies amaryles, dans l'infection éberthique, et dans une dernière catégorie de ces pyrexies des pays chauds qu'avec Jacquot, et par exclusion des facteurs précédents, nous continuons à classer dans les maladies climatiques.

Il apparaîtra cependant que, si la rémittence s'observe dans tous ces cas, elle prend dans chaque groupe de faits une physionomie distincte.

Nous admettons toutefois, avec Vincent, que ce n'est pas dans les caractéristiques de la courbe thermique que l'on peut trouver un critérium qui établisse nettement la nature de l'espèce morbide, mais contrairement à ce qu'il laisse entendre, les lésions nécropsiques, non plus que l'examen bactériologique et hématologique, ne fournissent une preuve incontestable en faveur de l'opinion dualiste.

C'est dans le rapprochement des cas multipliés qui forment la série de ces manifestations épidémiées que l'on doit rechercher les bases d'une conviction raisonnée.

L'hésitation est justifiée quand l'observation se trouve limitée à des faits isolés; ils peuvent n'offrir que des données très disparates.

Mais, comme le fait observer Maget, traduisant les impressions de tous ceux qui se sont trouvés placés dans les mêmes conditions de pratique, la conception s'impose toujours la même et unique, quand le champ d'observation s'agrandit, se prolonge pendant des mois entiers, se répète durant des années successives et que les variantes observées s'enchaînent à tel point que, dans

(1) VINCENT, Etude clinique et bactériologique sur les fièvres typho-palustres (*Archives de médecine militaire*, 1899, t. I, p. 42).

les séries, il n'existe pas de cassures. Il ne peut, dans ces conditions, venir à l'idée de rechercher une explication différente pour des cas qui se tiennent et se relient aussi étroitement.

Les objections opposées à la doctrine uniciste se déduisent de deux données dont la signification nous paraît avoir été exagérée : le résultat des nécropsies ; — celui des cultures bactériologiques et de la séro-réaction.

1° Est-il hors de conteste que la tuméfaction des follicules lymphatiques de l'intestin, et que les lésions de mortification qui aboutissent à des pertes partielles de substance à leur niveau, s'observent exclusivement dans l'infection éberthique ?

Vincent a signalé ces lésions dans certaines formes dont l'étude bactériologique lui est due, et où l'association serait celle du colibacille et de l'hématozoaire.

Il est vrai que, dans les cas relatés par cet auteur, la lésion était réduite à de la psorentérie et à l'aspect velvétique des plaques agminées; mais, dirons-nous, la mortification sèche à laquelle peut parvenir le processus, pour peu que la maladie se prolonge, n'est fonction que de la virulence de l'intoxication.

On trouve tous les degrés intermédiaires entre les faits de Vincent et les lésions extrêmes que décrivent les observateurs coloniaux en rendant compte des autopsies multipliées qu'ils ont pratiquées dans le paludisme épidémié des pays tropicaux.

Combien, au reste, les lésions constatées sont différentes de celles qui appartiennent en propre à la dothiénentérie, bien que les relations nécropsiques n'en donnent pas l'impression dans leur brièveté.

En étudiant l'anatomie pathologique, nous entrerons dans le détail des faits et dans l'analyse de ce processus nécrobiotique; actuellement, contentons-nous d'en résumer les principales caractéristiques objectives : *a*) les lésions sont plus diffuses et moins délimitées; *b*) elles sont irrégulières dans leur développement et dans leur extension.

a) Dans le paludo-typhisme, la muqueuse est congestionnée, tomenteuse, de couleur lie de vin sur de larges surfaces; psorentérie et lésions velvétiques ont pour substratum des suffusions sanguines étendues, qui aboutissent à des transsudations, à des selles hémorragiques;

b) Cette psorentérie est très irrégulièrement accusée dans les follicules; beaucoup d'entre eux font à peine saillie; quelques autres, au contraire, forment de véritables pustules boutonneuses; deux ou plusieurs de ces derniers sont perforés à l'emporte-pièce comme s'ils s'étaient vidés d'un bourbillon. Ces ulcérations folliculaires se retrouvent dans la partie initiale du gros intestin. Les mêmes lésions se rencontrent soit au centre, soit en marge d'une plaque agminée; elles sont limitées fréquemment à l'un des éléments qui constituent la glande de Peyer, et celle-ci peut n'être qu'à peine tuméfiée dans le reste de son étendue.

En revanche, et sans qu'il y ait habituellement à ce niveau des lésions destructives, la muqueuse, au voisinage de la valvule de Bauhin, et à son niveau, est nettement saillante dans toute son étendue; elle est velvétique au plus haut degré, d'une couleur verte ou ardoisée. Cette apparence peut se continuer dans la portion initiale du cæcum.

Les lésions (rapportées à celles de la dothiénentérie) sont souvent ébauchées, *elles sont exiguës dans tous les cas*, pour employer les termes expressifs de Kelsch.

Nous conclurons donc, avec Corre : « La psorentérie ulcéreuse n'est le caractère exclusif d'aucune affection typhique en particulier; faute de le vouloir reconnaître, on continuera à décrire, sous le nom de dothiénentérie, des états qui n'appartiennent pas à la fièvre typhoïde, et l'on ne sortira pas du chaos des fièvres intertropicales (1). »

2° Peut-on, d'autre part, attribuer aux examens, aux cultures bactériologiques et à la réaction de Widal une importance telle qu'on puisse les considérer comme suffisants pour prononcer un jugement sans appel?

Au risque de nous mettre en désaccord avec les opinions classiques, nous dirons que quelque secours que puisse apporter au diagnostic l'étude bactériologique et hématologique, les résultats constatés d'isolement d'un microbe voisin du microbe d'Eberth ou semblable à lui, et de séroréaction positive, laissent place au doute, sinon sur la réalité de l'action de deux variétés microbiennes, au moins sur l'association de deux maladies.

Des observations déjà nombreuses qui, nous le reconnaissons, devront être soumises à un contrôle ultérieur, semblent établir que, dans des cas multipliés, particulièrement étudiés chez les races indigènes (Busquet et Crespin, à Alger; Vincent et Lebon, également en Algérie; Preyer, dans l'Inde; Séguin, au Tonkin), mais qui se retrouvent chez les *coloniaux* de toute nationalité, la séro-réaction est positive pour le bacille typhique bien qu'il n'y ait ni affection typhoïdique antérieure, ni dothiénentérie concomitante.

Il est facilement explicable qu'à la suite des infections microbiennes polymorphes, qu'on rencontre en pathologie exotique, et qui ont toutes le même habitat, la réaction d'agglutination sur les microbes de laboratoire soit comparable et même identique.

(1) CORRE, *loc. cit.*

Il n'est pas nécessaire, pour en trouver l'explication, de recourir à une immunité acquise par suite d'atteintes niées par les malades et qui constituent une hypothèse gratuite.

Vincent lui-même a démontré que, dans des conditions incomplètement définies, la virulence de ces saprophytes intestinaux s'exalte et devient telle que la distinction taxonomique est d'une extrême difficulté.

« De même, dit cet auteur, que les affections auxquelles les colibacilles paraissent avoir donné naissance simulaient l'infection typhoïdique au point que le diagnostic clinique en était très difficile ; de même les microbes ne se différenciaient parfois des bacilles de la fièvre typhoïde que par quelques caractères isolés, on pourrait presque dire par des nuances faibles. Les bacilles isolés dans les autopsies étaient éberthiformes. »

La conception de Sésary (1) nous paraît complète et exacte : « La malaria se complique fréquemment de septicémie d'origine intestinale. Autrement dit, la maladie est constituée par un double fait successif et corrélatif : le parasitisme palustre, fait primitif et causal ; les infections toxhémiques, fait secondaire et dépendant, provenant d'une exaltation sous l'influence directe de l'infestation palustre de la virulence de microbes commensaux de notre organisme. »

Pour résumer cette discussion, nous dirons, après Colin :

Au cours des paroxysmes fébriles d'origine palustre, les microbes qui vivent en saprophytes dans l'intestin s'y multiplient à l'extrême. Cette manifestation s'observe particulièrement dans certaines régions des tropiques, et plus spécialement sur les groupes soumis aux fatigues et aux imprudences de la vie en campagne, en exploration, en mission, en résidence temporaire sur des chantiers ouverts en pays neufs. Leur virulence s'exalte, et il se produit un complexus microbien, mettons même une association microbienne ; mais il n'y a ni association, ni même superposition de deux maladies distinctes. Le paludisme est toujours le fait causal ; c'est de son évolution que dépend celle du parasitisme second.

L'action pathologique se résume, comme l'a indiqué Sésary, dans l'action d'un élément intermittent (malarien) venu du dehors et d'un élément continu, né dans la masse du sang à la suite de son altération par le ferment de la fièvre.

Nous en conclurons que, dans les pays tropicaux et prétropicaux, particulièrement quand il s'agit de malades qui ont été soumis à des fatigues anormales, à des manœuvres, à des exercices organisés en dehors et à distance des agglomérations et poursuivis au cours de la saison endémo-épidémique, le diagnostic diffé-

(1) Sésary, *Revue générale de médecine*, 1889, p. 1045.

rentiel entre la malaria typhoïdiforme et la dothiénentérie doit être posé dans tous les cas, il ne peut s'établir que par la recherche longtemps et maintes fois poursuivie de l'hémamibe. Ce n'est que quand elle a été infructueuse chez un grand nombre de malades qu'on peut éliminer le paludisme.

Le séro-diagnostic positif, la présence de lésions ulcéreuses dans l'intestin n'autorisent pas à nier son action.

La prédisposition, qui détermine cette localisation intestinale, réside parfois dans une moindre infériorité de résistance de l'organe en raison d'atteintes antérieures, mais elle trouve plus souvent son explication dans l'imminence morbide occasionnée par la pollution des eaux consommées, par la médiocrité de conservation ou l'altération des aliments.

On comprend, par suite, que ces formes intestinales (paludo-typhisme ; — paludo-dysenterie) soient une maladie de groupes déterminés, de certaines habitations collectives et de localités distinctes et isolées.

IV. — PALUDO-TYPHISME

La *typho-malaria* ne se développe pas dans tous les foyers d'endémicité communs à la malaria et à la fièvre typhoïde, mais bien dans les foyers intensifs de malaria où, soit endémiquement, soit occasionnellement, s'observent ces déterminations que l'on désigne sous le nom extensif et expressif de *flux de ventre.*

On peut et doit distinguer, dans les déterminations typhoïdiques de la malaria récidivée, dans le *paludo-typhisme,* deux groupes de faits en relation avec l'ancienneté de l'intoxication et la nature des lésions qu'elle a déterminées.

La forme observée au cours des réinfections du paludisme secondaire et de la période de transition entre le paludisme primaire et secondaire est la *typho-malaria proprement dite* (typho-malarial-fever).

Plus tardivement, les manifestations cliniques sont quelque peu distinctes en raison de la participation au syndrome typhoïdique, de la glande biliaire, dont la suractivité se traduit par un ictère polycholique, d'où la dénomination donnée et exacte de *typhoïde bilieuse.* Nous y rattacherons, en outre, l'étude de certaines *récurrentes malariennes* et nous les étudierons à part de la typho-malaria.

TYPHO-MALARIA

Nous acceptons le mot pour ne pas innover et ne pas embrouiller une étymologie déjà complexe, mais nous avons longuement expliqué quel était le sens que nous lui donnions.

Nous étudions, sous cette dénomination, des formes plus complexes que les formes graves des fièvres d'invasion et réellement typhoïdiformes dans toute leur évolution. Ce syndrome (status typhosus) devient la manifestation prédominante, les localisations intestinales constituant l'essentiel de la symptomatologie.

Nous dirons donc, en reprenant une définition que Kelsch a mise en relief : c'est la *typho-malaria*, par opposition à la « malaria au masque typhoïde », que nous avons étudiée en traitant des fièvres de première infection.

Sésary est arrivé aux mêmes conclusions bien qu'il se plaçât à un point de vue bien différent : « L'étude comparable de ces deux ordres de faits : malaria guérissable par la quinine seule, malaria non guérissable par la quinine seule, nous amène à admettre deux variétés de fièvres palustres rémittentes typhoïdes, l'une où l'agent malarien est seul en jeu, l'autre que la quinine améliore... Ces symptômes sont assez voisins, sans être semblables à ceux de la fièvre typhoïde... »

Symptomatologie générale et marche de la maladie. — On observe dès le début et pendant tout le décours de la maladie cet abattement particulier caractéristique de toute intoxication palustre massive, et qu'à juste raison on a pu rapprocher de l'asthénie l'insuffisance rénale. La courbe thermique présente un tracé assez nettement caractérisé. Il s'y surajoute, dès le début de la période d'état et pendant le décours de la maladie, un véritable status typhosus.

Cette *asthénie* spéciale présente, comme tous les symptômes du paludisme, des exagérations et des atténuations très nettes survenant du jour au lendemain et parfois dans la même journée.

Ces variations sont particulièrement accusées à la période prodromique, elles expliquent les sensations psychiques sur lesquelles ont insisté nombre d'observateurs, et qui font que les malades passent si rapidement et si fréquemment d'un abattement très prononcé à un mieux être très nettement ressenti; ils se disent et se sentent capables d'activité; il leur répugne de se reconnaître sérieusement atteints...

« Tant que l'homme peut marcher, il refuse de se présenter au médecin, prolongeant la lutte autant que ses forces le lui permettent. »

Mais le jour vient où il doit s'avouer vaincu ; à cette date, qui correspond à la fin de la période prodromique, l'asthénie est extrême, et elle se complique, beaucoup plus prématurément et plus complètement que dans les formes d'invasion, d'un véritable affaissement typhique avec stupeur et ataxo-adynamie :

« Chez quelques malades, l'adynamie se compliquait d'une véritable stupeur, qui, jointe à la sécheresse de la langue, aux fuliginosités de la bouche, et à la diarrhée, rappelait à s'y méprendre la fièvre typhoïde (1). »

« La *fièvre* est irrégulière dans ses allures », répète Kelsch dans toutes ses observations.

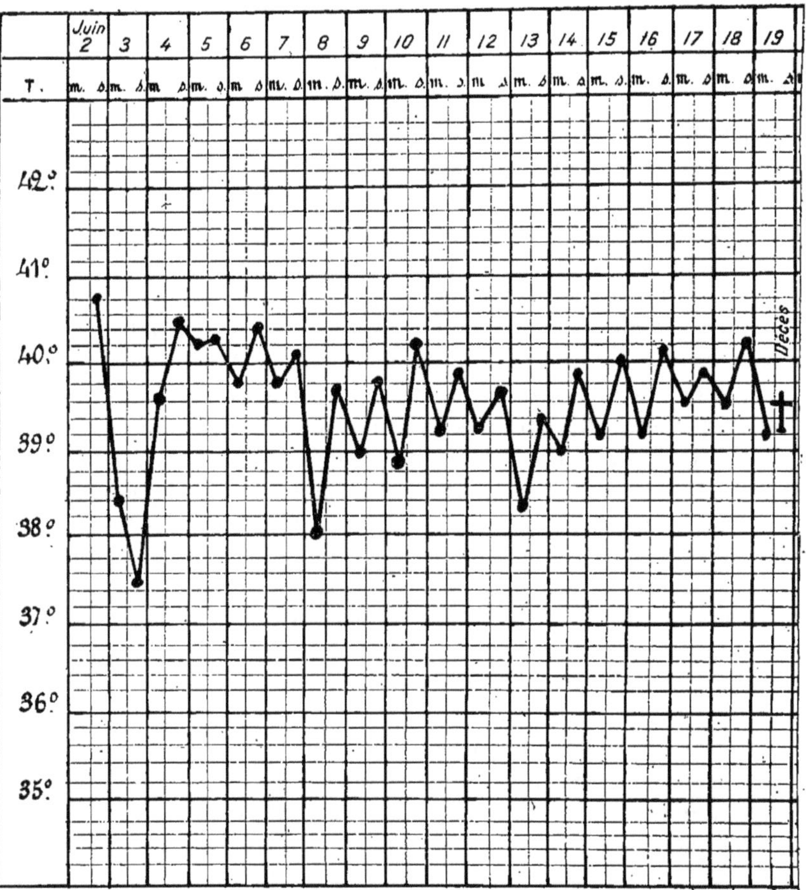

Fig. 105. — Courbe thermique de typho-malarienne. — Le malade a présenté des symptômes typhiques accentués, mais ni taches rosées, ni troubles intestinaux, ni douleurs de la fosse iliaque ; — à l'autopsie, plaques de Peyer saines, psorentérie (2).

Le paludisme vieilli étant le fait primitif, il fait à lui seul presque toute la symptomatologie de la phase prodromique ; la courbe thermique est, à cette étape, celle d'une quotidienne irrégulière ou d'une tierce maligne.

(1) Debrie, Contribution à l'histoire médicale de l'occupation de Madagascar (*Archives de médecine militaire*, 1898, t. II, p. 32).

(2) Maget, Notes sur la fièvre typho-malarienne et ses relations avec la fièvre typhoïde (*Archives de médecine navale*, 1895, t. II, p. 225).

Toutefois, comme il s'agit de réinfections qui se sont produites à la seconde saison endémo-épidémique ou à la fin de la première, la température n'est pas régulièrement du type inverse; les rémissions vespérales devenues plus tardives sont moins nettes et moins tranchées que dans les formes étudiées précédemment. Les minima du matin diffèrent notablement d'un jour à l'autre, mais les exacerbations post-méridiennes se répètent avec une grande uniformité contrairement à ce qui s'observe dans la dothiénentérie; la cassure de la fin du premier septénaire s'efface; elle ne se retrouve assez nette qu'à la fin du second septénaire.

L'action de la quinine sur la courbe thermique est peu marquée; elle est moindre que dans les cas de première invasion.

Quoique l'intoxication palustre reste le fait causal et prédominant, les déterminations qui se sont opérées, du côté de l'intestin, sont une surcharge réelle au tableau. La *diarrhée*, sans être aussi durable et aussi constante que la fièvre, est signalée dès la période d'état; elle est persistante et se prolonge jusqu'à la convalescence. Il existe une sensibilité constante de l'intestin, et particulièrement de l'iléon et de la portion avoisinante du côlon.

Il se produit, du côté des organes intestinaux (comme nous l'avons noté, dans les formes pectorales, du côté des organes pulmonaires et thoraciques) une hyperémie active, qui peut aboutir à des thrombus blancs, à des raptus hémorragiques et à des nécroses parcellaires, et qui développe une phlegmasie catarrhale de la muqueuse; celle-ci se traduit par des selles abondantes, parfois teintées de bile ou de sang, parfois hémorragiques. Elles sont actives, douloureuses et particulièrement fréquentes l'après-midi; si elles ne varient pas de consistance, restant toujours liquides, elles subissent des modifications notables de composition et d'aspect au cours de la maladie.

Les vomissements, rares dans la dothiénentérie, sont d'observation courante, à la phase initiale : ils sont, comme les selles, séro-muqueux et souvent teintés de bile; ils peuvent, à la période d'état, quoique rarement, être mélangés de caillots sanguins (vomissements « ailes de mouche »). Mais ce symptôme s'observe plutôt à un âge plus avancé du paludisme, et nous aurons occasion d'y revenir.

L'urine, dès le début, est plus ou moins albumineuse; la quantité d'urée est très notablement diminuée.

Dès l'entrée à l'hôpital ou peu après, la maladie est à son acmé : *status typhosus*, fuligo, stupeur, ataxo-adynamie dans la journée, délire fréquemment actif dans la nuit.

Signalons également, sans y insister, les signes toujours importants à rechercher, par un examen attentif et expert, d'hyper-

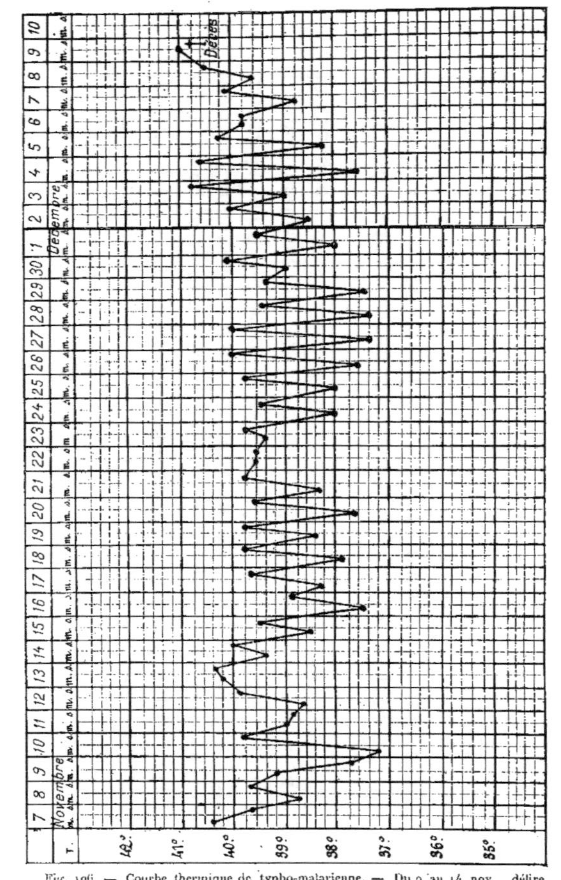

Fig. 106. — Courbe thermique de typho-malarienne. — Du 9 au 14 nov., délire furieux ; subdélirium intermittent dans la suite, qui augmente du 7 au 8 décembre, et redevient furieux jusqu'à la mort (1).

(1) Maget, *loc. cit.*

trophie du foie et de la rate, ainsi que la teinte spéciale que présente le malade dès le premier septénaire, teinte qui est celle d'un impaludé.

La mort est relativement fréquente, souvent brusque et parfois subite; elle peut survenir au cours du premier septénaire et se constate plus habituellement au 14e ou au 15e jour.

Quand aucune complication n'est survenue, le malade entre franchement et rapidement en convalescence, vers le 12e jour du traitement, qui est le 16e ou le 17e de la maladie; il ne souffre plus que de crises intercurrentes de paludisme asexué. Toutefois, cette convalescence peut être traversée de crises dysentériques; le fait a été d'observation assez courante dans certaines séries à Madagascar, au Tonkin, au Dahomey (pour ne citer que celles de nos possessions où l'accord s'est fait sur ces questions); elles sont fréquemment signalées dans le décours de la période d'état.

Les différentes déterminations intestinales du paludisme peuvent s'associer ou se remplacer.

Dans les cas où la nature de la maladie a été méconnue, et où le traitement quinique n'est pas institué ou reste hésitant, la typhomalaria se prolonge au delà du 2e septénaire. Ce fait s'explique d'autant mieux que très souvent, la protection des fébricitants contre la piqûre des anophélines n'est pas réalisée, et que le patient peut être soumis à de nouvelles inoculations au cours de la maladie.

Tel est, dans ses grandes lignes, le *tableau clinique*.

Au lieu d'entrer dans l'analyse des symptômes, nous croyons plus instructif de reproduire un certain nombre d'observations résumées; leur intérêt s'accroît de ce fait qu'elles n'ont pas été recueillies pour venir à l'appui de notre conception de la typhomalaria.

1° On constate à l'entrée : fièvre ardente, toux, épistaxis, douleurs lombaires, enduit pultacé des gencives; le médecin traitant signale, en outre, l'érythème scrotal qui s'observait à cette date chez presque tous les malades fébricitants, et qui correspondait à des lésions de grattage occasionné par la présence et la multiplication des « pediculi pubis ».

La température est à 39°9 le jour de l'entrée; le lendemain, dans l'après-midi, exacerbation brusque portant la température à 41°1. Cet accès de fièvre, note l'observateur, a cédé à la tombée de la nuit, par une transpiration profuse.... nouvelles épistaxis.... urines sans albumine.

Le lendemain, peut-être sous l'influence de la quinine donnée la veille à forte dose, pas d'exacerbation vespérale.

Le surlendemain, on néglige de prendre la température, mais on signale : état de stupeur ; phénomènes typhoïdes, à savoir : développement de l'abdomen, gargouillements...

Au ve jour du traitement, quelques crachats rouillés, râles sous-crépitants à droite et en avant ; — au vi^e^ jour, éruption analogue à la roséole sur le thorax ; — au viie jour, toujours les mêmes phénomènes typhoïdes abdominaux ; à trois heures, transpiration profuse ; il semble, inscrit le clinicien, qu'un état pernicieux soit à craindre. La quinine, donnée à assez forte dose les vi^e^ et viie jours, est abaissée le jour suivant à o gr. 50... La fièvre devient, le viiie et le ixe jour, presque rémittente, les minima du matin évoluent entre 38° et 37°,6....

Au xe jour, nous retrouvons une annotation déjà faite : l'état général est toujours d'apparence typhoïde, abdomen développé, gargouillement et sensibilité dans la fosse iliaque droite.

Du xe au xiie jour de l'hospitalisation, détente progressive.

Du xiie au xviiie jour, la fièvre redevient constante avec assez grands éclats à des dates irrégulières ; la quinine, suspendue le xie jour, est reprise un seul jour à la suite de l'exacerbation du xiiie jour du traitement qui est, en réalité, le xive ou le xve jour de la période d'état ; la diarrhée s'est établie à demeure.

Du xviiie au xxie jour, la fièvre s'accuse, et on signale : « quelques exacerbations les jours précédents ». La quinine est reprise à la dose de 1 gr. à partir du xxiiie jour.

Quelques jours après, la fièvre est considérée comme intermittente, bien que la température du matin excède 37°,5. On signale un accès le xxve et le xxvie jour au soir ; les xxviie, xxviiie, xxixe jours, pas de fièvre ; mais nouvel accès le xxxe jour (22 mars), accès de fièvre très fort, dit l'observation. Les 26 et 27 mars, accès ; reprise le 31 mars, le 4 avril et le 10 avril (1).

En réalité *paludo-typhisme de la phase secondaire* présentant cette succession typique d'une période d'invasion caractérisée par des accès presque isolables, d'une période d'état de deux septénaires où la fièvre tend à la continuité, et d'une période de déclin où nous retrouvons les tracés du paludisme intermittent.

2° Nous tenons à rapprocher de ce premier cas, fort instructif par sa complexité et par les hésitations du traitement (avouées et notées), le fait suivant qui se termina moins heureusement et dont l'autopsie est relatée.

Le malade, qui compte 18 mois de séjour dans la colonie, a déjà été admis trois fois à l'hôpital : les deux premières entrées ont

(1) Bérenger-Féraud, De la fièvre bilieuse inflammatoire aux Antilles et dans l'Amérique tropicale, p. 149.

eu lieu pour fièvre malarienne, et la troisième pour dysenterie.

On constate, à l'arrivée, que la face est animée, la peau sèche et âcre au toucher ; le malade se plaint de céphalée et de douleurs contusives dans tous les membres. — Langue blanchâtre, état nauséeux, avec quelques vomissements glaireux et parfois bilieux.

Insomnie presque complète la nuit ; délire dès que le malade s'assoupit ; en dehors de ces périodes l'intelligence est entière.

Constipation, pas de douleur à la pression de l'abdomen ; urines abondantes et faciles ; elles contiennent, dès l'entrée, des traces d'albumine, qui va en augmentant les jours suivants.

On signale, en outre, de la congestion de la face et du cou ; et un érythème scrotal assez marqué avec taches ombrées.

Sur la peau, petites élevures rougeâtres disséminées, particulièrement à la partie supérieure de la poitrine et sur les avant-bras (piqûres de culex sur les parties découvertes).

Sous l'influence des purgatifs (seul mode de traitement utilisé), nombreuses selles liquides. Dans la soirée du VIIe jour de l'hospitalisation et pendant la nuit du XIIe au XIIIe, détente relative, la céphalalgie s'est amendée : le malade a dormi la nuit ; langue belle, humide, à peine chargée ; les nausées ont disparu ainsi que les douleurs de ventre.

Dans l'après-midi du XIIIe jour et la nuit suivante, les phénomènes reprennent toute leur acuité. On signale : chaleur âcre et mordicante de la peau, céphalée, abattement poussé jusqu'à la prostration des forces ; le délire est subcontinu et existe le jour. La langue est pâteuse avec tendance à la sécheresse, les lèvres sont quelque peu fuligineuses. La respiration est très accélérée, suspirieuse.

« En somme, aggravation très rapide et brusque, contrastant avec l'amélioration très nette de la veille qui ne fut qu'une accalmie précédant un nouvel orage bruyant dès le début. »

Le XIVe jour, les températures, au lieu de n'être prises que matin et soir (7 h. et 3 h.), sont observées à diverses reprises dans les 24 heures, et on constate un fastigium, à midi, de 40°8, s'abaissant, dès 3 heures, de 8 dixièmes.

Dans la soirée du XVIIIe jour, dans la nuit et la matinée du XIXe, on observe une moindre sécheresse de la peau ; la respiration se régularise, elle est moins superficielle ; le décubitus dorsal a remplacé le décubitus latéral droit, habituel au malade ; moins d'affaissement général. Le malade conserve aliments liquides et potions ; le ventre est ballonné ; en dehors de l'action des purgatifs, fréquence normale des selles.

La nuit du XVIIIe au XIXe jour a été plus tranquille que de coutume ; le ventre est souple sans météorisme. Le soir de ce jour, à trois heures, on constate un mieux très net ; chaleur moins âcre, pouls bien réglé, respiration plus facile, plus ample ; calme général, langue belle, humide, rosée. Urines limpides et ne contenant que peu d'albumine.

Le lendemain, le mieux s'est encore accentué. Ce n'est pas toutefois un mieux caractérisé, qu'indique la feuille de clinique ; pas d'abaissement total de la température ; pas de retour de la fonction sudorale. C'est un mieux simplement fondé sur l'aspect général du malade dont le décubitus devient variable, dont l'affaissement est moins accusé. L'obtusion cérébrale est remplacée par une sorte d'étonnement derrière lequel se devine une intégrité relative et plus accusée de l'intelligence. A trois heures du soir, la situation est encore bonne.

Dans la nuit (xxe au xxie jour), la scène change : exacerbation des symptômes fébriles ; le malade ne répond plus que par quelques paroles incohérentes... il est retombé dans son subdélire, les gencives sont couvertes d'un enduit fuligineux abondant ; les lèvres et la sertissure des dents sont desséchées.

Toutefois, ces symptômes généraux, à cette date comme aux premiers jours, ne sont pas stables ; ils se modifient sensiblement d'une visite à l'autre.

Le xxiiie jour, la situation s'assombrit : nuit absolument mauvaise, collapsus et délire ; la respiration s'est embarrassée une fois à un tel point qu'on a cru que le malade rendait le dernier soupir. Toutefois, le lendemain matin, on est étonné d'enregistrer que l'intelligence est conservée quoique un peu obtuse..., il y a du délire fugace. La température a été observée à plusieurs reprises ; au lieu de suivre une course ascendante du matin au soir, elle est de 39°5 à 8 h. ; de 39°3 à 10 h. ; de 39°6 à 2 h. et à 4 h. du soir pour revenir à 39°3 à la tombée de la nuit.

Le xxive jour, nouvel espoir, et encore une fois impression bonne toute la matinée ; vers les trois heures du soir la température subit une assez forte ascension, la peau devient sèche, brûlante, l'agonie commence... mouvements carphologiques très accentués ; agitation excessive..., asphyxie, le malade expire sans convulsions après une rapide agonie.

On constate, à la nécropsie : congestion hypostatique des poumons, cœur gras et décoloré, rien de saillant dans le duodénum et le jéjunum ; mais à 1 m. 50 de la valvule iléo-cœcale, l'intestin commence à être tapissé d'une couche absolument semblable, pour la couleur et pour la consistance, à la boue splénique. Au lavage, on voit que le tissu est hyperémié avec des arborisations très accentuées. Il s'est produit une transsudation de sang par toute la surface de la muqueuse. A mesure que l'on descend vers la fin de l'intestin grêle, on voit quelques follicules de Peyer un peu saillants, mais à peine plus que dans l'état normal. A 1 m.

de la valvule, se voient quatre follicules agminés ulcérés, mais il est à noter que ces ulcérations ne sont ni étendues ni profondes.

Le gros intestin est hyperémié comme l'intestin grêle, il renferme la même boue sanglante, et a également été le siège d'une exhalation sanglante depuis la valvule jusqu'à l'S iliaque.

Le *foie* pèse 1 kg. 930... il existe des traces d'hyperémie. Portions ardoisées au bord tranchant. A la coupe le tissu est sec, se déchire comme du foie demi-cuit ; la coupe est d'un jaune clair à deux substances : l'une jaune grisâtre assez pâle, l'autre rouge, sous forme de petits grains arrondis ; c'est, en un mot, un granit dans lequel les parties rouges sont d'un tiers à peine, et les parties « gris jaunes » forment les deux autres tiers.

Au milieu du lobe droit, on trouve un infarctus hémorragique ovale, de la grosseur d'une pièce de cinq francs en argent. Cet infarctus est aplati et n'a pas une tranche plus épaisse que celle de la pièce précitée (ramollissement rouge).

La rate pèse 210 gr. ; sa coloration est ardoisée (1).

3° Dans un cas de paludisme très fréquemment récidivé, mais sans accidents graves, à la suite d'une exposition au froid pendant deux jours, survient un accès hémoglobinurique se reproduisant le lendemain et le surlendemain. Cette première crise se termine le IVe jour.

Douze jours après l'entrée, qui avait coïncidé avec des excès alcooliques et une nuit passée en plein air, on note des frissons violents avec vomissements abondants et une nouvelle hémoglobinurie ; la récidive se produit douze jours après des inoculations anophéliennes copieuses. Il est signalé qu'antérieurement à l'entrée les rechutes affectaient une périodicité biseptane. Les urines restent noires jusqu'au lendemain matin; l'hémoglobinurie ne se prolonge pas cette fois au delà du IIe jour de la reprise; mais la température reste constamment fébrile les jours suivants, avec exacerbation dans la soirée et rémission vers 10 heures du soir.

L'évolution est celle d'une fièvre de réinfection succédant à la reviviscence d'un paludisme antécédent.

Un jour donné, on inscrit à la visite du soir : sorte d'état pernicieux caractérisé par des vomissements bilieux persistants, et de la dyspnée ; décubitus dorsal ; membres en résolution. Mais, dès la soirée, il se produit une détente très nette; les urines, qui ont cessé d'être sanguinolentes depuis le IIe jour de la récidive, sont devenues abondantes, ictériques, l'émission en est parfois douloureuse... elles sont albumineuses malgré l'absence d'hémoglobine ou de sang en nature.

(1) Bérenger-Féraud, De la fièvre bilieuse inflammatoire aux Antilles et dans l'Amérique tropicale, p. 129.

Etat typhoïde avec subdélire et affaiblissement considérable ; les vomissements sont presque continus ; langue sèche, rapeuse, noirâtre au centre. A noter, toutefois, que, conformément à la règle, dans les derniers jours du premier septénaire de cette récidive, les phénomènes s'amendent.

Au premier jour du second septénaire, la situation fait un ressaut en mal, plus de sommeil : vomissements bilieux presque incoercibles, épistaxis ; le lendemain, le malade paraît encore plus fatigué.

Au XIIe jour, l'amélioration est notable ; le délire a cessé, le pouls est régulier et la température est à peine sous-fébrile ; à partir de cette date, le mieux se continue jusqu'à la convalescence.

Il s'agit ici d'un type de fièvre de réinfection évoluant, malgré le traitement, chez un malade qui était en puissance d'hémoglobinurie ; les deux atteintes, rechute et récidive, se succèdent sans absolument s'enchevêtrer.

Cette observation présente un autre intérêt ; elle permet de saisir sur le vif la transformation d'une forme déterminée du paludisme, la fièvre hémoglobinurique, en une autre bien éloignée comme symptomatologie, la typho-malaria, se compliquant elle-même d'hypercholie.

TYPHOIDE BILIEUSE
FIÈVRE RÉMITTENTE HYPERCHOLIQUE

Cette forme a cessé d'être d'observation courante dans nos diverses possessions ; elle est devenue exceptionnelle chez les immigrés et ne se rencontre que chez les *habitants*, quand les circonstances les exposent brusquement, et sans que leur hygiène s'y soit adaptée, aux atteintes massives d'un paludisme épidémié.

Ce fait s'est produit à Maurice et à la Réunion de 1865 à 1870, et à Madagascar au cours de ces dernières années.

La *typhoïde bilieuse* a été autrefois signalée dans les armées en campagne aux colonies, à une date où le séjour des militaires se prolongeait longuement et où le rapatriement n'était accordé qu'au bout de plusieurs années d'absence.

On s'explique que, dans les circonstances où la presque totalité des groupes se trouvait placée dans des conditions analogues de séjour, on ait pu dire et vérifier que presque toute la pathologie était monopolisée par les formes bilieuses, alors que, les années précédentes, les fièvres continues à masque simplement typhoïde étaient prédominantes.

A cette époque, la typhoïde bilieuse était répandue dans nos vieilles colonies, et constituait, avec la rémittente bilieuse simple, et avec les fièvres hémoglobinuriques, ce groupe des *bilieuses* considéré comme la grande endémie des pays chauds.

Quelques observateurs ont été conduits, du fait de sa rareté actuelle, à conclure à une interprétation inexacte des faits antérieurs.

Les cas isolés qu'il est donné de rencontrer, de temps en temps, dans l'une ou l'autre région de notre domaine colonial sont là pour fournir la preuve de l'intervention de l'hématozoaire dans la pathogénie de cette affection. Au reste, il est facile de comprendre que, de même que la rémittente simple se surcharge, à un âge déterminé du paludisme, du syndrôme *biliosité*, de même, et dans des conditions analogues, la typho-malaria doit prendre le *masque ictérique*.

Autrement dit, la typho-malaria, telle qu'elle a été décrite ci-dessus, appartient au paludisme secondaire et à la période intermédiaire entre le paludisme primaire et secondaire. La typhoïde bilieuse est la forme typhoïdique mais non dothiénentérique d'un paludisme plus avancé, à la date où sont installées à demeure les lésions phlegmasiques de l'organe hépatique. Ce syndrome dérive essentiellement d'une exagération de fonctionnement de l'appareil biliaire coïncidant avec un arrêt relatif de fonctionnement de la glande vasculaire sanguine qui y est associée.

Cette forme typhoïde-bilieuse est celle qui traduit le plus habituellement les réinfections actives survenues chez les malades dont l'imprégnation remonte loin et s'est faite par sommations répétées.

Les cas graves correspondent, comme le faisait au reste observer Larrey en Egypte, comme l'ont confirmé les observateurs de l'armée d'Algérie, de l'armée d'Italie, de l'armée d'Orient, à la forme décrite aux Indes occidentales, sous la dénomination de «*fièvre jaune des créoles* ».

La fièvre paludéenne, a dit Jacquot, « revêt, dans certains groupes, la phénoménisation ictérode sans cesser d'être palustre. Ces formes du paludisme épidémié, qui sévissent sur des groupes fortement et anciennement intoxiqués, peuvent monopoliser tout le règne palustre de la saison endémo-épidémique ».

On pourrait définir la typhoïde bilieuse, en modifiant les termes trop extensifs de Dutroulau, une forme de typho-paludisme présentant, comme symptômes essentiels, les caractères prononcés et persistants de l'ictéricie : jaunisse, urines fortement bilieuses, vomissements de même nature et, dans les cas graves, hémorragies cutanées et muqueuses, imputables à l'altération du sang par cet ictère polycholique.

Les autres symptômes sont à peu près identiques à ceux que nous avons signalés dans la typho-malaria : fièvre continue à la période d'état, exacerbations et détentes notables, au début et à la fin de la crise, évoluant avec une périodicité irrégulière; céphalalgie très vive au début, obtuse plus tard. La marche de la maladie est plus rapide, soit qu'elle tourne court vers la guérison, soit qu'elle aboutisse au coma et à la mort; mais elle gagne en éclat ce qu'elle perd en durée.

La bile coule à flots, elle se retrouve surtout dans les vomissements qui sont acres, multiples, douloureux avec épigastralgie très vive ; pesanteur pénible du foie habituellement très développé. La diarrhée est fréquente, fortement bilieuse et très active, assez douloureuse.

Dans l'intervalle des selles et des vomissements, le malade tombe dans une somnolence entrecoupée de rêves délirants.

Cet état bilieux et typhoïdiforme est accompagné fréquemment de saignements de nez qui se produisent au début et se répètent vers la fin de la période d'état; l'adynamie est profonde, la bouche sèche, les lèvres et les dents pulvérulentes. On trouve quelquefois du gargouillement cæcal; il n'est pas rare de découvrir des éruptions variées et même des pétéchies.

Le facies est altéré et exprime la souffrance et l'abattement.

La langue est fortement saburrale dès les premiers jours; il serait exact de dire que l'embarras gastrique s'est développé avant les éclats de la fièvre et a précédé les autres manifestations.

L'ictère est précoce comme l'embarras gastrique; la teinte des téguments varie du jaune le plus safran à la couleur vert olive ou vert bronzé. La conjonctive est jaune verdâtre et donne à la physionomie l'expression spéciale qu'on a comparée au regard d'une bête fauve.

Les urines sont toujours fortement colorées, depuis la couleur de la bière jusqu'à celle du malaga; ce sont des urines fortement ictériques, ictéro-mélanuriques et mélanuriques; l'addition d'acide y décèle toujours, jusqu'aux dernières périodes, des traces très notables de biliverdine. Cette urine, comme les vomissements, teint fortement en jaune les linges et le papier réactif.

Vers la fin du second septénaire et au cours du troisième, quand la maladie se prolonge, cette urine peut devenir lie de vin et noirâtre ; elle est, à ce moment, très fortement teintée par de la bilirubine en excès et parfois par du sang en nature.

A cette même date, des taches livides peuvent apparaître sur la face, les poignets, les régions déclives. Les gencives sont ulcérées sous l'enduit qui les couvre; quand la maladie évolue vers une terminaison funeste, des hémorragies se produisent par la bouche, par les narines, par l'intestin, et souvent, avons-nous dit, par les voies urinaires.

A la percussion, le foie apparaît notablement hypertrophié : il peut déterminer une saillie de l'hypocondre, remonter jusqu'au niveau du mamelon, et s'abaisser à deux ou trois travers de doigt au-dessous des fausses côtes; la pression à l'hypocondre est douloureuse. La rate est également et manifestement hypertrophiée.

Les localisations congestives du côté de la base droite sont une association fréquemment signalée, et on observe, chez ces derniers malades, des phénomènes fort voisins de ceux que l'on a décrits comme symptomatiques des pneumonies et des broncho-pneumonies biliaires.

L'évolution de la température et la marche de la maladie ont, à quelques égards, plus d'analogie que dans la typho-malaria, avec celles que l'on est habitué à constater dans les rémittentes palustres.

Plus nettement que dans les formes étudiées précédemment, la malaria imprime son empreinte manifeste à la période de début et de déclin par des manifestations intermittentes ou franchement rémittentes ; même à la période d'état, les éclats et les détentes qui constituent la caractérisation du paludisme sont plus apparents et plus isolables.

Il est rare que la continuité de la fièvre s'établisse d'emblée; nous dirons que, dans les cas signalés comme présentant ce dernier caractère, l'observation et l'interrogation ont été incomplètes ou tardives. La typhisation et la continuité de la fièvre sont toujours secondaires soit à une série d'accès portés sur pieds, soit à une fièvre très nettement rémittente.

Dans les cas où elle apparaît comme primitive (ce qui veut dire que les prodromes ont été très effacés), elle s'installe avec une rapidité extrême et une gravité immédiate. La typhisation est, dans ces cas, une exagération très notable de ce qu'elle devrait être à la même date, si elle était d'origine éberthique.

D'autre part, cette fièvre et l'état ataxo-adynamique qui l'accompagnent cèdent avec une rapidité égale à celle de son développement.

Cette constatation, qu'ont répétée les observateurs d'Italie et d'Algérie, est un élément précieux de diagnostic différentiel : « A l'analyse des symptômes et à l'étude de la marche de la maladie, on s'aperçoit qu'elle ne consiste qu'en un masque, un état ictérode partiellement putride accompagnant la fièvre paludéenne. »

Ce sont des termes empruntés à Haspel, bien expressifs et bien vrais, quoiqu'ils paraissent avoir vieilli.

L'ictéricie se manifeste, pendant la vie, par la jaunisse, la coloration spéciale des urines et des vomissements, s'accuse, à l'autopsie, par la coloration verdâtre d'une notable portion de l'organe hépatique, des parties voisines de l'estomac et de l'intestin ; par la réplétion de tout le réseau biliaire et de la vésicule, par une bile épaisse et poisseuse douée de très fortes propriétés colorantes ; par l'inondation de ce flux biliaire dans tout le tube intestinal.

Corre a précisé la marche et les modes de terminaison de cette maladie dans un langage expressif dont nous lui empruntons les traits principaux.

Si la maladie conserve franchement son caractère paroxystique (*formes légères et moyennes*), elle offre une durée de deux à trois septénaires, à moins d'être enrayée par la médication ; dans cette circonstance, elle se termine spontanément, comme un accès qui finit, par une abondante transpiration... ou elle se transforme en fièvre intermittente...

Dans *les formes massives*, elle se convertit en une sorte d'affection typhoïde ; la maladie tend vers la *forme continue* entre le septième et le quinzième jour ; puis elle rétrograde en revêtant une nouvelle forme : ou bien elle présente un amendement graduel des symptômes, ou bien elle est jugée brusquement par des sueurs, des urines ou une diarrhée copieuses, ou encore elle se transforme en fièvre intermittente ; la guérison est la règle.

Dans *les cas malheureux*, d'autres symptômes apparaissent : le pouls est plus fréquent, plus petit et devient progressivement insensible... ou bien le froid s'empare des extrémités et s'étend graduellement au tronc. La peau revêt une teinte livide ; si elle était jaune auparavant, elle prend un aspect bronzé, plus sombre, les pieds et les mains se recouvrent d'une sueur visqueuse. Le hoquet se produit ; il peut s'accompagner d'un rejet de matières brunes. Quelquefois apparaissent des selles fréquentes, involontaires, de matières liquides et noires ; l'urine rare, presque supprimée, est fétide et d'un brun foncé. Les traits se dépriment, les yeux deviennent ternes et vitreux... il survient du délire, parfois des phénomènes ataxiques qui font place à de la stupeur et à du coma, et le malade expire sans secousses... Dans les cas de ce genre, la mort a lieu ordinairement du VIIe au XIVe jour de la maladie confirmée (1).

Dans cette forme, contrairement à ce qu'on observe dans la fièvre hémoglobinurique, les hémorragies rénales ne sont que transitoires, et se traduisent, quand elles existent, par le passage du sang en nature dans les urines.

Les observations de Blanc (2), sur la fréquence au Tonkin des

(1) CORRE, *loco citato*.

(2) BLANC, Essais sur les formes bilieuses du paludisme au Tonkin (*Archives de médecine militaire*, 1889, t. I, p. 119).

hémorragies des diverses voies, sont à rapprocher de celles que nous relatons d'après les observateurs des Antilles, du Sénégal et de la Guyane ; elles prouvent bien que ces pertes de sang s'observent dans le paludisme, en dehors de toute influence amaryle, fait que nous avons vu contester dans les régions où la fièvre jaune est endémique.

1° Un malade, atteint antérieurement de rémittente palustre simple, entre à l'hôpital pour rémittente bilieuse grave ; début bruyant, vomissements bilieux abondants, diarrhée bilieuse. T. = 40,3.

Ces phénomènes persistent pendant les trois premiers jours et la température se maintient au-dessus de 40° ; le quatrième jour, apparaît une teinte jaunâtre des sclérotiques qui, dès le lendemain, s'étend à la peau. Urines couleur de bière brune. Le septième jour, délire violent, symptômes ataxiques. Le dixième jour du traitement, amélioration générale, plus de vomissements, la diarrhée cesse ; ventre souple ; la température descend au-dessous de 39° ; le délire a disparu.

Le douzième jour, fièvre et délire reparaissent plus intenses ; ictère généralisé avec teinte safranée ; quatre jours après, épistaxis ; le lendemain, suintement hémorragique des gencives ; la diarrhée reparaît, les selles sont glaireuses, peu abondantes, avec coliques et épreintes ; les jours suivants, selles sanglantes ; pétéchies sur le tronc ; ecchymoses des paupières ; adynamie très marquée. La veille de la mort, survenue le vingt-et-unième jour, selles involontaires, fétides, sanguinolentes.

2° Voici un cas analogue de fièvre rémittente bilieuse avec vomissements très copieux de bile et diarrhée intense ; épigastralgie très vive. T. = 40,5. Le lendemain de l'entrée, amélioration sensible ; les vomissements sont arrêtés, mais la diarrhée bilieuse persiste ; les yeux sont un peu jaunes ; T. = 39,1 le soir. Le troisième jour, T. = 39° le matin ; la diarrhée a presque cessé, mais la teinte jaune des sclérotiques s'est prononcée, affaissement profond.

Le quatrième jour, l'ictère s'est étendu aux téguments ; les urines sont brunes et bilieuses et contiennent de l'albumine. Le cinquième jour, T. = 38,5 le matin, 40° le soir ; vers 4 heures de l'après-midi, brusque poussée fébrile, agitation violente, délire, et le malade expire en l'espace de dix minutes.

Il convient de rapprocher de ces observations, recueillies dans un milieu où le typhus amaryl ne pouvait pas être en cause, un exemple observé dans les pays où la malaria et la fièvre jaune sont endémiques.

Un malade se présente à l'infirmerie se plaignant d'avoir perdu tout appétit depuis quelques jours ; il accuse une violente céphalalgie s'accompagnant de douleurs courbaturales des membres ; nausées fréquentes ; la langue est humide, large, blanche, le pouls petit, un peu fréquent ; légère teinte jaunâtre de la sclérotique. Les jours suivants, malaises sans grande exagération des températures ; c'est une période prodromique d'une durée d'un septénaire, caractérisée par des accès isolables.

A la fin de ce septénaire, la situation s'aggrave subitement : insomnie pénible, vomissements bilieux ; teinte ictérique peu marquée encore, mais manifeste ; elle a envahi toute la peau. La langue est blanche, un peu sèche ; la céphalalgie reparaît avec une notable intensité ; urines rares, rouges, sédimenteuses.

Le lendemain on note : le malade a eu, dans la journée d'hier, deux vomissements noirâtres présentant quelques stries de sang vermeil ; insomnie toujours pénible ; deux selles de même nature que les vomissements ; pouls concentré, fréquent ; langue sèche ; rapeuse ; le malade accuse un accablement extrême. Les jours suivants, l'agitation devient excessive ; langue rôtie ; la teinte ictérique générale augmente notablement et s'accuse surtout à la face, aux membres supérieurs et sur le thorax ; selles noirâtres, pas de vomissements.

Au deuxième jour de ce second septénaire, la langue et les gencives se sont recouvertes d'une sorte d'enduit noirâtre formé par du sang desséché ; cette matière souille la figure et les mains du malade. Nausées fréquentes ; urines de couleur rouge orangé, de réaction alcaline, dépôt muqueux abondant, trouble léger par l'acide nitrique, pas de couleur verte.

Les jours suivants, la situation s'assombrit encore : délire, hoquet convulsif, vomissements sanglants dans la nuit ; une selle involontaire presque complètement formée de caillots de sang noir.

La mort semblait imminente quand les vomissements s'arrêtèrent, l'hémorrhagie buccale diminua. Cette amélioration se prononce et se maintient les derniers jours de ce second septénaire ; produisant une véritable détente.

Puis, la reprise se fait au huitième jour de cette période d'état ; les vomissements sanglants reparaissent ; il ne devait plus se produire que des améliorations passagères, et le malade succombe avant la fin de ce troisième septénaire.

En résumé, après cinq jours d'une marche insidieuse (période prodromique), la maladie présente une physionomie bien tranchée; l'apparition de l'ictère, la teinte de plus en plus foncée, la fréquence des vomissements ne permettent plus de méconnaître la *fièvre bilieuse* (1).

Il est une dernière forme de ces déterminations intestinales dont l'étude pourrait trouver place ici, c'est la *forme cholérique*.

Elle s'observe incontestablement en dehors de toute autre affection intercurrente ; elle a été enregistrée et décrite à la Guyane, aux Antilles, en Algérie, dans des régions et à des époques où le choléra ne pouvait pas être mis en cause. Toutefois, comme, en moyenne, elle semble plutôt être le partage des accès endogènes à forme pernicieuse, et des réinfections de l'impaludisme chronique, et comme souvent elle coïncide avec des poussées épidémiques ou endémo-épidémiques de la maladie cholérique, nous en renvoyons l'histoire aux chapitres qui traitent de ces déterminations.

FORMES RÉCURRENTES

Cette étude de la *malaria typhoïdiforme* ne serait pas complète si nous omettions d'en rapprocher certaines formes dites *récurrentes*, qui sont la traduction de réinfections moins actives d'un paludisme moins invétéré.

Dans la description que nous avons donnée des fièvres de réinfection, nous avons insisté sur l'importance d'une caractéristique très nette de leur évolution : celle d'une détente toujours sensible, parfois très accusée, à la fin de chaque septénaire, et plus particulièrement dans les formes communes, aux xe, xie et xiie jours de la maladie, qui sont fréquemment les vi^{e}, viie et viiie jours du traitement hospitalier. Que cette détente soit complète, qu'elle soit quelque peu prolongée, et de la sorte se trouvera constituée une véritable récurrence; la reprise du troisième septénaire est séparée de la première crise par une période d'apyrexie qui peut être de 48 à 60 heures.

Ces faits, signalés par Maurel à la Guyane, ont été très fréquemment observés dans les épidémies de la Réunion et de Maurice; je les ai constatés et étudiés en Indo-Chine, où ils ne sont pas rares ; Tissot en a fait l'étude aux Antilles et nous en a donné l'histoire dans sa thèse sur la *Fièvre récurrente malarienne*.

Cette défervescence est beaucoup moins longue que dans le typhus récurrent. En revanche, elle est plus complète. C'est une véritable intermission dans la maladie, et non pas seulement la cessation d'un des symptômes, comme dans le typhus ictérode,

(1) J.-B. Lartigue, Note sur la fièvre bilieuse hémorragique (*Archives de médecine navale*, 1870, t. I, p. 428).

comme dans les spirilloses, tandis que ces maladies, en dehors de ce seul fait, continuent leur évolution.

Nous acceptons, pour ces faits, la conception et les explications données par Maurel, mais il nous paraîtrait excessif de faire rentrer, dans ce cadre, les rechutes qui se produisent dans la convalescence des fièvres de réinfection, et, les récidives qui apparaissent parfois au cours de cette convalescence. Tissot a classé, suivant la durée de cette phase apyrétique, les observations qu'il rapporte en deux groupes : 1° les cas dans lesquels cette période fut courte; 2° ceux dans lesquels cette période eut une durée plus longue.

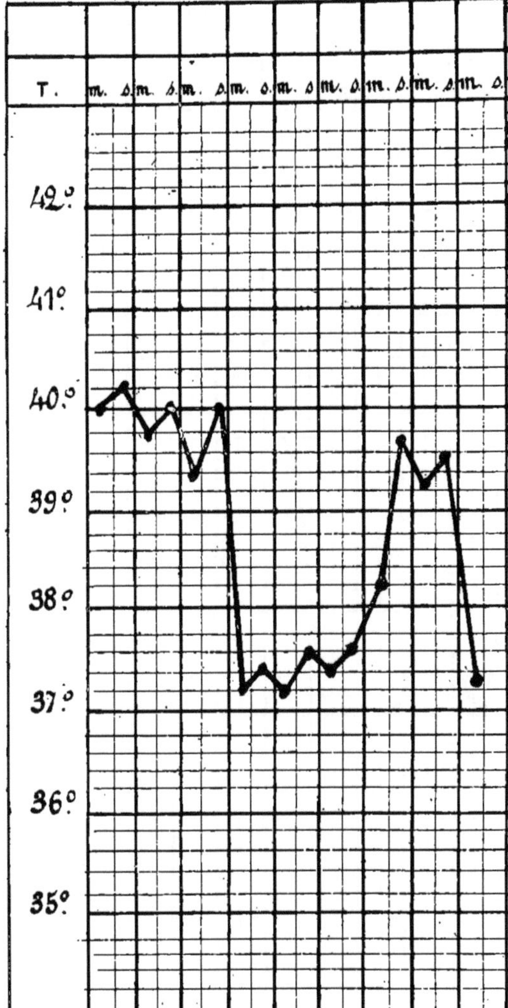

Fig. 107. — Première période caractérisant une atteinte de moyenne gravité de paludisme d'invasion. La rechute s'est montrée après trois jours d'apyrexie ; le malade a dû rester 16 jours à l'hôpital.

Les premiers seuls relèvent de la *récurrente malarienne.*

Les derniers sont imputables à des récidives contractées pendant l'immobilisation dans des lits non protégés. Il ne faut pas perdre de vue cette donnée pour avoir l'interprétation de certains faits. Ce n'est que depuis peu d'années que l'on veille assez étroitement à cette protection des fébricitants contre les anophélines. Même actuellement, elle ne prend pas toujours, dans l'esprit des malades et de son entourage, l'importance qu'on y devrait attacher et qui devrait être proportionnée aux chances de contamination. Elles sont considérables dans un grand nombre de nos établissements hospitaliers coloniaux placés à la périphérie des agglomérations en terrain palustre.

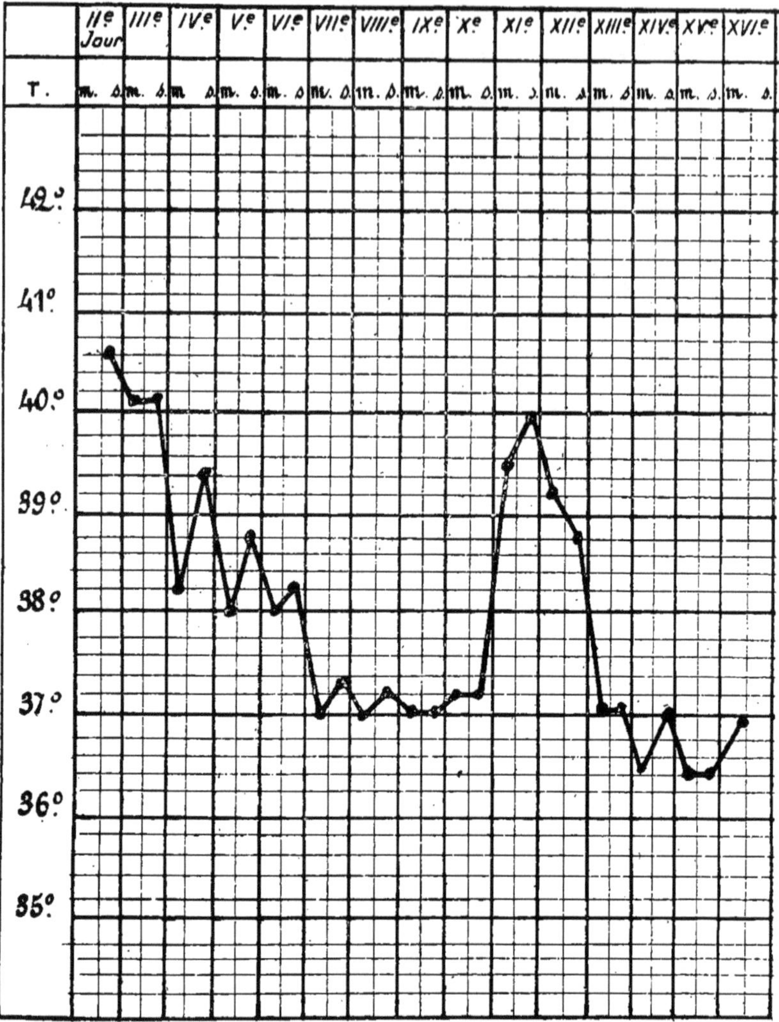

Fig. 108. — Malade depuis deux jours; céphalalgie, douleurs lombaires et articulaires transpirations abondantes. A l'entrée, on constate tous les signes d'une fièvre inflammatoire : vomissements bilieux incoercibles ; pas de frisson au début de la fièvre. Chute lente de la température commençant le quatrième jour. Rechute (1).

Les faits dont Clarac nous a donné l'histoire dans l'étude des récurrences de la fièvre inflammatoire relèvent de cette pathogénie.

(1) Clarac, De la fièvre dite bilieuse inflammatoire observée à la Martinique et à la Guyane (*Archives de médecine navale*, 1888, t. I, p. 3).

Chaque cas semble constitué par deux périodes fébriles bien marquées, ayant une durée moyenne chacune de 5 à 7 jours, et séparées l'une de l'autre par une période franchement apyrétique, dont la durée, quoique variable, peut être fixée entre 5 et 7 jours. Chaque cycle fébrile est caractérisé par les manifestations variables que nous avons notées dans les rémittentes palustres simples.

L'exemple suivant, donné par le même auteur, se reproduit souvent dans la pratique : le malade entre à la fin d'un septénaire fébrile soigné à la caserne ; quelques jours plus tard on prononce son exeat. Le lendemain il est repris de fièvre ardente qui se prolonge deux à trois jours pleins.

Il s'agit, dans toutes ces circonstances, soit de récidives, soit de rechutes, du paludisme primaire.

En revanche, les cas observés par Maurel, à Saint-Laurent du Maroni, à la Guyane, se rapportent, dans leur ensemble, à la fièvre récurrente palustre ; ils sont à tous égards semblables à ceux que nous avons observés au Tonkin, dans une région où le typhus amaryl ne pouvait être en cause.

Toutefois, il reste à faire, dans ces différentes observations, la part possible de la spirillose et de la trypasonomiase récemment décrite par les observateurs Brésiliens.

DIARRHÉE ET DYSENTERIES PALUSTRES

Ces deux syndrômes ne sont pas assez distincts et sont trop souvent entremêlés, dans le décours de ces formes *intestinales* du paludisme, pour qu'en pratique il y ait intérêt à les étudier isolément.

Ces déterminations sont observées fréquemment dans les épidémies de malaria typhoïdiforme, et nous en avons retracé les traits descriptifs, mais elles y sont un fait très secondaire, tandis qu'il est des cas où elles deviennent le fait prédominant et la manifestation caractéristique.

Le résumé suivant d'un article de Bernardo Schiavazzi donne un exposé sommaire et précis des faits et de la doctrine :

« ... Au symptôme fièvre s'ajoutèrent, dans six cas, des phénomènes de dysenterie prononcée, et, dans 20 cas, de diarrhée tenace qui eurent peine à disparaître après un long traitement. Mais cette particularité, que l'épidémie commença à décroître dès qu'on eut recours au traitement par la quinine, fit penser que les phénomènes intestinaux, même de caractère dysentérique, ne pouvaient être que la conséquence de l'infection malarienne.

« Invité par moi, le professeur Schaudinn visita la localité, le 13 septembre, et prit des échantillons de sang de 20 malades ; il put confirmer, comme je l'avais trouvé quelques jours auparavant, que dans le sang des malades étaient représentées toutes les espèces d'hémosporidies malariennes, et que, même, deux espèces de ces parasites se trouvaient simultanément chez le même individu.

« Schaudinn émit l'opinion que les dysenteries observées chez les paludéens n'étaient pas produites par des parasites spéciaux amiboïdes, comme en Egypte, mais par des troubles de nutrition de la muqueuse intestinale, peut-être par l'obstruction des vaisseaux par suite de l'agglomération des parasites malariens dans les capillaires de la muqueuse intestinale.

« ... Une endémie plus grave avait apparu en 1897, dans la même localité; 125 individus furent atteints... Chez plusieurs se montrèrent, en même temps, des catarrhes intestinaux d'une gravité particulière. Chez tous, le décours de la maladie s'accompagna quotidiennement de fièvre avec accroissement vespéral de la température au-delà de 40°, s'aggravant, dans les cas les plus sérieux, par suite d'une déperdition des forces très marquée, de vomissements, de diarrhée, de troubles de la sensibilité...

«... L'endémie avait, en somme, l'aspect d'une grave affection typhique mêlée à de nombreux cas de dysenterie. Le diagnostic de malaria fut confirmé par l'examen du sang qui permit de trouver les hémospores malariens. Les formes typhiques et dysentériques ne constituèrent donc qu'un symptôme concomitant... Le traitement par la quinine calma rapidement non seulement les phénomènes typhiques, mais encore les phénomènes dysentériques... (1). »

Les praticiens coloniaux ont fréquemment constaté, au cours des épidémies de paludisme, des déterminations pareilles. Dans notre mémoire de 1886, et dans nos études postérieures qui ont inspiré les thèses de Kergrohen, de Garnier, etc., nous avons résumé l'histoire des faits qui s'observent en Indo-Chine, terrain de prédilection de ces localisations du paludisme.

Ces cas se sont également présentés au Dahomey et à Madagascar pendant la conquête; ils se sont reproduits dans cette possession, comme autrefois à Maurice et à la Réunion, dans le cours des épidémies de paludisme qui ont successivement ravagé ces colonies de l'Océan Indien.

La courbe thermique est plus variable que dans les déterminations typhoïdiformes: les graphiques en fournissent la preuve :

Il semble, comme l'avaient fait remarquer les cliniciens de l'Algérie, que le dévoiement intestinal atténue les phénomènes

(1) Bernardo Schiavazzi, les Fièvres malariennes en Istrie méridionale et leurs complications. Actes de la Société des Etudes de la malaria (*Annales de Celli*, 1903, pp. 188-193).

d'intoxication générale : fièvre, malaises, asthénie et typhisme ; néanmoins, nous retrouvons dans ces cas les caractéristiques que présente l'évolution de la courbe thermique dans toutes les

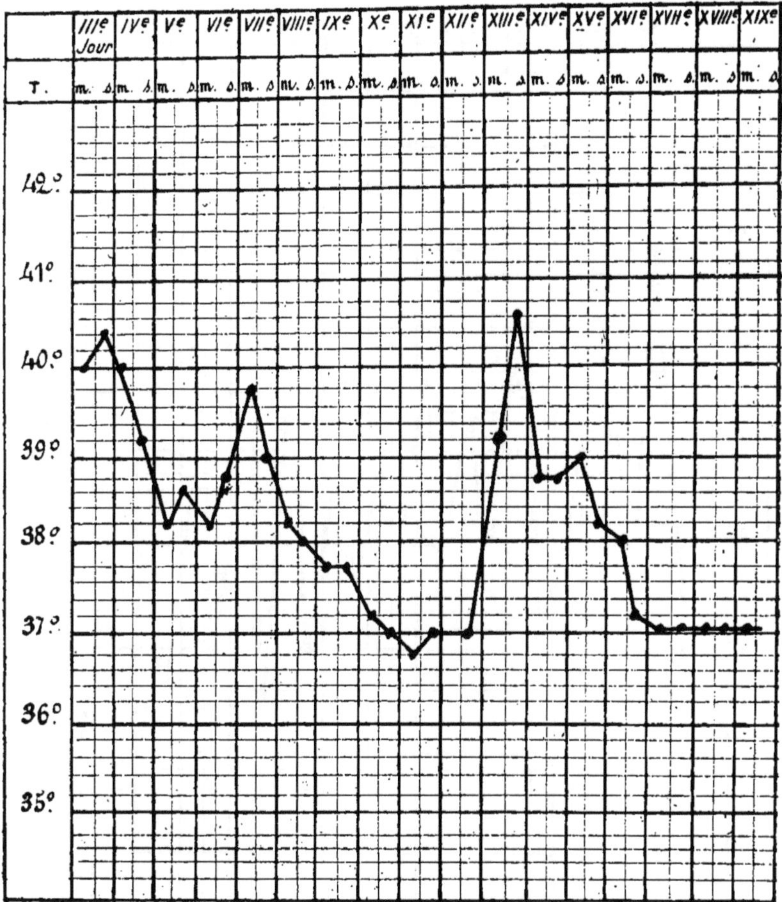

Fig. 109. — Première période de fièvre rémittente avec détermination pseudo-dysentérique. Au cours de la convalescence, rechutes caractérisées par des crises de coliques avec diarrhée.

manifestations de réinfection du paludisme primaire et secondaire : exacerbation journalière avec détente notable à la fin de chaque septénaire, et reprise à des dates en quelque sorte fatidiques.

Fréquemment la maladie regagne en durée ce qu'elle perd en acuité; elle se prolonge trois à quatre septénaires malgré le traitement.

Il n'est pas rare, cependant, de voir disparaître rapidement tous les symptômes morbides sous la seule influence de l'intervention thérapeutique. C'est une constatation que tous les

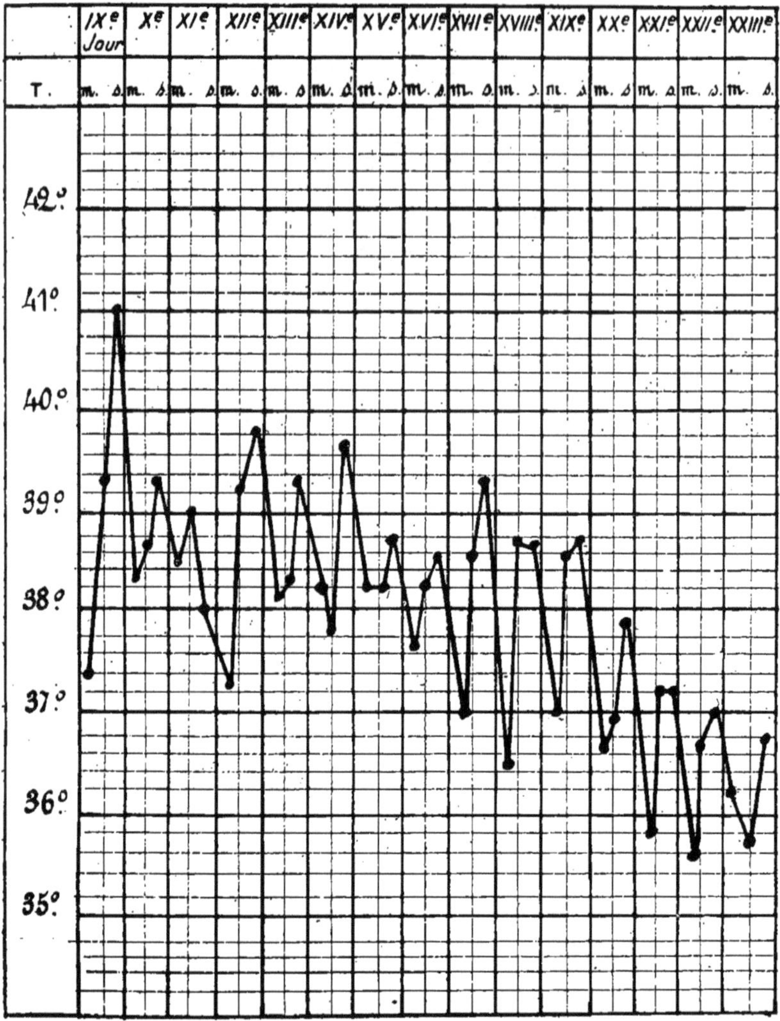

Fig. 110. — Rémittente palustre tenace, avec diarrhée dysentériforme.

praticiens répètent avec la même satisfaction que Schiavazzi ; elle est particulièrement exacte quand les localisations intestinales correspondent à des crises d'origine strictement endogène.

Les formes de réinfection, les récidives vraies, pour peu qu'elles aient lieu à la période d'activité des anophélines, sont plus tenaces et exigent un traitement prolongé ; ce sont ces derniers faits que vise la description suivante.

DIARRHÉES PALUSTRES

Dans les cas les moins graves, on se trouve en présence d'une diarrhée dysentériforme.

La diarrhée bilieuse est le trait prédominant et constant; il s'y ajoute fréquemment, mais non à toutes les déjections du mucus sanguinolent.

La consistance et l'aspect des selles varient non seulement d'une journée à l'autre, mais d'un moment à l'autre de la même journée.

Les coliques sont très vives; c'est pour ces cas qu'il convient de maintenir la distinction, si bien indiquée par Julien, entre la douleur abdominale et celle qu'il appelle la douleur intestinale. La première est plutôt générale que circonscrite; elle est continue, exagérée par la pression, tandis que la seconde est mieux localisée, semble produite par la circulation des matières et n'est que temporaire.

Cette dernière est celle que l'on rencontre dans la dysenterie palustre. Ajoutons qu'elle vient de loin, part de la région périombilicale pour s'irradier à toute la masse intestinale et se juger par une évacuation abondante.

Dans la dysenterie vraie, les sensations sont différentes ; elles sont plus durables, elles sont ascendantes et localisées aux portions terminales du tube digestif.

On peut rencontrer, dans cette forme atténuée, une complication plus fréquente dans les cas graves et que je considère comme spéciale à cette variété de la dysenterie : c'est l'*hémorragie intestinale*.

Il ne s'agit plus de mucus sanglant, de sang mélangé aux selles, mais bien d'hémorragie profuse, se traduisant par des pertes extrêmement abondantes et constituant presque uniquement les matières expulsées. La quantité de sang a pu, dans certains cas, être évaluée à plus d'un litre dans les 24 heures.

Cette complication s'arrête, le plus souvent, au bout de ce laps de temps ; dans la presque totalité des faits que j'ai observés (27), la maladie, à deux exceptions près, s'est heureusement terminée.

Dans deux des cas, elle a été suivie de mort ; l'hémorragie s'est renouvelée à plusieurs jours d'intervalle ; les malades ont succombé au bout de leur sang, comme un animal qu'on saigne.

DYSENTERIES PALUSTRES

Souvent les manifestations sont plus bruyantes, les lésions

paraissent plus profondes; à la fluxion a succédé la phlegmasie de la muqueuse.

Symptômes abdominaux. — Les selles sont toujours diarrhéitiques, volumineuses, abondantes, à l'inverse de ce que nous signalerons dans la dysenterie vraie; elles sont très douloureuses, moins par le ténesme et les épreintes qu'elles occasionnent, au moment de la défécation, que par les tranchées qu'elles déterminent, et qui rendent le ventre très sensible en dehors de cet acte.

Le sang est intimement mélangé aux matières qui sont liquides, fortement colorées en jaune ocre, parfois bilieuses, toujours très fortement teintées. L'expulsion de mucus avec stries sanguinolentes, ou de débris membraniformes, ne se produit qu'à la fin de la défécation, constituant en quelque sorte une seconde selle surajoutée à la première, alternant avec d'autres, qui sont composées de sang presque pur, parfois en caillots.

Symptômes généraux. — Ces phénomènes locaux ne sont pas sans déterminer une réaction fébrile et une répercussion bien nette du côté des autres organes abdominaux; je dirai même que ces symptômes surajoutés sont plus nettement accusés que dans les autres variétés de dysenterie.

Le foie est manifestement douloureux, augmenté de volume, sensible à la pression, il est atteint par la même poussée fluxionnaire que l'intestin; la rate est développée et sensible à la palpation.

La fièvre s'établit dès le début, elle persiste tant que les symptômes dysentériques ne s'amendent pas; elle a la marche et la caractéristique des manifestations fébriles du paludisme, avec rémission très marquée à une heure déterminée, et exacerbation très nette vers le milieu de la journée.

La maladie peut évoluer très rapidement, mais elle n'est pas d'une seule tenue : elle se compose de crises successives nettement isolables.

Qu'il nous soit permis d'en fournir la preuve et de résumer ici une observation restée profondément gravée dans notre mémoire.

A la suite d'un voyage pénible, dans une zone malsaine, un haut fonctionnaire de l'Indo-Chine avait été pris de malaises pénibles, avec selles fréquentes et douloureuses ; ces manifestations avaient rétrocédé et il ne persistait qu'une fatigue générale, avec sommeil incomplet, appétit médiocre, et une incapacité relative du travail cérébral. Il avait continué à vaquer aux multiples et difficiles fonctions de sa charge, et, en dehors de son entourage immédiat, personne ne se doutait qu'il pût être malade.

Malgré cet état d'imminence morbide dont il avait le pressentiment, il ne crut pas devoir suivre le conseil qui lui était donné de surseoir à un voyage au cours duquel il devait présider une cérémonie importante de la vie annamite.

Il fut pris, au quatrième jour de son absence, d'une crise suraiguë de dysenterie bilieuse avec vomissements très abondants fièvre ardente, selles composées de bile mélangée d'abondantes quantités de sang ; épreintes, ténesme et dysurie.

Cette crise subit, sous l'influence d'un traitement par l'ipéca, une détente relative ; le malade put rejoindre Hanoï pour s'aliter.

Dès son arrivée, il fut pris d'une seconde poussée aussi violente que la première ; une médication appropriée fut prescrite, et au huitième jour les selles étaient modifiées, elles étaient redevenues normales, et le malade parlait de reprendre son régime habituel quand, brusquement, la diarrhée se rétablit et s'accompagna d'une hémorragie intestinale profuse, qui se continua durant trois jours pleins ; elle avait épuisé le malade quand elle s'arrêta.

La semaine suivante, la diarrhée dysentérique subit une dernière exacerbation, l'hémorragie se renouvela ; elle devait emporter le malade qui, en moins de 15 jours, sans symptômes dysentériques bien graves, ni bien persistants, fut terrassé en pleine santé. Les lésions nécropsiques se bornaient, du côté de l'intestin, à de rares ulcérations folliculaires de l'iléon et du cæcum.

Dans les cas d'une gravité extrême, tous ces symptômes s'exagèrent ; le malade est couché, ramassé sur lui-même, le facies exprime la souffrance ; la réaction fébrile est intense ; les phénomènes abdominaux s'accompagnent de vomissements se répétant à de courts intervalles.

Les selles, tout en restant très abondantes et d'une fréquence extrême, sont constituées par un flux séro-bilieux mélangé de sang en nature ; chaque selle est suivie de l'expulsion de débris membraneux.

Les cas de cette nature sont généralement décrits sous la dénomination de *Fièvres pernicieuses dysentériques*.

La description suivante donne de ces cas la ressemblance frappante.

Un homme est pris brusquement de coliques violentes, s'irradiant vers l'S iliaque et le rectum, et aussitôt apparaissent des selles contenant des mucosités et du sang en abondance ; le ténesme s'établit en même temps ; le besoin de la défécation est pour ainsi dire incessant, et, au bout de vingt-quatre heures, le malade est dans un état complet d'affaiblissement et de prostration. La figure est tirée, abattue, les yeux cernés et caves, la langue sèche, la respiration pénible, la voix sourde et affaiblie ; les selles, au nombre de 60 à 100 par jour, sont constituées par une matière brunâtre où l'on reconnaît des caillots sanguins et des lambeaux de muqueuse.

Pour peu que cet état se prolonge, la douleur et les hémorrhagies successives ont bientôt raison de l'énergie et de la résistance du malade. — Du huitième au dixième jour, le malade devient somnolent ; il semble que les sensations se soient émoussées ; les douleurs sont moins accusées, les selles sont moins impérieuses ; le pouls s'affaiblit ; il s'établit une sorte d'état typhoïde avec rêvasseries, délire, puis survient un état comateux précurseur de la mort.

Mais il est rare, comme l'a indiqué Rochette, que, même dans ces cas extrêmes, la maladie soit d'une seule tenue ; elle semble procéder par crises successives et subintrantes. L'état subtyphoïde ne survient qu'au bout d'un certain nombre de ces reprises.

Parfois, suivant la remarque de ce clinicien, on observe, au milieu de ces symptômes adynamiques, des phénomènes ataxiques : céphalalgie intense, délire avec agitation violente, soubresauts des tendons ; mais ces symptômes font bientôt place aux phénomènes adynamiques signalés plus haut ; ils ne se rencontrent que chez les malades qui portent la tare de l'alcoolisme.

La dysenterie palustre est une maladie de surface : elle offre des répits très nets et des reprises très accusées. Les phénomènes, quels que soient les éclats de la maladie, s'arrêtent souvent avec la même brusquerie qu'on les a vus apparaître. En peu de jours peut survenir une amélioration qui souvent est durable, et peut être définitive. Elle se distingue, à cet égard, de la *diarrhée chronique endémique*, de la *dysenterie vraie*.

Si chaque crise isolée ne doit, en dehors de toute complication, effrayer ni le malade, ni le médecin, il faut savoir se défier des *rechutes* et des *récidives*.

Il est vrai de dire de cette manifestation, comme de toutes les autres manifestations de la même endémie, que si chaque malade fait *ses accès* à sa façon, il a grande tendance à les répéter sous la même symptomatologie : les retours de la forme dysentérique sont à redouter chez tous ceux qui ont eu à souffrir d'une première atteinte.

Deux complications sont à craindre dans les cas aigus : 1° l'établissement d'un état fébrile subcontinu avec état typhoïde ; 2° l'hémorragie intestinale ; à la longue, il se produit des lésions durables, et l'entéro-colite s'établit à demeure.

Mais encore une fois, en dehors de ces trois faits : passage à l'état chronique, fièvre typho-malarienne, pertes de sang par l'intestin, cette forme est facilement et rapidement curable.

Les faits suivants peuvent servir de preuve à l'appui de cette conception de la diarrhée et de la dysenterie palustres.

1° Diarrhée intense, profuse, ayant abouti à une poussée dysentériforme; sang et mucus dans les selles; ténesme, épreintes; ce sont les seuls phénomènes dont se plaigne le malade, bien qu'il s'agisse, en réalité, d'une fièvre subcontinue avec complications abdominales; T. matin = 40, à midi = 39,2, le soir = 39.

A partir du quatrième jour, rémission très marquée; apyrexie définitive le sixième jour. Dès cette époque, les phénomènes diarrhéiques et dysentériques avaient disparu.

2° Chez un malade en traitement pour diarrhée bilieuse avec fièvre subcontinue palustre, au troisième jour, hémorragie intestinale abondante sans autres phénomènes anormaux; le lendemain l'hémorragie se renouvelle. La guérison à partir de cette date fut rapide et complète.

3° Diarrhée bilieuse et dysentérique; T. à midi = 40,6; à 7 h. du soir = 39°. Les trois jours suivants, fièvre persistante à maxima moins élevés. Selles parfois bilieuses et très abondantes, parfois incomplètes et composées presque uniquement de sang; coliques très vives. Dès le quatrième jour, amélioration très nette.

Première rechute au douzième jour; coliques, malaise intestinal, alternatives de constipation et de diarrhée, cette fois sans mouvement fébrile. Cet état ne se prolonge pas au-delà d'une dizaine de jours.

Nouvelle rechute vers le trentième jour de l'hospitalisation; selles à vide, coliques très vives, fatigue extrême. Sous l'influence du traitement, les phénomènes abdominaux disparaissent dans les trois jours suivants, mais il subsiste une grande fatigue et de l'anémie.

4° La nuit de l'entrée, selles très fréquentes, colorées; les deux nuits précédentes, crises diarrhéiques analogues; quelques jours auparavant, malaises du début de l'impaludisme. Pas de maladies antérieures.

Foie et rate augmentés de volume; état général satisfaisant.

Dans la nuit qui suit l'entrée, accès d'étouffement; le malade se croyait perdu. Ces phénomènes dyspnéiques persistent encore dans la matinée quoique très atténués; nausées, vomissements, complications de cardialgie et d'épigastralgie. T. matin = 39,5, normale le soir. Dans l'après-midi transpiration profuse; dès le lendemain la diarrhée est guérie.

5° Coliques et hémorragie intestinale à titre de phénomènes prodromiques de la fièvre palustre. Depuis quelques jours, abattement des forces, malaises constants; perte absolue de l'appétit; peau chaude le matin; transpirations profuses dans la seconde moitié de la journée.

Vers le quatrième ou le cinquième jour de cet état de malaise, coliques violentes surtout le matin; épreintes et ténesme; diarrhée bilieuse; deux à trois selles constituées presque uniquement par du sang non caillé.

Après deux jours de traitement, amélioration très nette; disparition des accidents au troisième jour.

Cinq jours plus tard, retour d'accidents de même nature se compliquant cette fois d'une véritable poussée fébrile; la température évolue autour de 39°; à la fin du mois guérison complète.

PALUDISME SECONDAIRE

Les fièvres à accès francs et régulièrement périodiques ont été et sont encore considérées comme la détermination typique du paludisme.

Nous avons démontré que cette conception doctrinale est incomplète; ces accès s'observent aux différentes étapes, mais ils ne sont qu'une manifestation occasionnelle en dehors du *paludisme secondaire*, dont ils peuvent être considérés comme la caractéristique.

Avant d'entreprendre l'étude clinique de ces *fièvres intermittentes vraies*, nous tenons à rappeler les distinctions qui s'imposent entre des déterminations voisines au point de vue symptomatique mais isolables, au point de vue nosologique.

I. — Les fièvres d'accès peuvent, avons-nous vu, correspondre à ce que les Italiens appellent l'*épidémie vernale;* il semble qu'à cette saison, dans l'Europe méridionale, la rénovation du parasitisme se fasse incomplètement chez les anophélines et que son activité soit atténuée. Ces circonstances se présentent dans les pays chauds, quand la protection, sans être absolue, est relativement efficace, la dose des inoculations, n'étant pas suffisante pour superposer une variété nouvelle au parasitisme antécédent.

Dans ces cas, il s'agit de *récidives*, mais sans infection profonde au sens défini par Billet quand il a fait application de ce mot aux infestations successives du paludisme; en clinique, ces récidives légères se traduisent sous la même forme que les rechutes proprement dites.

II. — Nous avons dit et répété, dans les chapitres précédents,

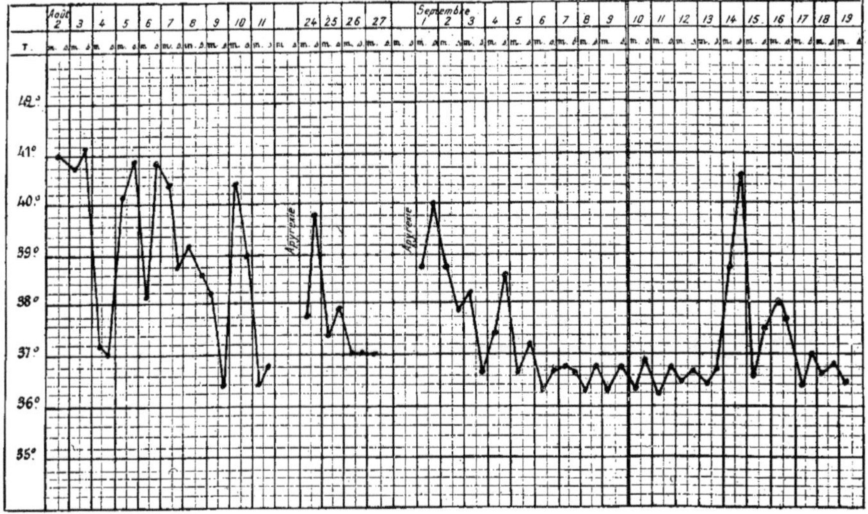

Fig. 111. — Rechutes d'un paludisme ancien ; accès en série du 1er au 8 août ; apyrexie le 9 : accès isolés le 10, le 24 août, le 1er, le 14 septembre. Les rechutes se produisent suivant le type septane et biseptane.

que la convalescence des crises aiguës de l'infection primitive, et des réinfections qui se succèdent, est traversée d'accès intermittents ; ce sont des rechutes survenant à assez courte distance de l'apport exogène après une apyrexie lacunaire.

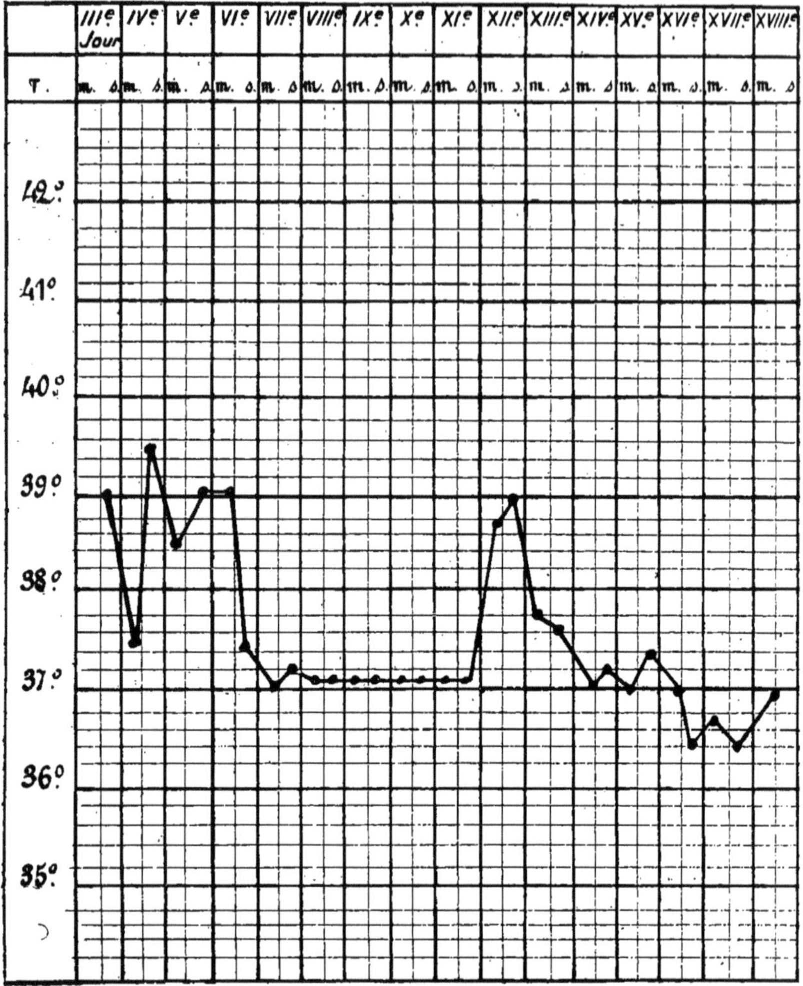

Fig. 112. — Accès intermittents survenant au 6e jour de l'apyrexie, après une atteinte de fièvre subcontinue.

Ajoutons, pour être exact, que ces accès peuvent s'observer au début comme à la fin des réinfections, particulièrement quand elles sont répétées et que l'intoxication est ancienne.

« Nombre de fois nous avons vu des malades atteints d'accès intermittents pendant deux à trois semaines et plus ; puis il survenait chez eux une fièvre continue, après quoi ils avaient de nouveau des accès intermittents... ces malades disent avoir eu *langore* (fièvre chaude et stupeur) et *frigore* (accès avec frisson).

« Si, pour plus de détails, nous leur demandions dans quel ordre étaient venus la fièvre continue et les accès intermittents, ils nous répondaient que tout avait été mêlé. Effectivement, quelques malades avaient eu alternativement quatre à six semaines d'accès intermittents, puis un mois de fièvre continue..... puis encore de nouveaux accès (1). »

III. — Nombre d'observateurs admettent que l'accès intermittent peut-être la manifestation primitive de l'intoxication.

Nous avons indiqué qu'à notre avis ces accès ont été précédés de manifestations inaperçues ou méconnues, l'infestation primitive, quand la dose de poison est minime, se traduisant par de simples malaises passagers, ou par des états gastriques derrière lesquels on ne songe pas toujours à rechercher la maladie causale.

Il n'en reste pas moins incontestable qu'en fait, sinon en doctrine, il existe des cas assez nombreux où le paludisme paraît débuter par des accès fébriles à schyzontes volumineux et fortement pigmentés.

« Ce sont, en général, des accès bénins et justiciables de doses minimes de quinine... Dans ces cas, il est probable que la virulence du paludisme est atténuée, et qu'il passe directement à la forme de schyzontes volumineuses sans présenter la forme primaire (2). »

Dans ces groupes successifs de faits, l'accès n'est qu'une détermination intercurrente, et ne constitue qu'un épisode.

IV. — Nous dirons donc, avec Treille et Legrain, que ces différentes manifestations fébriles ne sont pas la *fièvre intermittente vraie;* celle-ci est la traduction d'une infection parasitaire strictement schyzogonique, survenant à assez longue distance de toute inoculation. C'est à ces rechutes, se produisant après une latence durable, qu'avec ces auteurs et avec Billet on doit réserver cette dénomination.

Dans ces cas, les manifestations présentent constamment et régulièrement le même type. L'intermittence se retrouve dans toutes les atteintes quelles qu'elles soient et dans la série entière des accès; quand elle s'efface, c'est qu'il s'est produit soit une réinfection, soit une complication.

(1) Obedenare, Article « Danube », du Dictionnaire encyclopédique des sciences médicales (Dechambre).

(2) Billet, Distinction spécifique des hématozoaires. Congrès de Reims, 1907.

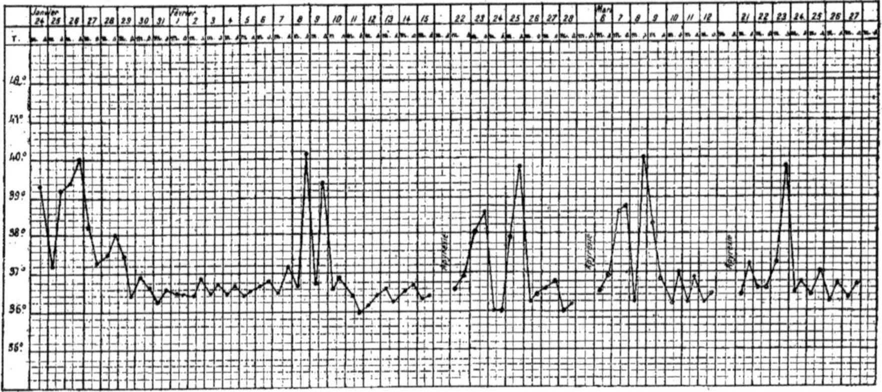

Fig. 113. — Rechutes biseptanes et mensuelles.

ACCÈS FRANCS

S'il est exact de considérer, avec Treille et Legrain, cette fièvre intermittente vraie comme une affection bénigne dans les régions subtropicales, cette assertion cesse d'être exacte quand on en fait application aux malades coloniaux.

La fréquente rénovation de l'hémamibe, conséquence de la reproduction sexuée qui s'opère, pendant de longs mois et parfois pendant l'année entière, chez l'anophéline, conséquence des inoculations répétées qui se reproduisent chez le malade, donne au parasitisme une activité beaucoup plus grande.

On trouve rarement chez les coloniaux, au cours des rechutes, même quand la latence a été durable, les formes vieillies du parasitisme; les inoculations successives ont pour résultat d'y substituer des formes jeunes, « la variété nouvelle devient prédominante et exclusive (1) ».

Bien que la forme soit jeune, la sommation et la progression des lésions n'en existent pas moins; le paludisme est invétéré et grave; et autrement dit et contrairement à une conception que l'on a tendance à admettre pour le paludisme des régions prétropicales, le parasitisme primaire et le paludisme dit primaire ne sont pas deux faits toujours corrélatifs.

Voilà pourquoi nous avons été conduits à préciser, dans l'introduction de cette monographie, que l'âge du parasitisme constaté ne donne pas celui de l'intoxication et des lésions qui en sont la traduction; la réinfection agit comme une addition à un état constitutionnel préexistant et persistant, alors même que cette atteinte antérieure est très éloignée et est restée longtemps latente.

Cette donnée est importante en pratique comme en nosologie, elle explique comment et pourquoi la symptomatologie des accès d'origine coloniale peut être très voisine, au point de vue de l'horaire et des complications, de celle que l'on observe en Europe dans l'impaludisme chronique, malgré la constatation, dans la circulation générale, des formes *parva*.

Ce sont vérités à ce point admises en pathologie exotique que les cliniciens savent pouvoir affirmer le diagnostic rétrospectif d'atteintes palustres, bien que le malade en ait parfois perdu le souvenir, en se basant sur l'horaire et le type de l'accès.

« Les accès, dit Drago (pour donner une citation qui résume l'impression des cliniciens coloniaux), ont débuté tardivement pour certains cas; ainsi, un malade de Rochefort, et des mate-

(1) NICOLAS JANCZO, Observations sur l'endémie de la malaria à Kolozsvar (*Annales de la Société pour l'étude de la malaria*, 1906, t. VII, p. 163).

lots malgaches de Sainte-Marie, pays palustre, avaient leur accès dans l'après-midi et souvent dans la soirée. » Et il en tire la conclusion que nous considérons comme exacte : « Ce début des accès dans la dernière partie de la journée médicale est signe d'une impaludation antérieure et ancienne (1). »

Ces accès du paludisme colonial conservent très fréquemment une autre tare originelle : les manifestations d'invasion et celles qui ont caractérisé les récidives s'étant traduites par des déterminations anormales (complications ou surcharges) les rechutes affectent habituellement la même symptomatologie.

Il faut en retenir cette conclusion que les fièvres intermittentes vraies peuvent, chez les coloniaux, emprunter des particularités et une gravité anormales à la susceptibilité acquise au moment des infestations. Cette caractéristique se retrouve dans les accès ordinaires, comme dans les accès frustes et larvés ; quand elle s'exagère, la perniciosité apparaît.

La fièvre est plus élevée et plus longuement persistante ; l'ascension et la descente se font d'après des règles quelque peu distinctes de celles établies pour le paludisme prétropical. La tierce simple est peu fréquente et les cas que nous analysons, dans le tableau ci-dessous, sont, à de rares exceptions près, des accès quotidiens. Quant à la double tierce, nous la plaçons en dehors de la fièvre intermittente vraie.

Pour permettre au lecteur de se former une opinion motivée sur l'horaire et la durée des accès, nous avons fait choix d'une série de cas dont les observations ont été recueillies sur un transport rapatriant des malades du Tonkin en France, en dehors, par conséquent, de toute *possibilité de réinfection*.

Nous avons, en toutes circonstances, laissé évoluer le premier accès, n'intervenant qu'au début de sa défervescence par l'administration d'une dose variable de 1 gr. à 1 gr. 50 de sulfate de quinine.

Les conditions dans lesquelles nous étions placés nous ont conduit à ne faire prendre les températures des fébricitants que de 6 heures du matin à 6 heures du soir ; elles ont été enregistrées toutes les trois heures ; par suite, certains détails d'évolution de la courbe ont pu échapper.

(1) Drago, Rapport médical sur la campagne du croiseur « le D'Estaing » à la station de Madagascar (*Archives de médecine navale*, 1890, t. I et II).

HORAIRE				DURÉE			OBSERVATION
DÉBUT de l'accès (heure)	ACMÉ — TEMPÉRATURE	ACMÉ — HEURE	FIN de l'accès (heure)	ACCÈS — (heure)	MONTÉE — (heure)	DESCENTE — (heure)	
?	39°8	12e	19eh.	?	?	7 h.	Accès débutant dans la prime matinée.
?	39,9	6e	19e	?	?	13 h.	Début avant le jour.
?	39,7	12e	22e	?	?	10 h.	
?	39,4	12e	21e	?	?	9 h.	
8e	39,1	15e	?	?	7 h.	?	Accès de la matinée se prolongeant jusqu'au delà de minuit.
?	38,6	6e	21e	?	?	15 h.	Accès atténué par la quinine.
?	40,5	15e	21e	?	?	6 h.	
?	40,7	12e	24e	?	?	12 h.	
6e	39,1	15e	24e	18 h.	+ de 9 h.	+ de 9 h.	
?	39,4	12e	20e	?	?	8 h.	
? 7e	40,6	12e 15e	24e 22e	? 15 h.	? 8 h.	12 h. 7 h.	Deux accès successifs, le second atténué par la quinine ; apyrexie définitive.
?	40,2	6e	16e	?	?	10 h.	
?	41,0	6e	20e	?	?	14 h.	
8e		15e	?	?	7 h.	+ de 12 h	Type d'accès débutant vers 9 à 10 h. du matin et se prolongeant jusque dans la seconde moitié de la nuit.
4e	41,4	12e	21e	17 h.	8 h.	9 h.	
6e	39,8	15e	21e	15 h.	9 h.	6 h.	Accès traité par la quinine dès la veille ; accès fruste le lendemain : apyrexie le 3e jour.
?	40,8	6e	19e	?	?	13 h.	
?	40,4	12e	21e	?	?	9 h.	Chute de 3 degrés.
?	40,0	12e	16e	?	?	4 h.	Chute de 3 degrés.
?	40,2	12e	20e	?	?	8 h.	
8e 13e	38 3 38°2	18e 18e	30e 28e	22 h. 15 h.	10 h. 5 h.	12 h. 10 h.	Accès débutant dans la matinée, atteignant l'acmé de midi à 4 h. et se prolongeant toute la nuit — Accès atténués par la quinine.
8e	40,0	21e	?	?	13 h.	— de 9	
?	40,0	9e	15e	?	?	6 h.	
8e	39,5	15e	21e	13 h.	7 h.	6 h.	Rechute dans la convalescence d'une réinfection.

HORAIRE				DURÉE			OBSERVATION
DÉBUT de l'accès (heure)	ACMÉ TEMPÉRATURE	ACMÉ HEURE	FIN de l'accès (heure)	ACCÈS — (heure)	MONTÉE — (heure)	DESCENTE — (heure)	
Minuit	40,4	15e	30e	30 h.	15 h.	15 h.	Accès commençant dans la nuit et se terminant le lendemain matin vers 6 h.
9e	38,3	15e	21e	12 h.	6 h.	6 h.	Troisième accès de la même rechute (accès atténué).
8e	38,5	18e	vers la 25e	17 h.	10 h.	8 h. (?)	Accès atténué par la quinine ; la veille acmé = 40,7 à la 12e h.
8e	38,6	12e	19e	11 h.	4 h.	7 h.	Accès atténué par la quinine.
8e	38°2	12e	16e	8 h.	4 h.	4 h.	Le lendemain, accès encore plus court.
?	40,4	12e	20e	?	?	8 h.	Accès devant débuter vers 6 ou 7 h. du matin.
8e	39,2	15e	23e	15 h.	7 h.	8 h.	Accès atténué le lendemain et retardé.
?	39,1	9e	20e	?	?	11 h.	
?	40,0	6e	18e	?	?	12 h.	Chute de 3° en 12 heures.
?	40,5	9e	22e	?	?	13 h.	
5e	38,2	15e	?	?	10 h.	?	Accès atténué par la quinine et traînant à la montée.
5e	40,4	18e	?	?	13 h.	?	
							Le traitement quininé a coupé la fièvre dès la première prise, en dehors des cas où les températures sont indiquées le second et le troisième jour.

Comme on le voit, les accès, sauf exceptions, se prolongent au delà de douze heures ; la moyenne de leur durée varie de quinze à vingt heures; parfois, particulièrement dans le paludisme invétéré, ils peuvent être plus prolongés et excéder vingt-quatre heures, et atteindre même trente heures.

Ceci est vrai surtout des rechutes qui se présentent après une apyrexie lacunaire, à la suite des fièvres de réinfection, chez des malades dont le paludisme est ancien ou a subi de nombreuses récidives; dans ces conditions, l'accès débute de 8 à 9 heures du matin, il se prolonge jusque vers minuit et au delà, l'acmé ne survient que vers la 15e ou 16e heure.

Les maxima s'inscrivent en moyenne entre 39° 5 et 40° ; ils peuvent, dans les accès non traités, atteindre et dépasser 41°, mais de quelques dixièmes seulement.

Les minima, contrairement à une opinion admise, sont très

rarement des températures de collapsus; ils évoluent entre 36° et 37° ; les températures inférieures à 35° ne s'observent que le lendemain ou le surlendemain de l'accès franc; constatées plus tôt, elles indiquent la tendance à l'algidité.

Les accès, à moins de traitement actif, ne sont pas isolés; il faut bien se rendre compte que, fréquemment, le malade, même quand il est en contact journalier et incessant avec le médecin, ne le consulte au plus tôt que le second jour; dans les conditions ordinaires de la pratique, il n'est vu qu'au troisième accès et parfois plus tard. De telle sorte que les accès qui décident l'intervention sont souvent l'accès final de la série et le premier de la reprise septénaire qui avorte sous l'influence du traitement.

Les crises de parasitisme non rénové obéissent, en effet, à la loi de la réviviscence septénaire (loi de Koch) comme celles qui résultent des infections et des réinfections.

L'atténuation et parfois la jugulation spontanée se produisant le 4e ou le 5e jour de chaque crise, l'apyrexie lacunaire est de deux et parfois de trois jours. Dans le paludisme invétéré, alors même que les accès sont du type quotidien ou double tierce (Billet admet que la variété parasitaire est la même pour ces deux cas), la réviviscence du 7e jour est peu active, et, si le traitement intervient, cette étape peut être franchie au prix d'un simple malaise qui ne s'accuse pas au thermomètre; la rechute, dans ce cas, a lieu le 13e jour après le premier accès.

Brault distingue dans la marche évolutive de la température des accès :

1° *Des faux pas* qu'il appelle des *à-coup;* ils n'atteignent pas cinq dixièmes et durent, en général, moins d'une heure ;

2° *Des pseudo-doublements*, qui correspondent à des encoches dont la courbe est, au minimum, de un demi-degré et dure au moins soixante minutes ;

3° *Des doublements vrais*, qui se caractérisent par une chute de la température à la normale ou au-dessous et qui ne se poursuivent pas au-delà de la durée indiquée pour les pseudo-doublements.

Il existe, d'après cet auteur, des accès à la fois *pseudo-doubles et doublés*. Les faits, que nous avons étudiés, nous ont fréquemment fourni des cas de pseudo-doublements, mais nous n'avons pas constaté d'accès réellement doublés.

Ces trémulations et ces pseudo-doublements se remarquent, a dit Brault, moins souvent dans la montée que dans la descente. C'est, en effet, ce qu'il nous a été donné d'observer chez les malades, au Tonkin et au retour du Tonkin. Cette descente, déjà traînante dans les observations de Brault, est très longue et très durable dans les accès coloniaux.

Les montées peuvent elles-mêmes présenter ce caractère; selon la remarque si juste de Brault, il est difficile d'être très exacte-

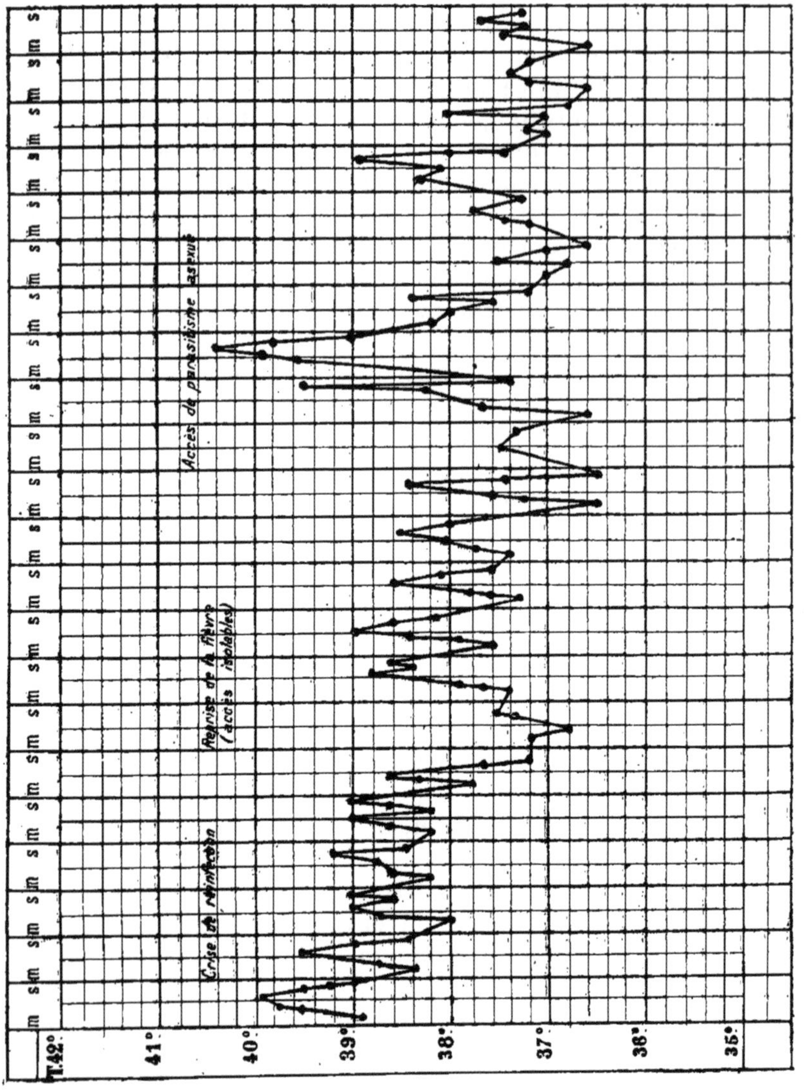

Fig. 114. — Accès intermittents consécutifs à une fièvre subcontinue.

ment renseigné sur ce dernier point, le malade étant souvent en cours d'accès quand on prend la première température.

Il est intéressant, pour permettre appréciation et comparaison de faits analogues, de lire attentivement les courbes et les observations suivantes :

1° Crise de réinfection se prolongeant sous forme de fièvre subcontinue pendant six jours, les VIIIe, IXe, Xe, XIe jours du traitement accès isolables, cette reprise est la continuation et la seconde période de cette récidive (fig. 114).

Du XIVe au XIXe jour, rechute véritable sous forme d'accès francs

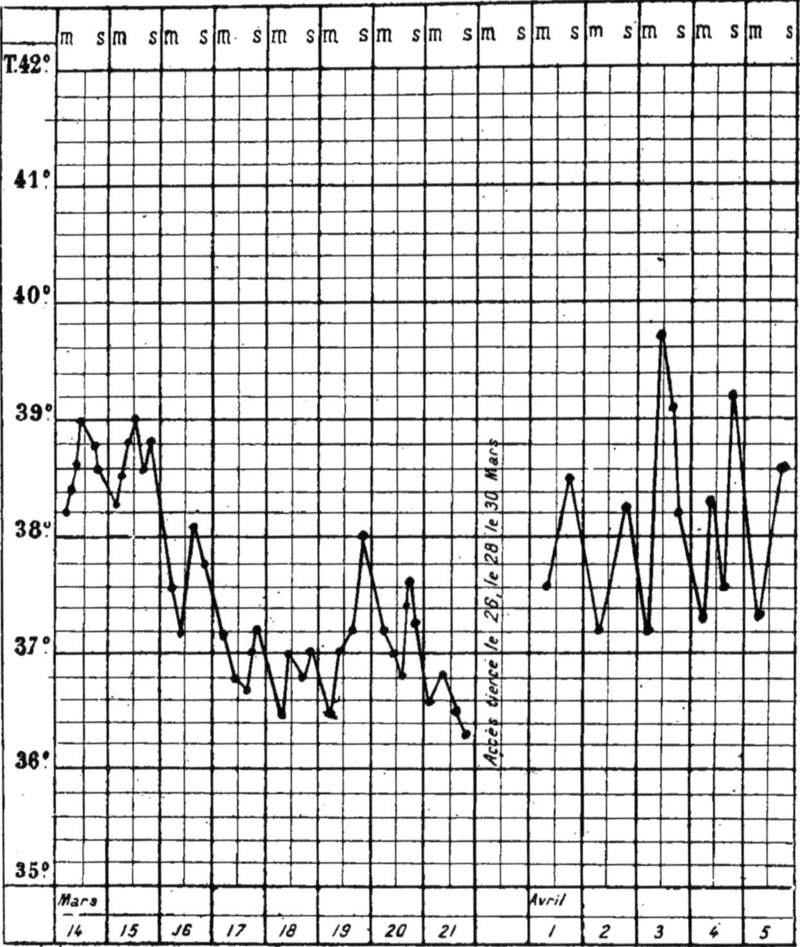

Fig. 115. — Accès franc consécutif à une réinfection.

dont le second peut se caractériser : accès prolongé de plus de 24 heures, accès doublé.

2° Un homme tombe malade à bord du transport, six jours après l'embarquement ; il est, par suite, possible qu'il y ait eu ici un apport exogène quelques jours avant le départ (fig. 115).

Au VIe jour du traitement, reprise abortive, mais donnant la preuve que les accès débutent dans l'après-midi et ne finissent que le matin, la descente étant très traînante. Accès tierce les

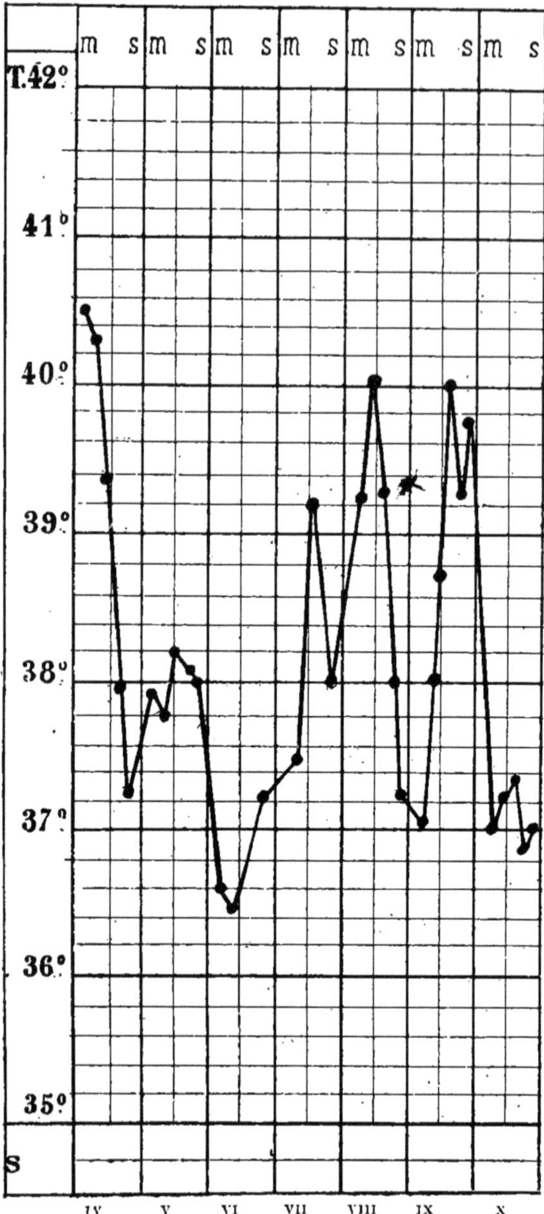

Fig. 116. — Accès intermittent tierce.

XIIIe, XVe, XVIIe jours. Dès la veille du XIXe jour, sorte d'accès fruste au jour intercalaire.

Double tierce du XIXe au XXIIIe jour, accès dédoublé le XXIIe jour; le malade est évacué sur l'hôpital de Marseille.

Cette rechute, dans la forme où elle s'est faite, pose le diagnostic d'une localisation hépatique.

3° Le premier jour accès complet; acmé à 9 h.; défervescence 12 heures après, elle est de 3°. — Le lendemain ascension très retardée (plus de 12 heures). — La quinine a agi en dégradant et en retardant l'évolution de l'accès; elle l'atténue toujours et parfois le supprime comme au 3e jour de l'hospitalisation. — Dans cette courbe (fig. 116), on constate la reprise des accès au 4e jour du traitement, qui correspond au VIIe jour de la crise.

Périodicité des rechutes. — L'observation suivante, empruntée aux Archives du Sénégal (1), donne une indication très nette de l'évolution du paludisme dans les réinfections où s'observe l'association du paludisme vieilli et du paludisme rénové; sa longue durée permet de saisir nettement la loi à laquelle obéissent les rechutes successives.

Dans un cas de paludisme fréquemment récidivé, malgré l'infection profonde aboutissant à l'hémoglobinurie, l'évolution des accès est cliniquement celle d'un paludisme jeune en raison de ces rénovations. La fièvre est, en effet, du type quotidien avec reprises au septénaire, dont l'une, provenant d'une réinfection récente, prend les allures d'une rémittente du paludisme aigu. — Le malade avait présenté antérieurement à cette crise intercurrente des manifestations de parasitisme ancien.

1re période. — Le malade entre à l'hôpital en cours d'accès franc. L'accès, sous l'influence du traitement, ne se reproduit ni le lendemain, ni le surlendemain ; la médication n'est pas continuée au delà du IIIe jour; elle est reprise à faibles doses le VIe, ce qui donne à croire que ce jour cette indication thérapeutique s'est imposée (malaise fébrile).

Le VIIe jour, accès très net dans la matinée : frisson intense. vomissements, rachialgie..., urines sanguinolentes, teinte ictérique (accès hémoglobinurique).

Le VIIIe jour, reprise de l'accès, vers la même heure, avec les mêmes symptômes.

Le IXe jour, accès moins violent, sans urines colorées.

Les Xe, XIe et XIIe jours, apyrexie.

2e période. — Le XIIIe jour, accès analogue à celui du septième, mais moins bruyant; urines colorées mais sans hémoglobinurie.

Le XIVe jour, l'accès reparaît.

Les XVe, XVIe et XVIIe jours, apyrexie. La quinine est supprimée.

3e période. — Le XVIIIe jour, dans l'après-midi, accès de fièvre

(1) BÉRENGER-FÉRAUD, Maladies des Européens au Sénégal.

débutant par des frissons; les urines ont changé de nature ; au commencement de l'accès, elles ont pris une teinte malaga foncée pour revenir à la normale dès l'accès fini. Une selle formée presque uniquement de bile brune.

Le XIXe jour, nouvel accès hémoglobinurique. La teinte ictérique se prononce au commencement de chaque accès.

Le XXe jour, tentative d'accès ; coloration normale des urines.

Le XXIe jour, fébricule et épigastralgie.

4e période. — Le XXIIe jour, accès de fièvre avec urines sanguinolentes.

Le XXIIIe et le XXIVe jour, accès légers avec hémoglobinurie.

5e période. — Le XXVe jour, accès plus fort ; on ne signale pas de changement de coloration des urines.

Les deux jours suivants (XXVIe et XXVIIe), accès atténués, puis apyrexie avec rétrocession de tous les symptômes. Le malade va beaucoup mieux, la langue est nette, les nausées ont cessé.

6e période. — Accès frustes au cours de la convalescence, les XXXe, XXXIe et XXXIIe jours, sous forme larvée d'épigastralgie et de lypothymie ; ces manifestations disparaissent du XXXIIe au XXVe jour, mais sont signalées de nouveau à la date du XXXVIe jour.

Le XLIIe jour, malaises avec coliques ; le XLIIIe jour, accès de fièvre avec frisson initial; les urines n'ont pas repris la coloration sanguinolente.

La quinine n'a été administrée, pendant toute la maladie, qu'à faibles doses et le traitement était interrompu dès la cessation de la fièvre. Ces incertitudes du traitement ont, en quelque sorte, laissé la maladie se continuer jusqu'à la jugulation spontanée.

Dans le *paludisme tropical*, les apyrexies lacunaires sont, à moins d'intervention thérapeutique active, de courte durée (deux à trois jours), si l'apport parasitaire est récent.

Le type d'évolution de la crise est toujours septane : I + 5 + I ; I représente le premier accès de la série et le premier de la reprise.

Si la génération parasitaire est réellement et longuement asexuée, cette apyrexie lacunaire devient plus durable; la série des accès est écourtée, elle est habituellement réduite à trois jours, dont deux sont plus ou moins effacés. L'accès réellement caractérisé est parfois celui du premier jour, et plus habituellement, celui du troisième jour.

Il arrivera fréquemment que les reprises se correspondent entre elles comme intensité d'évolution ; ce n'est pas seulement un accès isolé, mais toute la série qui peut passer inaperçue ou être effacée, particulièrement quand le malade est sous l'influence de la quinine.

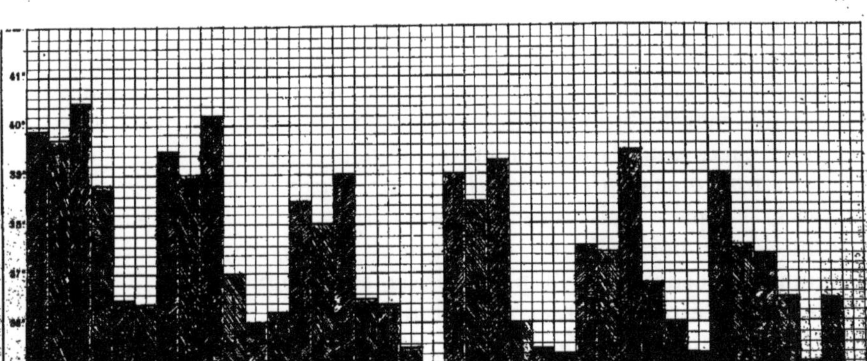

Fig. 117. — Tableau des apyrexies lacunaires.

On peut dire, par suite, que, dans la fièvre intermittente tropicale, les apyrexies lacunaires s'inscrivent comme suit :

Au point de vue thermique, la lacune est réellement telle qu'elle ressort du graphique ci-dessus, mais il faut savoir qu'il n'en est pas toujours de même des sensations du malade.

Nous avons signalé la fréquence au cours des infections et des réinfections, du désaccord existant entre les inscriptions de la courbe thermique et les appréciations du fébricitant, qui n'a pas toujours la notion de sa fièvre, bien qu'elle soit élevée. Ici, il faut noter l'inverse ; le malade sent et accuse des malaises dont on retrouve la trace dans l'examen hématologique (formule hémoleucocytaire), bien que le thermomètre n'enregistre aucune ascension thermique.

Dubois Saint-Séverin et Billet ont nettement déterminé ces phénomènes ; avant eux, l'examen suivi des urines avait donné la preuve d'une augmentation de l'urée dans ces accès frustes.

Ces constatations nous permettent de prévoir et d'expliquer comment la crise palustre peut cesser, à un moment déterminé, de s'inscrire au thermomètre, non plus seulement dans un de ses paroxysmes mais dans toute son évolution, et se traduire par des manifestations différentes et parfois *déviées* que l'on a cataloguées sous la dénomination de *fièvre larvée.*

Symptomatologie générale. — La *fièvre intermittente vraie* (accès simple) était rare à une époque antérieure, dans nos différentes possessions ; elle devient et deviendra plus commune à mesure que la prophylaxie scientifique du paludisme sera plus étroitement et plus continûment appliquée. C'est la détermination que l'on observe, dans nos hôpitaux de France, chez les malades rapatriés de nos diverses colonies.

Cette fièvre intermittente vraie se traduit, chez les coloniaux, le plus fréquemment, par des accès quotidiens, parfois par des accès tierces, et, exceptionnellement, par des fièvres quartes.

Avant la découverte de Laveran, la distinction des divers types était basée sur l'étude attentive de la courbe de température ; ces données ont encore leur valeur, car l'examen hématologique peut être négatif même dans des cas de paludisme incontesté. Nous croyons donc devoir en reproduire ici les traits cliniques, pour faciliter le diagnostic, quand l'examen du sang ne peut être pratiqué ou reste infructueux.

Accès du début de l'intoxication palustre. — Un homme s'est couché en bonne santé ; il se réveille, dans la matinée, à une heure insolite... A son réveil, il se sent mal en train, son intelligence, comme son corps, accuse un vif sentiment de lassitude... Toutefois, fréquemment, dans ce demi-sommeil, l'intelligence reçoit une sorte de suractivité anormale qui se traduit par des conceptions réellement fébriles dans leur exagération, et qui occasionne une véritable lassitude cérébrale... La température est normale dans l'aisselle, ou plutôt son augment, qui n'est que de quelques dixièmes (0,3 à 0,5 —; 36°,8 ou 37 au lieu de 36°,5), ne peut être considéré comme fébrile.

Quelques heures plus tard, le jour venu, le sentiment de fatigue générale s'est accusé; c'est une sensation douloureuse au lieu de n'être qu'un malaise incomplet. La tête est lourde, les membres sont pesants. La température s'est progressivement élevée, elle dépasse, au matin, 37°, ce qui, au repos, n'est plus la normale.

Suivant les circonstances et les conditions individuelles, suivant la sommation plus ou moins grande du poison palustre, cet état se prolonge ou fait place à des sensations réellement morbides obligeant le malade à se remettre au lit. La respiration est haute, parfois suspirieuse ; la température dépasse 37°, 5 et atteint parfois 38° ; il y a, le plus souvent, une sensation de resserrement de tout l'être... de froid intérieur.

Le malade s'étire bras et jambes pour faciliter une circulation qui lui fait l'impression d'être incomplète, et qui, suivant l'âge et les régions, se traduit par de la pâleur ou de la cyanose...

Au bout de deux à trois heures de ce stade, qui correspond au frisson des accès des régions tempérées, et progressivement, il semble se faire une véritable dilatation de tout l'être par opposition aux sensations premières de contraction et de resserrement du début. Une véritable céphalée s'est installée : elle durera jusqu'au stade de détente. La courbature des lombes et des membres est devenue une sensation de brisement... parfois un véritable coup de barre...

Comme le dit Guéguen, dans son langage imagé, l'organisme a ouvert à deux battants la porte des écluses de la circulation... Le sang afflue dans tous les capillaires, la peau rougit, elle est chaude, âcre au toucher, la respiration est plus ou moins haletante; le pouls plein, fréquent.

A l'heure de la visite (à 9 h. du matin), ou pendant sa durée, la fièvre s'est établie, le thermomètre est à 39°.

La température se maintient pendant 5 à 6 heures à un fastigium qui dépasse 39°,5 et peut avoisiner 40°,5 et même 41°.

Les sensations éprouvées ne se modifient qu'au bout de ce temps, présentant une détente notable dont se félicite le malade, avant que la température se soit abaissée, et que les sueurs se soient établies.

Peu après, la chaleur devient moins mordicante, la peau moins désagréable à toucher, le malade en a lui-même la sensation; la respiration est plus profonde, moins haletante, et progressivement la transpiration s'établit, elle débute par le tronc, les aînes et la nuque pour s'étendre aux membres et à la tête.

Le stade de sueurs, quand l'accès est franc, ne se prolonge pas au delà de 2 heures 1/2 à 3 heures; c'est le plus court des stades.

La transpiration est générale et profuse, et le malade ne songe plus qu'à une chose, c'est à éviter le refroidissement. Il s'était enveloppé étroitement dans ses couvertures pendant les premières heures; il tendait à se découvrir pendant le second stade; il sent maintenant l'utilité de se défendre contre l'évaporation cutanée.

La relation suivante, empruntée à Drago, est à rapprocher de la précédente, écrite au Tonkin. Il s'agit de matelots récemment venus de France à Madagascar, dont la presque totalité vivant à bord, et ne séjournant que rarement à terre ne subissait, par suite, que des infections légères et peu répétées.

« J'ai remarqué, dit cet observateur, que, plus que partout ailleurs, le stade de frisson pouvait faire défaut.

« Les frissons se présentaient rarement au début des accès; ils n'apparaissaient violents et prolongés que chez les hommes profondément impaludés. Chez ceux qui n'étaient pas encore affaiblis par de nombreux accès antérieurs, ce stade se traduisait par de petits frissonnements. Des frissons intenses dénotent, dans la grande majorité des cas, un paludisme déjà ancien.

« L'accès n'a jamais eu une durée de plus de 24 heures; il a toujours débuté dans la matinée en dehors cependant des malades intoxiqués antérieurement à la campagne de Madagascar.

« Au début des manifestations palustres, la rate ne m'a pas paru augmentée de volume; le plus souvent, j'ai eu de la peine à la délimiter. L'hypertrophie splénique ne devenait manifeste qu'après un certain nombre d'accès, surtout chez ceux qui commençaient à présenter des symptômes d'anémie palustre. Assez souvent, alors que la percussion ne dénotait pas une augmentation de la rate, le malade accusait une douleur plus ou moins vive à l'hypocondre gauche.

« Cette forme intermittente a été quelquefois constatée au début d'une imprégnation palustre chez des individus absolument vierges du paludisme. Mais, le plus souvent, la fièvre intermittente est apparue chez les hommes qui avaient subi, plus ou moins longtemps auparavant, les effets du miasme paludéen. Le type le plus fréquent a été le type quotidien, puis le type tierce; le type quarte était très rare. Du reste, les accès étaient souvent irréguliers. »

Cet auteur signale certaines anomalies.

« Coliques au début de l'accès avec ou sans diarrhée, mais toujours sans la moindre trace de sang... Dans trois cas, angine concomitante avec l'accès, débutant avec la fièvre et se terminant avec elle... Du côté de l'appareil respiratoire, accès de toux quinteuse sans expectoration et sans aucun signe stéthoscopique. — Le système nerveux peut présenter lui aussi des symptômes assez curieux : crises névralgiques le long du sciatique avec détermination prédominante à l'un des points d'élection... Les seules douleurs dans les membres inférieurs, parfaitement localisées sur un point, peuvent indiquer au malade qu'il est près d'un accès de fièvre. Le fait se remarque plus particulièrement chez les rhumatisants. Au lieu de douleurs sciatiques, ce peuvent être des douleurs intercostales... des douleurs du côté de l'oreille (1). »

Accès d'une intoxication plus ancienne. — L'accès, chez les anciens impaludés, vient régulièrement chaque jour à la même heure, sans tendre à la subintrance, comme dans le paludisme récent.

Les défervescences sont complètes, accompagnées de sueurs abondantes; elles sont plus accusées et plus prolongées.

Entre chaque accès s'intercale une apyrexie d'au moins 12 heures; elle devient plus longue sous l'influence de la quinine parce que les accès eux-mêmes sont moins durables.

Les premiers jours de la crise, le frisson est constant, ce n'est que les jours suivants qu'il peut faire défaut; plus tard, la période de chaleur se partage, avec la période de transpiration, toute la durée de l'accès.

Le fastigium est placé entre 39°,5 et 40°,8; tant que ce point n'est pas dépassé, il n'y a rien à craindre.

Les accès qui sont toujours, ou presque toujours, en série diminuent journellement d'intensité, et les sommets forment une ligne inclinée descendante, de telle sorte qu'au lieu d'être compris entre 40° et 41°, ils se statuent, les jours suivants, entre 39° et 40°, puis entre 38° et 39°.

Dans cette fièvre intermittente quotidienne, les défervescences atteignent rarement un chiffre sous-normal.

La température peut, après la défervescence, rester stationnaire pendant quelques jours, aux heures présumées de l'accès ; après quoi, quelques légers accès quotidiens surviennent, dans lesquels le fastigium ne dépasse pas 38°,8, la rechute du septénaire se faisant sous forme abortive.

La marche des accès est souvent rendue irrégulière par le traitement. Le sulfate de quinine, sans agir héroïquement, fait disparaître ou efface l'accès intercalaire, de sorte que le type quo-

(1) Drago, Rapport médical sur la campagne du croiseur « le D'Estaing », de la station de Madagascar (*Archives de médecine navale*, 1890, t. I et II).

tidien paraît se transformer en tierce (à distinguer des tierces vraies).

Voici la description de l'accès chez cette catégorie de malades (Bassignot).

« *Prodromes.* — L'apparition de l'accès est rarement subite; il est précédé de deux, trois ou quatre jours d'accidents que le malade n'analyse que difficilement: une sensation de froid parcourant le dos est remplacée bientôt, sans cause apparente, par une chaleur vive et reparaît à nouveau. Il y a lourdeur de tête, un peu de mal de reins, souvent douleur dans l'hypocondre gauche; une sensation de fatigue surtout dans les membres inférieurs ; le malade recherche le soleil, et, s'il veut réagir, la transpiration s'établit facilement, mais pour disparaître aussi vite et laisser place aux symptômes premiers. L'appétit ne se perd pas d'ordinaire ; vers le soir une transpiration plus abondante et plus longue met fin à cet état dans lequel un malade, non prévenu, ne voit qu'un malaise passager.

« Au bout de trois ou quatre jours, si le sulfate de quinine n'est pas intervenu, l'accès éclate franchement avec ses trois périodes: frisson, chaleur, transpiration. »

En réalité, dès les premiers jours, il y a fièvre plus ou moins durable. L'accès dit franc n'est qu'un accès plus violent que ceux qui l'ont précédé.

« *Accès franc.* — Le malade est pris d'un frisson plus intense que ceux qu'il avait ressentis; il grelotte, pâlit, vacille, titube quelquefois lorsqu'il est debout ; il n'a qu'un désir, le lit, sur lequel il se jette, accumulant couvertures sur couvertures, qu'il attire jusque sur les yeux. La tête s'alourdit, le pouls s'accélère et s'affaiblit, la chaleur de la peau baisse un instant, mais un seul, sans jamais laisser comprendre, à la main du médecin, la sensation glaciale éprouvée par le malade; elle augmente bientôt, et nous l'avons vue brûlante, âcre, marquant 40° et 41°, alors que le malade frissonne encore.

« La lourdeur de tête fait vite place à des douleurs lancinantes aiguës, temporales et occipitales ; il y a une rachialgie très pénible, dont le summum siège aux régions lombaire et cervicale, un brisement général articulaire, des douleurs musculaires vives. Au bout d'une heure (terme moyen), le frisson et le tremblement cessent peu à peu et sont remplacés par une sensation de chaleur de plus en plus vive. La figure et les yeux s'injectent ; les douleurs céphaliques, spinales, articulaires arrivent à leur maximum d'intensité; la soif est ardente ; ce ne sont plus les boissons chaudes que le malade demande comme au début, mais les boissons acidulées, l'eau froide, il ne veut rien autre. Le pouls a repris de l'ampleur, de la force, sans devenir plus fréquent qu'à la période de début, et cette ampleur et cette force iront en augmentant jusqu'à l'approche de la transpiration. Cette période d'état dure de deux à trois heures en moyenne.

« Le malade arrive enfin à la période de détente : avec la transpiration souvent des plus abondantes, les douleurs diminuent, mais lentement ; le pouls tombe, reprend lentement, lui aussi, son rythme. Le malade s'endort, et, après quelques heures d'un sommeil bienfaisant, il se réveille faible et vacillant encore, la tête lourde, mais heureux de retrouver du bien-être après une si vive secousse.

« Tel est, écrit Bassignot, l'accès type ; il dure, en moyenne, de 5 à 6 heures. »

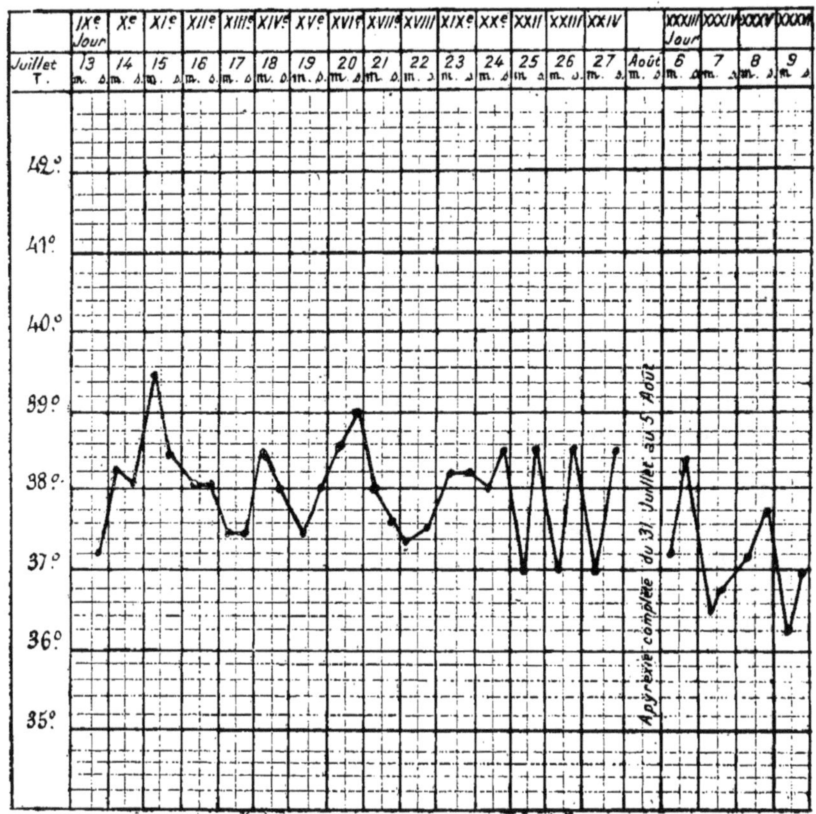

Fig. 118.— Accès intermittent et type tierce.

Bassignot fait commencer l'accès au frisson ; il observait dans la population créole ou indoue.

« Les accès, ajoute-t-il, se renouvellent presque sans interruption pendant 4, 5 et quelquefois 6 jours, ne laissant de véritable trêve au malade que pendant les heures du milieu de la nuit. Après ce temps, les accès disparaissent pendant un intervalle de temps indéterminé pour reprendre avec le même cachet. Chez un malade intelligent, ou chez celui que le médecin peut suivre attentivement, il trouve toujours, au milieu d'accès que peuvent amener mille causes diverses, une périodicité régulière, à intervalles plus ou moins longs. »

Fièvre intermittente tierce. — La symptomatologie de l'accès ne varie pas quel qu'en soit le type, aussi n'y revenons-nous pas, et nous contentons-nous d'indiquer les particularités que la fièvre tierce vraie présente dans les pays chauds.

L'accès de début est à fastigium élevé, et s'inscrit entre midi et quatre heures. Le frisson existe... c'est le type complet de la fièvre paludéenne. On l'observe rarement, avait dit Guéguen en parlant des garnisons de la Guadeloupe, chez les soldats d'infanterie de marine dont le séjour est de très courte durée, très souvent chez les gendarmes ; chez ces derniers, vivant longuement dans la colonie, le type tierce paraît parfois s'établir d'emblée, les manifestations de première infection restent inaperçues ou inconnues ; le plus souvent il ne se note qu'une série d'accès irréguliers correspondant aux atteintes du paludisme primaire.

Une température de collapsus dans le courant de cette fièvre doit être considérée comme un fâcheux pronostic précisément parce que la fièvre tierce choisit de préférence les individus profondément impaludés.

Le type tierce était assez rare, mais il devient plus fréquent et s'observera plus souvent encore dans l'avenir en raison du nombre croissant des rengagés et de la protection de plus en plus complète assurée aux individus, protection qui a pour effet d'empêcher les rénovations du paludisme et la superposition au parasitisme ancien d'un parasitisme nouveau ; le type quarte est exceptionnel; le type septénaire est le plus fréquent, surtout chez les malades soumis au traitement.

FIÈVRES PERNICIEUSES

La fièvre intermittente vraie est une affection bénigne en Europe et dans le bassin de la Méditerranée. Treillé et Legrain ont établi la vérité de cette affirmation ; elle s'était imposée à toutes les écoles depuis Hippocrate, et n'était contestée que par suite des confusions souvent faites avec les autres formes de la malaria.

Il en résultait l'impression classique et toujours admise que le paludisme intermittent, en dehors des poussées intercurrentes de malaria épidémiée, était une espèce morbide domestiquée, très facilement malléable et très peu dangereuse.

« Jamais elle ne se transforme en continue.... jamais elle n'aboutit à l'hépato-splénomégalie ou à la cachexie. On la coupe le jour que l'on veut avec une dose minime du médicament spécifique; elle est d'autant moins résistante au traitement qu'elle est plus vieille... La fièvre intermittente parfaite est une maladie bénigne dont on est maître au jour que l'on veut » [Legrain(1).]

Quand, par circonstance, cette conception optimiste se trouvait en défaut, on estimait que cette surprise ne pouvait être due qu'à une tare du fébricitant, ou à la complication d'une maladie superposée.

Toutefois, comme les lésions constatées ne fournissaient qu'une explication incomplète des faits, l'Ecole italienne, héritière des traditions d'Hippocrate, la presque totalité des praticiens appelés à exercer dans les régions prétropicales et tropicales invoquaient une action mystérieuse, un génie spécial de l'affection qui la transformait et en aggravait le pronostic à l'extrême.

Cette entité de raison se définissait d'un mot : *la perniciosité.* Inconnue ou mal connue dans ses origines, et dans ses causes, inexpliquée dans ses manifestations, elle était considérée comme placée au-dessus et au-delà de l'intervention médicale, au moins jusqu'au jour où furent introduits dans la thérapeutique les sels de quinine.

Il était de l'essence de la fièvre intermittente normale de se terminer par la guérison ; il était de celle de la fièvre pernicieuse de se terminer par la mort. Spontanément, la première se jugule; la seconde, livrée à elle-même, est fatale au malade.

Quand Torti et l'Ecole italienne, quand les cliniciens des régions tropicales, quand Maillot et nos collègues d'Algérie firent rentrer dans le cadre du paludisme les formes continues et pseudo-continues, ils crurent devoir imputer à la même influence ces déterminations, qu'ils considéraient comme des anomalies.

Colin, Annesley, Paget, Dutroulau, Kelsch, Manson, Koch, nous ont appris que la continuité des manifestations fébriles doit être considérée comme l'évolution normale des fièvres d'invasion et des récidives; les accidents graves auxquels aboutissent ces formes se rattachent à l'évolution des intoxications massives. Par suite, la perniciosité ne peut être considérée comme étant en cause dans ces cas, du moment que l'on admet que les toxhémies, qui sont le corollaire obligé d'un parasitisme nouveau ou rénové, donnent la mesure et l'explication des accidents qui se produisent.

Nous avons, pour ce motif, écarté du cadre des fièvres pernicieuses toutes les déterminations ultimes des fièvres solitaires, quelle qu'en soit la localisation.

Mais nous ne nous croyons pas autorisés à étendre cette conception à celles des formes du paludisme intermittent dans lesquelles la gravité immédiatement menaçante de l'atteinte est inexplicable et déroute toute attente.

Nous tenons pour exact que les récidives successives du paludisme ont pour effet de déterminer des localisations qui, en dehors d'une lésion persistante, occasionnent une infériorité locale de résistance.

Mais nous ne savons pour quelle raison ces déterminations s'observent à certains accès plutôt qu'aux précédents, bien qu'il ne soit survenu aucun fait nouveau dans la marche de l'intoxication; nous ne savons pourquoi, dans ces conditions, elles affectent l'économie au point de devenir une cause suffisante de mort rapide.

On a cru pouvoir expliquer ces manifestations, particulièrement celles qui semblent se localiser du côté des centres nerveux, par des embolies et des thrombus parasitaires; mais combien sont médiocres les lésions à côté de celles qui déterminent l'ictus apoplectique. Rien ne prouve, au reste, que pareil fait se produise dans tous les accès pernicieux, et qu'il ne s'observe pas dans les formes ordinaires. La pullulation des hématozoaires dans la circulation générale est plutôt en relation avec la date plus ou moins récente de la rénovation parasitaire qu'avec la gravité des accidents.

Force nous est de nous en tenir à la définition donnée par nos prédécesseurs : l'accès s'est transformé; il est devenu pernicieux.

En somme, nous revenons à la conception de Mercatus étendue à tort par Torti et ses successeurs.

« Le grand mérite de Mercatus, a dit Kelsch, est d'avoir reconnu qu'au type intermittent sont fréquemment liées des manifestations soudaines et graves qu'il appelle pernicieuses, pour les distinguer des accidents qu'on observe dans les autres fièvres, où la gravité s'établit graduellement et par des symptômes multiples (1). »

Les formes continues et pseudo-continues (invasion et récidives) s'exagèrent jusqu'à l'accident qui détermine la mort : hyperthermie... collapsus, coma... hémorragies... perforations intestinales; le syndrôme en cause est immédiatement menaçant, il devient toute la maladie.

Il faut, cependant, se défendre de l'impression très répandue que l'attaque pernicieuse frappe avec une brutalité qui ne laisse pas le temps à une intervention opportune. L'affirmation de Has-

(1) Kelsch, *loco citato*.

pel reste exacte et les observateurs des pays tropicaux ne peuvent que la confirmer.

« L'obscurité qui règne souvent sur les symptômes initiaux a pu être la cause de cette erreur si répandue, à savoir que la fièvre pernicieuse frappe comme la foudre. On conçoit qu'on ait été souvent conduit à ne fixer son début qu'au moment des désordres graves, c'est-à-dire à une époque très éloignée du début réel (1). »

« Je n'ai pas vu un seul cas que je doive rattacher à la catégorie des accès pernicieux d'emblée : toujours quelques manifestations plus ou moins accentuées du paludisme ont précédé l'accès sérieux. C'est généralement au troisième accès que se sont montrés les phénomènes pernicieux (2). »

Il semble facile de s'entendre sur ce terrain limité pour définir et classer l'ensemble des cas qu'il convient de faire rentrer dans le domaine de la perniciosité.

Comme l'a dit Laveran, il ne faut ranger sous cette dénomination que les manifestations graves qui paraissent être de nature à entraîner une mort rapide et presque immédiate, et qui relèvent directement de l'infection palustre, que la perniciosité s'établisse d'emblée ou survienne dans le cours de l'accès [*pernicious attack or pernicious symptoms* (Manson)] .

Ce sont, a dit Corre, manifestations difficiles à justifier par une altération appréciable et adéquate, bien que, sous le rapport symptomatique, elles traduisent une perturbation qui porte sur les organes dont le fonctionnement est nécessaire à la continuité de la vie.

Le malade est emporté :

Par l'explosion soudaine, inexpliquée à l'autopsie, de troubles respiratoires et cardiaques ;

Par une crise contracturale, apoplectique, délirante ou comateuse ;

Par une algidité et une cyanose progressive ;

Par une hémolyse brutale et paroxystique du plasma sanguin.

On peut distinguer dans ces faits, en se plaçant au point de vue de l'analyse et de l'évolution de ces syndromes, deux groupes :

1° Ceux où la mort est imputable à l'exagération de l'accès ou de l'un de ses stades ;

2° Ceux où elle est causée par un syndrome surajouté (comité) atteignant la vie à ses sources : cerveau, cœur ou poumon.

Cette division, exacte au point de vue pathogénique, est en

(1) Haspel, Maladies de l'Algérie.
(2) Gaide, le paludisme en Annam et au Tonkin. Mémoire inédit.

désaccord avec les données cliniques. Les accès dus à l'exagération du stade de frisson ou de sueur fusionnent, le plus fréquemment, avec des déterminations considérées comme aberrantes ; ceux que caractérise l'exagération du stade de chaleur se distinguent mal des formes cardialgiques et céphaliques.

Nous sommes donc conduits, abstraction faite de la forme hémolytique qui sera étudiée à part, à propos du *parapaludisme*, à réunir tous les faits en deux groupes :

1° Les formes dites *algides ;*

2° Les formes dites *ataxiques*, en attachant à ce dernier mot *ataxie* le sens que lui donnait Dutroulau, dont nous adoptons la division dichotomique :

a) Cas causés par la dépression de toutes les synergies ;

b) Cas causés par une suractivité ataxique des mêmes synergies, que cette suractivité pernicieuse s'exerce du côté des centres nerveux ou des centres cardiaques et pulmonaires (accès cérébraux, cérébro-spinaux, cardialgiques, asphyxiques).

Cette division est, au fond, celle adoptée par Manson, bien que les dénominations varient, et que les motifs invoqués pour la justifier soient basés sur une conception différente.

Les cas qui rentrent dans le second groupe ont fréquemment leur cause occasionnelle dans une exposition au soleil, dans l'élévation anormale de la température ambiante, dans l'abus des excitants.

Au contraire, ceux du premier groupe paraissent imputables à des conditions dépressives : la misère physiologique, le surmenage, la réfrigération brusque ou progressive, l'ivresse crapuleuse.

On comprend, par suite, que, sauf conditions individuelles, les habitudes de chaque race, les erreurs hygiéniques dont elle est coutumière aient pour résultat de faire prédominer, dans chaque collectivité, les formes asthéniques ou hypersthéniques.

Les premières sont le lot habituel des populations indigènes ; les deuxièmes, celui des immigrés et surtout des européens.

A propos de l'étiologie des formes pernicieuses du paludisme, on peut dire avec Gaide :

« Un facteur sur lequel nous tenons à insister, c'est celui de la fatigue et du surmenage. En voici des exemples : à Lang-Son, il est mort, en ces deux dernières années, quatre européens, dont trois par paludisme. Or ces trois paludéens étaient des militaires de Dong-Dang, où ils étaient employés comme muletiers, c'est-à-dire chargés d'un service qui les obligeait, tous les jours, à descendre du poste et à y remonter plusieurs fois pour l'approvisionner d'eau.

« Le troisième est décédé dans les circonstances suivantes :

Il dut retourner à grande allure de Lang-Son à Dong-Dang pour ne pas manquer l'appel du soir. Deux jours après, il avait un premier accès de fièvre, et quinze jours après (le 23 novembre), il était transporté d'urgence à l'ambulance dans le coma et y mourait presque aussitôt sans avoir repris connaissance.

« Un fait analogue est survenu à Son-Tay : un permissionnaire fit la route à pied, en plein mois de juin, jusqu'à une distance de 30 à 40 kilomètres. Là il fut pris de résolution musculaire complète et dut être rapporté à Son-Tay. Cette résolution de tout le système musculaire dura jusqu'au dernier moment. A son entrée à l'ambulance le malade avait 41°, 1 ; les deux jours suivants, la température oscilla entre 38°, 5 et 39°,8 ; intégrité intellectuelle absolue ; parole nette ; pas de céphalalgie ; pas de tendance au coma ; pas de dypsnée ; pas d'excitation ; urines abondantes, normales dans leur couleur, toutefois le malade n'urinait qu'à la sonde. Dans la matinée du premier et du dernier jour, il présenta des signes de congestion pulmonaire (1). »

DESCRIPTION DES FORMES PERNICIEUSES

Nous n'entreprendrons pas, après tant d'autres, de retracer, dans toutes ses modalités, le tableau clinique de chacune de ces formes ; nous nous contenterons d'indiquer, pour chaque groupe, les traits caractéristiques, en faisant précéder ou suivre cet exposé du résumé d'observations probantes, recueillies sous les tropiques, et empruntées aux monographies de nos collègues de l'Armée, de la Marine et des Colonies, et aux archives de nos hôpitaux coloniaux.

FIÈVRES PERNICIEUSES ASTHÉNIQUES ET ALGIDES

L'*asthénie et l'algidité* sont, dans tous ces cas, le terme ultime et la cause immédiate de la mort.

Manson divise ce groupe de fièvres pernicieuses en formes *gastriques* ou *gastro-bilieuses*, en formes *cholériques*, en formes *dysentériques* ; il convient d'y ajouter la forme simplement *algide* et l'accès *diaphorétique*.

Contrairement à la majorité des auteurs, nous ne croyons pas devoir y faire rentrer les accès *syncopaux*, car, chez les malades ainsi atteints, la mort survient par inhibition de l'organe cardiaque sans que s'établisse toujours le syndrome algidité.

(1) Gaide, le Paludisme en Annam et au Tonkin.

Ces formes, particulièrement fréquentes, dans tous les pays, chez les cachectiques, s'observent, aux Indes orientales, dans le décours des fièvres palustres qui, sans être de récente invasion, n'ont déterminé qu'une détérioration peu accusée de l'état général. Ce fait avait été signalé par Dutroulau pour l'Afrique occidentale, mais il a cessé depuis d'y être aussi fréquent : il se retrouve en Indo-Chine.

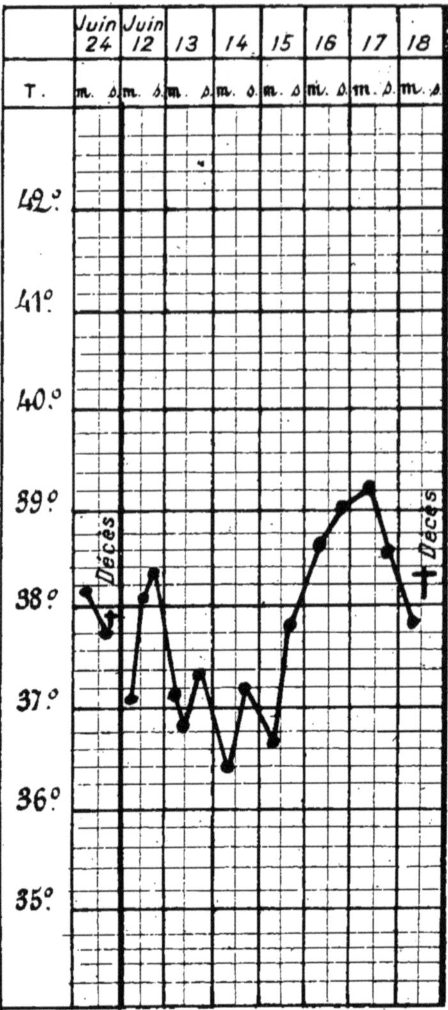

Fig. 119. — Accès pernicieux syncopal.

Gaide a confirmé, à cet égard, nos observations : « les complications abdominales sont très fréquentes; presque tous les accès s'accompagnent d'un état gastrique. Ces fièvres pernicieuses à forme abdominale sont celles qui présentent la moindre mortalité. Elles ne se montrent que de temps en temps, isolément (1). »

Nous avons insisté, dans l'exposé que nous avons donné des fièvres d'invasion et de récidive, sur la constance d'un phénomène symptomatique nettement défini : l'*asthénie*. Il prend une importance plus grande dans les formes du paludisme que nous avons actuellement en vue; il apparaît et évolue comme dans la forme pure de l'insuffisance surrénale.

Pour peu que cette sensation, constatée par tous les observateurs dans les fièvres continues palustres, s'exagère et s'accompagne d'hypotension artérielle et d'hypercrinie du côté de la peau ou de la muqueuse intestinale, l'algidité sera complète avec sa

(1) GAIDE, le Paludisme en Annam et au Tonkin.

triade caractéristique de *dépression progressive des forces, d'abaissement collapsif de la chaleur vitale et de déperditions excrétoires profuses.*

Cette triade symptomatique peut n'être que partiellement réalisée; le syndrome peut se limiter à l'un de ces phénomènes ou à deux d'entre eux; chacun d'eux peut être, même isolément, une cause suffisante de mort.

D'où, suivant les cas, des accès que l'on peut définir, en tenant compte de leur caractéristique prédominante sous les dénominations : 1° d'accès asthénique ou d'accès algide proprement dit; 2° d'accès diaphorétique ; 3° d'accès bilieux (fièvre pernicieuse atrabiliaire); 4° d'accès cholériques; 5° d'accès dysentériques.

Faisons remarquer, toutefois, que ces différentes manifestations se succèdent, s'associent et se remplacent, pour peu que la mort ne survienne pas brutalement.

Bien que voisines de celles que l'on attribue à l'insuffisance capsulaire surrénale (vomissements, douleurs abdominales, hypothermie, troubles intestinaux, collapsus), et de celles que les expérimentateurs attribuent aux lésions du plexus solaire (refroidissement des extrémités; vomissements; diarrhée sanglante et incoercible), les déterminations qui, dans la malaria, caractérisent l'asthénie et l'algidité s'en distinguent nettement par un phénomène capital : l'élévation de la température centrale et les poussées fluxionnaires qui sont la caractéristique constante des fièvres palustres.

Il en résulte un complexus symptomatique qu'on définit d'un mot, en disant que l'algidité n'est ici qu'un *masque*. Elle ne peut qu'obscurcir et voiler la crise fébrile qui reste toujours la manifestation essentielle, et dont on retrouve les traits distinctifs derrière les déterminations occasionnelles.

L'analyse des symptômes va nous permettre de fixer ces différents points.

Etat algide. — Ce syndrome se caractérise par la pâleur générale des téguments, le refroidissement des extrémités et du visage (le contact de la peau donne la sensation de froid du marbre); par des plaques violacées dans différentes régions et, notamment, aux parties découvertes : cou, pommettes, face dorsale des mains, extrémités des doigts. Les yeux sont fixes et ternes, ils expriment l'abattement et la dépression morale; mais l'intelligence n'est pas atteinte. La voix est cassée, le malade est tourmenté de crampes particulièrement accusées dans les masses musculaires des hypocondres, du ventre, des lombes et des membres inférieurs. La respiration est ralentie, souvent suspirieuse; les bruits du cœur s'entendent faiblement; le pouls, au repos, n'est pas très fréquent, mais il s'exagère dès le moindre mouvement, le cœur s'affole et le malade en éprouve une sensation angoissante; c'est un anéantissement complet. — La mort peut survenir brusquement sans autre phénomène au cours d'une de ces crises.

Le plus habituellement, en même temps que le malade souffre de ces symptômes de collapsus, il éprouve des bouffées de chaleur intérieure dévorante. Nombre d'observateurs ont noté que le fébricitant n'a pas la sensation du refroidissement que constate le médecin, alors même que son haleine est glacée, la langue froide, et la peau poisseuse.

Les relations suivantes donnent une idée du tableau clinique; elles sont empruntées à notre pratique ou à celle de nos confrères.

1° Sous-officier usé et vieilli avant l'âge par des excès alcooliques et aussi par les fatigues de longues navigations.

Chaque fois qu'il était pris de fièvre, ce qui arrivait souvent, il semblait menacé d'un accès pernicieux tant la période algide paraissait grave. La chaleur revenue, la fièvre suivait sans encombre sa marche normale (1).

Facies profondément altéré; yeux cernés, entourés d'un cercle bleuâtre; langue froide et chargée; au toucher, on éprouve une sensation de froid très marquée; cette sensation est surtout très prononcée aux avant-bras, à la face et aux extrémités inférieures. Pouls fréquent, à 115, dépressible. — Le malade est sans voix.

Vers dix heures du soir, le pouls semble se relever, néanmoins le malade reste dans la même période d'algidité.

Le lendemain, à 7 heures du matin, on constate une détente; la chaleur revient aux extrémités; à 10 heures, la réaction est complète; le malade est sorti de son abattement. A la visite de 3 heures, la sueur est profuse, le pouls est à 90; chaleur modérée de la peau, amélioration sensible.

A 8 heures 1/2 du soir, apyrexie.

2° Jeune femme très maigre et très nerveuse, tourmentée depuis trois jours par de vives douleurs de tête; brusquement, la scène se modifie et elle présente les manifestations suivantes: face pâle grimaçante avec expression extrême d'angoisse, traits altérés, air hagard, paroles incohérentes, brusques, précipitées; agitation extrême, pouls petit, fréquent; extrémités froides, peau sèche.

Après environ cinq heures d'agitation et de délire, la malade se calme un peu; elle semble sortir d'un profond sommeil. Les extrémités se réchauffent, la face s'anime, la respiration se régularise, la peau se couvre d'une légère moiteur, puis survient une

(1) Griffon du Bellay, Rapport médical sur le service de l'hôpital flottant « la Caravane », au Gabon (*Archives de médecine navale*, 1864, t. I, pp. 53-54).

transpiration abondante qui termine l'accès. Il ne reste plus qu'un peu de céphalalgie.

Le lendemain état alarmant; la figure a une couleur livide, cadavéreuse ; nez pincé; peau froide; extrémités glacées ; respiration faible, irrégulière; pouls filiforme, presque imperceptible. Soubresauts dans les tendons, contractures des muscles du cou et de la poitrine. Désordre complet de l'intelligence; la malade pousse des cris perçants, agitation extrême. Après treize heures d'attente, tout cet orage se calme.

L'accès se termine par une sueur abondante, et par une sensation de faiblesse et de brisement dans tout le corps.

La fièvre ne reparaît plus (1).

Diaphorèse. — Pour peu que la terminaison ne soit pas brutale, les phénomènes d'hypothermie périphérique et de réaction cutanée alternent ; la cyanose s'accuse et s'étend aux membres inférieurs ; une sueur plus ou moins abondante couvre le visage et les extrémités ; elle gagne progressivement tout le corps ; on a dit que ces sueurs étaient collantes. L'anéantissement des forces se peint sur le visage; la peau se ride; la face est grippée, cadavéreuse.

« Les accès pernicieux ne sont plus rares; une de leurs formes les plus fréquemment observées, pourrait être rangée dans la catégorie des *accès diaphorétiques*... Il s'agissait, en effet, très fréquemment de cas dans lesquels des sueurs plus ou moins copieuses, l'affaiblissement de l'énergie du cœur et la réfrigération périphérique constituaient les phénomènes essentiels (2). »

« Aux Hébrides, j'ai eu l'occasion d'observer cinq accès pernicieux : défaillance brusque avec sensation de douleur aiguë au cœur; décoloration rapide des tissus; état de mort apparente pendant quelques instants, puis apparition des sueurs profuses, en telle abondance que l'on croirait avoir affaire à un véritable accès diaphorétique. — Le malade, loin d'éprouver le bien-être qu'entraîne généralement avec elle la transpiration, est, au contraire, abattu, prostré, littéralement épuisé, avec sensation de soif ardente et de brisure générale (3). »

Phénomènes gastriques, biliaires et intestinaux. — Avec les crampes, et douloureuses comme elles, surviennent les contractions de l'estomac, qui s'accompagnent de vomissements répétés, de mucosités glaireuses très fréquemment teintes par la bile. En même temps que ces vomissements, se produisent des selles de même nature, profuses et multiples. Cette hypercrinie

(1) Haspel, Maladies de l'Algérie, p. 278.

(2) Debrie, Contribution à l'histoire médicale de l'occupation de Madagascar (*Archives de médecine militaire*, 1898, t. II, p. 27).

(3) Daville, Notes sur les Nouvelles-Hébrides (*Archives de médecine navale*, 1894, t. II, p. 365).

peut s'exagérer au point de présenter la continuité et l'aspect des évacuations cholériques: les selles deviennent alors séreuses, aqueuses, à peine colorées et surnagées par de rares débris riziformes.

Un homme ayant fait quatre ans de séjour, pendant lesquels il entre deux fois à l'hôpital pour fièvre et une fois pour insolation, souffrant depuis plusieurs jours, a été pris un matin d'une diarrhée très violente qui a cessé au moment de son entrée à l'hôpital, et de crampes dans les membres inférieurs qui persistent. Il présente, en outre, une algidité très prononcée; envies continuelles de vomir. Pas de miction depuis le matin.

IIe jour, au matin. — Teinte ictérique prononcée, répandue sur tout le corps et aux sclérotiques. Les crampes ont cessé; nausées persistantes, hoquet tenace. Soif très intense. L'algidité continue, la langue et la peau sont froides; sueur visqueuse. Agitation continuelle; un peu de délire. Pas de miction depuis la veille au matin; la vessie est vide. Dans la journée, le malade est sondé; pas d'émission d'urine. Une injection d'eau tiède faite par la sonde ressort avec une couleur noire verdâtre due à la présence d'une grande quantité de bile.

IIIe jour, au matin.—Le malade a des nausées continuelles sans pouvoir rien rendre; sentiment de constriction au pharynx; soif très intense, l'algidité persiste et se prononce de plus en plus; la peau est froide, le pouls radial insensible; le pouls huméral donne environ 100 pulsations; le malade est sondé à nouveau; il s'écoule quelques grammes d'un liquide visqueux de couleur noire verdâtre, c'est de l'urine fortement chargée de bile.

IVe jour, au matin. — La veille au soir le malade semblait aller mieux; le pouls s'était relevé et l'algidité tendait à disparaître. Mais un peu avant minuit, probablement sous l'influence d'un nouvel accès, l'algidité s'est prononcée de plus en plus; l'agonie s'est déclarée et a été de courte durée. Le malade est mort à minuit (1).

Dans Torti, il est question de *coliques d'estomac* (cardialgie), symptôme prédominant et masquant la crise fébrile. Dans nombre de cas, en effet, les douleurs d'entrailles précèdent ou accompagnent l'élévation de température, et, parfois même, s'y substituent et l'effacent; elles sont à ce point violentes et dépressives que l'on pourrait prononcer le mot de *péritonisme,* et le malade croit à l'imminence d'une solution fatale. Quelque menaçants que soient ces symptômes viscéralgiques, la guérison est la règle et elle s'obtient rapidement dans ces formes.

Les faits suivants empruntés à notre pratique fixeront les idées du lecteur :

(1) BÉRENGER-FÉRAUD, Maladies des Européens au Sénégal, t. I, pp. 150-175, passim.

Un malade, ayant fait trois mois et demi de séjour au Tonkin, se plaint un matin de coliques assez vives ; pas de diarrhée ; envies fréquentes d'aller à la garde-robe, mais selles normales.

Tranchées constantes, s'exaspérant de temps en temps et spécialement aux premières heures de la journée. Dans la soirée, transpiration abondante, en même temps que répit relatif. Au IVe jour, se déclare une fièvre subcontinue sans grand éclat, mais tenace. Après cinq jours de traitement, apyrexie définitive; la poussée fébrile s'est accompagnée d'une véritable poussée de diarrhée bilieuse qui a disparu en même temps que la fièvre.

Le 20 du mois suivant, reprise des mêmes accidents viscéralgiques, douleurs arrachant des cris au malade, l'obligeant à marcher courbé en deux, pas d'embarras gastrique, pas de diarrhée, pas de fièvres. Le malade est mis au repos ; on revient au traitement quinique; le IVe jour, il est guéri.

Dans un autre cas, on constate, depuis quelques jours, de l'abattement des forces, des malaises constants, de la perte absolue d'appétit ; peau chaude le matin, transpiration profuse dans la seconde moitié de la journée ; coliques violentes surtout le matin ; épreintes et ténesme; diarrhée bilieuse ; la veille de l'entrée à l'hôpital, dans la matinée, deux à trois selles constituées presque uniquement par du sang non caillé. Pas d'élévation anormale de la température ; au IIe jour de l'hospitalisation, amélioration très nette; disparition des accidents au IIIe jour.

Cinq jours plus tard, retour d'accidents de même nature se compliquant cette fois d'une véritable poussée fébrile. Dès le matin T. dépasse 38°, 5 ; le soir T. évolue autour de 38°. Au bout de seize jours, le malade peut reprendre son service.

Plus fréquemment encore, sous l'influence des poussées fluxionnaires, qui se répètent du côté de la muqueuse intestinale, la diarrhée devient sanguinolente, franchement hémorragique ou dysentérique ; dans ce dernier cas, les matières, dans lesquelles la bile abonde, sont irritantes, et les selles s'accompagnent de coliques, d'épreintes et d'expulsion de mucosités rectales.

Un soldat, arrivé au Tonkin depuis 15 mois, a déjà fait deux entrées à l'hôpital pour paludisme. Il y a environ un mois, aurait eu, pendant une quinzaine de jours, de violents accès de fièvre.

Depuis trois jours, nouvelle période de fièvres accompagnée de selles dysentériformes, avec violentes coliques et vomissements alimentaires et bilieux. Après l'accès, tous ces phénomènes disparaissent.

Il entre à l'ambulance le 10 décembre 1903. T. 38°,9 (4 h. du soir). Coliques très violentes siégeant au niveau du côlon transverse. Pouls petit, fréquent; extrémités froides, traits tirés. Peu après l'entrée du malade, il a une selle involontaire de sang très fluide, rouge, mélangée de débris de muqueuse (200 gr. environ). — A 7 h. du soir T. 37°2; le malade est calme, le ventre est douloureux à la palpation.

11 décembre, nuit bonne; ni selles, ni coliques. T. 36,05 (8 heures du matin).

13 décembre, pas de selles depuis le jour de l'entrée; pas de douleur; nuit très bonne. Après un lavement émollient, le malade a une selle liquide, absolument noire, de sang digéré; à compter de ce jour, l'amélioration continue sans incidents (1).

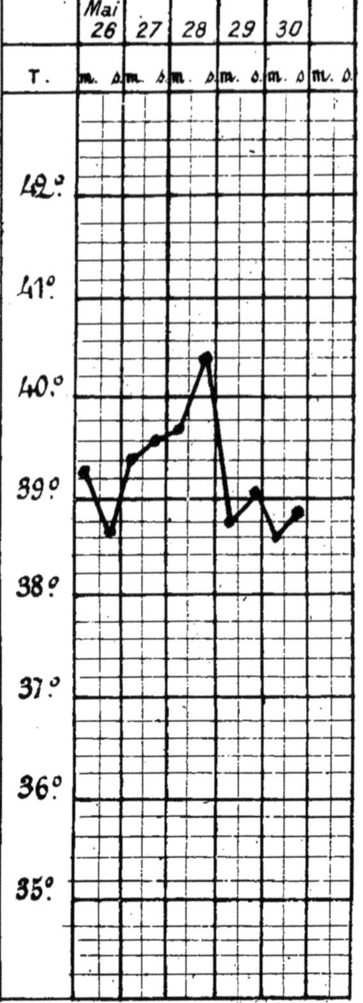

Fig. 120.— Accès dysentériforme.

Il est extrêmement rare que la perniciosité s'établisse dès le premier accès d'une série, à moins d'une cause intercurrente : surmenage, refroidissement, ivresse. Souvent c'est au troisième accès que s'exagèrent les symptômes; ou, plus fréquemment encore, à la reprise septane ou biseptane. C'est avec raison que l'on insiste sur l'importance qui s'attache à l'évolution des accès successifs et sur les indications réellement urgentes qui découlent de leur aggravation progressive.

Le malade a depuis trois ou quatre jours des accès quotidiens. Un jour, au début de l'accès, il présente des symptômes anormaux : tout d'abord des vomissements fréquents et très violents qui le fatiguent beaucoup, puis une diarrhée intense; les selles sont, pour ainsi dire, continues, involontaires, et le malade évacue une quantité énorme de sérosité sanguinolente renfermant des parties plus solides de mucus sanglant que l'on pourrait comparer aux crachats des pneumoniques.

Un malade est pris brusquement d'un malaise qui va en s'ac-

(1) Observation de Lafaurie, citée par Gaide, Paludisme en Annam et au Tonkin.

centuant et s'accompagne bientôt de nausées, puis de vomissements bilieux et de diarrhée. Selles fréquentes, abondantes, riziformes, présentant l'aspect des déjections cholériques ; yeux

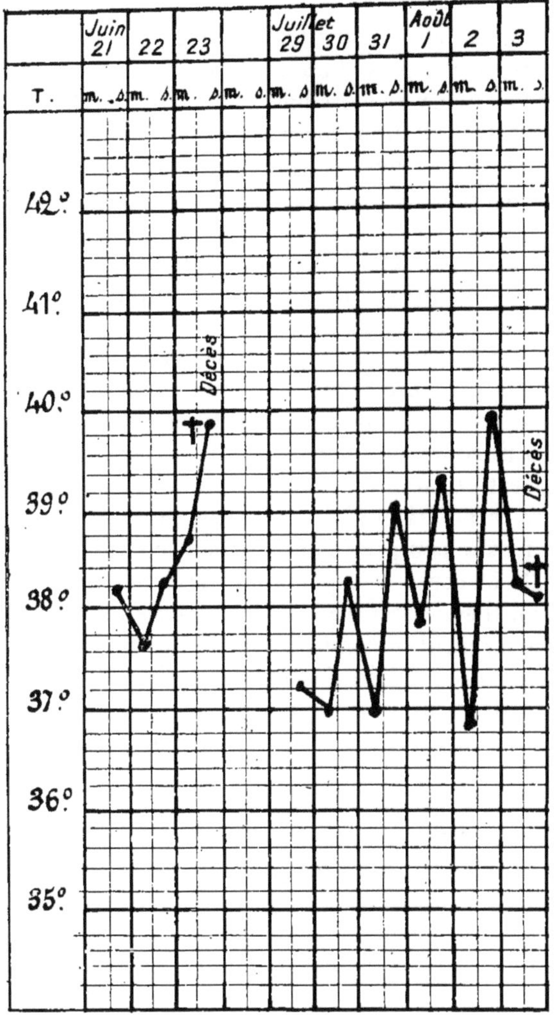

Fig. 121. — Accès pernicieux dysentériques.

excavés ; traits altérés ; cyanose des lèvres ; sensations de froid bien que le thermomètre marque 38°, 5.

Il présente un aspect typique : face cyanosée, respiration pénible ; pouls filiforme, facilement dépressible ; yeux excavés ; voix cassée ; ailes du nez pincées ; soif excessive ; crampes très douloureuses siégeant principalement aux jambes.

A l'examen du sang, on trouve de nombreux hématozoaires à

formes jeunes ; à l'examen bactériologique des selles, on ne trouve pas le vibrion cholérique.

Le lendemain T. = 37 ; la diarrhée a disparu. Quelques accès de fièvre sans complications spéciales se manifestent encore par la suite (1).

Un homme, malade depuis trois jours, avec fièvre, diarrhée et vomissements, a été pris d'un accès de fièvre plus violent avec vomissements bilieux incoercibles. T. = 40°, 3. Diarrhée séreuse avec crampes très douloureuses dans les mollets; traits tirés ; coloration ictérique des conjonctives. A 4 heures du soir T. = 39°, 6 ; à 8 heures = 37°, 2 ; les vomissements et les crampes ont diminué.

Le lendemain, pas de fièvre, nuit calme ; le malade est bien ; il sort neuf jours après son entrée à l'hôpital sans que la fièvre soit revenue (2).

Fièvre. — Elle peut affecter tous les types dans le paludisme tropical. L'algidité est aussi communément observée dans les fièvres quotidiennes, contrairement à ce qu'on a noté dans le paludisme d'Europe, que dans les fièvres tierces ou quartes.

La fièvre est constante et débute généralement avant les phénomènes qui caractérisent la perniciosité ; quand elle cesse, ceux-ci disparaissent à peu près complètement comme si elle les commandait. Elle s'accuse à la palpation de l'abdomen et du tronc, et s'inscrit au thermomètre placé dans l'aisselle et surtout dans le rectum. Elle présente, comme les accès ordinaires, à moins de mort brusque au cours de l'accès, les trois périodes d'augment, d'acmé et de descente.

Il est inexact de dire, avec Dutroulau, que, dans ces cas, il n'y a qu'un seul stade commençant avec les phénomènes de l'algidité et finissant à la réaction ou à la mort.

Le collapsus coïncide avec le troisième stade; celui-ci survient prématurément et inopinément par suite de la durée écourtée des deux premiers, il tourne court et se précipite vers l'accident pernicieux.

La réaction n'est, elle, que le début d'un second accès qu'un traitement opportun maintient dans une évolution normale et souvent atténuée, mais qui, comme l'a indiqué ce maître de la pathologie exotique, peut s'exagérer, déterminer des accidents cérébraux et prendre une forme ataxique.

La montée de la fièvre est très rapide, la température de l'acmé très élevée ; elle s'inscrit en pic. La descente forme une véritable chute ; le thermomètre tombe au-dessous de 35° et peut s'y

(1) GAIDE, le Paludisme en Annam et au Tonkin.
(2) LAFAURIE, Observation citée par GAIDE, le Paludisme en Annam et au Tonkin.

maintenir. C'est à ce moment que le danger est réellement imminent, car c'est celui où se produit le collapsus thermique que le traitement doit prévoir et dont il doit préserver le malade. Contrairement aux formes que nous classons dans le second groupe où la mort a lieu en hyperthermie et lui paraît attribuable; la mort, dans ce premier groupe, survient quand la courbe thermique est au point le plus bas et l'hypothermie est souvent telle qu'elle constitue une cause suffisante d'anéantissement de la vie.

Deux cas, avait dit Guegen, peuvent se présenter : ou bien l'accès pernicieux surprend une personne en bonne santé, ou bien il vient s'enter sur une fièvre existant déjà.

Dans le premier cas, la température, après s'être élevée de un degré environ jusqu'à 38°, suit une marche décroissante très rapide pour tomber au-dessous de 34°; le collapsus est très profond ; cette évolution est très rare.

Le plus habituellement, c'est au milieu d'un accès normal que l'algidité se manifeste ; elle peut survenir dans le stade de frisson ou dans celui de la chaleur ; l'ascension de la température périphérique s'arrête subitement, elle descend rapidement, comme dans le cas précédent ; la température demeure stationnaire dans des limites très basses et la mort arrive insensiblement.

Au contraire, si l'organisme réagit, la température, après s'être maintenue pendant deux heures et plus, remonte insensiblement d'abord, puis très vite, parvenant à 39° environ en l'espace d'une heure et demie de temps. La chaleur revient aux membres, la transpiration s'établit et le malade est sauvé.

« Il y a, dans cette marche de la température, deux points critiques : celui où, la température devenant très basse, le collapsus est profond ; et celui où la chaleur renaît. Si la mort survient souvent à la fin de la descente, elle peut aussi survenir au moment de la montée (1). »

FIÈVRES PERNICIEUSES ATAXIQUES

Voici quelles sont les caractéristiques générale des fièvres pernicieuses de ce groupe :

1° Exagération des poussées congestives qui s'opèrent du côté des centres vitaux : cœur et poumons parfois, cerveau plus habituellement ; cet organe est lésé dans sa totalité ou dans l'une de ses zones : intellectuelle, sensitive ou motrice, tel est le fait primitif et essentiel;

2° Hypersthénie généralisée, progressive et persistante ; fait concomitant ;

(1) GUÉGUEN, Etude sur la marche de la température dans les différentes fièvres de la Guadeloupe (*Archives de médecine navale*, 1878, t. I, p. 101).

3° Inhibition consécutive de l'organe cardiaque ou des centres nerveux; fait secondaire et ultime.

Les particularités de chaque forme s'établissent par la prédominance de l'une ou l'autre de ces localisations symptomatiques.

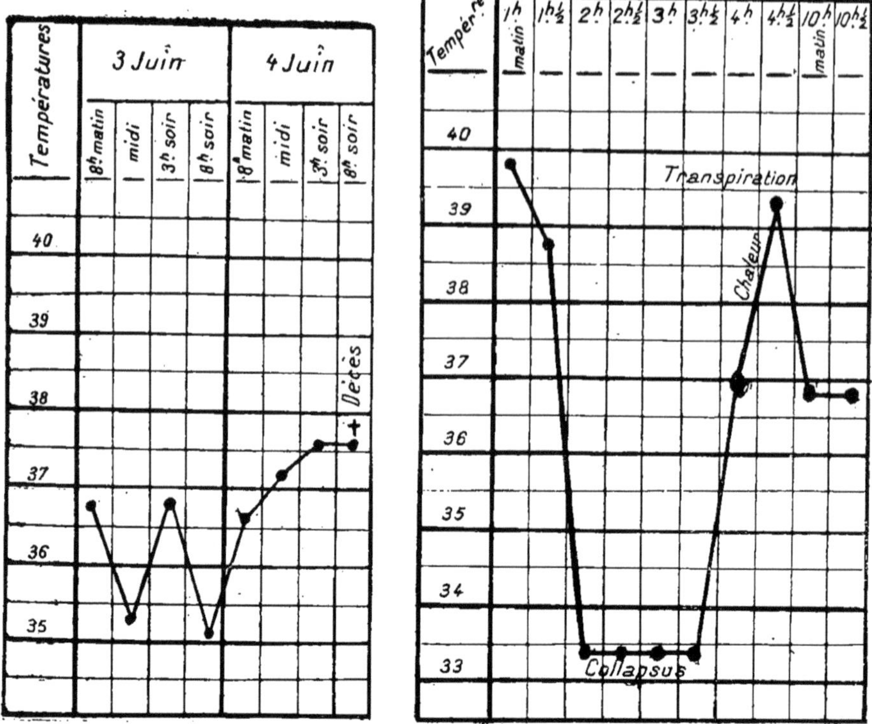

Fig. 122 et 123. — Accès pernicieux collapsifs.

FIÈVRES INFLAMMATOIRES

Les phénomènes congestifs et réactionnels peuvent s'étendre, sans prédominance bien déterminée, à l'ensemble des organes dont le bon fonctionnement est nécessaire à la continuité de la vie : c'est, dans ces conditions, l'exagération, jusqu'à la menace de mort immédiate, des phénomènes symptomatiques d'un accès grave sans localisation déterminée provoquant une surcharge.

Les phénomènes dits *inflammatoires* sont à leur summum : vultuosité de la face; injection des conjonctives; rougeur hyperémique du visage, du tronc, de la racine des membres, constituant des « rash » ou des érythèmes plus ou moins généralisés; céphalalgie très pénible s'exaspérant par le bruit et l'intensité lumineuse; irritabilité qui se traduit par de la jactitation des membres, une véritable inquiétude du mouvement, une surexcitation mentale. La respiration est ample, mais précipitée et anhélante ; le pouls, sans être très fréquent, est plein ; les battements cardiaques ont augmenté d'intensité (le cœur bat dans la poitrine à la rompre).

Le malade se plaint, en outre, de courbatures généralisées, de douleurs gravatives en ceinture et dans les lombes; la bouche est chaude, sèche ; la soif vive, l'insomnie complète.

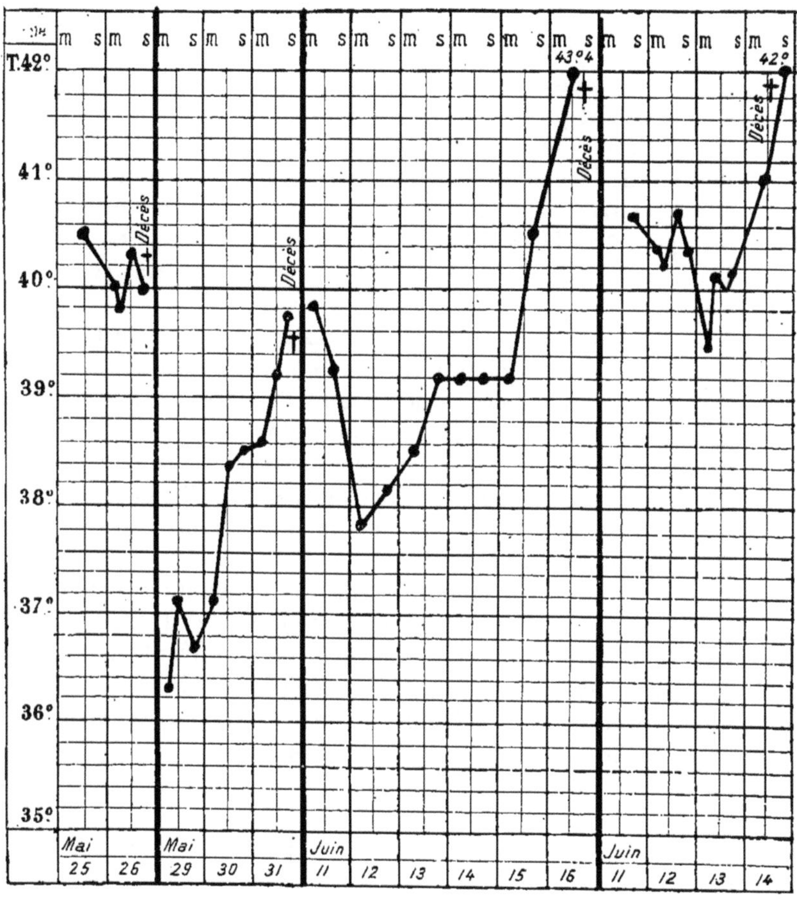

Fig. 124. — Accès pernicieux. — Mort en hyperthermie.

Les yeux sont brillants, animés, ordinairement injectés, humides, sensibles à la lumière jusqu'à la photophobie; leur expression est celle de la colère ou même de la fureur. L'ouïe est exaltée jusqu'à la souffrance par le moindre bruit. En un mot, c'est l'excitation anormale la plus généralisée pendant tout le temps que dure le paroxysme ataxique, et ne cessant qu'avec l'accès où lorsque le coma succède à l'ataxie.

Quand les phénomènes réactionnels ne rétrocèdent pas, et qu'une mort rapide ne survient pas par arrêt brusque du cœur, le tableau s'accentue et prend une physionomie plus dramatique encore.

L'angoisse cardiaque devient une véritable cardialgie; la congestion pulmonaire s'exagère jusqu'à l'inondation bronchique et vésiculaire, jusqu'au raptus hémoptoïque. Les phénomènes cérébraux simulent les crises de la méningo-encéphalite : idées, conceptions et actions délirantes, convulsions, contractures cloniques et toniques ; les pupilles insensibles à la lumière sont rétrécies ; c'est le mouvement perpétuel, le courant continu d'action entre les centres nerveux et les agents mécaniques de la locomotion, avec abolition de la volonté et agitation extrême... « Soubresauts de tendons et tremblements musculaires dans les moments de calme. Ce peut être la contraction convulsive de tous les membres, et des secousses tétaniques interrompant cet état convulsif. »

C'est surtout, ajoute Dutroulau, « dans les troubles de l'intelligence que consiste le cachet pernicieux de la fièvre ataxique... le délire arrive avec une telle rapidité au désordre de toutes les expressions et de toutes les perceptions qu'on ne peut le confondre avec un autre délire : il s'accompagne de mouvements et de gestes, et est presque toujours bruyant, entremêlé de cris, de chants... c'est le désordre intellectuel le plus complet... (1) ».

Il est essentiellement actif.

« Les formes délirantes constituèrent, dès le début de la campagne de Madagascar, une modalité du paludisme fréquemment observée; le délire était caractérisé, le plus souvent, par des hallucinations ; les malades voyaient défiler des régiments ; ils entendaient crépiter la fusillade ; d'autres fois, poussés par un invincible besoin de s'enfuir et de disparaître, ils s'en allaient à l'aventure (2). »

Pareille symptomatologie ne peut se prolonger longtemps : elle est brusquement arrêtée par une suspension en systole des mouvements cardiaques (syncope) ; par l'asphyxie progressive et rapide, et, plus souvent encore, elle aboutit à l'inhibition des fonctions cérébrales et cérébro-spinales. En place de l'excitation de tous les sens et de l'hypersthénie, c'est la stupeur et l'insensibilité, l'abolition de l'intelligence, du sentiment et des mouve-

(1) Dutroulau, Maladies des Européens aux pays chauds.
(2) Debrie, Contribution à l'histoire médicale de l'occupation de Madagascar (*Archives de médecine militaire*, 1898, t. II, p. 26).

ment volontaires, la somnolence progressive, l'état comateux, pouvant aller jusqu'à la mort.

La succession de ces faits n'est pas régulièrement progressive ; elle subit, dans le cours du même accès et surtout dans la série des accès qui se succèdent, des recrudescences et des détentes qui sont l'indice d'une guérison possible.

Courbe thermique. — Les formes algides correspondent aux fièvres *froides;* les formes ataxiques correspondent aux *fièvres chaudes.* C'est ici que, dans une certaine mesure, on peut dire que l'accès pernicieux ne va pas jusqu'à la terminaison de ses trois stades, et que la mort peut l'interrompre à la fin du premier stade et au début du second. Elle survient, en effet, à la période d'augment qui est exagérée dans son summum et dans sa durée. La température excède généralement 41°; elle atteint et dépasse 42° et se maintient à ce niveau pendant de longues heures. La chute du thermomètre, quand elle se produit, ne coïncide pas toujours avec une détente très nette des symptômes, les phénomènes d'inhibition peuvent survivre à l'acmé; c'est toujours un signe inquiétant, car il est à craindre qu'avec la reprise de la fièvre les phénomènes s'aggravent rapidement.

Cet accès hypersthénique, complet et total, se trouve rarement réalisé dans l'ensemble de ses traits; il peut être réduit à une ou à l'autre de ces périodes successives; il peut débuter par les phénomènes congestifs, délirants, convulsifs, ou comateux, en ce sens surtout que c'est à cette période qu'il est vu par le médecin.

FIÈVRES COMITÉES

Quand les différentes déterminations que nous venons de passer en revue s'observent isolément, ou sont nettement prédominantes, les fièvres sont dites *comitées*, ces déterminations étant considérées comme des associations morbides, en conformité de la doctrine de Torti.

Ces fièvres dites *comitées* se subdivisent au point de vue de cette prédominance des localisations, en deux classes :

1° Les comitées cérébrales ou plutôt *céphaliques ;*

2° Les comitées cardiaques et pulmonaires que l'on peut appeler d'un mot plus extensif, les comitées *pectorales*.

Quant aux comitées abdominales, nous avons vu qu'elles prenaient place en pratique dans le groupe des fièvres algides, la mort survenant chez elles, en hyposthénie et en hypothermie au moins périphérique, tandis que, dans les comitées céphaliques et pectorales, elle survient en hyperthermie et en hypersthénie.

Nous estimons, avec Kelsch, qu'il n'y a pas lieu d'isoler et de décrire séparément chacune de ces déterminations.

« Il est facile de reconnaître combien sont nombreux les liens qui unissent ces différentes formes entre elles ; ce sont phénomè-

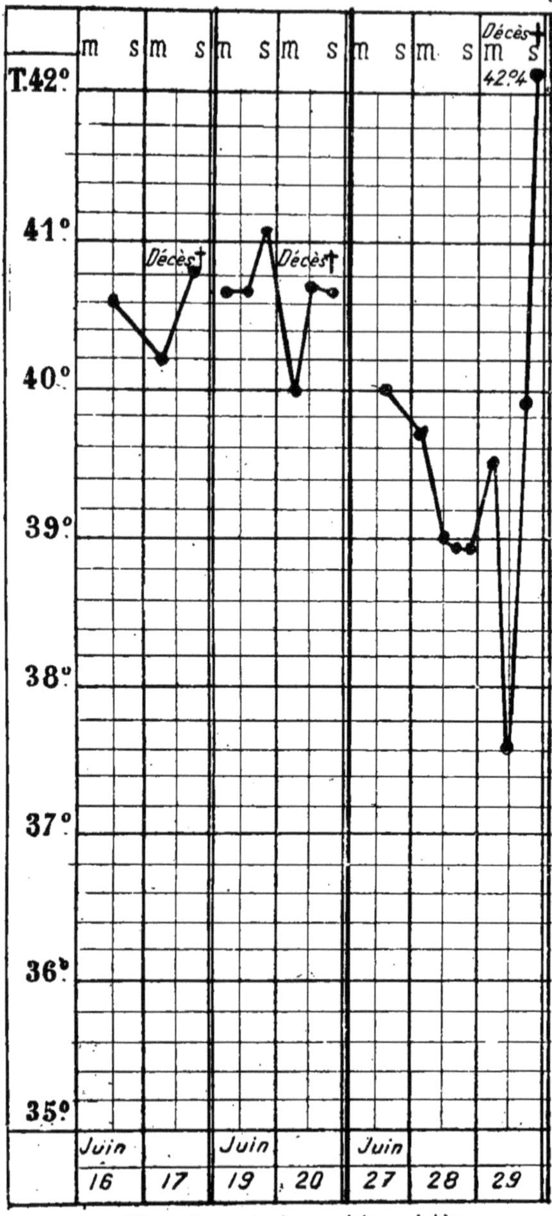

Fig. 125. — Accès pernicieux algides.

nes de même nature quoique d'expression différente s'exerçant sur un même terrain anatomique, ou du moins organique (1). »

(1) Dutroulau, Maladies des Européens aux pays chauds.

Il est intéressant, en lieu et place d'une description synthétique, d'en donner des exemples qui permettent aux observateurs d'établir une comparaison avec les faits de leur pratique, et dont le rapprochement fournisse la preuve que tous ces faits ont plus de traits communs que de caractères différentiels.

Cette documentation nous paraît plus instructive et plus probante qu'une analyse symptomatique qui ne pourrait être qu'infidèle en raison de la variabilité des cas. Les observations reproduites sont empruntées aux travaux de nos camarades et aux archives des hôpitaux coloniaux.

Nous constituerons, de la sorte, le cadre où peuvent trouver place, malgré leur extrême diversité, les fièvres pernicieuses comitées dans leur ensemble.

COMITÉES CÉPHALIQUES

Ce sont les *comitées cérébrales* de Kelsch.

« Nous réunissons sous ce nom, dit cet éminent maître, les manifestations paludéennes graves, dans lesquelles les symptômes prédominants sont : le coma, le délire, les convulsions, les paralysies.

« Chacun de ces troubles cérébraux peut devenir le phénomène caractéristique de l'accès... mais, dans la majorité des cas, ces divers troubles sont étroitement associés (1). »

Ces comitées céphaliques sont incontestablement les plus répandues et les plus redoutables en pays tropicaux et péritropicaux.

« Ce sont les centres nerveux et particulièrement l'encéphale, qui sont le plus souvent le siège des manifestations pernicieuses (61 cas sur 100 appartiennent à cette catégorie). Parmi ces accès, les plus nombreux sont ceux que caractérisent les phénomènes de dépression nerveuse, mais l'excitation des centres nerveux compte un chiffre relatif de décès plus élevé... C'est, en somme, surtout par les accidents portant sur le système nerveux central que l'on meurt de la fièvre paludéenne, cela tient encore plus à leur gravité qu'à leur fréquence relative (2). »

Accès pernicieux délirant et impulsif. — Le tableau est le suivant : Le malade est dans un état d'excitation extraordinaire ; c'est avec peine qu'on le maintient dans le lit ; mouvements cloniques ininterrompus ; contractions des muscles très difficiles à vaincre ; le malade prononce continuellement des paroles inintelligibles, ne reconnaît personne. Morsure de la langue ; respiration stertoreuse. Température élevée à 40° et au-delà.

(1) Kelsch, *loco citato*.
(2) Gaide, le Paludisme en Annam et au Tonkin.

Le malade reste quelquefois dans cet état pendant 48 heures ; la température ne descend pas au-dessous de 39° ; dans les cas favorables, à un moment donné, chute assez brusque du thermomètre, puis disparition de l'excitation, à laquelle succède un état de lassitude extrême.

Rien de plus simple que de constater l'existence du délire chez les Européens ; chez les indigènes, au contraire, il passe souvent inaperçu, et ce n'est que par l'interrogatoire direct et minutieux des malades que l'on peut s'en rendre compte ; on dirait que chez eux il ne se manifeste pas spontanément.

Le délire est souvent professionnel, dit Sambuc. Le malade indigène se croit revenu dans son village natal, et ses paroles trahissent la préoccupation du labeur journalier. D'autres fois, les divagations ont trait aux exercices militaires et à la vie dans les postes. Quelquefois il existe des hallucinations, c'est généralement dans les cas graves : le malade se croit alors entouré de fantômes, de spectres qui s'acharnent sur lui, et veut s'élancer hors de son lit pour lui échapper.

« Le délire a été suivi quelquefois, aussi bien chez les Européens que chez les indigènes, d'une crise d'automatisme ambulatoire. Un légionnaire est resté ainsi plusieurs jours dans la brousse aux environs de Lao-Kay. »

Voici, par exemple, un cas observé chez un indigène :

Fièvre depuis trois jours survenant par accès ; céphalalgie intense, splénomégalie ; congestion pulmonaire ; pas d'albuminurie. La température se maintient aux environs de 40°. Délire intense et violent le jour et la nuit, détente notable au VIe jour de l'hospitalisation, mais le lendemain matin, profitant d'un défaut de surveillance, le malade prend la fuite. Vers le soir, on le rencontre à 40 kilomètres de son point de départ, marchant droit devant lui d'un pas automatique et rapide.

Il est ramené à l'ambulance dans un état d'affaiblissement extrême ; la surexcitation de la veille a fait place à un grand abattement.

Deux jours après, la température tombe ; une crise favorable se produit, le malade entre en convalescence. Il se rappelle très vaguement sa fugue, mais il sait très bien qu'il a pris la fuite de l'ambulance, poussé, dit-il, comme par une force irrésistible sans but fixé d'avance (1).

On peut rapprocher de ce cas d'automatisme ambulatoire, le fait suivant d'automatisme giratoire.

(1) Gaide, le Paludisme en Annam et au Tonkin.

Un malade, hospitalisé depuis un mois, ne présentait rien autre chose à noter qu'une douleur d'intensité variable, siégeant à la région occipitale. Un matin, il s'était levé à six heures sans présenter rien d'anormal ; à sept heures, début de l'accès. Aussitôt après le malade se lève de sa chaise et se met à tournoyer toujours dans le même sens, en décrivant des cercles comme autour d'un centre qui se trouverait à un mètre environ devant lui, le côté gauche marchant le premier. Ce mouvement a lieu d'une manière automatique, assez lentement ; pas de muscle convulsé ; la face n'est pas déviée ; les pupilles sont dilatées et insensibles à la lumière. Le pouls est plein, à 120. Peau chaude, mais peu sèche. Insensibilité, abolition du réflexe cornéen ; respiration bruyante. Le malade ne veut pas rester assis, et, malgré tous les efforts pour le retenir, il continue sa promenade giratoire. La matité splénique est augmentée.

A 11 heures, l'état est à peu près le même ; le mouvement en cercle a perdu sa régularité et se change en une déambulation irrégulière.

Il ne survient aucun changement pendant toute la journée et la nuit suivante.

Le lendemain matin, le malade, qui a continué jusque-là sa déambulation, cherche à se coucher. Quand on l'interpelle, il répond par un grognement prouvant qu'il entend. La vue est toujours abolie. Plusieurs émissions involontaires d'urine pendant la nuit.

Vers une heure, on peut coucher le malade, qui reste calme dans son lit ; la sueur devient plus abondante et le pouls tombe au-dessous de 70. Les sens reprennent peu à peu leurs fonctions pendant cette journée ; la connaissance revient lentement ; l'amélioration continue les jours suivants et la convalescence s'établit (1).

Accès délirants. — La forme délirante pure, sans convulsions, ou qui ne présente ce dernier élément que comme incident passager, est assez rare.

Griffon du Bellay, dans ses observations sur les maladies du Gabon, en cite deux cas : l'un pouvait être rattaché à une intoxication alcoolique que l'influence du climat est venue aggraver d'une façon redoutable ; l'autre a eu toute l'instantanéité et la gravité d'un accès pernicieux, mais il a, en somme, suivi une marche parfaitement normale, exempte de complications, et a cédé au bout d'une quinzaine d'heures au sulfate de quinine. Nous citerons comme exemples quelques cas qui donneront la symptomatologie résumée.

(1) FALLIER, Relation d'un accès pernicieux à forme encéphalique (*Archives de médecine navale*, 1865, t. II, p. 253).

1° Le soir survient une brusque poussée fébrile (T. = 38° le matin, 40° le soir), puis, vers 4 h., le malade, sans prononcer un mot, se lève et va se coucher dans le lit du voisin. On le ramène au sien, mais il est pris d'un accès de fureur, déchire la moustiquaire, brise les montants; puis, brusquement, tombe dans un coma profond avec respiration stertoreuse; battements cardiaques tumultueux; poul excessivement rapide et filiforme; le tout n'a pas duré dix minutes et la mort a été presque immédiate (1).

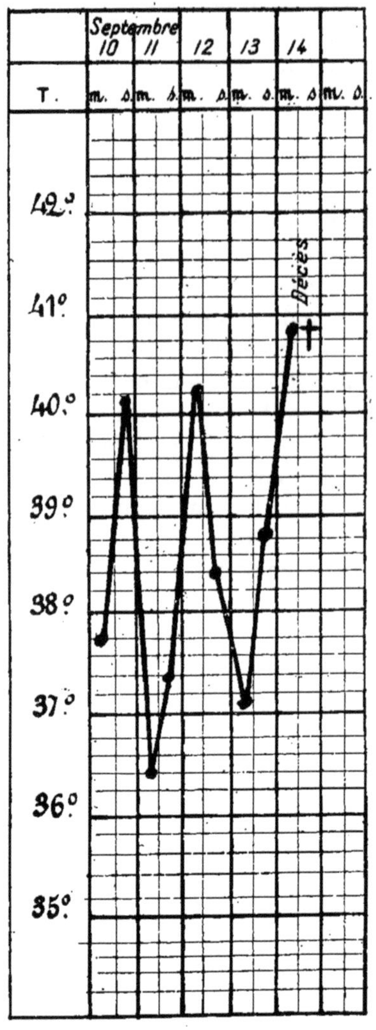

Fig. 126. — Accès pernicieux délirant.

2° Chez un malade, entré à l'hôpital avec le diagnostic diarrhée bilieuse et fièvre, on trouve, à l'examen du sang, pratiqué pendant l'accès, de petits hématozoaires annulaires endoglobulaires.

Le troisième jour, au matin, T. = 40°, 9, délire, pouls rapide (160 pulsations), diminution de la sensibilité cutanée.

La mort survient à 10 heures du matin sans que le malade ait repris connaissance.

Autopsie : foie hypertrophié, poids = 3 kg. — Rate = 800 gram. — Congestion des poumons et des reins. Psorentérie de l'iléon; exulcérations dans le gros intestin... Encéphale un peu congestionné; on ne trouve pas d'hématozoaires sur des frottis de l'organe; on en trouve dans la rate et un petit nombre dans le sang du cœur (2).

Accès convulsifs. — 1° Un tirailleur malgache, en traitement à l'hôpital pour ulcère, présente un état des plus graves : pas de

(1) VIVIE, Géographie médicale de la région Nord-Ouest de Madagascar (*Annales d'hygiène et de médecine coloniales*, 1903, p. 402).

(2) SÉGUIN, Cas de fièvre paludéenne traités par l'arrhénal (*Annales d'hygiène et de médecine coloniales*, 1903, p. 300).

connaissance; par moments, soubresauts convulsifs agitant tout le corps; les yeux sont exorbités; corps replié en chien de fusil; une écume légère sort des lèvres. Dans les intervalles, les pieds et la main libre (le malade est couché sur le côté) exécutent des mouvements rythmiques, ceux des pieds plus faibles que ceux de la main. Celle-ci, incessamment ramenée vers le visage, semble vouloir chasser un insecte importun. Une raideur tétanique survient ensuite; la tête se renverse en arrière, les dents se serrent, le corps se tend en arc de cercle. Il semble qu'on ait affaire, tour à tour, à une crise d'épilepsie et à une crise d'hystérie. Mais le malade n'a point eu de cri initial avant la perte de connaissance; la figure n'est pas grimaçante; il n'y a pas d'alternance régulière de convulsions toniques et cloniques; d'autre part, la température monte rapidement, elle atteint 40°, et plus tard, dans la nuit, elle les dépasse et s'élève jusqu'à 41° 4.

Les mâchoires sont en constriction; la température monte; elle est excessive; la respiration devient stertoreuse; la mort est proche. Un enveloppement dans le drap humide, accompagné d'une ventilation énergique, diminue la chaleur organique; on est obligé de le renouveler à plusieurs reprises pendant la nuit.

Le lendemain matin, l'état a peu varié; les convulsions ont cessé, mais le cou reste contracturé et la tête est rejetée en arrière. La respiration est toujours pénible, saccadée, bruyante; les pupilles sont dilatées; la face est congestionnée, et le malade n'a pas repris connaissance un seul instant.

Après l'administration d'un ipéca, le malade vomit abondamment; à partir de ce moment, l'état semble s'améliorer un peu.

La gêne respiratoire diminue, la congestion de la face disparaît; les râles pulmonaires ne s'entendent plus; mais la connaissance ne revient pas et la température est toujours très élevée.

Dans la journée, on injecte 2 gr. de quinine. Pendant la nuit suivante, la situation reste sensiblement la même; le malade est toujours dans le coma. Le soir on injecte encore 2 gr. de quinine.

Le 7 au matin, des sueurs abondantes surviennent; le malade, sans recouvrer de suite sa connaissance, commence à réagir quand on le pince; il se plaint même. Enfin, quelques heures plus tard, la conscience redevient complète; en même temps, la température tombe au-dessous de la normale. Il existe encore un peu d'hébétude, mais le malade répond tant bien que mal aux questions qu'on lui pose. — Les accès ne sont plus renouvelés (1).

2° Chez un homme ayant fait deux ans de séjour à la côte

(1) DEVAUX, Contribution à l'étude des accès palustres pernicieux (*Annales d'hygiène et de médecine coloniales*, 1904, p. 527).

d'Afrique et ayant présenté, dans les six derniers mois, de nombreux accès de fièvre, on constate une anémie très avancée, avec décoloration extrême des tissus; pas de bruit de souffle, pas de suffusions séreuses.

Un jour, à onze heures du matin, accès débutant à peu près comme une attaque d'épilepsie. Congestion très violente de la tête, face vultueuse, écume à la bouche; pupilles dilatées; yeux convulsés; pouls presque insensible; extrémités froides; résolution des membres : perte de connaissance pendant deux à trois minutes. Avec le retour de la connaissance, les symptômes s'amendent, le pouls se relève.

Le lendemain, à 11 heures du matin, nouvelle perte de connaissance: de temps à autre, délire, convulsions désordonnées; dilatation énorme des pupilles; congestion de la face. Pouls petit, fréquent, assez régulier. Sueur abondante. Cet état violent dure jusqu'à deux heures; le malade tombe alors dans un état de prostration pendant lequel il a un peu de sommeil, et son pouls se relève.

A 5 heures retour à la raison.

A six heures, nouvelle attaque aussi violente que celle du début. Congestion extrême de la face. La violence des convulsions augmente; le pouls disparaît. A 4 heures du matin, le pouls a repris de l'ampleur, les idées sont lucides, il y a une amélioration évidente. Sensibilité de la vue et de l'ouïe exagérée.

Journée très calme, sommeil tranquille; trois selles peu abondantes. Deux jours après, apyrexie.

3° Un marin, n'ayant jamais eu de fièvre depuis son arrivée à Madagascar, avait été atteint antérieurement, pendant un séjour de 30 mois en Algérie, de fièvre palustre, et comme il parle de perte de connaissance, d'insensibilité telle que le médecin lui enfonçait impunément des épingles dans la peau, il est permis de supposer que déjà, à ce moment-là, il a eu un accès pernicieux à forme comateuse.

Dans la journée du 2 février 1884, il a été plus sombre que de coutume; il n'a pas pu vaquer comme d'ordinaire aux exigences du service. Vers 6 heures du soir, ses camarades l'ont apporté sans connaissance à l'hôpital; algidité; dents serrées; pouls très petit.

Peu après je constate que l'état du malade ne s'est pas modifié. Mouvements épileptiformes, contractions, pupilles dilatées, regard vague, inconscience de ce qui se passe aux alentours; pouces contractés en dedans; grincements des dents; oppressions alternant avec de longues pauses respiratoires. — Le malade bredouille quelques sons confus; de temps en temps, une question posée de très près le fait tressauter. Un faible mouvement des yeux et un grognement vague semblent indiquer qu'il a saisi le sens des paroles qu'on lui adresse; les joues se gonflent et les lèvres s'écartent comme chez les apoplectiques et les fumeurs.

Sous l'influence du traitement, un peu de réaction s'opère, la chaleur revient, mais l'état de stupeur reste le même.

Le facies est décoloré. La transpiration générale s'établit par instants ; il y a des arrêts dans la respiration, comme des oublis d'accomplir les deux temps de cet acte; il faut alors desserrer les mâchoires du malade, qui sont contracturées, et se livrer à des manœuvres de respiration artificielle, qui, chaque fois, sont suivies d'une sorte de détente et de bâillements prolongés. Le pouls est bon, pas trop agité, d'une tension presque normale.

Appliqué à divers moments pendant cette période, le thermomètre n'a jamais indiqué plus de 38°, 7.

De 8 à 9 heures du soir, les phénomènes se régularisent; une certaine amélioration se manifeste.

A 10 heures le mieux se prolonge; la respiration est plus facile ; au coma, semblent succéder de la lassitude et du sommeil. Le malade n'a pu encore prononcer, à deux reprises, que des monosyllabes; après quoi, la difficulté de parler s'est reproduite.

Le lendemain, nuit calme. Le matin amélioration considérable. T. = 38°. — Le malade parle un peu, sans trop d'hésitation, comme un individu fatigué qui éprouve de la difficulté à articuler les mots. Il boit assez commodément.

Vers 8 heures 45, un peu de gêne respiratoire se déclare tout à coup. T. = 38°, 6.

A 9 h. 30, frisson assez violent, même facies que la veille au soir; pouces encore crispés dans les poings fermés. — A 10 h. 30, la crise est conjurée. Nous n'avons, en somme, qu'à lutter contre un accès intercurrent. Le mieux se continue dans la journée.

Le 4, au matin, il ne reste qu'un peu de fatigue. T. = 36°, 5.

Le 24 février, à 6 h. 15 du soir, je suis informé que P... vient d'être repris des mêmes accidents; se sentant un peu fatigué, il était venu de lui-même à l'hôpital quelques instants plus tôt et s'était étendu sur un lit.

Même aspect que la première fois: face pâle, pupilles dilatées; expression de douleur et d'égarement; voix entrecoupée; gêne pour parler; la peau donne au toucher une sensation normale; pouls calme et plein. T. = 37°, 2.

A 6 h. 30. T. = 37°, 5 ; même état du pouls, le pouce est agité de sortes de mouvements convulsifs tendant à le fléchir; bientôt, à chaque inspiration, les mains se contractent fortement; céphalalgie occipitale violente. Deux ou trois contractures générales très énergiques : arrêts dans la respiration ; les arcades dentaires se rejoignent avec force, et il faut solliciter mécaniquement le jeu du soufflet de la cage thoracique. Le regard est très fixe ; on n'obtient d'autre réponse qu'un signe de la tête ou un grognement inarticulé.

A 7 heures, température : 37°5 ; pouls à 96. P... est dans un état d'affaissement qui n'est exactement ni de la prostration, ni du coma, mais qui, si je puis recourir à cette comparaison, se rapproche plutôt de la situation d'un homme qui sent ses perceptions devenir confuses, et éprouve une douleur poignante, quelque chose comme de l'angoisse et de l'incertitude mêlées. La transpiration s'établit...

A 8 heures, un peu de mieux. A 8 h. 30, T. = 37°, 8. Le malade s'endort après avoir eu deux selles provoquées par un lavement.

La nuit est bonne, température moyenne 38°, 5.

Le 25, à 7 h. du matin, même température ; la langue est encore un peu embarrassée ; brisement général.

La température redevient normale, et quelques jours après P... est rapatrié (1).

Dans ce cas, les symptômes pernicieux ont précédé l'élévation de la température.

Accès comateux. — L'accès comateux, quand le coma n'est pas simplement un phénomène ultime, revêt souvent les allures d'un accès congestif ; le malade est dans le coma absolu avec la face congestionnée, les yeux injectés et convulsés en haut, les pupilles contractées ; la respiration est pénible, la résolution générale avec contractions passagères des muscles des membres, le pouls plein, la température élevée (40° et au-dessus) ; le début en est quelquefois soudain, apoplectiforme, mais presque toujours, dans ce cas, le malade avait eu des accès simples les jours précédents.

« Au point de vue de l'étiologie des formes, nous indiquerons que l'accès délirant apparaît de préférence chez l'Européen, tandis que c'est plutôt l'accès comateux qui frappe l'indigène (2). »

Le cas suivant, cependant, a été observé chez un soldat européen :

Un soldat, ayant fait deux ans de séjour colonial, est atteint depuis quelque temps de fréquents accès de fièvre. A son entrée à l'hôpital, le matin, il présente des symptômes d'insolation en apparence légère. T. = 39° ; céphalalgie ; embarras gastrique,

(1) Ségard, Contribution à la géographie médicale. Extrait du rapport de la « Creuse » à Madagascar (*Archives de médecine navale*, 1836, t. II, pp. 19-20).

(2) Gaide, le Paludisme en Annam et au Tonkin.

vomissements bilieux. Soir, T. = 37°, 5; le malade se sent mieux.

Le lendemain matin, T. = 36°; à 2 heures soir = 40°; — vomissements; débâcle involontaire très abondante; fièvre et agitation toute la soirée.

Le troisième jour, T. matin = 38°; amélioration; vers 11 h. la fièvre recommence; à 1 heure soir T. = 41°; coma; yeux convulsés; respiration stertoreuse; refroidissement progressif. Mort à 6 heures du soir (1).

Parfois cette forme d'accès pernicieux est caractérisée par de la *somnolence* et de l'*hébétude.*

Ainsi un malade entre à l'hôpital au début d'un accès qui dure jusqu'au lendemain matin à 2 heures; à midi, le troisième jour, nouvel accès intense, hébétude de la face, plusieurs vomissements un peu bilieux, délire. — A 10 heures du soir, stupeur plus marquée. Le malade est plongé dans un coma bien caractérisé dont on ne le fait sortir que très difficilement.

Le quatrième jour, à 2 heures du matin, même état, sauf l'irrégularité du pouls, qui a disparu. A 7 heures apyrexie, qui s'est établie à la suite d'une diaphorèse peu abondante. A 2 heures du soir, l'apyrexie persiste; le pouls est un peu faible; la face pâlit; les extrémités se refroidissent; la fièvre se développe avec les mêmes caractères, et le même coma que la veille; il s'y joint quelques soubresauts des tendons.

Le cinquième jour, à 5 heures du matin, l'accès se termine par une sueur peu abondante; la stupeur du visage persiste. A 2 heures du soir, la fièvre reparaît avec les mêmes symptômes moins accusés et se termine vers 8 heures du soir. — Les jours suivants, la fièvre ne reparaît plus.

Il est des cas nombreux où phénomènes délirants, convulsifs, apoplectiques et comateux s'associent et se succèdent, en voici un exemple :

Un malade se présente se disant atteint d'accès de fièvre depuis huit jours. Nous constatons, en effet, l'existence d'une fièvre intermittente à type quotidien : l'accès revient vers 2 heures du soir. Il ne débute pas par des frissons, mais d'emblée par de la chaleur avec céphalalgie marquée, et se termine dans la soirée par des sueurs plus ou moins abondantes.

Du 25 au 26 mars, apyrexie.

Dès le 26 mars, la fièvre reparaît avec les caractères précités jusqu'au 5 avril; les maxima de température oscillent entre 39°, 5 et 40°.

Anémie prononcée, teint terreux; hypertrophie de la rate.

(1) VIVIE, Géographie médicale de la région Nord-Ouest de Madagascar (*Annales d'hygiène et de médecine coloniales*, 1903).

Le 7 août, la fièvre reparaît. Dans la nuit suivante, épistaxis.

Le 8, à six heures du matin, le malade se rend aux cabinets ; à son retour, il cause un moment avec son voisin, puis se plaint d'un violent mal de tête et se recouche. Il est pris immédiatement de convulsions, et ne répond pas quand on l'interpelle. Perte complète de l'intelligence, contracture générale des membres et de la mâchoire, entrecoupée de mouvements convulsifs. Décubitus dorsal, respiration stertoreuse, pouls fort à 90 ; T. 38°,7. Rétrécissement des pupilles.

Les phénomènes comateux s'aggravent progressivement ; la contracture fait place à la résolution musculaire ; le myosis à la mydriase ; la respiration s'embarrasse de plus en plus ; le malade meurt sans avoir repris connaissance, à huit heures du matin, c'est-à-dire 2 heures après le début de l'attaque.

On a parfois observé, chez les individus morts de coup de chaleur ou de maladies infectieuses, que la température ne s'abaisse pas immédiatement après la mort, et qu'elle continue même, dans certains cas, à s'élever pendant quelque temps.

Le cas suivant, emprunté à notre camarade Boyé (1), se rapporte à un accès pernicieux et donne la preuve qu'il peut en être de même dans le paludisme.

« Les renseignements recueillis dans l'entourage du malade, les circonstances qui ont précédé la mort et la température très fraîche de la saison, éloignent toute idée d'insolation, de coup de chaleur ou de tétanos et ne permettent guère un autre diagnostic. »

Un malade, atteint depuis quelques jours d'accès de fièvre quotidienne, se sentant plus fatigué que de coutume, s'était couché dès le matin. Une heure plus tard, il causait avec un ami quand brusquement il cessa de parler, se raidit, eut quelques convulsions et ne bougea plus.

A 2 heures de l'après-midi, je le trouvais couché sur le dos, la figure calme; teinte ictérique des téguments; arrêt de la respiration et de la circulation; affaissement et mollesse du globe oculaire; rigidité cadavérique peu marquée. Au toucher, sur toutes les parties du corps, le cadavre est brûlant, le thermomètre placé entre la face interne de la cuisse et le scrotum, accuse 41°, 9 *quatre heures après la mort*.

La température a été prise régulièrement de 30 en 30 minutes, le thermomètre restant chaque fois dix minutes en place; pendant

(1) Boyé, Un cas d'hyperthermie dans un accès pernicieux (*Annales d'hygiène et de médecine coloniales*, 1902, p. 221).

toute la durée de l'observation, le cadavre était découvert; la température ambiante était de 26°.

4 heures	30 après la mort	= 41°,6		6 heures	30 après la mort	= 39°,8
5 —	—	= 41°,1		7 —	—	= 39°,3
5 —	30 —	= 41°		7 —	30 —	= 38°,8
6 —	—	= 40°,2				

COMITÉES PECTORALES ET ÉPIGASTRALGIQUES

Les déterminations pernicieuses qui peuvent se produire du côté du cœur, du poumon, du diaphragme et de ses nerfs, sont multiples.

L'une des plus communément décrites, parce qu'elle devait forcément appeler l'attention, est *l'accès syncopal*. La syncope survient brusquement; elle est à peine précédée de quelques sensations d'étouffement et d'angoisse menaçante; tandis que, dans les formes algides, elle est le phénomène ultime en corrélation avec l'asthénie et l'hypotension généralisée, ici elle est, on peut le dire, toute la maladie. La mort est non seulement brusque, mais elle est brutale; on l'a vue parfois précédée d'une période délirante, mais, le plus fréquemment, elle coïncide avec une sorte de contracture généralisée de tous les muscles respiratoires, et particulièrement du diaphragme.

La dyspnée est progressive jusqu'à l'apnée par spasme tétanique des muscles thoraciques et arrêt systolique du cœur. C'est un fait important, en pratique, car il en découle une indication bien spéciale.

Ces accès ont reçu souvent la dénomination d'*accès dyspnéiques*; la mort peut être inopinée, comme dans le cas rapporté par Ségard :

Un soir, on trouve un homme affaissé sur le sol, il venait de tomber. On croit d'abord à une syncope causée par l'état d'anémie de l'intéressé, mais la perte de connaissance se prolonge; T. = 39° 5. Vers 7 heures coma complet, respiration normale, pouls plein; les pupilles obéissent à l'action de la lumière. T. = 40°,1 à 8 heures du soir. A 8 heures 30, T. =40°. A 9 heures, deux selles sous l'influence d'un lavement, le malade articule un ou deux mots.

A 10 h. 30, l'état s'est sensiblement amélioré; le malade paraît surtout fatigué et a envie de dormir; T. = 40. A 12 h. 31', T. = 39°.

Le lendemain, à 2 heures du matin, T. = 38°8; à 3 heures même température; à 4 heures T. = 38° 7; à 5 heures T. =

38°,3 ; à 7 heures T. = 38°; à 7 heures 50, le malade n'a presque plus de fièvre, il est très déprimé, mais répond parfaitement aux questions et on peut le croire hors de danger.

La matinée et l'après-midi se passent sans accidents ; à 3 h. 30, la parole redevient impossible; l'intellect s'obscurcit, le pouls est agité; T. = 39°,4. Une injection d'éther réveille une sensibilité très manifeste. Trois selles involontaires copieuses; pâleur excessive.

A 4 h. 30, T. = 39°,9, transpiration copieuse, respiration normale.

A 5 h. 30, T. = 40°,7 ; à 6 h. 15, T. = 41°,2 ; Pouls = 156. La respiration commence à s'exécuter paisiblement; contracture des membres; les pouces sont fléchis en dedans ; les bras se raidissent, parfois le malade s'arcboute sur son lit par la tête et par les pieds à la façon d'un tétanique ; contractures fibrillaires.

A 7 heures, T. = 41°2.

A 7 h. 30, T = 41°8, le pouls ne peut plus guère se compter.

A 8 heures, T. = 41°4.

A 8 h. 30, T. = 41°,5 ; hoquet intermittent, yeux convulsés; les pupilles n'obéissent plus à l'action de la lumière; respiration suspirieuse et plaintive; enfin décès.

Dix minutes après la mort, T. = 42°,9 (1).

L'*accès pernicieux syncopal* frappe de préférence les sujets profondément impaludés et cachectisés, c'est ainsi que meurent assez souvent les tirailleurs en dehors des formations hospitalières, c'est-à-dire dans les postes isolés, ou en cours de route, lors des évacuations.

L'*accès pernicieux pulmonaire* est une forme fréquente chez les indigènes; il s'observe dans toutes nos colonies (Indo-Chine, Afrique occidentale et Madagascar). Il s'agit ordinairement d'une véritable poussée congestive du côté des poumons, caractérisée, en dehors des symptômes habituels (matité ou submatité; râles crépitants), par une teinte cyanosée de la face et des ongles et par une sensation pénible d'asphyxie chez les malades qui ont de l'anxiété respiratoire intense, font des appels d'air considérables, et s'étreignent le thorax avant que ne se produisent le coma ou les convulsions.

La durée de tels accidents est très courte ; tous les phénomènes peuvent disparaître avec une rapidité surprenante.

Le fait clinique suivant en est une preuve :

A 10 heures du soir, nous sommes appelé auprès d'un sol-

(1) SÉGARD, Contribution à la géographie médicale. Extrait du rapport médical de la « Creuse » à Madagascar (*Archives de médecine navale*, 1886, t. II, pp. 19-23).

dat d'infanterie coloniale qui, depuis une heure, respire difficilement et a une température de 40°, il avait eu déjà quelques accès de suffocation.

Le malade est assis sur son lit; respiration courte et haletante (52 inspirations à la minute), face congestionnée, léger délire ; température : 39°8, pouls à 110. A l'examen de l'appareil respiratoire, matité presque totale des deux poumons; râles sous-crépitants fins, disséminés un peu partout dans la poitrine; silence presque complet aux deux bases. — Le lendemain matin, tous les symptômes avaient disparu, et le malade reprenait son service trois ou quatre jours après.

Cet accès pernicieux pulmonaire ne doit pas être confondu avec l'*accès dyspnéique* proprement dit, désigné aussi sous le nom d'*accès pernicieux à forme asphyxique* dont les symptômes (dyspnée extrême avec tirage énorme, contractures de tous les muscles inspirateurs, respiration diaphragmatique, râle trachéal intense au moment de l'expiration) se rapprochent en partie de ceux énumérés plus haut, mais dans lequel, point essentiel, l'examen des organes thoraciques ne révèle rien d'anormal soit à la palpation, soit à l'auscultation.

Dans quelques cas pernicieux comateux, les phénomènes de congestion pulmonaire dominent la scène, et le malade meurt rapidement par accès pernicieux pulmonaire. Tel est le fait clinique observé à Dong-Van par le Dr Kerneis.

Dans la nuit, je suis appelé auprès d'un tirailleur trouvé dans un état comateux. Abolition de tous les réflexes; respiration de Cheyne-Stokes, avec apnée complète d'une durée de 35 secondes.

Pendant la période respiratoire, le pouls bat à peu près normalement; pendant la période d'apnée, le nombre des pulsations augmente progressivement jusqu'à devenir incomptable. Intermittences. Le cœur bat vigoureusement; poumons congestionnés aux deux bases. T. = 38°, 2. La température augmente constamment jusqu'à la mort, qui survient à midi (40°, 8).

La période d'apnée diminue de durée; le nombre des mouvements respiratoires est de 14 à 5 heures du matin; à 7 heures la respiration est normale jusqu'au moment de la mort. Les intermittences du pouls ont disparu petit à petit; à 7 heures le pouls était normal (75 à la minute).

La congestion pulmonaire a une marche régulière envahissante. A 6 heures du matin, gros râles trachéaux; asphyxie des extrémités; à 8 heures, les mucosités remplissent l'arrière-gorge et s'écoulent par la bouche et par le nez. Gros souffle systolique à la pointe du cœur.

La mort est survenue, le lendemain à midi, par arrêt de la respiration; le corps s'est raidi comme dans un spasme et le cœur a cessé de battre (1).

Accès pernicieux infantiles. — Chez l'enfant nouveau-né et à la mamelle, le diagnostic de l'accès pernicieux devient encore plus obscur que chez l'adulte.

Il n'y a, en effet, qu'une ressemblance fort éloignée entre la fièvre pernicieuse chez l'adulte et la même affection observée chez l'enfant ; cette dissemblance est d'autant plus marquée que ce dernier est plus jeune.

C'est à peine si quelques frissons graves et passagers se font remarquer ; la période de chaleur, au contraire, est exagérée et le stade de sueur est pour ainsi dire avorté. La chaleur de la peau se produit d'une manière intermittente, sans régularité ; elle apparaît une demi-heure, une heure, plus ou moins, et disparaît de même pour reparaître. Elle se manifeste de préférence pendant la nuit et se montre avant tous les symptômes précurseurs.

Les enfants deviennent irascibles, crient, s'agitent pour la moindre cause, ou recherchent le sommeil, puis recouvrent tout à coup leur entrain et leur vivacité ordinaire. Ces alternatives peuvent jeter le praticien dans de cruelles méprises sur la nature de la maladie à laquelle il est disposé à attacher peu d'importance. Cependant, loin de diminuer, ces symptômes augmentent, puis apparaissent des phénomènes morbides qui annoncent d'une manière positive l'invasion d'accidents graves (2).

Dans certains cas, la fièvre pernicieuse atteint tout d'abord et du premier coup un haut degré de gravité, mais, le plus communément, il se manifeste des symptômes précurseurs tels que agitation, inquiétudes inaccoutumées, cris, tendances au sommeil qui est agité, interrompu par des soubresauts. Phénomènes morbides du côté du tube gastro-intestinal ; chaleur brûlante, intermittente, fugace, irrégulière ; puis, lorsque l'affection est tout à fait caractérisée, décubitus dorsal, assoupissement. Lorsqu'on réveille le petit malade, il entr'ouvre les yeux, agite la tête et les membres, pousse quelques cris, puis se rendort. Cet assoupissement est fréquemment interrompu par des instants de calme parfait : l'enfant sourit, joue, mais ces intervalles sont de moins en moins longs et distincts. Les symptômes gagnent de gravité ; des troubles se manifestent du côté des appareils de la respiration et de la circulation. Le pouls est très rapide, souvent dicrote.

L'ensemble symptomatique que nous venons de tracer continue à s'aggraver encore pendant 12 heures au moins, et 24 heures ou

(1) Ces dernières observations sont empruntées au mémoire de Gaide, le Paludisme en Annam et au Tonkin.
(2) Haspel, Maladies de l'Algérie, 1852, p. 305.

36 heures au plus, puis arrive un moment où il atteint son plus haut degré paroxystique, et l'enfant a cessé de vivre (1).

A côté de ces manifestations viennent prendre place les déterminations hypercriniques; elles peuvent se faire du côté des bronches et de tout l'arbre respiratoire, elles s'observent principalement chez les enfants du premier et du second âge.

L'évolution est moins foudroyante que dans l'accès syncopal; habituellement, le médecin a constaté, les jours précédents, des accès plus ou moins irréguliers avec congestion des bronches et de certaines parties du poumon. Au troisième, ou au cinquième jour de cet état, au moment de l'acmé, l'oppression s'exagère, les narines s'effilent et se dilatent, en même temps que la température s'élève. La respiration est bruyante, les râles s'entendent à distance, et rapidement le petit patient succombe. Il s'est produit une asphyxie par inondation du parenchyme, et on en retrouve les traces à l'autopsie.

Cette dernière forme est celle à laquelle nous avons vu succomber le plus fréquemment les enfants en Indo-Chine. Jourdran et Fontoynont ont fait, à Madagascar, les mêmes constatations.

PALUDISME FRUSTE ET LARVÉ

La perniciosité, avons-nous vu, est caractérisée par une exagération telle des phénomènes symptomatiques que la maladie en est voilée et transformée. Les formes dites « larvées » sont une atténuation des mêmes phénomènes poussée au point que la maladie en est rendue également méconnaissable; dans l'un et l'autre cas elle a pris un *masque* derrière lequel il faut rechercher et reconnaître l'infestation palustre.

Les manifestations du paludisme larvé peuvent être réduites à quelques traits ébauchés des fièvres régulières; elles peuvent fréquemment se borner à l'une ou à l'autre de ces déterminations que nous avons étudiées comme des surcharges du tableau clinique dans les infections et dans les réinfections, et qui deviennent dans ces cas de véritables substitutions.

D'où, dans cette étude des fièvres larvées, deux groupes de faits à passer en revue : 1° le *paludisme fruste;* 2° le *paludisme substitué, réellement larvé* au sens étroit du mot.

(1) *Gazette médicale de Paris*, 1847, p. 739. Note citée par HASPEL, les Maladies de l'Algérie, p. 306.

Ces accidents du paludisme fruste et substitué ont été considérés, en Europe, comme particuliers à l'impaludisme chronique; aux colonies, ils s'observent dès qu'est franchie l'étape du paludisme primaire. Il est vrai de dire des palustres coloniaux ce que Cazalas a écrit des impaludés de la campagne d'Italie. « Dès leurs premiers mois de séjour, l'intermittence se présentait parfois sous forme d'hypercrinie ou d'hémorragie, assez souvent sous celle de névrose, et plus souvent sous celle de pyrexie (1). »

Autrement dit, dès la première année de colonie, on observe concurremment les formes les plus atténuées et les formes les plus graves.

PALUDISME FRUSTE

Les accès frustes peuvent s'observer à la période prodromique des fièvres récidivées ou au cours de leur convalescence, nous en avons déjà parlé et nous n'y reviendrons pas ; nous n'avons en vue ici que les cas où ils constituent, sans autre association, soit une crise isolée, soit la série des crises qui se succèdent chez le même malade.

Il est rare, dans ces cas, que le tableau clinique soit uniformément estompé dans toutes ses parties et dans toutes ses phases, il ne l'est que dans l'un ou l'autre de ses traits essentiels; on peut dire qu'il est plutôt incomplet qu'atténué. La fièvre avec ses trois stades est un phénomène qu'on retrouve difficilement, les autres déterminations congestives et réactionnelles sont étroitement limitées; le cas se réduit presque uniquement *aux sensations éprouvées par le malade.*

L'enquête du médecin ne doit porter que sur les symptômes : 1° l'asthénie avec ses malaises divers ; — 2° les manifestations douloureuses ; reléguées au second plan dans les formes régulières, elles deviennent le fait prédominant dans l'accès fruste.

Symptômes. — La fièvre, bien que souvent niée, ne fait pas absolument défaut, mais il est indispensable de savoir la rechercher soigneusement, et de s'expliquer sur ce que l'on doit entendre par ce mot, car elle est ébauchée et très écourtée. Elle a, le plus souvent, disparu quand la symptomatologie est à son acmé et appelle l'attention du médecin.

Nous avons appris, par la description que nous en avons faite, que l'élévation de la température précède le frisson dans les accès francs ; elle survient dans le paludisme fruste comme avant-coureur des malaises dont souffrira le malade. Elle ne s'enregistre,

(1) Cazalas, *loco citato.*

en conséquence, que dans les cas où la température est inscrite chaque jour, et plusieurs fois dans la même journée, chez des convalescents maintenus longtemps en observation suivie et régulière, dans les salles d'un hôpital.

D'autre part, l'enseignement classique a quelque peu faussé les idées sur les températures fébriles : il faut savoir que, chez un homme au repos, chez qui s'est établi l'équilibre de température par suite de réchauffement au lit, toute inscription qui dépasse de quelques dixièmes de degrés 36°,5 le matin, 37° au milieu de la journée et dans la soirée, indique un état anormal que l'on doit considérer comme fébrile, ou, au moins, comme sous-fébrile.

Il y a donc accès ébauché toutes les fois que la courbe oscille, pendant un temps plus ou moins long, autour et au delà de 37°,5.

Dans le paludisme *fruste*, tel qu'il est observé aux colonies, le stade de frisson est encore moins accentué et moins durable que le stade de chaleur, mais, en revanche, les sueurs sont souvent abondantes et prolongées, elles se traduisent, au minimum, par une moiteur accentuée de la peau. De telle sorte que l'on peut dire que les fièvres frustes s'extériorisent alors qu'elles sont près de se terminer. Avec l'apparition des sueurs coïncide en effet la disparition presque inopinée de divers malaises quels qu'ils soient.

Les faits cliniques, dont suit le résumé, établissent la fréquence et la régularité d'apparition de ces déterminations incomplètes dans le décours du paludisme, soit à titre de crise isolée, soit, plus souvent, comme séquelle des manifestations antécédentes de fièvres rémittentes ou intermittentes.

Les tableaux suivants des températures, enregistrées pendant une assez longue période, permettent de saisir l'enchaînement et la succession des différentes formes morbides; leur ensemble donne un raccourci de la maladie dans ses phases primaire et secondaire, et au cours de la période intermédiaire entre les phases primaire et secondaire.

Voici le tableau clinique que présente un malade :

Le 25 décembre, accès dans la soirée.

Le 26 et le 27, accès frustes, très tardifs; celui du 26 ne s'inscrit au thermomètre que le lendemain matin.

Température réellement normale du 28 décembre au 2 janvier.

Cette courbe présente une particularité qui prouve qu'elle tient de l'influence palustre; la température du milieu du jour a tendance à être plus basse que celle du matin.

Accès de parasitisme schyzogonique du 5 au 10 décembre; température normale du 11 au 15; ce jour-là, dans l'après-midi, température dite de collapsus prémonitoire d'un accès fruste du lendemain, caractérisé seulement par de la céphalalgie très pénible, de l'asthénie poussée jusqu'à l'extrême fatigue.

La céphalée persiste le lendemain, mais très atténuée ; elle reprend le 23 et le 28. Ce jour-là, accès assez net au point de vue symptomatique conduisant à prendre une température à 3 heures du matin, elle n'est que de 36°,7. L'accès ne s'est pas inscrit au thermomètre.

Température normale les jours suivants et guérison complète.

Evolution régulière et complète du paludisme ; successivement : 1° fièvre continue de réinfection ; 2° période consécutive d'accès francs ; 3° période d'accès frustes.

Un malade ayant 15 mois de présence dans la colonie a séjourné par suite au Tonkin durant deux périodes d'endémo-épidémie annuelle.

La première année, les manifestations n'ont pas été bruyantes et n'ont pas exigé l'hospitalisation ; il n'en est pas de même pendant la seconde année. Dès le mois de mai, *récidives* sous forme d'accès graves et subintrants ; depuis cette date, *rechutes* fréquentes et sévères. Le malade a dû subir, ces jours derniers, une réinfection massive qui a été précédée, au dire de l'intéressé, par des accès isolés se reproduisant plusieurs jours consécutifs. Intelligence entière à l'entrée, pas d'état typhoïde ; pas de taches rosées ; pas de sensibilité abdominale, mais diarrhée séro-bilieuse qui se prolonge pendant une dizaine de jours après l'hospitalisation.

Fièvre assez difficile à caractériser dans ses augments et dans ses détentes pendant les premiers jours. Ici, comme dans ces cas nombreux, la détente relative et le début de l'ascension ne deviennent apparents qu'à la date où, en outre des températures de 6 heures du matin, de midi, et de 6 heures du soir, on inscrit celle de 9 heures du matin, qui est celle des rémissions :

DATES	6 H.	9 H.	12 H.	18 H.	ÉVOLUTION DE LA MALADIE
Juil. 30	38°5	......	39°	39°8	(a) Accès prodromiques du 30 Juillet au 2 Août inclus.
31	37,6	......	38,9	39,2	
Août 1	37,5	......	38,2	39,2	
2	38	......	39	39,4	

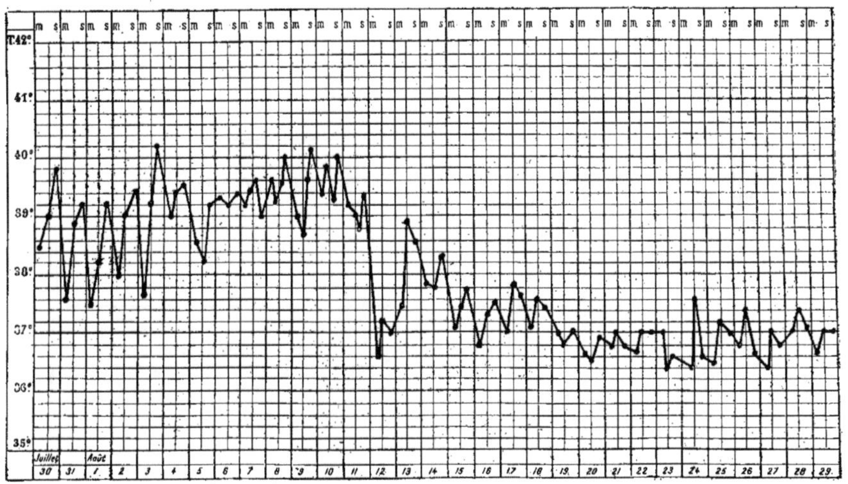

Fig. 127. — Plaudisme fruste.

DATES	6 H.	9 H.	12 H.	18 H.	ÉVOLUTION DE LA MALADIE
Août 3	37°7	»	38°2	40°1	*b*) Fièvre continue du 3 au 12 août, se continuant pendant deux septénaires. On peut considérer ce cas comme une récidive avec réinfection massive ; l'exacerbation est tardive ; l'acmé survient vers la nuit ; la fièvre se prolonge le matin jusqu'à 8 ou 9 h. Ce sont les cas où souvent l'administration de la quinine est inopportune, étant donnée le soir (heure prématurée) ou le matin (heure tardive). Il n'est pas facile d'en assurer l'administration vers le milieu de la nuit, à l'heure propice.
4	39	»	39 4	39 5	
5	38 6	38 3	38 7	39 2	
6	39 3	39 2	39 3	39 3	
7	39 2	39 4	39 6	39	
8	39 6	39 3	39 5	40	
9	39	38 7	39 6	40 1	
10	39 4	39 8	39 3	40	
11	39 2	39	38 8	39 2	
12	36 6	»	37 1	37	
13	37 5	»	38 9	38 5	*c*) Accès atténués, raccourcis et retardés.
14	37 9	»	37 8	38 9	
15	37 1	»	37 4	37 7	
16	36 8	»	37 3	37 6	
17	37	»	37 8	37 7	
18	37 1	»	37 6	37 5	
19	37	»	36 9	37	*d*) Températures normales.
20	36 7	»	36 6	36 9	
21	36 8	»	37	36 8	
22	36 7	»	37	37	
23	37	»	36 4	36 7	
24	36 4	»	»	37 5	*e*) Accès frustes caractérisés par de la migraine et des courbatures généralisées, à forme tierce.
25	36 7	»	37 2	37	
26	36 8	»	37 4	36 8	
27	36 4	»	37	36 9	
28	37	»	37 4	37 1	
29	36 7	»	37	37	
30	36 3	»	37 4	37 2	
31	36 7	»	37 1	36 6	

Un soldat qui a 16 mois de présence au Tonkin, qui a fait colonne et a assuré fréquemment l'escorte des convois, la première année, n'a eu que des malaises mal définis; récidive en avril; depuis cette époque, nombreuses séries d'accès. Rate développée. Paludisme à sa phase secondaire.

DATES	6 H.	12 H.	18 H.	ÉVOLUTION DE LA MALADIE
Août 13	»	»	38°8	*a*) Accès réguliers, mais atténués, des derniers jours du septénaire.
14	37°5	»	38	
15	36 7	»	37 3	
16	37 2	37°4	37 5	*b*) A partir du 16, accès frustes quotidiens avec reprises septanes ; toutefois il faut tenir compte de ces deux faits : que le paludisme est ancien relativement et que les accès atteignent en moyenne leur acmé dans la soirée, le début se produisant vers midi. De telle sorte que l'accès se prolonge dans la matinée du lendemain et s'inscrit deux jours successifs. Les manifestations se réduisent, pendant cette longue période, à de la céphalée au cours de l'après-midi avec courbature et asthénie ; à de l'insomnie et à de vagues douleurs articulaires la nuit... La quinine prescrite à la dose de 0 gr. 75, quatre jours sur six n'est pas donnée à doses suffisamment actives... Anémie persistante et qui ne s'atténue que lentement ; elle exige le rapatriement.
17	37 3	37 7	37	
18	37 6	»	37 4	
19	37 1	37 4	37 4	
20	37 4	37 5	36 8	
21	37 3	37 2	37 6	
22	37 5	37 3	37 4	*c*) Le 3e septénaire, les températures peuvent être considérées comme normales, sauf le premier jour du dit septénaire.
23	37 2	37	37 1	
24	37	»	36 4	
25	36 7	37	37 4	
26	37	37 3	37 3	
27	36 9	36 7	37	
28	37 4	37 2	37 3	*d*) Reprise des accès frustes.
29	37 4	37 4	37 8	
30	37 6	37 7	37 5	
31	37 7	37 8	37 4	
Sept. 1	37 7	37 4	37 6	
2	37 6	37 6	37 4	
3	37 5	37 3	37 4	
4	37 5	37 4	37 6	
6	37 1	37 2	37 5	
7	37	37	31 7	

Un malade ayant 8 mois de séjour au Tonkin n'aurait présenté que des manifestations palustres maniables, traitées à l'infirmerie pendant les premiers mois. Souffrant depuis deux jours, il aurait eu, la veille et l'avant-veille, des accès de fièvre assez violents. Paludisme relativement récent ; les minima de température s'inscrivent très régulièrement de grand matin. Quand l'accès est prolongé, il débute plus tôt pour inscrire son maximum dans l'après-midi ou vers la méridienne. Ce n'est plus un paludisme d'invasion, mais ce n'est pas encore le paludisme secondaire où les minima s'observent vers 9 heures. Quand les accès s'atténuent ou s'écourtent, la poussée fébrile ne se produit que vers midi pour durer jusqu'au soir.

DATES	6 H.	12 H.	18 H.	ÉVOLUTION DE LA MALADIE
Juil. 23	»	40°5	39°5	1re période : fièvre subcontinue de réinfection primaire du 23 au 28 juillet.
24	38°7	»	39 1	
25	37 8	39	39 5	
26	38 8	39 2	38 7	
27	38	38 4	38 6	
28	37 4	38	38 5	2e période : accès isolables du 28 juillet au 2 août.
29	37 2	37 7	38 4	
30	37	37 6	38 3	
31	37	37 6	38	
Août 1	36 8	37 8	38 7	
2	36 4	36 9	37 2	
3	36 5	37	37 6	3e période : accès ébauchés incomplets et retardés du 3 au 7 août.
4	36 1	37 3	38	
5	36 4	37 8	38 2	
6	37 2	38 1	38	
7	37	36 9	37	
8	36 2	37 2	37 6	4e et 5e périodes : manifestations frustes du 8 au 15 août malgré le traitement.
9	36 2	37 4	37 8	
10	36 9	37 5	37 1	
11	36 6	37 3	37 2	
12	36 4	36 7	36 5	
13	36 3	36 8	37 3	
14	37 1	37 7	37 6	
15	37 2	37 6	38 1	

Un malade ayant 16 mois de séjour au Tonkin a vécu et s'est battu dans le haut pays; il avait servi antérieurement aux Pescadores. En juin, fièvre avec dysenterie. Il entre à l'hôpital le 31 juillet; la fièvre n'est pas signalée jusqu'au 9 août.

DATES	6 h.	12 h.	à 8 h.	ÉVOLUTION DE LA MALADIE
Août 9	......	......	37°7	Apyrexie du 10 au 16 août.
10	37°2	37o	36 4	
11	36	36 8	36 6	
12	36 2	37 2	37	
13	36 9	36 7	36 9	
14	36 5	36 8	37 2	
15	36 9	......	37	
16	36 6	37 4	37 1	

DATES	6 h.	12 h.	à 8 h.	ÉVOLUTION DE LA MALADIE
17	37 2	37 7	37 5	Du 17 au 20 août et du 23 au 29, accès frustes de la méridienne et de l'après-midi.
18	36 7	37 5	37 5	
19	36 8	37 7	36 8	
20	36 8	37 9	37 3	
21	36 5	37 3	36 6	
22	37	37 4	37 2	
23	36 8	37 6	37	
24	37	37 5	36 8	
25	36 8	37 6	37 3	
26	36 5	37 5	37	
27	36 9	37 7	36 8	
28	36 7	37 6	37	
29	37	37 6	37	Le 31 août, reprise des mêmes accidents qui persistent jusqu'au rapatriement : accès caractérisés par des migraines, de la céphalée, de l'asthénie se reproduisant chaque jour, dans la seconde moitié de la journée ; nuits bonnes.
30	37 2	37	37 3	
31	37 8	37 5	36 7	
Sept. 1	36 5	37	36 9	
2	37	37 6	37 2	
3	36 8	37 6	37 1	
4	37	37 6	37	
5	37 1	37 7	37 1	
6	36 8	37 5	37	
7	36 9	37 6	37 1	
8	37	37 5	37 1	
9	36 9	37 6	37	

Ces tableaux sont reproduits à titre d'exemples et pour établir combien on peut se méprendre et croire à la non-persistance de la fièvre, dans les formes atténuées et frustes, quand les températures ne sont pas journellement inscrites et ne sont pas prises, dans l'intervalle de la visite et de la contre-visite, au moins une fois.

Les sensations maladives du fébricitant sont de deux ordres : ce sont, conjointement ou alternativement, des phénomènes asthéniques et des phénomènes douloureux.

Asthénie. — Elle est, dans les accès frustes, la manifestation la plus régulièrement observée et souvent la plus accusée. Le malade, dans les formes pernicieuses, est anéanti ; ici, il ne s'agit que d'une fatigue générale, mais très réelle, très prolongée, au delà de ce qu'elle devrait être dans une ébauche d'accès. Elle porte sur toutes les formes de l'énergie, aussi bien sur le travail intellectuel que sur l'effort physique. Le malade a la perception aiguisée de cette infériorité passagère.

La dépression s'étend aux sensations, aux conceptions, et aux actes et se traduit par une irritabilité anormale du caractère, par le manque de pondération des idées, et des diverses manifestations de l'activité. Pendant l'accès, le fébricitant, d'humeur détestable et pessimiste, se sent en état d'hostilité contre tout ce qui l'entoure; il s'en veut et en veut aux autres.

Brusquement, tout ce cortège de tristes conceptions s'évanouit, et, en même temps que s'établit la moiteur de la peau, se produisent une satisfaction véritable et un optimisme qui s'étendent à tout le voisinage. Le contraste entre ces deux périodes successives est très accusé, et le malade en a très nettement conscience.

Douleurs. — Nous ne parlons pas ici des *fièvres locales*, mais des souffrances diverses qui, sans localisations névralgiques, sont le cortège de l'accès fruste. Le malaise est général avec détermination prédominante dans les masses musculaires qui sont courbaturées; le malade se plaint, en outre, d'une céphalée gravative avec photophobie.

L'acuité des divers sens est exagérée jusqu'à l'irritabilité. Ces manifestations varient, au reste, de forme et de détermination, suivant les susceptibilités individuelles : secousses et décharges nerveuses, phénomènes gastralgiques, anxiété précordiale, vertiges passagers et qui sont le plus souvent d'origine visuelle plutôt qu'auriculaire.

C'est le cas plus que jamais de redire que chacun fait ses accès à sa façon, et que seul le malade, instruit par ses antécédents et une observation prolongée, se reconnaît dans ce kaléidoscope.

PALUDISME LARVÉ

On peut répartir en deux groupes les faits qui lui sont imputables :

1° D'une part, ceux qui sont occasionnés par la localisation étroite des phénomènes congestifs et réactionnels à une région ou à un organe splanchnique ;

2° De l'autre, ceux qui consistent dans des phénomènes aberrants.

Les accès réellement larvés se traduisent donc : soit par des fièvres locales, soit par des manifestations substituées ; dans certaines formes, ces phénomènes s'associent.

FIÈVRES LOCALES

Ce sont les faits les plus connus et les plus fréquemment observés ; ils s'accusent par des névralgies, quand ces manifestations se produisent du côté des nerfs sensitifs ; par des désordres fonctionnels, quand les organes des sens et les organes splanchniques sont en cause ; par des œdèmes fugitifs et des éruptions cutanées, quand les déterminations se localisent du côté de la peau ; par des hémorragies, quand le plasma sanguin est hémolysé. Sans les passer toutes en revue, nous allons envisager ici les manifestations les plus communément observées.

Névralgie orbitaire. — Le type le plus complet des manifestations de cette nature est donné par la névralgie orbitaire avec congestion de l'œil et des paupières. Ces différents symptômes ne sont que des modifications en plus ou en moins de la même détermination.

Il existe une turgescence notable de toute la région orbitaire, plus accusée chez les uns aux paupières, chez d'autres à la conjonctive oculaire. Cette turgescence s'accompagne de douleurs spontanées, exagérées par la pression sur le trajet du nerf sus-orbitaire ; la photophobie est très accusée ; elle s'accompagne souvent de migraine généralisée, de larmoiements, de troubles variés de la vision.

Ces manifestations débutent, s'exagèrent et décroissent avec une périodicité assez régulière, quotidienne et tierce. Dans l'intervalle des crises, il persiste un empâtement douloureux de tous les tissus avec teinte ecchymotique et douleur obtuse. Comme l'a dit Haspel, on pourrait croire à une ophtalmie franche si tous les symptômes ne s'atténuaient très notablement dans l'intervalle des accès.

A l'inverse des autres manifestations névralgiques, qui sont moins accessibles à l'examen direct, on peut, dans ces cas, faire la constatation de la congestion locale et des phénomènes réactionnels.

« Ces névralgies sont le plus souvent quotidiennes et la congestion oculaire, avec larmoiement, décrite sous le nom d'ophtalmie intermittente, n'est ordinairement qu'un symptôme surajouté de l'atteinte de la branche sus-orbitaire (1). »

« Un capitaine, vieux colonial très impaludé, a tous les deux mois une période de fièvre. Pendant 8 jours, accès intermittent léger, quotidien, qui s'accompagne de vives douleurs névralgiques dans le côté droit de la tête. Ce côté se tuméfie et la conjonctive s'injecte ; œdème des paupières (douleur au frôlement et à

(1) COLIN, Traité des fièvres intermittentes, p. 194.

la pression au niveau des nerfs sus-orbitaires, frontaux, temporaux); l'œil ne peut supporter l'air froid, ni la lumière. Puis des vésicules d'herpès apparaissent sur la tempe, sur le front (moitié droite), dans le sourcil, sur le rebord palpébral, suivant le trajet des filets nerveux. Quand, sous l'influence de la quinine, la fièvre cesse, les névralgies cessent aussi; mais l'éruption persiste, tenace et gênante. Elle cède néanmoins au traitement par le quinquina, l'arsenic et les toniques (1). »

Conjonctivite intermittente. — Contrairement à l'opinion de Léon Colin et aux résultats de notre observation personnelle, la conjonctivite intermittente, sans coïncidence de névralgie orbitaire, a été considérée, par de nombreux observateurs, comme pouvant caractériser l'accès et remplacer les manifestations ordinaires de la maladie.

En réalité, comme le fait remarquer Raynaud (d'Alger), dans sa thèse inaugurale, il y a, dans ces cas, congestion et non inflammation, sécrétion exagérée des larmes et non pas muco-pus.

Voici quelle est la symptomatologie indiquée par cet auteur; elle est, on le verra, fort voisine de celle que nous avons donnée :

« L'affection conjonctivale est surtout caractérisée par une hyperémie considérable d'un ou des deux yeux, hyperémie s'accompagnant de photophobie, sans douleurs intra-oculaires ou périorbitaires, les larmes coulent en abondance ; les paupières sont ou ne sont pas atteintes par la tuméfaction.

« Ces phénomènes paraissent assez brusquement pendant quelques heures pour cesser ensuite; ils se présentent avec ou sans accès fébrile, constituant quelquefois à eux seuls tout l'accès. D'autres fois, l'œil reste injecté longtemps encore après l'accès d'une manière continue; il y a alors des exacerbations périodiques.

« Ces accidents se rencontrent rarement dans la cachexie palustre; on les voit le plus souvent à la période aiguë. Les accès peuvent être quotidiens le plus ordinairement, ou se présenter tous les deux jours ; dans l'intervalle, l'œil est absolument sain. La vision, légèrement trouble pendant l'attaque, s'éclaircit alors (2). »

Deux fois, des accès de fièvre larvée, constitués par une névralgie faciale unilatérale, se sont accompagnés d'une injection intense de la conjonctive du côté malade, déterminant tous les symptômes objectifs et subjectifs d'une véritable conjonctivite, ne s'effaçant pas entièrement dans l'intervalle des accès névralgiques, mais présentant à ce moment une atténuation très manifeste. Cette affection qui, dans un des cas, durait environ depuis

(1) Vivie, *loco citato*.
(2) Raynaud (L.). Troubles oculaires de la malaria, Thèse de Paris, 1892, p. 28.

un mois résistant à un traitement local énergique et semblant même aggravée par les collyres employés, guérit très rapidement quand le malade eut pris quelques doses de quinine (1).

Rappelons que Bailly, dans son traité des fièvres intermittentes, avait donné des indications analogues.

Amblyopies. Héméralopies intermittentes. — Les manifestations d'amblyopies et d'héméralopies, fréquemment signalées dans l'impaludisme invétéré, se rattachent, dans nombre de cas, aux accès larvés.

Il existe, dans la grande majorité des accès frustes, et, plus particulièrement, dans ceux qui se localisent sur les centres nerveux, des troubles d'obnubilation passagère. Ces troubles s'accompagnent à la longue de fatigue facile de l'organe et de faiblesse plus ou moins persistante de la vue.

Cet état s'exagère à chaque crise d'accès frustes, il persiste au-delà, et se traduit par une sorte d'irritabilité parétique; la lumière intense est difficilement supportée; la vision ne reste cependant possible que si la source lumineuse est assez vive. Le paludisme détermine une infériorité transitoire de la fonction visuelle, fort analogue à celle que l'âge occasionne; l'acuité visuelle est passagèrement diminuée.

Quand l'éclairage est presque nul, on se trouve en présence d'une symptomatologie très voisine de celle observée dans l'héméralopie (Ségard et Fontan).

Ces manifestations s'atténuent rapidement et ne tardent pas à disparaître dès que se refait la santé générale.

Il s'agit, dans ces cas, d'amaurose *sine materia.*

De nombreux observateurs ont rattaché à l'infection malarienne, en dehors de ces phénomènes fonctionnels, des amauroses avec lésions diverses du fond de l'œil; l'étude en sera faite dans un autre fascicule.

Nous ne croyons devoir signaler au compte du paludisme larvé, en dehors de l'amblyopie et de la conjonctivite intermittente, que l'herpès de la cornée.

Cette détermination est assez fréquente chez les enfants du second âge; elle s'accompagne de rougeur de la conjonctive, de larmoiement ; parfois cette hyperémie est en quelque sorte prodromique; un voile de sang précède sur la conjonctive oculaire le bouton d'herpès, qui apparaît le lendemain. L'enfant a une température sous-fébrile, de la céphalée, du malaise général, parfois des épistaxis et de l'herpès labial. Ces phénomènes se repro-

(1) Guiol, Topographie médicale de Nossi-Bé (*Archives de médecine navale*, 1882, t. II, p. 269).

duisent pendant deux ou trois jours, subissant une véritable crise paroxystique à une heure déterminée.

Hypercrinie lacrymale. — Moursou a signalé un fait rarement observé : l'hypercrinie lacrymale :

« Les accès se compliquent, pendant la période de sueur, de phénomènes vasculaires du côté droit de la tête et de la partie supérieure du cou, d'une durée d'un quart d'heure environ, avec amblyopie et *larmoiement considérable*. Aucune douleur, aucun frisson, mais chaleur marquée au toucher. Cessation des accidents et des accès de fièvre par le sulfate de quinine (1). »

Névralgies diverses. — Dans les névralgies des autres régions, alors même qu'elles portent sur des nerfs facilement accessibles, la symptomatologie est réduite aux phénomènes réactionnels, qui se traduisent par des irradiations douloureuses spontanées, s'exagérant à la pression, et, subissant, dans une journée, des exaspérations et des atténuations notables ; la congestion et l'œdème cessent le plus souvent d'être perceptibles à l'observation.

Parmi les plus fréquentes, on peut citer : la névralgie faciale, les névralgies intercostales, particulièrement celles qui siègent à la base de la poitrine, tant à droite qu'à gauche ; ces dernières déterminent des points pleurodyniques, qui sont souvent la seule manifestation de l'accès. Ces points peuvent exister en dehors de l'hépato-splénomégalie, et ne sont pas toujours liés à des lésions de périsplénite ou de périhépatite. Elles s'accompagnent fréquemment de ces éruptions herpétiques que nous avons signalées en parlant des névralgies orbitaires.

C'est dans ce même groupe de névralgies intermittentes et périodiques que doivent prendre place certaines *migraines*, véritables crises larvées, évoluant comme des accès fébriles, et déterminant une symptomatologie qui, à l'élévation de température près, est absolument semblable à celle des accès pernicieux méningitiques. Elles s'accompagnent de vomissements, de délires passagers, de prostration complète des forces... ; elles surviennent avec la brusquerie des accès et disparaissent aussi rapidement.

Comme l'a indiqué Colin, on peut, dans ces céphalalgies périodiques, constater, par la recherche des points douloureux, l'existence de névralgies sous-occipitales et frontales.

Souvent, la scène est plus réduite, et elle se borne à des malaises dont Libermann nous a donné une exacte description.

« Les fièvres, qu'on appelle larvées, se présentent souvent sous la forme de céphalalgies apparaissant généralement l'après-

(1) Moursou, Etude clinique sur l'asphyxie locale des extrémités (*Archives de médecine navale*, 1880, t. I, p. 440).

midi, presque toujours à la même heure, qui est celle des heures de bureau, ce qui conduit souvent les patients à imputer ces maladies à une tension d'esprit (1). »

Dans un cas, l'impaludisme se manifestait toutes les six semaines par des migraines intermittentes avec état fébrile durant quatre ou cinq jours (2).

Ces *fièvres locales* peuvent s'accompagner, aux membres et sur le tronc, d'empâtement œdémateux du tissu cellulaire voisin, comme nous l'avons signalé pour la névralgie de la branche ophtalmique. Il n'est pas rare que cet empâtement s'accompagne de poussées ortiées ou herpétiques, suivant les prédispositions constitutionnelles des malades. Nous avons signalé combien fréquentes et étendues pouvaient être les éruptions urticantes et rubéoliques dans le cours de certaines fièvres d'invasion; il s'agit ici de faits analogues, mais considérablement atténués; c'est une poussée d'herpès, de zona ou d'urticaire limitée au voisinage des points d'élection ou au trajet du tronc nerveux.

Ces œdèmes et ces efflorescences cutanées ont été signalés en dehors de toute manifestation névralgique.

« Nous avons vu plusieurs cas de zona intercostal et un cas de zona scapulo-brachial survenus à la suite d'accès intermittents, de la même façon que survient l'herpès labial. Ce dernier se traduisait par des placards de vésicules herpétiques sur le trajet superficiel du moignon de l'épaule et du bras (3). »

DÉTERMINATIONS SPLANCHNIQUES

1° **Localisations thoraciques**. — Les phénomènes congestifs peuvent se localiser sur les troncs et sur les rameaux qui président à l'innervation de l'appareil respiratoire et de l'organe cardiaque, et l'on assiste alors à des formes *dyspnéiques* ou *angoissantes*, qui empruntent la symptomatologie des accès graves à ce détail près que la température est à peu près normale et très passagèrement sous-fébrile, et que le pronostic est bénin.

Forme dyspnéique. — Nous empruntons à Crespin (4) un cas probant de cette forme.

« Après des pluies abondantes, un malade éprouve une douleur vive dans la région de la rate, douleur qu'il connaissait

(1) Libermann, Fièvres de la vallée de Mexico (*Archives de médecine militaire*, 1864, t. I, p. 309).
(2) Vivie, Géographie médicale de la région nord-ouest de Madagascar (*Annales d'hygiène et de médecine coloniales*, 1903, p. 403).
(3) Vivie, *id.*, p. 403.
(4) Crespin, Précis du paludisme, p. 151.

puisqu'elle lui annonçait d'ordinaire l'éclosion d'un accès de fièvre. Cette fois, l'accès ne vint pas, mais le quatrième jour après le début des souffrances, à 10 heures du matin, douleur extrêmement vive dans l'hypocondre gauche amenant presque une syncope; cette douleur s'irradia dans le thorax, dans les régions sus-claviculaires, occipitales, et jusque dans le bras gauche.

Ce malade, cinq minutes après le début de la crise, était assis sur le lit, absolument couvert de sueur, angoissé, presque aphone, évitant de respirer en raison de ses souffrances, secoué par instants par un hoquet violent. La température était normale ; rien à la percussion ni à l'auscultation ; aucun stigmate d'hystérie... la ponction de la rate permet de constater, dans le sang ainsi retiré, les corps sphériques et les corps en croissant de Laveran.

Le lendemain, l'accès de névralgie éclate à la même heure, mais en quelque sorte avorté.

Sous l'influence de la quinine pas d'accès les jours suivants ; mais la quinine étant supprimée, le lendemain, très violent accès de névralgie phrénique, plus violent peut-être que le premier. Une injection de morphine amène le calme.

La quinine est continuée à assez forte dose les jours suivants ; les accès ne reparaissent plus (1).

Forme angineuse. — La relation suivante tiendra lieu d'une description de ces cas :

Impaludisme ancien datant d'une dizaine d'années ; récidive à plusieurs reprises dans des colonies différentes ; anémie, teinte subictérique, mais pas d'hypertrophie appréciable du foie ou de la rate ; pas de lésion cardiaque. Aux deux bases, et plus particulièrement à la droite, pleurite sèche adhésive (*pneumo-paludisme des bases*) ; en dehors des accès, points pleurodyniques fréquents dans l'hypocondre droit. Accès frustes répétés, bornés à des phénomènes d'asthénie et de céphalée gravative, et se produisant mensuellement avec une périodicité irrégulière, malgré la durée du séjour en France, qui est de plus de 4 ans.

Le malade fait une cure à Vichy, où il est soumis à un traitement assez actif. Brusquement, une nuit, à une heure qu'il devait apprendre à connaître par suite de reprises nombreuses des mêmes accidents, il est réveillé en sursaut par une sensation d'angoisse précordiale, qui, sans être douloureuse, est pénible, car elle donne l'impression d'une mort possible. Les battements cardiaques sont réguliers ; pas d'autres phénomènes qu'un peu de vertige.

L'accès se prolonge pendant environ 45 minutes, et se termine par une crise de polyurie et une sudation assez accentuée. La

(1) Crespin, Précis du paludisme, p. 151.

veille au soir le malade avait le pressentiment d'une rechute, jusqu'à cette date celle-ci s'était faite sous forme d'accès fruste.

Il fut soumis à un traitement prolongé de 12 jours à la quinine, à la dose de 1 gr. à 1 gr. 20 « pro die ». Le lendemain et le surlendemain, fatidiquement à la même heure, la crise se renouvela, mais moins durable...

Elle devait se reproduire pendant les mois suivants. La médication quinique fut reprise, les doses augmentées, et, après une série de rechutes, qui se répétèrent une dizaine de fois dans l'intervalle de quatre mois, elles cessèrent pour ne plus reparaître. — L'heure de la crise était tellement précise que si le réveil se produisait après deux heures du matin, le patient était assuré de ne pas ressentir ces phénomènes angineux. »

2° **Localisations abdominales.**—*Coliques; diarrhées.*— Rarement observées aux Antilles et à la Guyane, ces manifestations sont fréquentes en Indo-Chine et à Madagascar.

Nous en avons fait une longue étude en traitant des manifestations intestinales des fièvres de récidive et nous les retrouverons dans l'étude du paludisme chronique et cachectique; il nous reste à ajouter qu'elles peuvent constituer le fait prédominant et parfois unique de la crise palustre.

Il est rare, toutefois, qu'elles soient isolées de toute autre manifestation... elles sont, le plus souvent, une détermination incidente, au cours d'accès frustes, chez des malades, qui antérieurement ont présenté des localisations abdominales dans la période des fièvres d'invasion et de réinfections.

Elles sont particulièrement communes dans les expéditions militaires coloniales (Cochinchine, Tonkin, Dahomey, Madagascar). Harmand et Lanquette les ont signalées en Cochinchine au début de l'occupation; nous devions les retrouver au Tonkin en 1884 et 1885; elles ont été fréquentes à Madagascar : Debrie, Sabatier, Ségard, Drago en parlent dans leurs mémoires, Rangé les a décrites au Dahomey.

En Europe, elles ont été particulièrement étudiées, dans la pathologie des enfants, par Lasègue, Simon, Du Cazals, Guinon, Obedenare et les médecins italiens. L'opinion de Simon reste encore admise, et les auteurs n'y voient que des déviations de crises palustres masquées et larvées.

Comme nous l'avons indiqué, et comme on en trouve la trace dans de nombreuses observations, les coliques sans diarrhée peuvent constituer, à un moment donné, toute la scène morbide. Cet état de souffrance s'exagère parfois à tel point que l'on peut prononcer le mot de *péritonisme*.

Il n'est pas rare de voir le tableau clinique se réduire à ces coliques, c'est l'unique malaise dont se plaignent les malades.

Cette manifestation douloureuse est à ce point prédominante qu'elle est la seule dont l'intéressé se préoccupe.

Ce n'est que par l'interrogatoire minutieux du patient que l'on arrive à reconstituer l'ensemble symptomatique de l'accès larvé.

Sourdes et peu accusées aux heures de la rémission, les coliques prennent une assez grande acuité dès la seconde moitié de la nuit, elles empêchent tout sommeil et s'exaspèrent dans la matinée au point d'arracher des plaintes et des cris au patient (*paludisme primaire*).

L'embarras gastrique est à peine marqué; la fréquence, la consistance des selles est normale; toutefois, il s'y joint, le plus souvent, des épreintes et du ténesme, qui invitent à de fréquentes gardes-robes ; mais ce ne sont là que des tentatives infructueuses aboutissant tout au plus à l'expulsion de quelques matières fécales qui ne présentent, au reste, rien de particulier comme consistance et comme aspect.

Fréquemment, deux à trois jours plus tard, surviennent des accès francs, en même temps que les coliques s'atténuent et font place à la diarrhée.

Les faits cliniques suivants serviront de commentaires et de justification à cette description.

Dans le premier de ces cas, nous assistons à l'apparition successive des différentes manifestations que nous venons de passer en revue.

Un malade, au dixième jour de l'hospitalisation (17 août), présente : insomnie, malaise général, migraine qui se reproduit les jours suivants. Le lendemain, ces phénomènes s'accentuent, la température est fébrile dans la soirée.

Deux jours plus tard, on signale : une crise céphalalgique de 10 heures du soir à 4 heures du matin. Le cinquième jour, dans la nuit, accès constaté, mais maximum thermique peu élevé.

Puis à un intervalle de deux jours, mêmes accidents; ils s'accompagnent de coliques sans diarrhée; en même temps, douleurs vives dans les membres inférieurs, pas de fièvre. Après un répit de cinq jours, nouvelle crise caractérisée principalement par des phénomènes de paraplégie douloureuse.

Disparition progressive de ces divers phénomènes du 1er au 5 septembre ; le 6 septembre, dyspepsie douloureuse et le 14, coliques sans diarrhée. Le 12 et le 13, malaises et maux de tête; accentuation de ces phénomènes.

Le 16, crises de coliques avec diarrhée ; malaise fébrile dans la matinée du 17 et du 18 et selles nombreuses. Le 19, la diarrhée cesse.

Le 22, céphalée et crampes dans les membres vers minuit.

Le 27, pas de sommeil, crampes dans les jambes, pas d'élévation de température, mais céphalée très vive. Le 28, accès caractérisé; début vers 8 heures du matin; acmé à midi (39°,7).

Dès le 29 au matin, la température était normale; dans la nuit, du 28 au 29, crises de coliques et de diarrhée; le 29, pas d'accès.

Le 2 octobre, reprise atténuée des mêmes phénomènes, mais sans accès fébriles. Le 3 et le 4, on signale la disparition de tous ces phénomènes ; le 5, dans la nuit, coliques assez violentes sans diarrhée ; le 7, douleurs arthralgiques.

A partir du 29, l'état général s'améliore rapidement, et le malade peut être considéré comme guéri.

La succession des faits est la même dans les cas suivants, mais les déterminations douloureuses du côté du ventre occupent seules la scène morbide.

Voici, par exemple, le tableau clinique que nous résumons d'après une observation : Le 7 août, coliques, pas de réaction fébrile. Le 8, coliques persistantes, température sous-fébrile dans la matinée ; malaise fébrile très net ayant commencé dans la nuit. — Le 10, fièvre assez nette ; la veille, selles nombreuses, mucus et graisse. — Le 12, reprises des coliques la nuit, mais pas de diarrhée. — Le 15, coliques moins vives ; ce sont crises de coliques nocturnes traduisant des accès frustes.

Le 22, fièvre dès le matin accompagnée d'une nouvelle crise de coliques. — Le 3 septembre, tous les accidents ont disparu.

Un malade se présente à la visite se plaignant de coliques très vives ; pas de diarrhée, envies très fréquentes d'aller à la garde-robe depuis deux à trois jours, mais selles normales. Tranchées constantes s'exaspérant de temps à autre et spécialement aux premières heures de la journée ; température normale. Un peu de céphalée pendant les heures chaudes ; dans la soirée, transpiration abondante en même temps que répit relatif.

Au IVe jour de cet état, fièvre subcontinue sans grand éclat, mais assez tenace.

Le 26 décembre, apyrexie définitive. La poussée fébrile s'est accompagnée d'une véritable poussée bilieuse qui a disparu en même temps que la fièvre.

Il sort de l'infirmerie le 8 janvier ; le 20 du même mois, reprise des mêmes accidents viscéralgiques, douleurs très vives arrachant des cris au malade, l'obligeant à marcher courbé en deux ; pas d'embarras gastrique, pas de diarrhée, pas de mouvement fébrile. Au IVe jour, le malade peut reprendre son service, après avoir été soumis au traitement par la quinine laudanisée.

Nous devrions faire ici l'étude de celle de ces déterminations qui a occupé la plus grande place dans les monographies de nos prédécesseurs : nous voulons parler de la *colique sèche des pays chauds* considérée par Segond comme une névralgie du sympathique. Mais, pour la commodité de la pratique, nous préférons réserver la description et la discussion de cette réelle entité au moment où nous parlerons des relations du saturnisme et du paludisme.

Hémorragies palustres. — Les hémorragies sont communes dans le paludisme ; elles se caractérisent, en outre de celles qui se font par l'intestin, le plus souvent par des épistaxis, parfois, mais plus rarement, par des hémoptysies, des métrorragies ou des éruptions purpuriques.

Ces pertes sanguines peuvent être dues à une action hémolytique généralisée ; ceci est vrai quand elles s'observent dans la période la plus avancée de l'intoxication. Mais, dans les cas que nous avons en vue, on peut dire qu'il s'agit ordinairement de poussées congestives, de fièvres et d'hémolyses locales.

« Il faut mentionner, dit Gaide dans son mémoire, comme complication assez fréquente du côté des organes abdominaux, la *tendance aux hémorragies* que présentent certains malades dans la Haute Région du Tonkin. Il s'agit toujours, en la circonstance, de sujets gravement impaludés. Tantôt c'est une débâcle intestinale sous forme d'un liquide légèrement rougeâtre ; tantôt ce sont des vomissements de sang rouge vermeil ; on ne trouve alors ni matières, ni débris solides d'aucune sorte ; tantôt, enfin, ce sont des hématuries sans aucun autre signe. Ces diverses localisations sur l'intestin, l'estomac et le rein, chez des malades différents, chez lesquels on ne peut incriminer l'hémophilie, doivent être mises au compte de l'infection palustre. On retrouve, d'ailleurs, cette tendance aux hémorragies, même dans le cas de simple accès intermittent ; elle dénote une profonde atteinte de l'organisme. »

Diarrhées dysentériformes ; hémorragies intestinales. — Nous avons étudié, en traitant des fièvres de réinfection, cette localisation du paludisme du côté de l'intestin, et nous en avons indiqué la fréquence et la gravité relatives dans certaines régions, et notamment en Indo-Chine.

Les cas *larvés* se distinguent de ces formes aiguës par l'absence presque complète du mouvement fébrile, mais les phénomènes intestinaux peuvent être aussi accusés.

La perte de sang est rarement un fait isolé ; elle coïncide habituellement avec une poussée congestive bilieuse ou séro-bilieuse ; elle est en tous cas précédée ou suivie de ces déterminations.

L'hémorragie n'est, en somme, qu'une modalité passagère au décours des accès larvés à localisation du côté de l'intestin, et ce n'est que pour la commodité de la description que nous sommes conduits à séparer des faits qui, sauf rares exceptions, sont associés.

Les cas suivants résumés donneront une idée très nette au lecteur de la symptomatologie et de la marche de ces accidents.

1° Les deux premiers jours, diarrhée bilieuse avec fièvre subcontinue palustre. Le IIIe jour, hémorragie intestinale abondante sans autres phénomènes anormaux. Cette hémorragie se renouvelle le lendemain; guérison assez rapide, soit quinze jours plus tard.

2° La veille de l'entrée à l'hôpital, dans la matinée, deux à trois selles constituées par du sang non caillé... Dès le IIe jour, amélioration très nette; disparition des accidents au IIIe jour.

Cinq jours plus tard, retour des accidents de même nature se compliquant cette fois d'une véritable poussée fébrile. T. matin = 38°,5 ; le soir = 39°. Le traitement est repris; à la fin du mois, le malade est complètement guéri.

3° Fatigue assez grande, peau humide, mais pas d'élévation de température; selles très abondantes de débâcle bilieuse; en outre, véritable hémorragie intestinale commencée hier matin et qui s'est continuée pendant la nuit. Pas de sensibilité du ventre.

Le lendemain on constate un accès qui a débuté la veille dans la journée et s'est prolongé jusque dans la matinée. T. matin = 37°,6; à midi = 36°,8; le soir = 37°,4. Pas de nouvelle hémorragie, mais sorte de syncope pendant la nuit.

Dès le surlendemain, apyrexie et disparition des phénomènes abdominaux. Le malade s'alimente. Sept jours plus tard, reprise de la fièvre dans la soirée. Cette rechute est caractérisée par une crise sous-fébrile et par des selles presque hémorragiques. Fièvre et hémorragie rétrocèdent à la fois avec la même brusquerie qu'elles avaient apparu. Peu de jours après, le malade est au régime ordinaire.

En résumé : 1re période, accès francs et hémorragie ; — 2e période, accès frustes et hémorragie; — 3e période, accès larvés et hémorragie.

Epistaxis. — L'épistaxis, communément notée dans les fièvres d'invasion et dans les récidives, est moins fréquente dans les fièvres intermittentes vraies, mais elle s'observe comme une des manifestations les moins contestées et les moins rares du paludisme larvé.

« Dès lors (deux mois après le débarquement) nous ne devions plus rencontrer que rarement des accès de première invasion, et la physionomie du paludisme allait se trouver transformée par l'apparition de divers accidents. C'est ainsi qu'à côté des cas d'hydrohémie (cachexie du paludisme primaire) commencent à apparaître des épistaxis assez abondantes et assez tenaces pour nécessiter le tamponnement des fosses nasales (1). »

Cette hémorragie est commune surtout chez les enfants du second âge, nés et élevés aux colonies, et chez qui les accès frustes s'observent sous toutes leurs formes.

Elle est précédée d'une poussée fébrile qui peut n'être que subjective, mais qui se traduit, au minimum, par une turgescence du visage, des yeux et du nez, par de la céphalée gravative. Dans ces conditions, l'épistaxis est un phénomène congestionnel et même critique ; elle alterne avec des accès frustes tels que ceux que nous avons longuement décrits, et on lui retrouve dans ces cas, comme dans les cas de conjonctivite larvée, une certaine périodicité; elle cède aussi facilement au traitement quinique que l'accès dont elle est le masque.

Ces épistaxis sont, dans certains cas, assez répétées et assez abondantes pour nécessiter un tamponnement.

L'épistaxis ne survient pas seulement comme complication, mais elle est notée fréquemment comme constituant, seule ou presque seule, la détermination palustre. Dans ces conditions, elle revient à intervalles à peu près réguliers, tous les quatre à cinq jours, comme si elle remplaçait un accès de fièvre. Ce fut le cas, entre autres, d'un tirailleur, cité par Gaide, entré à l'hôpital pour anémie palustre; jusqu'à sa sortie par réforme, il présenta tous les quinze jours environ une épistaxis abondante sans aucun mouvement fébrile.

Hémoptysies. — Nous avons eu l'occasion d'observer, en Indo-Chine, des déterminaisons hémoptoïques, sans réaction fébrile très accusée sur des malades chez qui la recherche du bacille de Koch était négative. L'examen du poumon, et celui des crachats après cette poussée, ne justifiaient pas la moindre suspicion de tuberculose.

La symptomatologie qui traduit cette association de la fièvre et de la localisation pulmonaire ressemble fort à celle des poussées aiguës de granulie, d'autant qu'elle peut déterminer des manifestations hémoptoïques.

Le médecin nouvellement arrivé d'Europe hésite entre de nombreux diagnostics, dont le véritable est celui auquel il s'arrête le moins facilement... Tout cet état ne dure qu'un temps très court, et, moins d'une semaine plus tard, ce granulique est sur pieds.

Ajoutons, pour compléter ce tableau, que les manifestations

(1) Debrie, Contribution à l'histoire médicale de l'occupation de Madagascar (*Archives de médecine militaire*, 1898, t. II, p. 27).

hémoptoïques peuvent, comme les épistaxis, comme le mélæna s'observer presque isolément, sans congestion étendue et nettement accusée, qu'elles peuvent s'accompagner de déterminations fébriles très frustes. Elles peuvent même se présenter sous la forme larvée, constituant à elles seules toute la crise.

Mais elles ne sont qu'un anneau d'une longue chaîne où il sera toujours facile de retrouver des manifestations nettement caractérisées.

Nous les avons notées habituellement comme manifestations prodromiques d'accès prochains évoluant avec localisation prédominante du côté du parenchyme pulmonaire.

Notre camarade Gaide, venu après nous et observant sur le même terrain, a confirmé notre appréciation. Nous lui empruntons un exemple :

Malade très anémié et très impaludé ; plusieurs accès de fièvre à l'entrée. Examen de la poitrine : submatité au sommet droit, quelques sibilances ainsi que dans les deux fosses sus-épineuses. Toux fréquente ; crachats séro-muqueux. La diagnostic porté au corps avait été celui de tuberculose pulmonaire, et on avait signalé : craquements aux sommets, hémoptysie.

A la sortie, l'état général était complètement refait ; augmentation de poids de 6 kg. Les phénomènes pulmonaires avaient totalement disparu.

Purpura et éruptions cutanées. — Les érythèmes rubéoliques et scarlatiniformes, l'urticaire, surviennent le plus fréquemment au cours d'accès palustres graves, mais ces manifestations peuvent coïncider avec des températures sous-fébriles et devenir, suivant le langage de l'Ecole, le masque que prend l'accès. Elles sont le lot des jeunes filles et des jeunes femmes ; il est, chez ces dernières, une détermination particulièrement fréquente : c'est l'érythème noueux. Nous avons eu occasion d'en observer des cas fréquents dans les pensionnats de la Guyane. Chez quelques-unes de ces grandes enfants, cette éruption récidivait mensuellement à la période endémo-épidémique ; elle s'accompagnait de migraines, de courbature généralisée et de température sous-fébrile.

Dans quelques cas, cet érythème noueux prenait des apparences purpuriques.

Quant au *purpura* proprement dit, nous ne l'avons constaté, en dehors de la période cachectique, que chez des enfants du premier et du second âge. C'était, en somme, une éruption pseudo-rubéolique, avec macules sombres, ecchymotiques, ne disparaissant que sous la pression du doigt.

Dans son mémoire, Gaide cite le cas d'un légionnaire ayant présenté à la fois du purpura et de l'urticaire.

Le fait suivant, emprunté à notre pratique, doit, malgré sa complexité, entrer dans le même groupe.

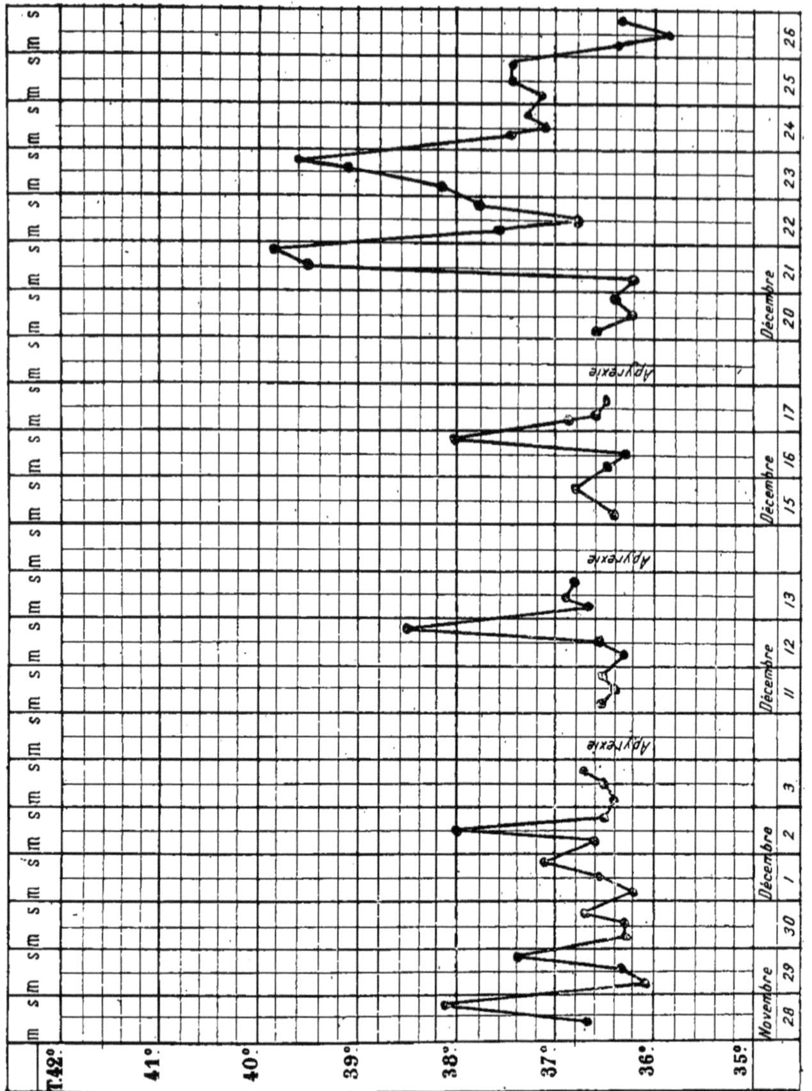

Fig. 128. — Rechutes du paludisme endogène.

Double manifestation caractérisée, l'une par des accès fébriles paraissant débuter vers le milieu de la nuit, assez régulièrement tierces, l'autre par des sueurs profuses de la seconde partie de la journée. Rate grosse, foie développé, véritables poussées bilieuses correspondant aux périodes fébriles. Cette dernière complication fut la dernière à disparaître.

Dès la sortie, reprise des accidents sudoraux qui ont retardé et apparaissent dans la soirée; bientôt, accès réellement fébriles; un peu de diarrhée bilieuse, et, de plus, phénomènes particuliers du côté des doigts : sensation de doigt mort à tous les doigts, le pouce excepté.

Les accès sudoraux s'accompagnent d'une éruption de miliaire rouge; cette miliaire persistante a pris une teinte ecchymotique; de plus, il existe des plaques cyanotiques des téguments, et des traînées livides plus particulièrement sur les régions découvertes. Au lit, on n'en observe pas sur les membres inférieurs. Malgré ces signes, intégrité apparente de la constitution; la musculature et l'activité physique sont conservées.

La quinine atténue l'insomnie et les crises sudorales de la nuit; les symptômes signalés du côté de l'innervation vaso-motrice persistent partiellement quand le malade est évacué sur un hôpital de convalescents.

Ces manifestations ne constituaient toutefois qu'une gêne, et ce sous-officier vivait de la vie commune, sans être obligé de s'aliter dans la journée.

Orchites et adénites palustres. — Les observateurs des Antilles et de la Guyane ont attribué au paludisme certaines congestions passagères et localisées du côté du testicule, du côté de l'épididyme et des ganglions de l'aine ou des aisselles.

Il est indéniable, que, dans ces contrées, on observe des poussées congestives de ces divers organes, sans qu'on puisse leur trouver d'autre explication que le paludisme, la filariose ne pouvant être mise en cause; on constate chez de nombreux créoles, quand on les suit longuement, au cours des accès francs comme au cours des accès frustes, des fièvres topiques localisées à des régions et au trajet de certains troncs lymphatiques. Il en est qui ne peuvent avoir une détermination fébrile, même ébauchée, sans présenter cette complication. Nous en reparlerons en traitant de l'association du paludisme et de la filariose.

Nous n'avons pas retrouvé ces manifestations chez les populations d'Extrême-Orient, mais elles s'observent en Afrique.

« Il n'est pas rare, au Soudan, de constater des adénites notoirement d'origine paludéenne, presque exclusivement inguinales, et qui peuvent prendre, comme nous en avons observé deux cas, des proportions considérables (une grosse orange, une tête de fœtus) (1). »

Brimont a relevé récemment à la Guyane un cas de cette nature où le diagnostic a été confirmé par l'examen hématologique.

Troubles cérébraux. — Comme nous l'avons déjà indiqué, on peut retrouver, dans les accès larvés du paludisme, les

(1) P. Gouzien, Rapport manuscrit.

manifestations qui, symptomatiquement, caractérisent les formes pernicieuses dites « ataxiques ». Mais ce ne sont que déterminations très passagères et très atténuées, et souvent très partielles, d'accidents épileptoïdes, de parésies limitées, de troubles vertigineux, de troubles de l'idéation, d'aberrations des sensations et des sentiments.

Nous ne pouvons passer en revue ces faits divers, et nous nous contentons d'insister sur les deux ordres de troubles qui sont les plus fréquents : les vertiges et la dépression cérébrale à forme mélancolique.

Ce n'est là qu'un court chapitre des relations du paludisme avec les troubles mentaux, question dont l'étude sera faite ultérieurement avec plus de détails.

Il est rare que, dans la phase prodromique d'un accès fruste, on ne signale pas de troubles cérébraux, mais ils sont ordinairement peu accusés, et surtout peu durables. Ils consistent dans une sorte d'obnubilation très passagère ; le malade voit trouble ; il a l'impression que les objets tournent autour de lui. S'il est occupé à une lecture, il sent le besoin de l'interrompre, et, parfois, de se donner un peu de mouvement; si le vertige le surprend en marche, il se produit une hésitation de quelques secondes qui peut se répéter un certain nombre de fois à assez courts intervalles ; le patient a cessé d'avoir la notion exacte de la relation des objets voisins entre eux, et avec lui-même.

Il ne s'agit, dans ces cas, que d'éclairs passagers qui sont, pour un certain nombre d'impaludés, l'annonce d'un accès abortif.

Que ces phénomènes se prolongent, qu'ils se renouvellent assez fréquemment pendant une période assez longue, qui dure d'une demi-heure à une heure et demie ou deux heures, et on aura la *forme vertigineuse* du paludisme larvé.

Dans ces circonstances, le vertige s'accompagne d'une véritable anxiété, de telle sorte que le trouble mental vient s'associer au trouble somatique. Il est rare que, dans ces conditions, ces hésitations, ces faux-pas ne se retrouvent pas dans les autres manifestations cérébrales. L'anxiété se complique d'angoisse dépressive et souvent d'amnésie, qui porte sur les souvenirs immédiats et sur leur traduction; perte partielle de la mémoire,... amnésie verbale; le mot ne vient que tardivement, il faut un effort pour le retrouver.

Voici un cas qui montre que ces faits peuvent atteindre une gravité et une persistance anormales.

Un homme de cinquante ans a séjourné en Indo-Chine une vingtaine d'années, et, dès le début de sa carrière, y a contracté des accidents graves de paludisme et de dysenterie.

Ces affections ont fréquemment récidivé à chacun de ses séjours successifs ; vers la quinzième année de séjour colonial, les rechutes du paludisme se sont compliquées de troubles vertigineux, mais, pendant plusieurs années, ces manifestations n'ont été qu'un épiphénomène au cours de ces attaques. — Depuis deux ans et demi, ils ont pris le rôle prépondérant, et les résultats se caractérisent presque uniquement par des vertiges et par une dépression physique et intellectuelle, qui, sensible à toute époque, s'exagère au cours des reprises et les jours qui suivent.

A certains mois, ces accidents se sont renouvelés presque journellement, tant la nuit que le jour. Ces vertiges sont subits ; ils n'entraînent nullement la perte de connaissance ; le malade en a la prompte sensation et le parfait souvenir, mais ils déterminent chez lui une telle anxiété qu'il n'ose plus se déplacer sans se faire accompagner, bien qu'il ne se soit jamais produit de chutes, et qu'il n'y ait aucune paralysie du mouvement. — Pas de tare hystérique, pas de syphilis ; en l'absence de toute autre infection, ces symptômes sont rattachés, par le médecin traitant, au paludisme antécédent, dont le malade porte encore les tares très développées. Il existe, chez lui, de l'amnésie des souvenirs immédiats, et, par moments, une certaine hésitation verbale. Toutefois son intelligence est entière, l'écriture est facile, sans ratures et sans surcharges, non tremblée.

Neurasthénie d'origine palustre. — Nous employons ce mot pour nous conformer à des habitudes acquises, mais nous le considérons comme donnant une traduction incomplète des phénomènes caractéristiques de ces cas qui se résument en une dépression physique extrême et un état mélancolique persistant.

Dans cette forme, comme au reste dans la presque totalité des cas larvés, les tares du paludisme ne sont pas très accusées : anémie sans hépato-spléno-mégalie ; rate percutable ; foie sensible et lourd ; névralgies variables de localisations et d'intensité ; paludisme très ancien, mais qui, en raison de la protection que les malades ont pu s'assurer, a été réduit à des ébauches.

L'imprégnation première n'a pas été grave ; les récidives ont eu lieu sous des formes atténuées ; l'infection est invétérée mais elle n'est pas profonde.

A la suite d'un certain nombre d'accès frustes, s'établit une dépression extrême des forces, aussi accusée que dans les fièvres d'invasion : le malade est anéanti au moindre effort, la plus légère fatigue le terrasse. Cette asthénie s'étend aux fonctions de la vie végétative : c'est l'insomnie presque complète, c'est la perte totale de l'appétit sans état gastrique accusé ; l'amaigrissement progresse rapidement, il peut devenir extrême. La dépression physique s'accompagne d'une fatigue cérébrale et, fréquemment, d'une dépression morale ; les idées s'assombrissent, le caractère se modifie, et, cependant, il n'existe pas, à vrai dire, de troubles mentaux, mais une sorte d'irritabilité maladive.

Tandis qu'au début l'asthénie contrastait avec la conservation relative de l'état général, à ce moment la situation est inverse : malgré une maigreur presque squelettique, la vivacité et la validité se retrouvent en dehors de certaines heures souvent très limitées.

Ces diverses manifestations présentent, comme nous l'avons indiqué pour les phénomènes dépressifs des fièvres d'invasion, une variabilité notable dans leur importance du jour au lendemain et souvent dans la même journée, et ce n'est pas une des moindres surprises d'un observateur non prévenu que de constater ces alternatives d'amélioration et d'aggravation successives et très marquées.

Sous l'influence d'un déplacement, ces manifestations, comme toutes celles qui se rapportent au paludisme larvé, s'atténuent, disparaissent progressivement et rapidement, et, en quelques mois, il se produit une véritable résurrection. Le traitement par le quinquina et les sels d'arsenic y aide puissamment.

Cette description se complétera, dans l'esprit du lecteur, par la connaissance des faits suivants dont la relation est empruntée, comme celles qui précèdent, aux archives de nos hôpitaux coloniaux.

Un employé de commerce, n'ayant pas de tare névropathique dans la famille, pas d'antécédents personnels, est atteint d'accès fréquents et graves de paludisme contractés dans la Casamance et qui nécessitent le rapatriement après neuf mois de séjour dans la colonie.

La musculature est conservée, les conjonctives sont seulement un peu décolorées. Cet aspect vigoureux du corps contraste étrangement avec l'air morne, sombre et abattu du sujet. Le malade se plaint surtout d'une sensation de fatigue intense et continuelle, tant physique qu'intellectuelle. Il est devenu sombre, triste, méfiant, soupçonneux, emporté...

L'appétit est conservé, la digestion facile. Quelques céphalées le matin, la douleur est surtout frontale et temporale. La nuit sommeil bon, quoique troublé parfois par des cauchemars, où il revoit la Casamance, les nègres, où il revit ses affaires.

Bouffées de chaleur, sensations de fourmillement dans les membres inférieurs, douleurs névralgiques fugaces dans la région lombaire.

La région abdominale, au niveau de l'ombilic, est douloureuse à la pression.

Le malade est soumis au traitement quinique et éprouve une amélioration très marquée.

A l'examen du sang,on découvre quelques hématozoaires sous la forme de corps sphériques non pigmentés (1).

Hyperesthésie cutanée, dans la majorité des cas; diminution de la sensibilité à la piqûre, tandis que la sensibilité au tact et à la température est le plus souvent conservée, tremblement léger des mains, douleurs vagues généralisées ou douleurs névralgiques et articulaires plus ou moins vives, soit spontanées, soit à la pression, exagération habituelle des réflexes rotuliens et patellaires, un certain degré de parésie des membres inférieurs avec démarche un peu hésitante, etc. : tels sont les phénomènes que les cliniciens du Tonkin observent fréquemment chez les malades indigènes; la plupart sont des cachectiques palustres évacués de la haute région.

« Des faits analogues ont été notés à l'hôpital de Thaï-Binh par le docteur Sarrailhé, qui les considère comme des cas de névrite ébauchés présentant les caractères suivants : symptômes d'invasion insidieuse, sensations légères d'engourdissement, de fourmillements, de parésie musculaire avec anesthésie cutanée tactile dans les pieds et dans les jambes; petit à petit douleurs fulgurantes ou douleurs obtuses que le malade localise dans le système osseux. A ces phénomènes sensitifs succèdent des phénomènes moteurs débutant presque toujours par les membres inférieurs, avec incertitude de la marche, léger steppage, affaiblissement des muscles du quadriceps fémoral ; le malade a les jambes lourdes... »

Avec Gaide, nous rattachons ces phénomènes au paludisme à cause de leur grande fréquence parmi les tirailleurs impaludés, et de la rapidité avec laquelle ils disparaissent sous l'influence du traitement quininé et du changement d'air. Nous les classons dans le paludisme larvé quand ils restent à l'état d'ébauche. Quant aux troubles nerveux durables, centraux et périphériques, nous en ferons l'objet d'une étude ultérieure quand seront envisagées les psychoses et les périnévrites tropicales.

(1) COMMÉLÉRAN, Névrose et paludisme, Thèse de Bordeaux, 1902.

DIAGNOSTIC DU PALUDISME AIGU

Le diagnostic du paludisme doit porter sur deux ordres de faits qui ne sont pas toujours corrélatifs :

1° Le parasitisme ;

2° La maladie.

PARASITISME

La recherche du parasite ne doit se faire, sauf exceptions qui ne peuvent entrer dans la pratique courante, que par l'examen du sang périphérique. La technique de ces observations hématologiques et leurs résultats ont été savamment exposés par notre éminent collaborateur, le Dr Marchoux, dans la première partie de ce fascicule; nous n'avons pas à y revenir.

I. — Nous devons, cependant, tenir compte d'une donnée acquise en pathologie exotique : c'est la difficulté de déceler le parasite, dans les atteintes graves et primitives, en raison de sa petitesse, en raison aussi de sa rareté et parfois de son absence durable, sinon constante, dans le sang examiné.

La vérité de ces assertions a été confirmée, dans le paludisme tropical des enfants et des adultes, par les recherches poursuivies dans nos divers laboratoires coloniaux.

Gaide, traduisant l'impression de ses camarades, écrit dans son mémoire : « En principe, on doit toujours trouver l'hématozoaire dans le sang des malades atteints de paludisme aigu et non traités, mais, en réalité, la recherche est souvent infructueuse ou fort laborieuse, soit parce que le moment de l'examen est mal choisi, soit aussi parce que le parasite est devenu fort rare. C'est ainsi qu'elle a été quelquefois négative chez certains malades qui présentaient, cependant, tous les symptômes cliniques du paludisme, tandis qu'elle s'est, au contraire, montrée positive (présence de corps en croissant par exemple) chez d'autres malades qui n'avaient eu aucune réaction, aucune manifestation fébrile. L'incertitude est encore plus grande si le malade a été traité par la quinine.

II. — Il est un autre point de vue que nous ne devons pas négliger, et qu'il est intéressant de mettre en relief, en opposition avec la donnée précédente : c'est, inversement, la fréquence de la constatation du parasite, dans le sang périphérique, en dehors de crises fébriles franches ou frustes.

Ce fait s'observe en Europe; la citation suivante, prise entre plusieurs autres, en fournit la preuve :

« Des parasites furent trouvés dans le sang, longtemps avant que la maladie ne se soit déclarée, dans 47 p. 100 des cas. Pendant la maladie, les parasites furent trouvés dans 84,1 p. 100 des cas. — Plusieurs fois, dans le sang des enfants bien portants en apparence, il se trouve des gamètes seules ou avec des parasites dans une autre phase de développement, tandis qu'il est positivement établi qu'il n'y avait aucune malaria dans l'anamnèse. Il faut donc admettre la possibilité que la maladie, chez les enfants, passe inaperçue; il faut aussi admettre que la maladie peut ne pas se déclarer immédiatement après l'infection, mais, au contraire, après un délai assez prolongé, et quelquefois après des mois entiers (1). »

Aussi n'est-il pas inutile d'avoir un autre moyen de diagnostic, et d'utiliser, dans ce but, la formule leucocytaire.

Mathis a pratiqué de nombreuses numérations de leucocytes dans le sang des paludéens, chez des tirailleurs du 1er Tonkinois, à Sontay, qui s'étaient impaludés ou réimpaludés dans la Haute Région. Ces numérations sont résumées dans le tableau ci-dessous ; elles sont données pour établir une comparaison avec celles de Billet.

Numération des leucocytes dans le sang des paludéens

NUMÉROS DES MALADES		TEMPÉRATURE axillaire au moment de la prise du sang	LEUCOCYTES polynucléaires	LEUCOCYTES mononucléaires	ÉOSINOPHILES
Sang pris sur des paludéens pendant l'accès	3960	39°8	53,33	43,66	3
	4315	38,5	77,80	19,50	2,70
	3133	38,7	72,70	22,20	3,10
	4234	40,3	58,16	35,01	6,83
	5821	38,8	73,66	18,33	8
	5937	39,1	74	21,60	4
	5848	38,3 (frissons)	83,30	15,20	1,30
	4692	38,1 (id.)	75,70	23,70	0,60
Sang pris sur des paludéens, le lendemain de l'accès, en apyrexie	3960	36,1	38,66	58,65	2,66
	4315	36,4	46,83	43,17	10
	3133	36,5	41	55,32	3,66
	4234	36,4	29,60	67,70	2,70
	4091	36,5	19,33	78,32	2,33
	5831	36,4	33,80	59,20	7
	4704	36,7	36,30	59	4,70
	3158	36,5	40,50	54	5,50
Sang pris sur des paludéens en apyrexie après plusieurs jours de traitement	3960	36	54,10	28,70	17,20
	2836	36,4	57,33	25,66	17
	3961	36,3	58,70	22,40	18,90
	4791	sort de l'hôpital	56,30	30,50	13,20

(Travaux du laboratoire d'Hanoï.)

(1) Actes de la Société italienne d'étude de la Malaria, 1906, p. 161.

Ces recherches rendent particulièrement service en temps d'épidémies de fièvre typhoïde, de fièvre récurrente, de grippe, et de malaria, épidémies assez fréquentes dans les provinces très peuplées du delta du Tonkin et de l'Annam sous l'influence de causes diverses : famine, froid, contamination des eaux, etc.

Il est arrivé maintes fois que des épidémies de ces deux premières affections aient été prises, chez les indigènes, pour une recrudescence de l'endémo-épidémie palustre, et inversement ; l'erreur n'a pu être évitée ensuite que grâce à l'examen du sang des malades (1).

Thiroux est arrivé aux mêmes conclusions pour l'Afrique occidentale; Neiret avait fait les mêmes constatations à Madagascar. Un examen négatif ne permet pas de conclure contre le paludisme quand il s'agit de cas isolés; mais, en revanche, l'absence de l'hématozoaire dans toute une série de cas permet d'éliminer ce diagnostic, et sa présence chez un assez grand nombre de malades donne affirmation de l'origine palustre de la poussée endémo-épidémique.

III. — On est presque en droit, en paludisme péritropical, de tirer conclusion des formes parasitaires constatées pour établir la date de l'intoxication. Cette particularité, nous tenons à le redire, ne se vérifie pas aux colonies : la variété *parva* se retrouve à chaque réinfection, et au voisinage de chaque réinfection bien que l'infestation puisse dater de loin, avoir fréquemment récidivé et que les lésions puissent être celles de l'impaludisme ancien.

Nous conclurons donc que la recherche et la découverte du parasite fournissent le plus important élément de diagnostic, le premier à poursuivre longuement et patiemment. On est autorisé, quand on a vérifié la présence de l'hématozoaire, à affirmer que l'état morbide est sous l'influence de cette infestation; mais nous dirons avec Marchoux, Plehn, Séguin, Salanoue, Thiroux, Mathis, qu'une constatation négative n'est qu'un élément d'appréciation, que, même alors qu'elle se répète, elle ne constitue pas une raison suffisante pour écarter le diagnostic de paludisme, que le malade ait ou non pris de la quinine.

MALADIE PALUSTRE

Le diagnostic de l'impaludisme doit donc, comme par le passé, se poser en s'adressant à deux sources de renseignements :

1° Ceux que nous donne l'interrogatoire du malade et qui résultent de son examen ;

(1) Gaide, Paludisme en Annam et au Tonkin.

2° Ceux qui ressortent de la connaissance et de l'appréciation des conditions étiologiques des cas en cause, et surtout de leur groupement.

INTERROGATOIRE DU MALADE

L'interrogatoire du malade doit être dirigé par le médecin. En dehors du paludisme ancien et non rénové, ce n'est pas le malade, comme on est tenté de le croire, qui vous affirmera l'existence des *fièvres*.

Bien qu'il ait déjà un passé palustre, il en méconnaît l'origine, ses sensations sont soit en deçà, soit au delà de ce qu'on a appris à considérer comme étant la malaria.

I. — Les déterminations initiales du paludisme que l'interrogatoire du malade doit faire retrouver sont celles dont Simon, du Cazals, Guinon, et tous les maîtres de la pathologie infantile nous ont donné les traits descriptifs pour l'Europe.

Elles ne sont niées, quand elles surviennent chez les adultes, que parce qu'elles passent inaperçues ou méconnues, n'étant souvent qu'ébauchées.

Il en est de même dans le paludisme tropical ou péritropical, pour peu que la protection des individus et des groupes soit suffisante pour mettre obstacle aux intoxications massives.

Ce qu'il faut donc demander aux malades, ce n'est pas s'ils ont ressenti ou non des fièvres franches, mais s'ils ont été atteints soit d'embarras gastrique avec fièvre, soit de malaises et de courbatures fébriles, soit d'asthénie inexpliquée avec ou sans les déterminations précédentes, soit de diarrhée avec fièvre. Dans un assez grand nombre de nos possessions, les manifestations initiales du paludisme prennent ces allures, on pourrait dire ce masque.

Il faut que le médecin se renseigne minutieusement sur les conditions d'apparition et d'évolution de ces indispositions ; il faut qu'il apprenne du malade, si ces malaises se sont répétés pendant une moyenne de trois à quatre jours, avec des exacerbations journalières marquées, bien que la détente n'ait pas été complète au cours des vingt-quatre heures.

Il doit s'informer si, à la suite de cette première impression morbide, suivie d'un répit qui a pu n'être que de quelques jours, mais qui a pu se prolonger plusieurs semaines, les mêmes manifestations ne se sont pas reproduites à une ou plusieurs reprises bien qu'elles n'aient pas présenté de gravité.

Il faut savoir que cette étape initiale du paludisme est souvent franchie sans que le malade sente la nécessité de recourir aux soins du médecin, surtout quand il appartient à un milieu social qui lui permet de prendre un repos relatif les jours où il ressent cette fatigue.

Dans nombre de cas, l'embarras gastrique devient ou paraît devenir la cause efficiente de ces états morbides. Malade et médecin y attachent une importance démesurée; ils s'arrêtent à ce diagnostic et ne songent pas, l'un à renseigner, l'autre à s'enquérir sur les symptômes concomitants, et, surtout, sur ceux d'entre eux qu'il y aurait un intérêt majeur à retracer et à bien apprécier :

a) *l'asthénie* : elle est disproportionnée et excessive en comparaison des autres manifestations ;

b) *la périodicité* : il faut la rechercher quelque peu dans l'évolution journalière de l'exacerbation, et principalement dans le retour à des dates qui se répètent régulièrement, de ces divers malaises.

Il est indispensable d'insister, dans l'interrogatoire, sur chacun de ces points et de raviver les souvenirs du malade; quand il s'agit, en effet, de personnes qui ne peuvent prêter à leur santé qu'une attention distraite par les obligations du service ou les nécessités de l'existence, ces impressions maladives sont vite oubliées.

Voilà pourquoi, bien que nous en ayons longuement parlé, nous croyons utile de reproduire ici la description très exacte et très suggestive qu'en a donnée Drago, et de la compléter par quelques lignes empruntées au mémoire de Schuttelaere sur le Laos.

Ces détails de pratique doivent être très présents à la mémoire du clinicien; ils lui permettront de préciser les questions à poser aux malades, et, d'une façon générale, les recherches à poursuivre sur les anamnestiques dans les cas de cette nature.

Observant à bord d'un navire en station à Madagascar, dont l'équipage ne descendait que rarement à terre et n'y séjournait pas, Drago a eu affaire à des formes atténuées malgré l'intensité du paludisme dans la région; vivant avec ses hommes, il a pu les suivre dès le début de la maladie.

« Chez les nouveaux venus en pays malarien et dans les cas de première atteinte, la fièvre débute presque toujours sans grand éclat. En général, l'homme commence à se sentir malade dans la matinée; il se réveille avec un peu de céphalalgie, de lassitude... Croyant n'avoir affaire qu'à un malaise passager, il va à son travail, mais la céphalalgie augmente, vers 2 heures il éprouve quelques frissonnements, des douleurs lombaires et orbitaires, en même temps que des douleurs dans les membres inférieurs, siégeant soit dans les articulations des genoux, soit dans les grosses masses musculaires de la cuisse et du mollet. Souvent ces manifestations douloureuses sont localisées dans le creux poplité;

le malade se plaint surtout d'une fatigue très grande dans les jambes, de l'impossibilité de se tenir debout pendant un temps très court.

« Enfin, vers deux ou trois heures, n'y pouvant tenir, l'homme venait demander des soins. A ce moment, le facies était rouge, vultueux dans certains cas, la langue légèrement blanche avec quelquefois des nausées; un peu de diarrhée, mais souvent aussi de la constipation ; pouls plein, fréquent ; température dans les environs de 39°. Dans la soirée, ces symptômes s'amendaient; la céphalalgie et la rachialgie diminuaient, et le malade, le plus souvent, pouvait prendre un peu de repos sans que la température redevînt normale. »

Dans nombre de cas, dirons-nous, pour compléter la relation écrite par Drago, les manifestations se limitent à ces déterminations.

« Mais, fréquemment, vers 1 heure du matin, les mêmes phénomènes reprenaient leur intensité, arrivaient à leur maximum vers le milieu de la journée pour s'apaiser vers les premières heures de la nuit; la température, à partir du IIe ou IIIe jour, dépassait rarement 39° et se maintenait aux environs de 38°,5. La fièvre durait 3 à 5 jours dans les cas légers, mais on ne pouvait la considérer comme terminée tant que la température n'était pas descendue en dessous de 37°; à 37°,8, le malade éprouvait encore de la céphalalgie et de la lassitude (1). »

« ... Il existe, et en grand nombre, des accès de fièvre d'un caractère particulièrement insidieux : un homme se dit fatigué ; il n'a pas faim ; il a les jambes molles ; il assure que ce n'est pas la fièvre, qu'il la connaît, mais que cette fois il n'a éprouvé ni frissons, ni chaleur, ni sueur. On place le thermomètre sous le bras et l'on est tout surpris de constater 39°. Ces faits sont utiles à connaître... Au milieu de tant de cas qui ressortissent certainement à la malaria, l'accès classique, l'accès à grand orchestre qui a un commencement, un milieu et une fin, et qui s'affiche clairement, en réalité cet accès-là est rare (2). »

Ces ébauches de la maladie se soignent par le repos à la chambre chez les militaires; elles sont traitées par des soins familiaux dans les autres milieux. Les fébricitants n'ont donc pas, à vrai dire, d'histoire clinique antécédente, et le médecin traitant ne connaîtra ces anamnestiques qu'à la condition de les évoquer et de les reconstituer en s'aidant des souvenirs de ses malades.

(1) DRAGO, Rapport médical sur la campagne du croiseur « le D'Estaing » à Madagascar (*Archives de médecine navale*, 1890, t. I, p. 340).

(2) DE SCHUTTELAERE, Une année au Laos (*Archives de médecine militaire*, 1895, t. I, p. 187).

Ces renseignements permettent d'établir, au moins à titre d'attente, le diagnostic d'impaludation quand les manifestations, d'ébauchées qu'elles étaient lors des impressions primitives, se sont exagérées au point d'excéder le cadre normal et classique.

II. — La situation, dans cette dernière circonstance, est telle que les signes et les symptômes portent à la méconnaissance de la malaria non plus en raison de leur atténuation, mais par suite de leur exagération.

Dans ces cas, à en croire le malade et son entourage, il a été pris brutalement d'une fièvre ardente qui lui a coupé bras et jambes, et qui s'accompagne de courbature extrême, de céphalée atroce, le plus souvent de vomissements ; il existe un embarras gastrique très accusé, souvent de l'excitation psychique qui va jusqu'au délire intermittent et partiel ; la prostration est excessive ; les répits, les rémissions, dont on s'enquiert, n'existent pas, au dire du malade ; il n'en a pas l'impression.

Ici encore il ne faut pas s'en laisser accroire. En réalité, dès la veille et l'avant-veille, la santé n'était pas normale ; la semaine précédente, ou plutôt la quinzaine précédente, il y a eu sinon arrêt complet dans les occupations, au moins intermission partielle pour malaises analogues à ceux décrits ci-dessus, malaises au cours desquels les déterminations gastro-intestinales (embarras gastrique, nausées, selles irrégulières, coliques) ont préoccupé le malade ; il a consulté ou pris médecine de sa propre initiative.

Il en est ainsi dans le paludisme des tropiques, et même dans celui d'Europe ; le juste milieu n'existe pas à cette période initiale : ce que l'on constate, ce sont soit des ébauches, soit des exagérations du type classique ; ce qu'on ne constate pas, c'est l'accès franc et isolable, ni même la fièvre nettement rémittente.

Cette assertion se vérifie non seulement pour les manifestations primitives, mais également pour les récidives survenant au cours du paludisme aigu.

Le plus souvent, dans ces formes exagérées, c'est dans les faits antécédents à sa visite que le médecin retrouvera les traits les mieux caractérisés du paludisme, ceux qui en sont l'estampille : la périodicité des manifestations symptomatiques, l'asthénie en disproportion évidente avec la bénignité relative des malaises éprouvés et d'intensité nettement variable aux différentes heures d'une même journée et surtout d'un jour à l'autre.

Il faut, de plus, avoir l'attention éveillée sur ce point, que cette période antécédente à l'examen du médecin a pu se caractériser par des déviations du paludisme : phénomènes gastriques, phénomènes intestinaux ou épigastralgiques. Par suite, chaque malade pouvant avoir sa symptomatologie personnelle racontera son histoire à sa façon; il faut savoir rechercher les traits cliniques autres que ceux qu'il signale parce qu'ils sont les plus bruyants.

Ces manifestations rémitto-intermittentes, prodromiques des crises de réinfection, sont d'autant plus isolables et plus prolongées que le paludisme est plus ancien. Cette ancienneté est donnée non pas par l'histoire des séjours du malade à l'hôpital ou au lit, mais par celle de ses indispositions, qu'il ait demandé conseil au médecin ou à des tiers.

Il importe, en outre, si le séjour colonial est prolongé, de se rendre compte avec quelle fréquence et quelle gravité se sont refaites les réinfections forcées des endémo-épidémies successives, car la sommation réalisée chez le patient est fonction de tous ces termes.

Nous admettons, à l'inverse de la majorité des auteurs, que l'imprégnation malarienne est inévitable, aux colonies palustres, dès la première poussée saisonnière. Le bénéfice que l'on peut obtenir, que l'on doit obtenir par la protection et la prophylaxie médicamenteuse, ne peut donner qu'un résultat : celui de réduire, pendant de longs mois, les manifestations de l'intoxication à des formes abortives. Cette prophylaxie n'est jamais assez parfaite pour que, dans un milieu activement palustre, les habitants échappent à toute imprégnation. L'intoxication, quelque ébauchée qu'elle soit, continue son évolution progressive, de telle sorte que quand l'économie succombe à la deuxième ou à la troisième année de séjour, les réactions, pour être semblables, ne sont point identiques à celles d'une atteinte réellement initiale.

Il faut bien se rappeler, en outre, que les séjours successifs dans les différentes régions palustres s'additionnent, quelque complète et prolongée qu'ait pu être la latence de la maladie.

Il nous semble inexact, quand il s'agit d'un résident ancien dans le pays, d'un colonial qui a multiplié ses séjours sous différentes latitudes, d'inscrire une assertion que nous trouvons reproduite dans nombre d'observations de malades de cette catégorie, au titre de l'anamnèse : « l'interrogatoire permet d'établir qu'il n'existe pas d'antécédents malariens. » — Tout ce qu'on devrait écrire, c'est que l'histoire clinique de ce cas de paludisme commence à la détermination en cause, et, encore, sous réserve que, dans le passé, il ne se soit produit aucune de ces manifestations incomplètes ou aberrantes sur lesquelles nous avons insisté.

L'une des plus importantes à dépister est l'anémie protopathique, celle dont nous avons décrit et défini la forme extrême sous la dénomination de *cachexie primitive* et de *cachexie hydroémique*.

Nombreux sont les impaludés dont l'histoire médicale débute par cette symptomatologie. Ce n'est pas qu'ils n'aient tous ressenti les diverses manifestations ébauchées des premières infections, mais, chez eux, la sommation des doses s'est faite sans qu'ils aient eu conscience de leurs fièvres; tout, d'après eux, s'est réduit à des périodes mal déterminées de fatigue, de céphalée, de courbature qu'ils ont eu l'énergie de porter sur pieds. Ne leur demandez pas s'ils ont eu *les fièvres* ou même *la fièvre;* elle est restée inaperçue bien qu'elle se soit reproduite longuement, et que, souvent même, elle persiste encore à la date où ils voient le médecin. C'est vous qui leur apprendrez qu'ils en ont pâti et qu'ils en pâtissent encore.

C'est la lamentable histoire des ouvriers indigènes expatriés dans le haut pays du Tonkin, de ceux occupés aux travaux du chemin de fer à Madagascar et au Congo, à grande distance de tout centre médical. Ils sont d'autant plus exposés à mourir du paludisme intensif de ces régions que les symptômes qu'ils présentent ne sont pas de nature à forcer leur propre attention et celle de leurs employeurs. Il faut, dans ces cas, non seulement dépister la maladie, mais dépister aussi le malade, qui n'a pas conscience de de son état.

Il serait de la plus haute importance, dans ces circonstances, de procéder à des examens répétés du sang périphérique. Quand cette habitude sera prise, on constatera, non sans étonnement, combien souvent on passe sans défiance à côté de manifestations incontestables d'une affection qui, dans les pays coloniaux, est encore beaucoup plus fréquemment en cause qu'on ne le suppose.

L'imprégnation coloniale et l'infériorité qui en est la conséquence sont faites avant tout d'impressions malariennes. Cette imprégnation malarienne peut s'installer sans grands éclats sous l'influence d'assauts répétés au cours desquels la réaction reste torpide.

Ce prétendu acclimatement est loin d'être à rechercher, et on ne doit pas y voir, comme on l'a prétendu, une adaptation de l'organisme des nouveaux venus au milieu dans lequel ils sont jetés.

Parlant de cet acclimatement, Bérenger-Féraud a écrit : « Celui qui éprouve ces accidents, dès le début de son séjour, est un sujet qui est battu dès la première rencontre; ces quelques jours d'indisposition ont suffi (1). »

(1) Bérenger-Féraud, Maladies des Européens au Sénégal.

III. — L'interrogatoire que nous venons de relater vise particulièrement les manifestations de la période primaire. Supposons cette étape franchie et voyons quels sont les points sur lesquels il convient de le faire porter dans des cas de paludisme récent mais récidivé.

Cette fois, le malade vous parle de manifestations assez nettement intermittentes; il accuse malaises ou fièvres survenant tous les jours, à une heure presque fatidique en dehors de laquelle il ne persiste qu'une grande faiblesse. Ses réponses sont nettes ; il dit avoir *les fièvres*, et il en décrit la symptomatologie. Il faut savoir, cependant, qu'il se trompe sur les horaires de l'acmé, de la descente et de la montée. La montée commence plus tôt qu'il ne l'accuse, deux à trois heures en moyenne; inversement, le point bas de la courbe thermique n'est atteint que deux à trois heures après le moment où le malade croit sa fièvre finie; de même, ses sensations sont en avance sur l'heure exacte du sommet de la courbe. Ce sont là des détails dont nous apprendrons, en thérapeutique, à connaître toute l'importance.

EXAMEN DU MALADE

Nous ne parlerons ici que de l'examen clinique, de celui qui peut se pratiquer au lit du malade, en dehors des recherches hématologiques (parasitisme, formule hémo-leucocytaire, etc.); le lecteur, qui voudra se renseigner sur ces dernières, devra se reporter à l'article de M. Marchoux.

Habitus extérieur.— On considère le palustre comme marqué forcément du sceau de la maladie dans les traits et la couleur de son visage, dans son aspect général. Le fait est exact quand l'imprégnation est assez ancienne, alors même qu'elle n'est pas profonde, mais il faut savoir que ce facies ne se retrouve pas aux périodes initiales, et particulièrement au cours des crises fébriles non seulement de première infection, mais même de réinfection et de sommation du paludisme primaire.

Il peut être franchement et nettement inflammatoire, vultueux, coloré avec injection des conjonctives et larmoiement; cette rougeur érythémateuse peut s'étendre à d'autres régions du corps, être prononcée au cou, à la partie antérieure du thorax, se reproduire aux aînes et aux parties voisines, constituant des rashs rubéoliformes et parfois scarlatiniformes, très fugaces, s'exagérant aux heures de l'agmé les premiers jours, s'atténuant aux rémissions pour disparaître dès la période d'état.

A la fin du septénaire, le malade a changé d'aspect ; à cette apparence réactionnelle a succédé une pâleur spéciale du visage avec subictère, teinte jaunâtre des conjonctives, des ailes du nez, des commissures labiales. L'aspect du visage s'est transformé en quelques jours : à la coloration rosée, dont il se pare dans les pays salubres, a succédé le masque spécial quelque peu terreux qui indique l'imprégnation coloniale.

Avec la pâleur, l'amaigrissement se prononce, il peut être très rapide, plus particulièrement quand l'impaludé ne fait pas appel aux soins du médecin pour les troubles qu'il ressent et dont il ne se préoccupe pas. Le malade tient mal sur ses jambes, il a la démarche maladroite ainsi que tous les mouvements intentionnels; la figure exprime l'abattement et, parfois même, une tristesse profonde. Dans la pathologie infantile, tous les observateurs insistent sur cette modification dans l'expression habituelle du visage; il en est de même chez l'adulte; on a été conduit à y attacher moins d'importance, l'interrogatoire du malade fournissant des renseignement plus explicites.

Nous avons dit et nous répéterons : cet abattement fortement accentué est le fait essentiel, primordial, de l'atteinte palustre; il s'accuse dans l'habitude extérieure; il est imprimé dans tous les traits; il n'est pas en proportion de la défaite de l'état général qui paraît moins atteint; il est variable dans son intensité d'un jour à l'autre, et même d'une heure déterminée à celle qui lui succède.

Symptômes. — A l'examen direct, il est habituel de développer chez le patient des sensations plus ou moins douloureuses au niveau des deux hypocondres; ils sont pesants spontanément, et parfois spontanément sensibles. Il est également fréquent de retrouver les mêmes manifestations dans les masses musculaires des lombes et des membres inférieurs. Cette dernière localisation (myalgies, arthralgies) s'exagère quand le malade a porté sur pieds ses malaises prodromiques, et n'a pu interrompre ses occupations dès leur apparition.

Dans la généralité des cas, les sensations des malades se réduisent, en outre de cette double impression de courbature généralisée, de faiblesse très accusée, à une troisième : celle de sa fièvre; il se plaint d'une chaleur acre et mordicante dont le toucher donne la perception très nette. Cette fièvre est venue *en chaud*, et persiste *en chaud*, sauf à de courtes périodes, où la peau est plus douce au contact et devient halitueuse.

Encore faut-il savoir que, dans un certain nombre de cas, le malade n'a pas conscience de sa fièvre; il est loin de la considérer comme la détermination essentielle. Les impressions, à cet égard, sont extrêmement variées d'un malade à un autre, beaucoup plus que celles qui portent sur les malaises céphaliques et asthéniques.

Toutefois, même chez ces derniers malades, l'élévation de température est le fait primordial ; on a dit qu'elle pouvait constituer toute la maladie. Le fait est exact ; mais doit s'entendre au point de vue objectif, à ce que nous pourrions définir *le point de vue du médecin*. C'est, en effet, le signe clinique le plus caractéristique quand on en poursuit l'examen dans son tracé journalier et dans toute sa courbe.

Avant d'en faire l'étude, appelons, en passant, l'attention sur une particularité qui avait frappé nos prédécesseurs qui, eux, n'avaient pas le thermomètre à leur disposition : nous voulons parler de la dissociation du pouls et de la température. Le premier, quand le malade est au repos, n'accuse qu'une fréquence relative (70, 80, 90 pulsations) ; il est plein, vibrant, régulier, bien frappé, et reste tel pendant toute la crise.

Phénomènes thermiques. — Ils se classent, au point de vue de leur évolution, en deux grands groupes :

1° *Les fièvres intermittentes :* elles présentent, dans tout le cours de la crise, des accès isolables ;

2° *Les fièvres rémittentes et continues :* l'intermission cesse d'être complète ; la rémission varie d'un cas à l'autre, elle présente tous les degrés intermédiaires de la rémittente vraie à la fièvre continue-continente. C'est, avons-nous dit, simple question de doses et d'activité du poison.

Nous ne reviendrons pas sur les fièvres à accès, mais il nous paraît utile de reprendre, dans son ensemble, au point de vue du diagnostic, les données générales qui permettent de caractériser les manifestations fébriles du parasitisme nouveau ou rénové.

Les intermissions réelles ne se constatent, dans les infections véritablement primitives, qu'au cours de la convalescence ; mais elles peuvent, dans les réinfections, s'observer à la période prodromique ; elles y sont d'autant plus accusées que l'imprégnation première est plus éloignée. Nous parlons ici, bien entendu, des intermissions qui s'enregistrent au thermomètre, et non de l'intermission des symptômes telle qu'elle peut résulter des impressions du malade et de son entourage.

La différence des appréciations que nous émettons à cet égard avec les données classiques provient de ce fait qu'aux colonies l'atteinte initiale est souvent suffisamment active pour constituer un état morbide réel et même grave, tandis qu'en Europe et dans les régions prétropicales, à moins de circonstances anormales, les fièvres que l'on décrit comme les déterminations de la première infection sont déjà la manifestation d'une sommation de doses dont les inoculations se sont reproduites pendant un assez long intervalle.

Quand l'imprégnation est réellement récente, — c'est le cas pour les sujets qui, arrivés à la saison hivernale, tombent malades les premières semaines de la période endémo-épidémique, et n'ont pas subi les assauts de la maladie, soit au pays natal (fait fréquent), soit dans une autre possession coloniale, — la température évolue d'après des données nettement caractéristiques : elle est à type inverse ; l'acmé survient entre 10 heures du matin

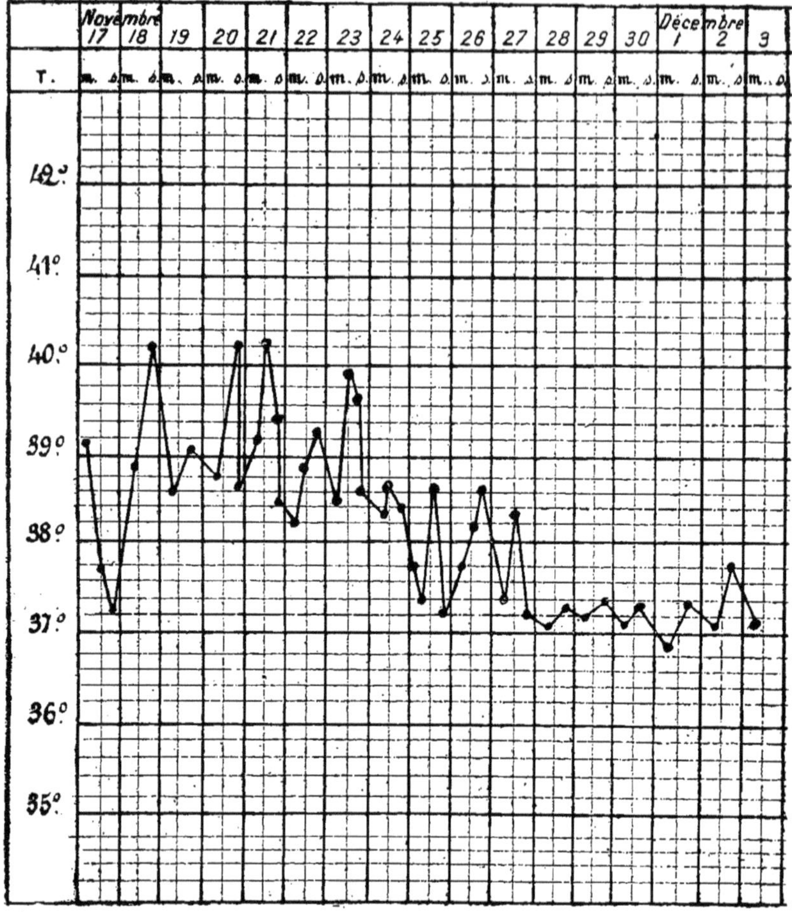

Fig. 129. — Réinfection du paludisme primaire. Entrée à la période d'état ; fièvre subcontinue à maxima méridiens du 18 novembre au 22 ; le 23, détente relative de la fin du septénaire. Reprise de la fièvre le 24 ; elle est rémitto-intermittente à cette date, et devient intermittente à partir du 27.

et 2 heures du soir ; la détente s'inscrit entre 6 heures et 10 heures du soir. Cette température du soir est plus basse que celle du matin, dans les formes moyennes ; dans tous les cas, elle est moins élevée que celle du milieu du jour. Les maxima thermiques sont atteints au troisième ou quatrième jour de la période d'état ; au cinquième et sixième jour, ils s'abaissent assez sensiblement; la détente de la soirée tend à devenir une véritable rémission.

Cette détente est habituellement suivie d'une exacerbation au septième, huitième et neuvième jour.

La fièvre continue de la sorte son évolution pendant deux septénaires en moyenne et trois au maximum, chaque septénaire ayant ses journées d'accrescence et ses journées de détente, qui se reproduisent avec une périodicité régulière.

Au onzième ou douzième jour de la période d'état, rarement plus tard, survient la défervescence; elle peut être définitive, mais, le plus souvent, les jours suivants se produisent des poussées fébriles avec intermission réelle mais très tardive, vers les 8 heures ou 10 heures du soir. On peut dire que la poussée de paludisme d'apport exogène est terminée et s'achève par des manifestations du parasitisme strictement endo-corporel.

Telle est la jugulation spontanée ; elle peut être notablement avancée par la médication quinique, la seule qui ait une réelle efficacité. Mais il faut savoir que si cette médication quinique peut faire tourner court la fièvre intermittente survenant à assez longue distance de toute infection ou réinfection, elle n'a d'autre effet, dans les cas de paludisme nouveau ou activement rénové, que d'atténuer les manifestations ; il est erroné, par suite, de poser en règle, comme on a voulu le faire, que son insuccès relatif constitue une preuve contre l'origine malarienne de la fièvre. Quand l'intoxication est massive, et bien que l'action de la quinine soit renforcée par une médication adjuvante appropriée, cette action peut n'avoir d'autre effet, pendant le premier et le second septénaire, que d'empêcher l'aggravation du mal. Elle agit presque uniquement sur l'abaissement des minima, particulièrement sur ceux qui s'inscrivent les jours de détente relative, et c'est là qu'il faut rechercher la preuve de son efficacité.

En résumé, quelle que soit l'atténuation, quelle que soit la gravité du cas, toutes les fois que la courbe thermique enregistre un abaissement relatif dans la soirée, abaissement qui devient plus accusé et plus durable à des dates précises se répétant avec une périodicité régulière à six ou sept jours d'intervalle, on se trouve en présence d'une évolution de la température qui est caractéristique de la fièvre de première invasion.

Cette périodicité des reprises et des détentes se retrouve dans toutes les réinfections de la phase primaire et secondaire ; toutefois, à mesure que l'imprégnation est plus ancienne, sans qu'il soit nécessaire que le malade ait présenté des manifestations très accusées, la fièvre retarde dans sa montée, dans son acmé, et surtout dans sa descente. Les maxima, au cours de la première et de la seconde saison endémo-épidémique, s'observent vers les mêmes heures, de midi à 2 heures ou 3 heures du soir, mais la descente est traînante à l'extrême et retarde progressivement au fur et à mesure que s'accroît la durée du séjour colonial, alors même que les manifestations palustres sont restées latentes. Au lieu de s'inscrire dans la soirée, elle se poursuit à pas hésitants et parfois rompus (faux-pas) durant la nuit entière ; les points bas ne s'enregistrent plus que vers les premières heures du jour, et parfois plus tardivement : 7 heures à 10 heures du matin ; de telle sorte que si on limite l'observation aux heures de la visite et de la contre-visite, la courbe paraît être la reproduction de celle des affections typhiques.

Dans tous ces cas, l'*accès*, pour employer un terme impropre quand on l'applique à des manifestations fébriles continues, débute avant midi.

Les *accès* plus tardifs appartiennent au paludisme chronique (rechutes et récidives), et, exceptionnellement, aux rechutes du paludisme secondaire, quand la fièvre se dégrade sous l'influence de la quinine ou sous celle de la jugulation spontanée.

Ces formes de réinfection, considérées par le plus grand nombre des observateurs comme des fièvres de première invasion, ont, comme celles dont nous parlons plus haut, une évolution cyclique résultant de la fusion de deux à trois septénaires. Elles présentent, plus nettement que la fièvre typique de première invasion, une période d'accès isolables faisant suite à la crise fébrile continue; en plus, et contrairement à ce qui s'observe dans la première forme, la crise fébrile continue est précédée d'accès intermittents. C'est dans ces cas que l'on peut dire que la continuité s'établit par subintrance progressivement accusée des accès. Ce sont ces formes que Dutroulau a décrites ; ce sont celles que Vincent, Billet, et la plupart des médecins de la période actuelle en Algérie ont observées. Ce sont, si l'on veut, des fièvres d'invasion en ce sens qu'elles sont les premières pour lesquelles le malade demande l'hospitalisation, mais elles ne constituent réellement pas les manifestations de la première imprégnation palustre.

Comme l'a répété Billet en y insistant, comme l'avaient fait observer Burot et Hache à la Guyane dès 1878, comme nous l'avons précisé, en y revenant fréquemment, quand nous avons fait l'histoire médicale du paludisme des camps en Indo-Chine, le clinicien ne peut être suffisamment renseigné qu'à la condition de répéter ses observations thermométriques toutes les 3 ou 4 heures dans la journée, de 6 heures du matin à 10 heures du soir, et de faire prendre, en cas d'hésitation, la température du milieu de la nuit.

Si l'on se limite aux données courantes du matin et du soir (7 heures du matin, 3 heures ou 4 heures du soir), la lecture de la courbe induira souvent en erreur, et c'est dans ces conditions que l'on trouvera des tracés qui rappellent, à s'y méprendre, ceux de la dothiénenthérie. Les observations thermométriques, multipliées par Vincent dans son mémoire sur la fièvre rémittente, sont intéressantes à analyser à ce point de vue.

Il suffit, à l'exemple des observateurs belges au Congo, des médecins allemands au Cameroon, de prendre quelques températures intermédiaires pour écarter ce diagnostic. Ceci est surtout important quand on se trouve en présence de malades qui sont à la deuxième ou troisième récidive, soit au cours de la même saison endémo-épidémique (en cas de paludisme intensif comme à Madagascar, en Indo-Chine, au Congo, au Bénin), soit au cours de la seconde saison endémo-épidémique (soldats d'Algérie qui y séjournent depuis 2 à 3 ans), chez qui il s'agit également de récidives bien que l'impression première de la malaria n'ait pas marqué dans les souvenirs du fébricitant.

Il est donc de stricte nécessité de faire passer dans les habitudes des cliniciens exotiques les errements de Billet, ou, mieux encore, la feuille de température de Firket, et nous ne pouvons qu'engager fortement tous nos lecteurs à adopter, comme les Allemands, les Belges et les Anglais, ces tracés où sont prévues des inscriptions thermiques se répétant toutes les trois heures.

Quand les circonstances ne permettent pas de faire mieux, on peut se borner à trois températures par jour, celles de 6 heures du matin, de midi et de 6 heures du soir ; encore faut-il, dans certains cas, les compléter, de temps à autre, par des observations intermédiaires de 9 heures du matin, et, plus rarement, de 9 heures du soir, jusqu'à ce qu'on ait trouvé l'heure réelle de la montée de la fièvre. La clef du diagnostic est dans cette connaissance qui a une importance extrême en thérapeutique, car c'est, comme nous le verrons, l'heure propice pour l'injection de quinine ou pour l'absorption « per os » de la dernière dose de ce médicament, la première ayant été prise dès l'heure où la détente s'accuse, en moyenne trois ou quatre heures plus tôt.

Les signes et symptômes actuels, en dehors de ceux que nous venons de signaler, sont très variables et très inconstants ; ils ont une moindre importance pour le diagnostic du paludisme envisagé dans sa généralité.

Examen du foie et de la rate. — Il est cependant certaines déterminations sur lesquelles il convient d'insister parce qu'elles sont constantes : nous voulons parler des manifestations qui sont l'indice de la congestion toujours active du foie et de la rate.

Dans le paludisme aigu, et particulièrement dans le paludisme à ses débuts, le foie semble plus atteint que la rate ; il faut reconnaître, il est vrai, que le premier organe est beaucoup plus accessible à nos moyens d'investigation.

De la rate, on peut dire qu'elle est devenue facilement percutable, que, sans déborder notablement le rebord costal, elle est cependant manifestement augmentée de volume. Son hypertrophie se fait sentir surtout dans le diamètre transversal ; contrairement à ce qu'on observe dans l'impaludisme chronique, elle n'a pas tendance à descendre dans l'hypocondre, elle remonte en haut. En effet, l'impaludisme aigu, celui qui provient d'une infection massive ou de réinfections répétées, s'accompagne de phénomènes fluxionnaires du côté de la séreuse d'enveloppe du foie et de la rate et de la partie avoisinante du péritoine. Obedenare a exagéré l'importance de ces lésions, mais, pour être moins accusées qu'il ne les a décrites, elles sont néanmoins constantes ; elles déterminent une parésie du diaphragme.

Ce fait est particulièrement sensible dans l'hypocondre droit ; il explique la forme spéciale de la matité hépatique qui se retrouve, en haut et en avant, à la percussion ordinaire, jusqu'à la hauteur de la cinquième côte ; en arrière, cette matité peut remonter plus haut, mais elle ne se constate qu'à une percussion intentionnellement profonde. Le foie et la rate sont pesants, la malade en a la sensation très nette ; en les palpant sous le rebord des fausses côtes, le médecin détermine une pression douloureuse.

Quant aux phénomènes d'embarras gastrique, aux vomissements, à la diarrhée, ces signes, qui sont surtout le lot des fièvres de réinfection, ont été envisagés dans la description qui en a été donnée dans les chapitres précédents. Ce sont surcharges au tableau clinique sur lesquelles est basée la différenciation des formes que présentent ces infestations additionnées ; leur étude diagnostique ne relève pas, par suite, du paludisme considéré dans la généralité des cas, mais de celle des maladies voisines avec lesquelles ces « *associations* » peuvent prêter à confusion.

DIAGNOSTIC DIFFÉRENTIEL DU PALUDISME FÉBRILE ET DES DIFFÉRENTES PYREXIES NON PALUSTRES

Dans l'étude qui sera faite de chacune des pyrexies non palustres, les éléments de différenciation symptomatique seront indiqués et décrits ; ici nous voulons faire œuvre concrète et plus immédiatement pratique.

Nous allons nous transporter successivement dans nos principales possessions, et nous placer en face des problèmes qui se posent pour le clinicien dans chacune de ces régions quand il est appelé à traiter ces pyrexies que nos prédécesseurs, avec Saint-Vel, appelaient d'un nom expressif, mais imprécis : les « *mauvaises fièvres* ».

Au Sénégal, à la côte occidentale d'Afrique, comme dans les colonies des Antilles et de la Guyane, la question à résoudre est celle d'un diagnostic différentiel à établir entre le paludisme, la fièvre inflammatoire et les maladies amaryles.

A Madagascar, à la Réunion, le problème se présente sous une autre forme ; il s'agit de faire la part du typhus récurrent, des maladies typhiques qui en sont voisines, et celle des maladies climatiques.

En Indo-Chine, il devient nécessaire de distinguer les formes aiguës du paludisme de certaines formes de choléra, de la dysenterie, et, plus fréquemment que dans les autres colonies, de la dothiénentérie, des maladies paratyphiques et de la spirillose.

Paludisme et fièvres dites inflammatoires. — Paludisme et fièvres amaryles.— Nous sommes à la Guyane, à Saint-Laurent du Maroni ; une compagnie d'une centaine d'hommes arrive annuellement dans ce poste, le premier mois de la saison estivale. Ces jeunes soldats ont séjourné tantôt aux Iles-du-Salut, localité salubre, tantôt à Cayenne, où le paludisme est constamment actif, tantôt par petits groupes à la périphérie de cette ville, dans des conditions qui les ont livrés sans défense aux infestations malariennes.

La compagnie prend passage, pour venir au Maroni, sur un petit aviso à bord duquel les hommes passent la nuit sur le pont, à l'entrée de la rivière infestée de moustiques ; ils ne peuvent, à l'arrivée sur le pénitencier, prendre possession de leurs lits que les camarades, qu'ils remplacent, continuent à occuper jusqu'à leur départ (deux à trois jours pleins), ils dorment donc, ces trois nuits successives, sans protection aucune.

Or la caserne est placée à la périphérie de l'agglomération, au voisinage immédiat de prairies noyées, constituant le type de ces réservoirs d'eau que les Italiens ont appelé « *les petits marécages* » ; nous avons appris que ce sont les plus dangereux.

Certaines années, au lieu des grandes pluies habituelles inondant les terrains bas sur de vastes surfaces et sous profondeur, les chutes d'eau météoriques, beaucoup moins abondantes, ne constituent que des flaques réduites et partielles, de faible épaisseur. Ces circonstances donnent une intensité anormale à la poussée endémo-épidémique.

Pendant les 10 à 12 jours qui suivent l'arrivée, les différents convois ne fournissent pas d'entrée à l'hôpital ; à partir de cette date, les entrées pour fièvre continue se succèdent. Quinze à vingt jours après le débarquement, le total des admissions peut être de plus du tiers de la compagnie. Pendant les jours qui suivent, on continue à enregistrer de nombreuses entrées avec symptômes identiques ; il se produit de rares décès dans le décours de l'épidémie.

Pendant les six mois que cette compagnie séjourne à Saint-Laurent, elle fournit par jour une moyenne de 30 à 40 malades ; une moyenne persistante de 25 à 30 pour cent de son effectif est en permanence à l'hôpital.

Or, la fièvre jaune présente, sur ce pénitencier, une endémicité durable pendant de longues périodes et il y persiste, en dehors des poussées de cette maladie pestilentielle, des déterminations qui revêtent les caractères de l'amarylisme bien qu'elles s'en distinguent par un trait essentiel : leur constante bénignité.

D'autre part, la récurrence telle que nous l'avons étudiée dans la description que nous avons donnée de ces formes s'observe dans nombre de faits, qui font penser au *relapsing fever* et à sa forme la plus caractérisée : la typhoïde bilieuse.

On comprend, par suite, que le diagnostic puisse être très hésitant. Cette incertitude se justifie d'autant plus que la notion de « *paludisme épidémié* » est contestée au moins aux colonies, et qu'à côté des traits essentiels qui se retrouvent dans les observations faites annuellement la symptomatologie présente, d'une saison à une autre, des différences notables.

Celles-ci s'expliquent par une notion qui est perdue généralement de vue, car on n'y prête qu'une médiocre attention : c'est celle de la durée variable du séjour des individus et des groupes aux colonies, de leur stationnement dans des localités insalubres, et, par suite, de l'ancienneté et de l'activité plus ou moins grandes des infestations palustres antécédentes.

En réalité, il s'agit de paludisme épidémié observé suivant les individus et les années :

a) Soit chez des nouveaux venus indemnes ou à peu près indemnes ;

b) Soit chez des malades qui, tout en ayant payé tribut à la malaria, n'ont été que légèrement atteints ;

c) Soit, enfin, chez des paludéens avérés, chez qui la maladie a rapidement progressé en raison d'atteintes graves et répétées.

Les faits cliniques suivants donnent un tableau très net de la variabilité des déterminations, suivant les conditions présentées par les malades.

Dans les faits retracés par Dupont, il s'agit de paludisme récent et souvent initial.

Les descriptions de Morel, de Burot et de Clarac visent des réinfections actives chez des impaludés anciens et profondément intoxiqués; leur lecture comparative permet de se rendre compte des incertitudes du diagnostic et fournit un enseignement pour l'établir cliniquement.

Paludisme et maladies amaryles (Dupont). — 1° Un malade éprouve depuis la veille (6 février) de la céphalalgie et des douleurs lombaires, un peu d'épigastralgie ; ce jour et le lendemain, fièvre continue avec rareté relative du pouls (76 à 86 pulsations). Pendant la nuit du 9 au 10, et dans la matinée de ce jour : détente relative qui s'accentue le lendemain et le surlendemain. Le 13, reprise de la fièvre, mais, dès le 14, amélioration, rétablissement rapide; le malade peut sortir au bout de 15 jours d'hospitalisation. Plus d'entrée à l'hôpital, pas d'exemption de service depuis cette époque jusqu'à son admission, à Saint-Laurent, le 10 juin.

A Saint-Laurent, il est réadmis à l'hôpital, le 10 juin, étant gravement malade depuis 48 heures ; il souffrait depuis trois jours de céphalalgies violentes et est tombé malade le treizième jour après son arrivée dans ce poste. Etant puni, il ne s'est fait porter malade que tardivement. État grave ; yeux brillants ; injection des conjonctives; crampes dans les mollets; douleur vive à l'épigastre ; prostration extrême; vomissement des liquides ingérés; pouls = 120; respiration haute à 22; un peu de subdélire intermittent. Il ne prend, ce jour-là, qu'un gramme de sulfate de quinine en lavement.

Le lendemain, peau brûlante et couverte de sueurs ; état semicomateux; plusieurs selles diarrhériques dans la nuit; ventre douloureux. Ces symptômes persistent en s'exagérant dans la journée. Dans la nuit du 12 au 13, délire actif, les phénomènes typhoïdes s'accentuent, mort au 4e jour de l'hospitalisation.

A l'autopsie, on ne constate ni lésions de dothiénentérie, ni lésions de typhus amaryl; la rate est volumineuse, friable; elle se laisse déchirer facilement; son poids est de 450 gr. (1).

1° Un soldat du même convoi, qui n'a pas eu de maladie antérieure dans la colonie, entre à l'hôpital le 11 juin au soir, au troisième jour d'une atteinte de fièvre ardente avec phénomènes inflammatoires... céphalalgie. Dans la nuit, détente tardive, elle persiste le lendemain matin (4e jour) ; toutefois, intolérance gastrique presque complète. — Le 13, avant le jour, reprise accentuée des phénomènes fébriles avec subdélire et vomissements bilieux;

(1) Dupont, la Fièvre typhoïde et la fièvre rémittente dans la zone torride (*Archives de médecine navale*, 1878, t. II, p. 90).

peau chaude, sèche; dès le lendemain de l'entrée elle est décolorée ; cette décoloration contraste avec la vultuosité du premier jour.

Le 15 au matin, peau moins sèche, sans chaleur notable; dans la journée (accrescence de la méridienne), reprise des phénomènes généraux, soubresauts...

Le 16, état meilleur ; peau un peu moite ; langue belle, humide ; elle était sèche et fuligineuse les jours précédents.

Le 17, délire actif; la nuit, état semi-comateux. Ce n'est qu'à cette date que la quinine est prescrite.

Le 18, peau moite le matin ; intelligence plus nette ; — le 19 et le 20, amélioration progressive ; dès le 22, apyrexie.

Le 25, accès de fièvre franchement caractérisé survenant à 10 heures du matin... se renouvelant le 26. — Le 27, la fièvre dure encore; exacerbation l'après-midi ; la quinine est reprise. — Le 28 et le 29, amélioration ; — le 30, apyrexie.

Le 5 juillet, nouvelle série d'accès ; le 7, apyrexie, mais le pouls, qui était rare à la période d'état, est devenu très fréquent... malade exsangue... Le 19, accès ; le 20 et le 21, nouveaux accès ; pas de fièvre du 22 au 30. Le 31, nouvel accès très violent; le lendemain et jusqu'au 4 août, accès quotidiens. Chaque accès est accompagné de douleurs spléniques et de viscéralgie localisée à l'hypocondre droit, sans qu'on puisse constater d'hypertrophie du foie. — A partir de cette date jusqu'au 6 octobre, date du départ de ce poste, nombreux accès irréguliers. Dans les derniers jours de septembre, la fièvre a pris le type tierce; la rate est, cependant, très peu développée, quoique douloureuse pendant les accès. Le malade est pâle, affaibli, sans toutefois présenter le masque des cachectiques.

Chez un troisième malade appartenant toujours au même convoi, il y a eu début brusque, au dire du malade, le 5 juin à 10 heures du matin ; (il était indisposé la veille)... douleur intense dans la tête et dans les reins... Il n'entre à l'hôpital qu'au troisième jour, c'est-à-dire le 7 juin... état saburral des premières voies.

Le 10 juin (au sixième jour), un peu de détente dans les premières heures de la matinée; cependant, à l'heure de la visite, le malade est somnolent ; le soir on administre 0 gr. 50 de quinine pour la première fois.

Le 11 au matin, légère rémission... dans la journée, céphalée gravative, tendance à la syncope; dans l'après-midi, l'accès est violent (plus que la veille), c'est la reprise du second septénaire. Le 11 au soir, le malade s'endort; peau relativement fraîche (détente dans la soirée).

Le 13, un nouvel accès, survenu dans la nuit, se prolonge la journée entière. Le 14, la fièvre s'accompagne de stupeur; le 15, état subtyphoïde.

Le 17, la rémission se fait quoique, les jours précédents, il n'ait pas été administré de quinine; le 17 au soir, il absorbe 0 gr. 50 de quinine.

Le 18 et le 19, la fièvre est tombée.

Le 26, accès de fièvre avec frisson à 4 heures du matin, durant jusqu'au soir.

Le 27, nouvel accès ; adynamie, essoufflement dès le moindre effort...

Ce soldat rentre une seconde fois à l'hôpital le 27 août ; son état est celui d'un cachectique; il a présenté, depuis sa sortie, des accès irréguliers. Il souffre, depuis la première atteinte, d'une diarrhée qui, insignifiante en temps ordinaire, devient beaucoup plus fatigante et plus abondante quand reparaît la fièvre.

Du 27 août au 9 septembre, pas de crise fébrile, mais deux poussées diarrhéiques accompagnées de fortes coliques.

Le 9 septembre, accès de fièvre avec frisson. Malgré la quinine et l'opium, la diarrhée persiste avec coliques presque constantes et ne disparaît que le 15. Rate hypertrophiée débordant les fausses côtes ; œdème des malléoles.

Ces faits, malgré l'absence d'observations thermométriques, donnent, par leur enchaînement, une leçon fort instructive ; pris isolément, et étudiés dans leurs phénomènes initiaux, ils représentent à s'y méprendre le tableau de la fièvre inflammatoire, et même celui des formes les plus typiques de la fièvre amaryle à sa première période; de là sont venues les hésitations et les lacunes du traitement. Ce début brusque, cette épidémicité, cette continuité et cette gravité immédiate des symptômes ne cadraient pas avec ce que les médecins croyaient savoir du paludisme.

L'habitus des malades, la brusquerie du début, la continuité et l'éclat de la fièvre et des autres symptômes entraînaient, dès les premiers jours, suspicion de typhus amaryl. Toutefois, comme la maladie tournait court, ou ne présentait pas les symptômes caractéristiques de la seconde période de la fièvre jaune, les cliniciens étaient conduits à élargir démesurément le cadre de la « *fièvre bilieuse inflammatoire* » en y faisant entrer ces cas. Ce n'est qu'à la suite d'une observation prolongée, portant sur un assez grand nombre de malades, que le diagnostic de paludisme pouvait être posé.

Cependant, nous avons bien ici le type complet des fièvres d'invasion survenant dans un groupe soumis à une intoxication massive et caractérisée par une fièvre continue avec asthénie extrême.

Paludisme et fièvre jaune : Paludisme et fièvre récurrente (Maurel, Burot, Nicolas). — Les hésitations sont encore bien plus grandes quand la réinfection massive se produit sur un personnel séjournant dans la colonie depuis 18 mois à 2 ans, ou ayant vécu longuement dans des localités palustres, et dont une fraction assez importante a été particulièrement exposée à des atteintes successives de la malaria en raison de ses habitats. Chez ces palustres avérés, en effet, pour les motifs que nous avons indiqués, toute détermination malarienne s'accompagne de poussées hyperémiques du côté du foie et se traduit par des manifestations gastriques et gastro-bilieuses.

Le diagnostic, dans ces circonstances, se pose entre les formes bilieuses du paludisme, et la fièvre jaune dite insidieuse.

La situation peut se définir comme suit : admissions successives à l'hôpital d'un assez grand nombre de malades appartenant au même groupe, au troisième, quatrième ou cinquième jour d'un état fébrile subcontinu, traité à la chambre ou à l'infirmerie pendant ces premiers jours. La fièvre avant l'entrée, au dire des malades, a affecté la forme d'accès prolongés et subintrants avec phénomènes gastriques et bilieux accusés.

Les premiers jours de l'hospitalisation, la température se maintient en plateau ou paraît se maintenir quand les observations ne sont pas fréquemment répétées dans la même journée. Il existe de l'épigastralgie, de la splénopathie, de la rachialgie lombaire; la teinte devient assez rapidement subictérique ; dès l'entrée, l'aspect du malade peut être celui d'un typhique avec prostration extrême, fuliginosités, langue rôtie.

La rémission terminale de la fin du septénaire est assez marquée pour prendre les allures de la chute thermique qui sépare, dans la fièvre jaune, la première période de la seconde. Au bout de 30 à 48 heures de cette détente, la fièvre reprend comme dans la fièvre jaune, mais elle est plus accusée et se prolonge plus longuement; cette première reprise est fréquemment suivie d'une seconde vers le treizième jour, non pas de l'hospitalisation, mais de la maladie.

Les urines sont diminuées de quantité sans être jamais supprimées ; elles sont albumineuses, mais la quantité d'albumine est peu accusée et varie d'une journée à l'autre. On retrouve, dans le liquide urinaire, la réaction nette de la matière colorante de la bile, à l'inverse de ce qui s'observe dans le typhus amaryl.

Combien, malgré les quelques discordances signalées, cette symptomatologie est voisine de celle de la fièvre jaune, d'autant que parfois il peut s'établir une diarrhée mélænique et des vomissements « *ailes de mouche* ».

1° Un homme ayant dix-huit mois de séjour en Guyane n'a

pas eu de maladie avant son arrivée dans la colonie ; il a eu, aux Iles du Salut, en 1877, une atteinte grave de fièvre jaune.

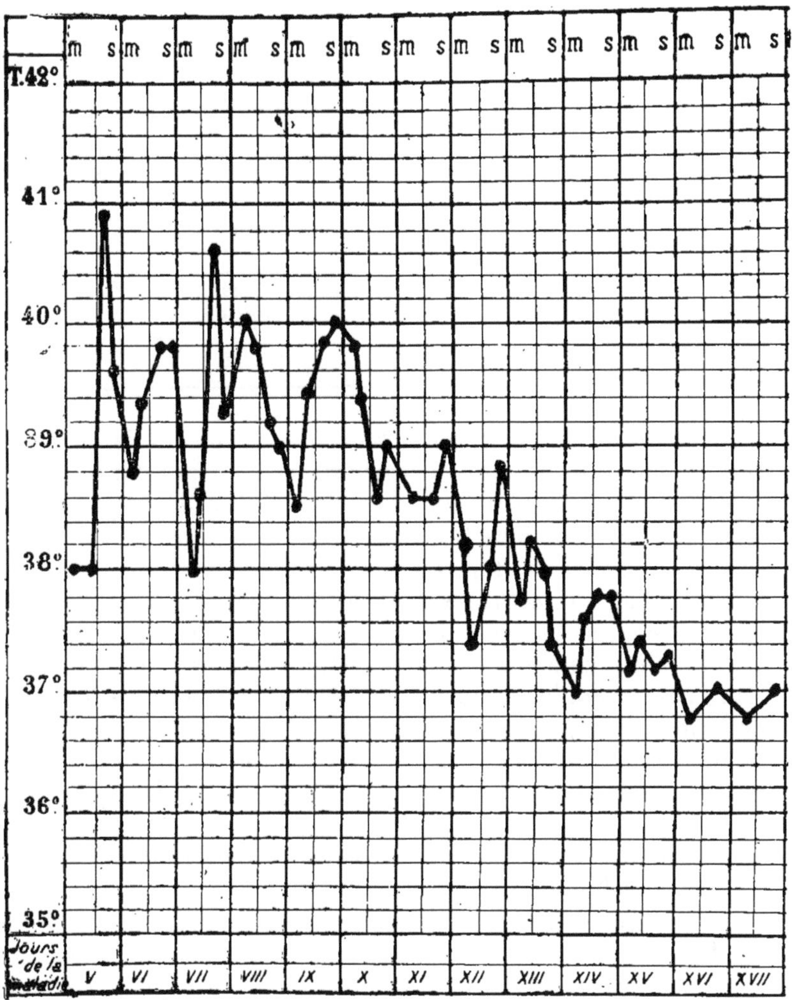

Fig. 130. — Rémittente bilieuse, défervescence au 3e jour d'hospitalisation pouvant faire croire à la fièvre jaune.

Il arrive au Maroni le 11 août 1878, venant de Cayenne, où il a séjourné près d'une année. Il entre à l'hôpital le 27 août; l est indisposé depuis le 22; il arrive par suite à l'hôpital à la fin de la série des accès prodromiques d'une réinfection récente.

Le 27 août, vers deux heures du soir, sensation d'un accès fébrile, ou plutôt d'une accrescence fébrile ; nuit mauvaise du 28 au 29 ; peau un peu jaune, pas d'albumine. Le matin, et les matins suivants, peau froide, pouls petit ; teinte pâle de la face.

DATES du mois	JOURS de la maladie	TEMPÉRATURES					URINES			
		8 h.	12 h.	16 h.	20 h.	24 h.	quantité	taux de l'urée par litre	albumine	bile
								grammes		
28 Août	5e	38	38	40,9	39,6	»	»	»	»	»
29 »	6e	38,8	39,4	39,8	39,8	»	abondantes	32	»	»
30 »	7e	38	38,6	40,6	40	39,4	id.	15	anneau	»
31 »	8e	40	39,8	39,2	39	»	2 litres	11	albumineux	»
1er Sept.	9e	38,6	39,4	39,8	39,6	40	abondantes	9	blanchâtre	»
2 »	10e	39,8	39,4	38,6	39	»	2 litres	7	traces	»
3 »	11e	38,6	38,6	38,6	39	»	2 litres 1/2	4	»	»
4 »	12e	38,2	37,4	38,8	38	»	abondantes	5	»	»
5 »	13e	37,8	38,2	38	37,4	»	3 litres	6,28	»	»
6 »	14e	37	37,6	37,8	37,8	»	2 litres 1/2	7,58	»	»
7 »	15e	37,2	37,4	37,2	37,2	»	2 litres	9	»	»
8 »	16e	36,8	»	37	»	»	très abondantes	8	»	»
9 »	17e	»	»	37	»	»	id.	8,9	»	»
14 »	22e	»	»	»	»	»	2 litres	15	»	»

Les points bas s'observent presque constamment le matin ; la reprise débute avant midi; l'acmé est parfois très retardé jusqu'à 4 heures et 6 heures du soir. La quinine n'est donnée que rarement et à doses faibles (1).

A côté de ces cas étiquetés, suivant les doctrines et la nosologie en vogue, « *rémittentes bilieuses*, *typhoïdes bilieuses* », et au milieu d'eux, s'observent des faits encore plus anormaux : la fièvre initiale cède assez brusquement au quatrième, au cinquième jour, parfois et plus fréquemment au dixième ou au onzième jour de la maladie; puis, après une courte période d'apyrexie, apparaissent des manifestations de fièvre presque subcontinue ; les intermissions se produisent à des heures très tardives, pendant la nuit, « de telle sorte que la forme « *récurrente* » s'associe à la forme « *typhoïde bilieuse* dans le même groupe et dans la même poussée épidémique (2) ».

Les médecins français pratiquant à la Réunion et à Maurice ont longuement parlé de cas analogues; à une période déterminée (celle où le paludisme a pris dans ces îles une gravité inconnue jusqu'à cette date), ils ont fait le fond de la pathologie locale. Comme ces colonies sont placées dans le voisinage de l'Inde, terroir de prédilection de la fièvre à rechute, comme elles sont en relation constante avec cette grande possession, la question s'est forcément posée, en présence de ces poussées épidémiques, de la différence ou de l'identité de la maladie nouvelle et du typhus récurrent.

(1) Burot, De la fièvre dite bilieuse inflammatoire à la Guyane, p. 207.
(2) Maurel, *Gazette hebdomadaire de médecine*, 5 janvier 1879.

Les deux opinions ont été soutenues, et il semble qu'elles aient toutes deux trouvé leur justification dans les faits étudiés.

Il paraît incontestable, à la distance où nous sommes placés, qu'un assez grand nombre des cas observés par Mac-Auliffe à la Réunion, et, antérieurement, par les médecins de Maurice, rentrent bien dans le cadre du « *relapsing fever* » ; mais il est encore plus certain que ces cas d'importation ne semblent pas avoir essaimé ni à la Réunion, ni à Maurice, ni à Madagascar, et que la plupart des formes observées dans ces pays, bien qu'assez éloignées des descriptions du paludisme classique, tel qu'il était connu à cette époque, n'en étaient que des déterminations exagérées et parfois aberrantes.

Le tableau de la maladie, que nous empruntons au mémoire de Nicolas, permet de reconnaître combien ces cas sont voisins de ceux étudiés aux Antilles et à la Guyane.

« Dans les cas graves, la fièvre semblait se transformer, les accès se rapprochaient, empiétaient plus ou moins l'un sur l'autre; la rémission devenait nulle, et des symptômes graves se manifestaient, surtout du côté des organes biliaires. Cette rémittence, cette pseudo-continuité des accès s'observaient surtout au plus fort de l'épidémie, chez les Indiens et les classes misérables de la population, et dans les fortes chaleurs.

« Dans ces mêmes conditions, la continuité, ou plutôt la pseudo-continuité et la rémittence s'accompagnant des symptômes de l'état bilieux, ou, plus rarement, de phénomènes plus ou moins intenses de congestion, s'établissaient d'emblée et constituaient une forme particulière de la fièvre épidémique à laquelle s'applique le nom de rémittente bilieuse.

« A cet état succédaient parfois des accès intermittents, surtout chez les sujets en voie de rétablissement. On a signalé même le retour de l'intermittence à l'approche de la mort, mais il faut considérer cette transformation comme exceptionnelle; elle n'est signalée que par quelques médecins.

« Sans doute, la marche de la maladie a été souvent irrégulière ; un retour à la santé, apparent ou réel, a pu être suivi d'une recrudescence ou d'une réapparition des symptômes, mais aucun médecin ne signale les rechutes caractéristiques du « relapsing fever », telles que les a décrites Mac-Auliffe dans l'épidémie de la rivière Dumas, à la Réunion. Les rechutes n'ont pas manqué dans cette épidémie, mais elles survenaient après un retour à la santé plus ou moins marqué, plus ou moins persistant : c'étaient les récidives habituelles de la fièvre paludéenne se montrant par le fait d'une intoxication nouvelle, ou, dans les cas chroniques, des récidives (*rechutes*) qui ne différaient pas de celles observées partout.

« La mort est survenue, en dehors de l'algidité, dans le cours des accès, par le fait d'une adynamie profonde, dans la majorité des cas; ou par le fait de congestions de divers organes, rarement du cerveau, plus fréquemment du foie, le plus souvent sans doute des principaux appareils, où l'autopsie rencontrait ensuite un sang épais, visqueux, dont les éléments s'étaient dissociés par la stase dans les vaisseaux surchargés pendant la congestion. La convalescence, plus ou moins interrompue par le retour des accès, était lente, surtout chez les sujets débilités, et la cachexie la compromettait chez un grand nombre (1). »

C'est, on le voit, la reproduction que nous avons donnée des fièvres de réinfection avec leur période prodromique d'accès plus ou moins isolables, la période d'état de fièvre subcontinue irrégulière, plus ou moins bilieuse et plus ou moins adynamique suivant l'ancienneté du paludisme antécédent et sa gravité, et, enfin, la convalescence interrompue par des accès franchement intermittents, dernière étape de cette rénovation de l'infection.

L'épidémie de Madagascar, survenue récemment dans des conditions semblables, a présenté les mêmes formes, et les mêmes variations dans les formes; elle aurait pu donner lieu aux mêmes hésitations, si le diagnostic bactériologique n'était venu en préciser la nature.

« Il est certain que, depuis une période peut-être plusieurs fois séculaire, la malaria a régné à l'état sporadique à Tananarive et dans l'Emyrne proprement dite; mais depuis quand ces régions, réputées salubres, sont-elles le théâtre de manifestations palustres à caractère épidémique? La question paraît être plus difficile à élucider?

« La génération actuelle a conservé la mémoire de l'apparition d'une maladie fébrile, à forme intermittente et à allures épidémiques, née, en 1878, dans le Gouvernement de l'Imerimandroso, à une vingtaine de kilomètres de Tananarive, et qui aurait reçu, par suite de son éclosion dans l'Avaradrano, le nom de Tazon'Avaradrano (fièvre de l'Avaradrano).

« L'épidémie qui se propagea, au nord et au sud de la capitale, jusque dans le Betsiléo, fut particulièrement meurtrière, et dura plusieurs années, réapparaissant aux mêmes mois (saison de l'hivernage et de la culture des rizières). Elle s'éteignit d'elle-même et laissa dans le pays un souvenir aussi sombre que sera celui de l'épidémie actuelle.

« En 1896, après l'insurrection, une maladie infectieuse ayant encore apparu dans la région de l'Imerimandroso, une enquête

(1) NICOLAS, l'Epidémie de Maurice (1866-1868) (*Archives de médecine navale*, 1870, t. XIII, pp. 296-298).

médicale, poursuivie par le médecin principal de la marine Duval, conclut à l'identité de cette affection avec l'influenza.

« La description, laissée par ce médecin, du mal qui ravageait alors l'Emyrne (prodromes, type fébrile régulièrement intermittent) nous permet de nous demander, aujourd'hui, si l'on ne se trouvait pas en présence d'une épidémie de paludisme ; aucune prise de sang ne fut faite, et aucun examen bactériologique pratiqué. Il nous semble logique, ou, en tous cas, licite, de supposer que s'il y eut « Influenza », il y eut aussi, dès cette époque, une épidémie de fièvre palustre dans l'Imérina Centrale.

« Plusieurs années se sont écoulées depuis, et chacune d'elles a été marquée par des manifestations morbides de même physionomie et de même allure. Au début de 1904, des examens microscopiques effectués à l'Institut Pasteur, par le médecin-major de 1re classe Neiret, vinrent démontrer la présence d'hématozoaires dans le sang des malades observés ; le doute n'était donc plus permis ; on avait bien affaire au paludisme évoluant parallèlement, dans certains cas, à la grippe ou à toute autre affection de même nature (1).

Fièvres dites algides et Choléra. — Transportons-nous dans les mers de Chine, et dans notre colonie d'Extrême-Orient ; les conditions du diagnostic se modifieront encore, car, ici, il ne peut être question de maladies amaryles. L'amarylisme est remplacé par le syndrome *typhisme* ou *algidité cholériforme*, et par la *spirillose* (2).

Dans de nombreuses endémo-épidémies, comme celles qui se sont présentées à l'observation en Cochinchine au début de la conquête, au Tonkin en 1886 et en 1888, et plus particulièrement à Formose en 1884 et 1885, il s'agissait de définir si le cas en cause appartenait aux formes algides ou typhoïdiques du paludisme, ou s'il s'agissait de dothiénentérie ou de choléra vrai.

Les troupes qui ont pris part à la prise de Kelung, à Formose, étaient constituées, en majeure partie, par des unités qui avaient longuement séjourné tant à Saïgon qu'au Tonkin. Ces militaires présentaient, tous ou presque tous, la double tare du paludisme et de la dysenterie, et se trouvaient dans de telles conditions d'usure que, dès qu'on exigeait d'eux un effort soutenu de deux à trois jours, le tiers du groupe devait être ramené d'urgence aux cantonnements pour œdèmes suraigus presque généralisés, cachectiques.

Dans ce milieu sévissait une véritable poussée endémo-épidé-

(1) Madagascar, Rapport inédit sur l'épidémie de paludisme en 1906.

(2) On envisagera le diagnostic différentiel avec la spirillose quand sera donnée la description de cette dernière maladie.

mique de manifestations bâtardes et difficiles à déterminer. Le plus souvent, à la suite de deux ou trois accès palustres, la fièvre devenait subcontinue ; puis, subitement, la situation se modifiait du tout au tout ; à une réaction fébrile assez accusée succédait brutalement et brusquement une véritable atteinte cholériforme.

Fournier (1) a donné de ces déterminations, qu'il observa en Cochinchine, une description dont nous avons fréquemment contrôlé l'exactitude à Kelung et au Tonkin.

« L'algidité envahit tout le corps et la dépression est extrême ; la peau se recouvre d'une humidité visqueuse, se cyanose par places ; les crampes sont très douloureuses et arrachent des cris au malade ; la douleur épigastrique est intense ; l'agitation et l'anxiété sont très vives, le malade est abattu, la voix brisée et comme éteinte, la respiration pénible et le pouls misérable. Une sensation intérieure de chaleur brûlante détermine de l'appétence pour les boissons froides. Les vomissements sont fréquents, quelquefois incessants, toujours très pénibles : les matières rejetées sont filantes, glaireuses, plus ou moins teintées de bile. Les selles, également fréquentes, sont rarement riziformes, mais souvent séro-sanguinolentes, vineuses, avec grande abondance de mucosités jaunâtres, ou grisâtres, floconneuses ou spumeuses. Les urines sont presque constamment supprimées. L'accès presque toujours a été précédé d'atteintes à déterminations gastro-intestinales plus ou moins accentuées ; il débute franchement par frissons, et bientôt se déroule l'ensemble des phénomènes morbides ; le malade succombe dans le collapsus ou éprouve une réaction salutaire, généralement beaucoup plus prompte que dans le choléra. »

Cet observateur a vu, dans ces faits, une forme spéciale de perniciosité palustre ; notre impression n'est pas la même, et quant à nous nous n'y pouvons voir qu'une atteinte de choléra survenant au cours d'atteintes de paludisme dues soit à un apport exogène récent, soit à un parasitisme longuement asexué.

Nous en avons eu la preuve dans une observation fréquemment renouvelée de cas *intérieurs*, nombreux et multiples, survenant, comme de véritables bouffées, dans des divisions de malades où, en 24 et 48 heures, on isolait 10, 15 et 20 cas de choléra, évoluant les uns chez des fébricitants en cours de manifestations fébriles et présentant la forme décrite ci-dessus ; les autres, chez des non-fébricitants qui, eux, présentaient l'évolution la mieux caractérisée de choléra ordinaire.

(1) Fournier, Des fièvres palustres à détermination gastro-intestinale et à forme cholérique observées en Cochinchine. Thèse de Montpellier, 1864.

A Formose, il nous fut facile de faire la part de l'endémie pestilentielle quand, aux groupes impaludés et cachectiques, vinrent s'ajouter des groupes récemment débarqués, qui, atteints en pleine santé, ne pouvaient être suspects de paludisme pernicieux.

Il faut ajouter que ces poussées de fièvres algides s'observaient aussi bien en dehors de la période d'endémo-épidémie palustre qu'en pleine saison chaude.

On comprend, cependant, que quand les faits sont isolés, et, surtout, quand leur apparition coïncide avec des cas nombreux de paludisme épidémié, l'hésitation puisse être permise.

Faisons, toutefois, remarquer combien la symptomatologie diffère du tableau que nous avons donné des formes pernicieuses hypercriniques cholériformes : l'algidité, les vomissements, les crampes, la diarrhée sont les mêmes, mais on n'observe pas, dans l'algidité palustre, cette souffrance morale, cette inquiétude, cette sensation intérieure de chaleur brûlante qui caractérise le choléra ; l'algide palustre n'a pas conscience de son collapsus.

Typho-Paludisme et Dothiénentérie. — Dans ce même pays d'Indo-Chine, s'est posée, avec une acuité et une vivacité encore plus grandes que dans les autres colonies, la question du diagnostic différentiel de la dothiénentérie et du paludisme épidémié à intoxication massive. La question est encore loin d'être élucidée ; on peut même dire qu'elle s'est obscurcie de ce fait qu'on a, de propos délibéré et au nom des doctrines en faveur, rejeté obligatoirement hors du paludisme toute affection fébrile où se constate soit la séroréaction de Widal, soit la moindre lésion ulcéreuse de l'intestin.

Nous avons exposé quelles étaient les raisons qui nous conduisaient à n'admettre ces conclusions que sous réserves ; nous estimons que le paludisme, à lui seul (parasites et toxines), peut entraîner des lésions nécrobiotiques des cellules endothéliales, du réseau lacunaire des appareils lymphoïdes et des cellules lymphatiques, avec ulcérations partielles ou totales de ceux de ces organes qui sont superficiels ; les microbes qui vivent en commensaux dans la cavité intestinale n'exercent qu'une action favorisante, bien que leur virulence soit exagérée. Les lésions des follicules clos isolés et agminés ne sont véritablement significatives de maladie éberthique que quand, au lieu d'être un fait exceptionnel et limité, elles présentent la constance et la généralisation observées en Europe.

D'autre part, le sérodiagnostic peut être ou peut paraître positif, chez des malades Européens et surtout chez des malades indigènes, quand chez eux s'est produite et reproduite la virulence de ces parasites intestinaux qui deviennent éberthiformes sous l'influence des diarrhées, des embarras gastriques endémiques, de l'helminthiase, etc.

La réaction de Widal ne peut être acceptée comme réellement probante que dans les formes de première invasion survenues chez des nouveaux arrivés, dont l'intestin n'a pas encore l'accoutumance de la floraison parasitaire coloniale.

En dehors de ces circonstances, c'est ailleurs qu'il faut chercher et trouver les éléments du diagnostic différentiel. L'examen hématologique en est la base la plus solide, mais cette base peut manquer soit que les malades, comme il est habituel, aient été soumis à la quininisation, soit que les parasites, en raison de leur rareté, de l'exiguité de leurs dimensions, ne puissent s'observer que très difficilement. La formule hémoleucocytaire peut donner des présomptions, mais c'est surtout dans l'évolution des symptômes, et dans l'étude des inscriptions longuement suivies et journellement multipliées de la courbe thermique, que l'on puisera les renseignements les plus précis.

Cette *courbe thermique* est régulièrement ascendante du matin au soir dans la dothiénentérie comme dans toutes les pyrexies autres que le paludisme ; la température du matin est le point bas, celle du soir (8 heures à 10 heures du soir) est le point le plus élevé. Or, dans le paludisme, la température est très fréquemment à type nettement inverse ; en toute occurrence, les sommets de la courbe s'observent avant la nuit. Enfin, et surtout, il y a, dans la ligne qui relie les maxima et les minima journaliers, de véritables faux pas qui se reproduisent à intervalles réguliers de cinq à six jours. Ces faux pas sont suivis, le lendemain ou le surlendemain, de véritables crochets ascensionnels.

Un triple fait caractérise, d'après notre pratique, l'évolution du cycle thermique du typho-paludisme :

1° *La brusquerie du début.* — Les oscillations des premiers jours ne portent que sur la durée des rémissions et leur degré, les maxima restant invariablement à un niveau très uniforme et très élevé ;

2° *L'horaire des exacerbations et des rémissions diurnes.*— A toutes les périodes de la maladie, l'exacerbation est observée dans la première moitié de la journée ; les rémissions débutent, et parfois se complètent dans la soirée ;

3° *Les irrégularités du cycle.* — Elles correspondent à des détentes très nettes se répétant un à deux jours en pleine crise ; ces détentes peuvent porter sur toutes les températures de la journée, mais sont surtout notables quand on compare les minima de la courbe d'un jour à l'autre.

Elles s'accusent par suite d'exacerbations brusques qui, du jour au lendemain, font faire à la courbe un véritable saut en l'air. Ces irrégularités se reproduisent avec une certaine *périodicité.*

D'où cette conclusion pratique que les températures intéressantes à suivre, au point de vue du diagnostic et du pronostic,

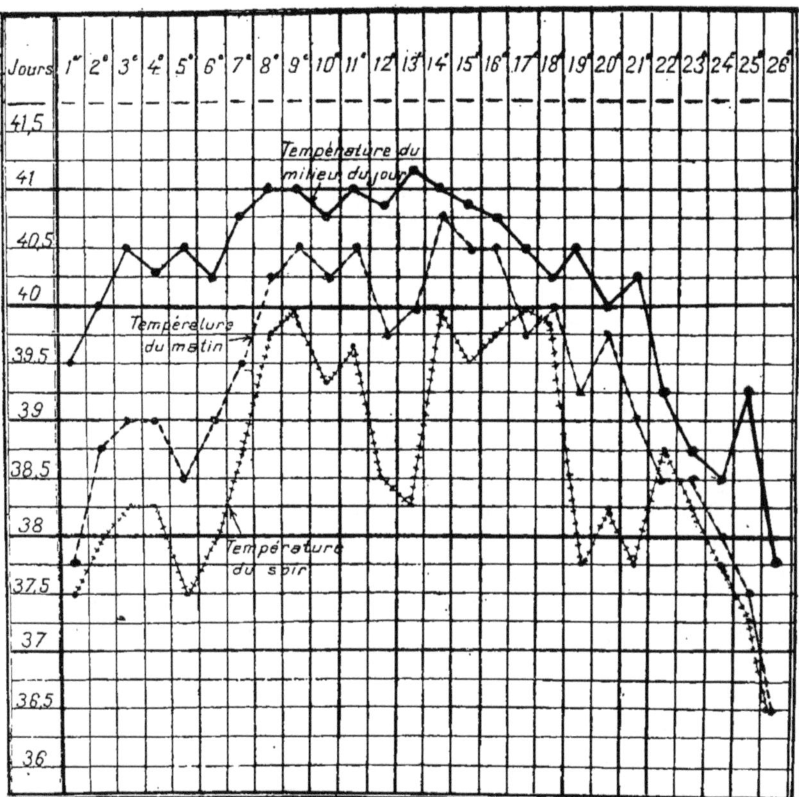

Fig. 131. — Fièvre continue palustre. Schéma des trois températures de la matinée, de la méridienne et de la soirée.

sont celles des premières heures du jour et des premières heures de la nuit : 6 heures du matin, 6 à 7 heures du soir. Encore est-il utile de prendre vers midi une température intermédiaire, qui donne les sommets de la courbe diurne...

En outre, et surtout, la maladie est constituée par des reprises chevauchant l'une sur l'autre; elle n'est pas d'*une seule tenue*.

Il nous sera permis, pour faire mieux comprendre et fixer nettement les idées sur ce point de pratique, qui est le plus important des faits que l'on puisse observer au lit du malade, de donner, dans la figure 131, une sorte de tracé synthétique de la courbe thermique en distinguant entre les trois températures du matin, de midi et de la soirée (1).

Ces caractéristiques sont particulièrement accusées dans les infections de la phase primaire ; elles existent dans les réinfections de la saison automnale ou des périodes estivales consécutives, mais il faut savoir que, dans ces derniers cas, les minima peuvent s'inscrire entre 6 heures et 10 heures du matin, et qu'il est, par suite, important de prendre régulièrement une observation intermédiaire. L'acmé, sauf rarissimes exceptions, s'inscrira toujours dans l'après-midi, mais la descente est à ce point traînante que la température des premières heures du jour ne correspond pas au point bas.

Il faut, en outre, se rendre compte que, sous des influences médicamenteuses, il peut se produire, à certains jours, des pseudo-dédoublements dans la ligne de descente qui font que la courbe n'est pas régulièrement régressive.

Nous tenons à en multiplier les exemples probants pour entraîner la conviction des lecteurs, et nous nous attachons, pour ne pas être accusé de parti-pris, à les emprunter à des cas observés en dehors de notre pratique.

1° Un malade, depuis cinq à six jours, est atteint de fièvre subcontinue sans frissons, avec chaleur intense presque ininterrompue... langue très saburrale, sèche, rouge à la pointe, délire nocturne ; diarrhée et vomissements bilieux... La température varie entre 39°, 6 et 40°,3, presque toute la journée, les 14, 15 et 16 septembre ; rémission notable dans la nuit (37°,5 à minuit). Défervescence complète le 17 ; nouvelle ascension thermique dans la soirée, T = 40°,3 à 4 heures du soir ; à 5 heures soir, on pratique une injection de 1 gramme de chlorhydrate neutre de quinine.

Nouvelle et légère rémission le 18 au matin (37°,4 à 6 heures) ; nouvel accès dans la soirée, mais moins accentué que précédemment et moins d'abattement. Défervescence lente dans la nuit. A 9 heures du matin, *deuxième injection* de 1 gramme de chlorhydrate de quinine. Apyrexie et sédation de la plupart des phénomènes (fig. 132).

Légère recrudescendence dane la soirée du 20 et toute la journée du 21. Le 21, à 2 heures du soir, troisième injection de 1 gramme de chlorhydrate de quinine. Apyrexie à dater du 22 (2).

2° Un militaire entre à l'hôpital au 3e jour de la maladie, au début de la poussée saisonnière. La fièvre continue avec maxi-

(1) Grall, Pathologie exotique. Etudes statistiques et cliniques, Indo-Chine, pp. 19-20).

(2) A. Billet, Du paludisme à forme typhoïde (*Revue de médecine*, décembre 1902, p. 1035).

ma très élevés, détente variable d'un jour à l'autre et irrégulière dans ses horaires. Mort, le 9e jour, de commotion cérébrale à la suite d'une chute par la fenêtre.

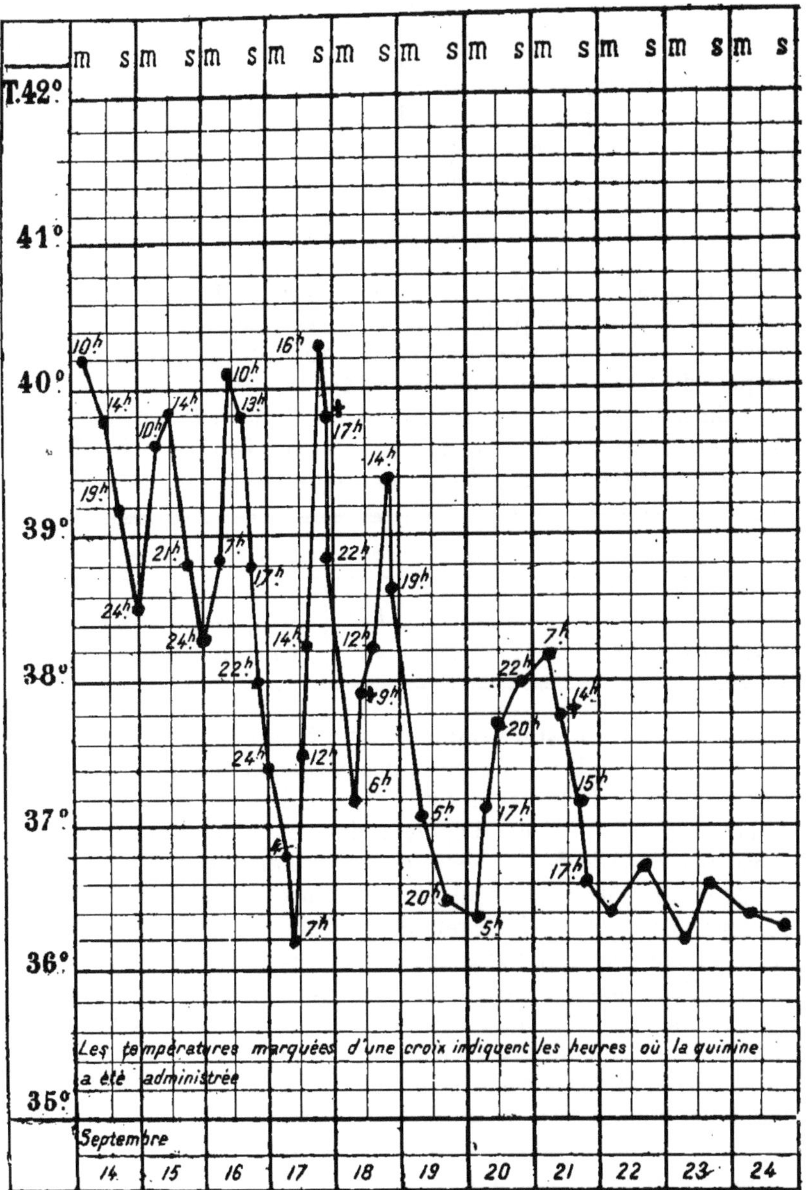

Fig. 132. — Action de la quinine sur les fièvres de réinfection.

Autopsie. — Les plaques de Peyer sont saines, sauf dans l'iléon, où elles offrent l'aspect de barbe rasée. — Rate volumineuse, friable, poids = 540 grammes; capsule peu adhérente; tissu de consistance légère, en bouillie.

DATES	TEMPÉRATURES						URÉE PAR LITRE
	4 heures	8 heures	12 heures	16 heures	20 heures	24 heures	
30 avril	»	41°3	»	41°1	41,3	41°	27 gr.
1er mai	39°8	38,3	38°3	38,4	39,2	39 4	34 »
2 »	40,2	40,6	41,2	41,8	41,8	41,2	35 »
3 »	40,3	39	38,8	39,7	43	40,6	37 »
4 »	41,3	41,4	41	41,7	42	41,	35 »

Le foie pèse 1.895 grammes; il est libre, sauf à la partie inférieure, où l'on trouve quelques adhérences récentes; son tissu est foncé; il s'écoule une assez grande quantité de sang; il offre l'aspect du foie congestionné (fig. 133).

3° Chez un homme ayant six mois de séjour à la Guyane survient une fièvre continue les 23, 24, 25 mai; il entre à l'hôpital le 26; et meurt dans la nuit du 27 au 28 (fig. 134).

Dates	4 heures	8 heures	12 heures	16 heures	20 heures	24 heures
26 mai — 4e jour............	»	39,6	40,4	40,7	40,8	»
27 mai — 5e jour............	40,8	40,8	41,4	41,8	42,4	44,3

Autopsie. — Intestin rempli de matières bilieuses, très liquides et un peu fétides. Congestion des vaisseaux mésentériques. La surface interne de l'intestin est parsemée de petits points blancs, de la grosseur d'une tête d'épingle, durs et saillants; ils existent aussi bien dans le gros intestin que dans l'intestin grêle. Dans le duodénum et l'iléon, ils sont plus confluents. Quelques plaques de Peyer saillantes. — Rate ramollie par places; poids = 300 grammes. Le foie pèse 1.858 grammes; sa substance est uniformément colorée d'un rouge sale; tissu très friable, mou et sans fermeté (1).

C'est dans la variabilité des cas, c'est encore et surtout dans l'étude des particularités de leur début et de leur convalescence qu'on trouvera les éléments de différenciation. Ces formes du paludisme commencent et finissent par des manifestations intermittentes; il faut savoir en rechercher la trace dans les souvenirs du malade et en surveiller l'apparition nette ou ébauchée dans le décours de la maladie. Autant et plus que dans le paludisme de première infection, il est indispensable de multiplier, dans la jour-

(1) Burot, Fièvre bilieuse inflammatoire à la Guyane.

née, et parfois pendant la nuit, les observations thermométriques; les écarts brusques de la courbe thermique, l'horaire des maxima et des minima qui ne coïncident pas, les premiers avec l'observation du soir et les seconds avec celle du matin, doivent faire penser au paludisme.

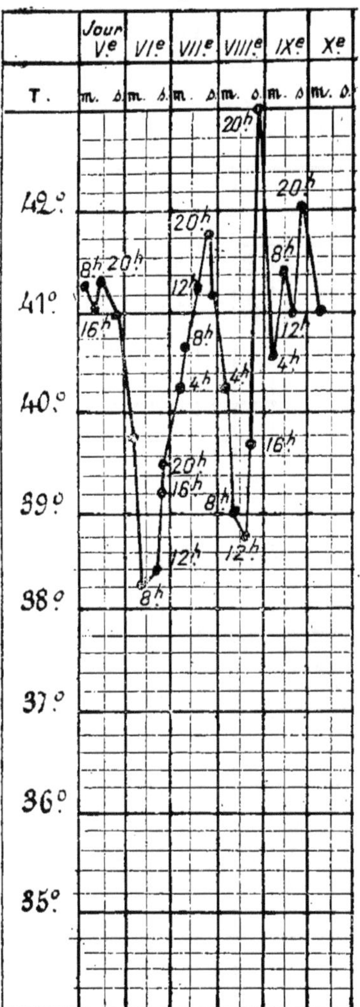

Fig. 133. — Fièvre continue palustre ; forme inflammatoire.

Au reste, ce n'est pas seulement dans l'étude de la courbe thermique que se trouve la solution du problème; le diagnostic de *Paludisme* ressort, en dehors de la recherche de l'hématozoaire, des circonstances étiologiques, de l'évolution des cas considérés dans leur ensemble : tous, ou presque tous, présentent cette périodicité des détentes et des exacerbations que nous avons longuement exposée.

L'évolution symptomatologique, l'état général du malade, les déterminations localisées qui constituent des surcharges au tableau des formes moyennes et franches subissent, comme la fièvre et avec elle, de très perceptibles atténuations et des ressauts très évidents, qu'il s'agisse de phénomènes cérébraux, pulmonaires, intestinaux, ou qu'il s'agisse de phénomènes de dépression asthénique qui sont le fond de la maladie. En moyenne, ces atténuations et ces exagérations symptomatiques sont en avance sur la descente et la montée journalière de la courbe, sur ses défervescences et sur ses ascensions périodiques.

La convalescence de la maladie donnera toujours la confirmation du paludisme par l'apparition des accès intermittents, et par la présence de l'hématozoaire qui, à ce moment, est devenu d'une recherche plus facile.

ACTION DE LA QUININE

Il est une dernière source d'appréciation diagnostique que le praticien ne peut négliger dans les cas douteux de paludisme : il s'agit de l'efficacité de la médication quinique.

Actuellement, on fait volontiers abstraction des particularités que décèlent les observations recueillies au lit du malade, et on dit que le diagnostic différentiel s'établit sur une double base : la présence du parasite dans la circulation générale, l'examen de la formule hémoleucocytaire, aidé, quand il y a lieu, de la séroréaction et de l'épreuve quinique.

Cette médication est considérée comme la pierre de touche de l'intoxication malarienne. Nous n'y contredisons pas, mais nous tenons à nous expliquer sur la valeur et sur la portée de cette affirmation. Incontestablement l'efficacité de la quinine est complète quand il s'agit des rechutes, pour peu qu'elles soient éloignées de tout apport exogène réellement actif; mais cette efficacité, pour être réelle, est loin d'être aussi évidente quand il s'agit de réinfections actives, et l'est moins encore quand la médication s'adresse aux manifestations de première invasion. Dans ces dernières conditions, l'efficacité de la quinine est, pour prendre un exemple, celle que peut réaliser le salicylate de soude contre l'infection rhumatismale, mais le médicament n'aura plus, à vrai dire, une action spécifique.

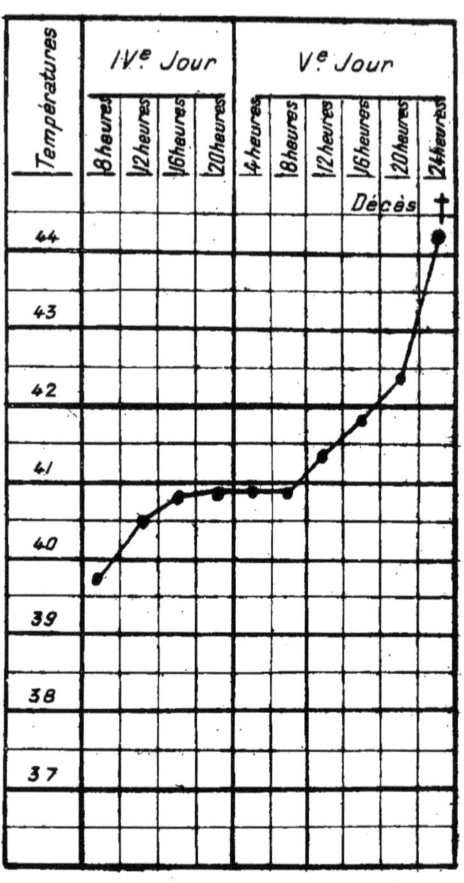

Fig. 134. — Fièvre continue palustre; intoxication massive; mort en hyperthermie.

On ne coupe pas, avec la quinine, quelles que soient la dose et la formule, un accès en cours; on ne coupe pas, avec le même médicament, la série septénaire des fièvres d'infection et de réinfection ; on ne peut que les atténuer, les écourter, et mettre obstacle à la reprise imputable à la reviviscence du parasitisme. L'efficacité de la quinine ne va pas au delà; il faut bien le savoir et ne pas tirer de son inactivité relative cette conclusion que la malaria n'est pas en cause. Le contrôle de son action doit être recherché non pas dans les intermissions, même pas dans une rémission réelle, mais uniquement dans l'abaissement assez net des minima de température, dans leur précocité et leur prolongation; sous l'influence de la quinine, ils débutent à une heure moins avancée de l'après-midi ou de la soirée, ils se prolongent plus longuement, et l'accrescence est relativement tardive, ne débutant guère avant le jour, et parfois pas avant les premières heures de la matinée. Les acmés, sauf aux derniers jours du septénaire, n'en sont pas influencés.

Nous nous résumerons en disant que la quinine à dose suffisante, sous réserve que l'heure de son administration soit opportune, transforme une intoxication massive en une intoxication de moyenne gravité, et peut atténuer à ce point les formes moyennes et légères qu'elles rentrent dans les cas abortifs.

Cette médication est la seule qui ait une pareille efficacité, mais encore faut-il qu'elle soit suivie d'après certaines règles et qu'elle soit favorisée par l'intervention opportune d'une thérapeutique adjuvante et variable suivant la prédominance des déterminations de l'infection.

Ajoutons qu'il est des cas où cette médication elle-même fait faillite.

ANATOMIE PATHOLOGIQUE

Nous ne pouvons, dans un livre de pratique, donner à cette partie du sujet tout le développement que comporterait un traité classique et complet ; nous nous contenterons de fournir les explications utiles pour l'intelligence des faits cliniques et la compréhension de leur évolution.

Avec Kelsch et la plupart des observateurs qui sont venus après lui, nous distinguons, dans l'anatomie pathologique de l'impaludisme, deux catégories de lésions successives :

1° Celles de l'impaludisme aigu ;

2° Celles de l'impaludisme chronique.

Ces dernières, qui sont la conséquence et la continuation des premières, ne doivent cependant pas être considérées comme leur corollaire obligatoire. Fréquemment, les lésions s'arrêtent à la première étape et les altérations se limitent à celles que nous allons d'abord étudier, pour peu qu'on sorte du milieu palustre ou que, localement, soit obtenue la protection contre les réinfections.

PALUDISME AIGU. PHASES PRIMAIRE ET SECONDAIRE

Au début de l'intoxication, les lésions sont, avons-nous dit, uniquement humorales et congestionnelles. Les lésions humorales (parasitisme, destruction des globules rouges, mononucléose, altérations du plasma, thrombus capillaires) ont été étudiées par notre collaborateur, le Dr Marchoux; nous n'avons pas à y revenir, et nous ne nous occuperons que des phénomènes hyperémiques et réactionnels qui en sont la conséquence.

Ces congestions se doublent, soit sous l'influence directe du parasitisme, soit sous l'influence des toxines qu'il sécrète, de lésions dégénératives et même nécrobiotiques des cellules parenchymateuses en contact immédiat et prolongé avec les agents pyrogènes. Cette action pyrogène et toxique est, avons-nous vu, en rapport direct avec l'activité de l'apport parasitaire venu de l'infection ou de la réinfection.

Une distinction s'impose, dans la parasitologie comme dans l'anatomie pathologique de cette maladie, entre la circulation périphérique et la circulation centrale, particulièrement quand on envisage celle des appareils et des organes où, entre capillaires veineux et artériels, est interposé un réseau lacunaire ou sinusoïdal. Ce sont de véritables réservoirs où se multiplient, s'entassent et séjournent les parasites, et plus particulièrement leurs *formes pyrogènes*.

Le principal acte du drame malarique (Manson) se passe dans la rate, le foie, la moelle osseuse, et non pas dans la circulation générale. Ce que l'on constate dans le sang du doigt n'est qu'un épanchement, pour ainsi dire, du grand drame qui se joue dans les viscères.

LÉSIONS HYPERÉMIQUES. — L'agent pyrogène détermine une hyperémie active dans les circulations lacunaires ou sinusoïdales : glandes hépatique et splénique, pancréas, capsules surrénales, reins dans leurs portions sécrétoires, trame cellulaire et organes lymphoïdes de l'intestin et des poumons, ganglions lymphatiques, moelle osseuse; elle se traduit par un apport de sang considérable qui y stagne partiellement, et qui, dans des conditions encore mal déterminées, y occasionne des raptus parfois microscopiques, mais souvent plus étendus, au point de constituer des foyers hémorragiques et de déterminer le ramollissement partiel des tissus.

Ces raptus congestionnels sont particulièrement observés dans la rate, dans le foie, dans le rein, dans le poumon et dans l'intestin. Ces lésions se définissent : piqueté ecchymotique de la capsule de Glisson ou de la séreuse d'enveloppe de la rate ; piqueté ecchymotique de l'intestin ; suffusions sanguines du même organe ; foyers punctiformes hémorrhagiques de la rate, du foie, du poumon ; ramollissement rouge de la rate et du foie ; congestion et ramollissement pulmonaire ; hémorragies punctiformes de la substance corticale du rein, etc.

Tels sont les phénomènes initiaux ; les lésions paraissent s'y limiter dans les rechutes survenues à assez longue distance des infestations. Ce sont les cas que Treille, Legrain et quelques autres observateurs d'Algérie ont étudiés, mettant ce fait en vedette que, malgré le nombre des rechutes, les lésions plus graves et plus avancées dont nous allons parler ne s'observent pas chez leurs malades.

LÉSIONS PHLEGMASIQUES. — Au contraire, en cas d'infections et de réinfections actives, ces hyperémies s'accompagnent de phénomènes inflammatoires des parenchymes, et, secondairement, d'altérations involutives des cellules glandulaires, ainsi que de lésions inflammatoires de la trame cellulaire de soutien.

La lésion dominante est l'œdème congestif avec thrombus blancs ; il s'observe dans la rate, le foie, les reins, les poumons, où il détermine la splénisation, dans les follicules clos isolés et agminés de l'intestin, dans les portions sécrétoires du pancréas et des reins. Cet œdème des tissus aboutit à la sclérose et à la sidérose du tissu conjonctif.

Les lésions scléreuses et les lésions involutives du parenchyme glandulaire, qui en sont l'accompagnement, appartiennent à l'impaludisme ancien ; nous aurons à y revenir plus tard, et nous nous bornerons pour le moment à donner la description des premiers faits.

Ils ont été incomplètement étudiés, car les cas où la mort survient dans les fièvres d'infection et de réinfection du paludisme primaire ne s'observent guère qu'aux armées et dans des circonstances où les recherches d'amphithéâtre et de laboratoire sont à peu près impossibles.

Il faut ajouter que l'entente n'était pas faite sur les détails de l'anatomie normale de quelques-uns de ces organes à l'époque où les observations ont été recueillies. C'est donc une description d'attente que nous donnons ici en nous basant sur les résultats d'autopsies et d'examens anatomo-pathologiques pratiqués au Tonkin de 1886 à 1896.

LÉSIONS MACROSCOPIQUES

PALUDISME A LA PHASE PRIMAIRE

Habitus extérieur. — Pâleur de la face avec un certain fond jaunâtre de la peau qui peut être, parfois, franchement jaune (fièvres de réinfection); — sugillations aux parties déclives, souvent sudamina confluentes, quelquefois ecchymotiques et purulentes ; — la musculature et même un certain embonpoint peuvent être conservés.

Nous avons dit, en traitant de la sémiologie, que le malade, même le nouvel arrivé, présentait le *masque colonial;* cette apparence s'est accusée « post mortem » ; elle constitue souvent le seul signe qui, dans l'habitus extérieur, indique l'usure.

Rate. — Hypertrophie assez notable avec diminution de consistance. Pulpe diffluente, en bouillie, de couleur rouge brunâtre. Le ramollissement est souvent observé; il se complique de rupture du tissu constituant une véritable apoplexie dont le foyer est formé par un magma boueux; l'enveloppe de l'organe a perdu sa résistance et est atteinte de malacie et recouverte partiellement de plaques exsudatives.

Foie. — Le foie, comme la rate, est augmenté de volume et de poids ; sa forme est conservée ; sa surface est lisse. La capsule est distendue par le parenchyme glandulaire qui tend à faire hernie à la coupe ; elle est épaissie avec adhérences partielles au diaphragme. L'organe est exsangue en dehors des vaisseaux portes ; il apparaît presque uniformément coloré en blanc grisâtre, sauf dans des parties très limitées et qui correspondent à des raptus hémorragiques.

Le tissu est assez résistant au doigt, plus sec, plus cassant qu'à l'état normal ; on pourrait dire que c'est un foie ébouillanté. Il ne présente pas un aspect uniforme, et on constate couramment que ces altérations sont plus accusées et plus nettes dans le grand lobe et à sa face convexe, tandis que le lobe gauche et les parties voisines restent presque indemnes.

En résumé, a dit Dutroulau : augmentation de volume et de consistance concordant avec la congestion sanguine ou la décoloration anémique, telles sont les caractéristiques du foie palustre.

Estomac et Intestins. — La muqueuse de l'estomac peut présenter des colorations diverses, brunes ou ardoisées, des ecchymoses sous-muqueuses, et parfois des exsudations sanguines; le ramollissement est très rarement observé.

Le jéjunum et l'iléon sont le siège d'une injection plus vive ; on peut y trouver une véritable exhalation sanguine, étendue sur une grande surface. Les radicules veineuses circonscrivant les plaques de Peyer sont très nettement injectées ; elles forment un réseau autour de chaque plaque qui, quand la mort est rapide, ne fait pas de saillie appréciable, bien qu'elle soit très apparente, dure au toucher, et parfois éraillée. Quand la maladie se prolonge, il existe une quasi-éruption des follicules isolés et agminés (Haspel) avec aspect velvétique en masse de la portion de la muqueuse qui recouvre la valvule ilœo-cœcale.

Les ganglions mésentériques sont volumineux.

Reins. — Les reins sont légèrement tuméfiés ; la substance corticale épaissie tranche, par sa couleur blanc grisâtre, sur les régions pyramidales fortement colorées en brun ; elle empiète en quelque sorte sur ces dernières ; elle est exsangue, à l'inverse de la région des tubes droits fortement hyperémiée ; la capsule n'est pas adhérente.

Cavité encéphalique. — Les lésions entrevues se présentent comme suit.

Tout le système veineux encéphalique est gorgé de sang noir ; les moindres vaisseaux se dessinent nettement. Injection en nappe des membranes qui recouvrent les circonvolutions, et de leurs prolongements dans les ventricules, sans piqueté de la substance cérébrale, qui est œdématiée et tend à faire hernie.

Poumons et Plèvres. — Exsangues et légèrement emphysémateux dans les lobes supérieurs et dans la partie antérieure des lobes inférieurs, ils sont fortement congestionnés dans leur partie postérieure (domaine de l'artère pulmonaire postérieure). La plèvre pariétale et diaphragmatique est rosée, souvent recouverte de plaques exsudatives. En plus, dans l'un ou l'autre poumon, il existe des foyers plus ou moins étendus d'infarctus congestifs et même hépatisés, avec raptus hémorragiques souvent très étendus. C'est quelquefois une splénisation de plusieurs lobules accompagnée d'un état œdémateux des parties voisines.

Cœur. — Injection diffuse des séreuses, mais très variable d'étendue. Myocarde exsangue, parfois un peu pâle.

Pancréas, capsules surrénales, ganglions lymphatiques. — Lésions mal étudiées, consistant généralement dans l'augmentation de volume de l'organe, l'augmentation de consistance et de volume des appareils sécrétoires avec congestion et piqueté hémorragique des membranes d'enveloppe et des portions excrétoires dans les glandes où elles sont différenciées.

Moelle des os plats et des grands os longs. — Hyperémie active ; pigmentation parfois abondante ; parfois et assez fréquemment, comme dans la rate, elle prend un aspect pulpeux, brunâtre, avec infarctus hémorragiques.

Telles sont les LÉSIONS MACROSCOPIQUES de la phase primaire.

PALUDISME A LA PHASE SECONDAIRE

Dans les RÉINFECTIONS DE LA PHASE SECONDAIRE, les seules formes qui entraînent des décès au cours de cette phase, il y a quelques modifications qui ont été particulièrement étudiées pour la rate et pour le foie.

Habitus extérieur. — Il s'est quelque peu modifié ; on constate une coloration jaunâtre, marquée surtout au plan antérieur du corps ; cette coloration est prononcée, dans les formes bilieuses, au point de constituer une véritable jaunisse.

Rate. — Elle est plus manifestement hypertrophiée ; c'est dans ces conditions que son volume peut être assez augmenté pour qu'elle déborde les fausses côtes en empiétant du côté de la ligne médiane (hypertrophie transversale). — La capsule d'enveloppe est épaissie ; elle est devenue partiellement adhérente au diaphragme ; les tractus fibreux intracapsulaires sont plus apparents.

Il faut, cependant, savoir que ces lésions chroniques se compliquent, dans les cas mortels, de raptus hémorragiques plus ou moins étendus et de malacie partielle de la capsule. Le pigment mélanique ne se trouve plus seulement dans les cellules de la rate et dans les leucocytes qui y sont inclus, mais aussi dans les lacunes du tissu conjonctif et de la capsule, de sorte que l'organe, même après lavage, présente une teinte caractéristique.

Foie. — Son poids égale deux kilogr. et plus ; épaississement de la capsule de Glisson ; adhérences étendues avec le diaphragme ; — le tissu, au lieu d'être exsangue et de présenter l'aspect de foie demi-cuit, marbré d'un piqueté brun noirâtre, offre une coloration jaunâtre (cuir de Russie, a-t-on dit) ; les vaisseaux et les ramifications biliaires laissent exsuder à la coupe une assez grande quantité de bile, la vésicule en est distendue ; — les espaces portes sont devenus plus apparents ; ils sont constellés de points noirâtres ; les faisceaux conjonctifs plus visibles se retrouvent dans les lacunes et, parfois, dans les fissures ; ils sont partiellement mélanémiques.

A ces lésions subinflammatoires sont jointes des lésions plus ou moins étendues et généralisées de raptus hémorragiques, de malacie partielle des trabécules (ramollissement rouge).

Intestins. — En cas de déterminations abdominales, c'est chez ces malades que l'on trouve les lésions pseudo-dothiénentériques. La psorentérie est très nette, les plaques agminées sont tomenteuses, partiellement indurées, elles peuvent être exulcérées, il se produit même quelquefois, soit au niveau des follicules isolés, soit en un point des follicules agminés, une véritable perte de substance. Dans les formes dysentériques, les lésions, sans changer d'aspect et de nature, varient de localisation; elles sont plus accusées dans les portions initiales du gros intestin.

Le tube intestinal (partie terminale de l'intestin grêle et gros intestin) peut être tapissé d'une couche hématique semblable, a dit Bérenger-Féraud, pour la couleur et la consistance, à la boue splénique.

Poumons et plèvres. — Le poumon est adhérent aux deux bases, il est partiellement atélectasié; la pigmentation mélanique s'y accuse.

LÉSIONS HISTOLOGIQUES

Elles ont été étudiées particulièrement dans le foie et dans le rein; ces études, déjà anciennes (1888-1890), auraient besoin d'être revues et complétées.

Foie. — ***Fièvres d'invasion*** (examen à un grossissement faible). — Un premier fait attire l'attention, c'est la différenciation entre la zone marginale et les zones centrales des lobules.

Le double réseau trabéculaire et vasculaire a conservé ses dispositions normales au voisinage de la veine centrale; — que, le réseau trabéculaire est aplati par la distension des capillaires, pour peu que l'on s'éloigne du centre du lobule. Toutes les cellules juxtaportales ont cessé d'être ordonnées; elles sont plongées dans un magma granuleux qui les dissocie et les masque.

Au milieu de ce magma, comme dans les capillaires distendus de la zone moyenne, on aperçoit des corps amiboïdes, très réfringents, de dimensions variables, dont un certain nombre sont mélaniques. Cet aspect spécial se reproduit sur les lobules voisins, de sorte que ceux-ci sont nettement délimités et en quelque sorte abrasés par cet exsudat marginal qui constitue des nodules inflammatoires périportaux et multilobulaires. Les espaces portes sont œdématiés; on y constate des amas de leucocytes mononucléaires. Les canaux biliaires n'ont pas changé d'aspect.

A un fort grossissement, on se rend compte que le réseau vasculaire de la zone moyenne est distendu par des hématies empilées au milieu desquelles on trouve de rares leucocytes mononucléés ; par places, quelques cellules sphériques présentent des caractères optiques très particuliers, quelques-uns de ces corpuscules contiennent des granulations mélaniques.

Ces corps sphériques amiboïdes sont abondants dans la zone marginale dissociée; hématies et corpuscules sphériques ont fait irruption dans le réseau trabéculaire; les cellules hépatiques sont écartées les unes des autres, elles ont subi la tuméfaction trouble et, par places, la dégénérescence vacuolaire.

Quand la coupe est traitée par les réactifs appropriés, le magma granuleux où sont noyées cellules du sang et cellules hépatiques s'éclaircit, et on se rend compte que ces dernières sont abrasées ; leur protoplasma est amoindri, les noyaux sont conservés, peut-être même sont-ils plus développés et plus fortement colorés que dans les zones centrales. Les faisceaux conjonctifs des espaces portes et des lacunes contiennent de nombreuses cellules migratrices nucléées, fortement teintées par les colorants. Dans certains leucocytes et dans des cellules endothéliales, on signale de véritables plaques de granulations mélaniques.

Tel est le premier degré de la lésion.

Chez d'autres malades, et souvent chez le même, mais sur d'autres coupes, les constatations sont partiellement différentes.

L'espace périhépatique devient manifeste ; les parois de la veinule sont œdématiées; il existe autour d'elle un exsudat granuleux dans lequel on observe quelques leucocytes mononucléés. Rien de particulier dans les cellules juxta-hépatiques, mais les cellules de la zone moyenne sont aplaties, étirées, nettement comprimées par la distension vasculaire; dans la zone marginale, les cellules ont subi la dégéneresenee vacuolaire et la liquéfaction protoplasmique, toutefois les noyaux sont toujours persistants et ont conservé leur appétence pour les colorants. Il semble que, dans ces cas, une moitié au moins de chaque lobule ait subi une sorte de régression; la fusion de ces zones marginales ainsi altérées constitue des nodules de dimensions variables, mais très nettement apparents.

Les espaces portes sont devenus plus considérables qu'à l'état normal ; on trouve, entre les fibres du tissu conjonctif, des leucocytes abondamment mélanifères; cet œdème des espaces portes s'étend aux lacunes et se continue partiellement le long des fissures, qui sont devenues plus visibles.

Ce sont les mêmes lésions, mais elles sont plus étendues et plus prononcées.

Fièvres de réinfection. — Les lésions sont caractérisées par l'inflammation catarrhale des canaux biliaires, l'apparition de néo-canalicules; par des lésions scléreuses des canaux portes et de la capsule d'enveloppe. Il y aurait lieu, en outre, de signaler des infarctus hémorragiques qui, sans être particuliers aux formes de réinfection, y sont plus fréquemment observés que dans les fièvres d'invasion.

1° Gonflement œdémateux de la capsule de Glisson et du tissu conjonctif des espaces portes; infiltration par cellules migratrices, particulièrement au voisinage des canaux biliaires. Quelques néoformations biliaires extralobulaires; inflammation des canaux biliaires dont les cellules se sont hyperplasiées et forment bouchon dans la lumière du canal;

2° Hyperémie congestive de tout le réseau capillaire sans compression notable des trabécules; — tuméfaction granuleuse des cellules hépatiques. — A la périphérie des lobules, dissociation des trabécules par exsudat congestif; irruption, dans cette zone, d'hématies et de leucocytes mononucléés qui, par places, forment de véritables nodules. Abrasion et dégénérescence vacuolaire des cellules de cette zone dont le protoplasma est étoilé de corpuscules sphériques amiboïdes; il ne s'agit pas d'une dégénérescence graisseuse de ces cellules; l'acide osmique est sans action.

Par places, véritables nodus d'hépatite parenchymateuse. Au voisinage d'une travée porte, constituée presque uniquement par la prolifération des cellules conjonctives, les trabécules sont distendues, les corps cellulaires ont cessé d'être distincts les uns des autres, les noyaux sont conservés et très visibles : ce sont cellules régulièrement cubiques, se continuant manifestement avec les trabécules voisines juxtaposées, qui se mettent au contact les unes des autres et forment nappe continue avec effacement complet du réseau vasculaire, reconnaissable seulement, par places, à la présence de colonnes où les globules rouges sont empilés, et de cellules endothéliales mélanifères; par ci par là quelques leucocytes;

3° Dans certains points, la zone moyenne des trabécules est elle-même dissociée, déchiquetée; seules les cellules péri-hépatiques ont conservé leur disposition radiée; mais l'aspect de cette zone reste très distinct de celui de la zone marginale. On se rend facilement compte que ces cellules sont simplement noyées dans une véritable infiltration hémorragique; c'est une tache brune ou jaunâtre à côté de la tache grisâtre et fortement réfringente des zones marginales.

Intestins. — Trois ordres de lésions histologiques :

1° Hyperémie congestive de tout le réseau vasculaire avec prédominance à certains points d'élection;

2° Lésions catarrhales de la portion terminale de l'intestin grêle; lésions catarrhales des ampoules du gros intestin;

3° Dans l'iléon et le gros intestin, lésions phlegmasiques et nécrobiotiques des amas lymphoïdes épars dans la sous-muqueuse et la portion superficielle de la celluleuse; nécrose sèche par îlots dans la portion terminale.

I. — Tout le réseau vasculaire de la sous-muqueuse et des villosités est distendu par le sang. La couche vasculaire sous-muqueuse est notablement augmentée de volume; elle occupe sur les coupes une étendue aussi grande que la muqueuse elle-même; les capillaires veineux et les veinules forment de véritables sinus bourrés de globules sanguins. On constate, en outre, une infiltration œdémateuse des fibres lamineuses du voisinage, avec infiltration leucocytique des lacunes.

L'hyperémie vasculaire, notable dans la couche de Dœllinger, se continue à travers la musculeuse jusqu'à la séreuse. Elle est plus spécialement accentuée dans la partie sous-glandulaire du chorion de la muqueuse, où elle forme de véritables lacs entourant la membrane propre de la glande; les capillaires des villosités présentent la même apparence.

Ces phénomènes sont surtout accusés à la portion initiale du duodénum. Ils se retrouvent dans les portions initiales du gros intestin; en ces points, les vaisseaux présentent souvent de véritables thrombus blancs constitués par la fusion et l'agglomération de leucocytes granuleux.

II. — Dans les portions terminales de l'intestin grêle, dans la portion cœcale du gros intestin, le chorion de la muqueuse est infiltré, dans la zone sous-glandulaire, de cellules lymphoïdes (leucocytes mono-nucléaires) se colorant fortement par le carmin, et constituant, par places, de véritables agglomérats. A ce niveau, les glandules sont écartées par l'épaississement du stroma, elles sont abrasées, déjetées, irrégulières; les cellules, dont les noyaux sont très apparents, sont distendues, utriculeuses. Quand la préparation a été montée avec soin, on trouve à la partie superficielle de la muqueuse, et la coiffant en quelque sorte, un stratum partiellement granuleux, infiltré de leucocytes, le plus généralement vitreux, se colorant uniformément par le carmin en rose tendre, laissant voir quelques rares hématies, et un certain nombre de leucocytes formant de véritables masses protoplasmiques... stratum diphtéroïde intimement adhérent à la couche sous-jacente.

III. — La lésion la plus importante consiste en des *folliculites* qu'on observe au voisinage de la valvule iléo-cœcale, en des *escarres sèches* nécrobiotiques de l'S iliaque et du rectum.

La *folliculite*, à sa première période, est représentée par l'augmentation de volume des amas lymphoïdes, avec congestion vasculaire périfolliculaire... A ce niveau, la muqueuse présente, en outre, une infiltration fibrineuse diphtéroïde interstitielle qui explique son aspect tomenteux et ses irrégularités de surface.

A un degré plus avancé, c'est un véritable bourbillon dont la constitution et l'aspect rappellent, à s'y méprendre, les granulations observées dans le foie.

C'est souvent un véritable thrombus blanc constitué par une agglomération de leucocytes conglomérés et fusionnés, devenus granuleux..., il occupe la même situation que les follicules clos, étant enchâssé dans la partie superficielle de la celluleuse, refoulant la membrane de Brucke que souvent il a rompue. La couche glandulaire a disparu à ce niveau; du côté de la cavité intestinale, le sommet du bourbillon est coiffé par une couche granuleuse où abondent des leucocytes distincts, correspondant à la partie profonde du *chorion* de la muqueuse en voie de nécrose.

Parfois, c'est un thrombus hématique. A un grossissement faible, cet amas granuleux est jaune verdâtre, imprégné par la matière colorante du sang ; au milieu des masses protoplasmiques, et à sa périphérie, on retrouve de nombreuses hématies épanchées, vitreuses, formant un véritable lac autour de ces bourbillons.

Le processus de destruction et d'élimination de ce corpuscule n'est pas celui de la suppuration franche ; c'est une désagrégation moléculaire. Les éléments se fragmentent en grosses granulations réfractaires aux agents colorants.

Reste, pour être complet dans cette étude synthétique, à parler des *exulcérations fissurales* et des *escarres sèches* observées au sommet des plis longitudinaux, particulièrement dans le gros intestin.

Deux faits à signaler :

D'abord un œdème inflammatoire, au niveau de ces bosselures, de la celluleuse distendue, dans sa partie vasculaire, par un infiltrat vitreux considérable, coloré en rouge vif par le carmin, remplissant les lacunes du tissu conjonctif, refoulant la membrane de Brucke, et rendant saillante, à ce niveau, la muqueuse qui forme proéminence.

Souvent, mais non toujours, la partie la plus saillante de cette muqueuse subit une exulcération fissurale s'étendant dans le sens du grand diamètre de la bosselure ; le fond de la perte de substance est constitué par la couche sous-glandulaire ; le chorion a subi la dégénérescence granuleuse ; les cellules épithéliales persistantes sur les bords sont hyperplasiées, transformées en blocs vitreux, hyalins, sans noyaux visibles ; la couche voisine de la celluleuse a subi la transformation scléreuse.

Quand la lésion est plus avancée, la musculeuse de Brucke a disparu, le fond de l'ulcère est constitué par la couche fibreuse de la celluleuse, qui subit progressivement, de la périphérie à la profondeur, une véritable escarrification.

Reins. — La capsule d'enveloppe est épaissie, œdémateuse. L'examen histologique révèle une hyperplasie avec tuméfaction granuleuse de l'épithélium des tubuli contorti ; ces lésions sont moins accusées dans les glomérules, et ne se retrouvent pas dans les tubes droits qui ne présentent d'autres altérations que leur oblitération partielle par des cylindres granulo-albumineux et parfois colloïdes.

Exsudat intratubulaire distendant la totalité des tubes contournés et la presque totalité des tubes de la région centrale du lobule.

L'épithélium est conservé dans les tubes contournés; les noyaux sont visibles, mais ils paraissent en quelque sorte immergés dans une nappe d'exsudat albumino-fibrineux. Elargissement, par suite de la même lésion, de la zone périglomérulaire, mais intégrité du glomérule et du système artériel. Mêmes lésions dans les tubes droits, mais beaucoup moins prononcées; dans quelques-uns d'entre eux, hyperplasie de l'épithélium obturant la lumière du tube et formant bouchon.

Gonflement œdémateux et infiltration granuleuse des parois tubulaires et des lacunes de Ludwig qui sont élargies. Gonflement analogue de la paroi capsulaire. Les glomérules sont distendus par hyperémie vasculaire ; parfois, mais rarement, exsudat albumineux masquant les anses vasculaires.

Il y a lieu d'insister sur la similitude qui existe entre ces lésions et celles observées dans les hépatites de même origine. Il convient, en outre, de faire remarquer que cette nécrose de coagulation coïncide, dans l'intestin comme dans le foie, avec une hyperémie très marquée, réellement active, des zones de voisinage.

PALUDISME CHRONIQUE

C'est la phase des lésions durables et persistantes ; sous l'influence des réinfections successives, les lésions décrites plus haut s'installent et deviennent permanentes.

Elles sont, avons-nous vu, de trois ordres. Les unes portent sur les cellules parenchymateuses qui subissent la tuméfaction trouble et la dégénérescence vacuolaire, et postérieurement des lésions involutives. Dans le foie, c'est la transformation en épithélium cubique des cellules trabéculaires; dans le poumon, c'est la lésion signalée par Laveran; dans le rein, c'est celle dont Pellarin nous a donné la description.

Les secondes, ce sont les plus considérables, se caractérisent par des hyperémies durables, passives, de tout le système vasculaire sinusoïdal ou lacunaire de l'organe. — Enfin les dernières, celles dont on a le plus parlé parce qu'elles sont macroscopiquement les plus apparentes, consistent dans le gonflement œdémateux et la sclérose des enveloppes, de leurs prolongements dans l'intérieur des organes, et de la trame de soutènement des parenchymes.

Il reste à signaler une caractéristique qui donne l'estampille de la maladie palustre : c'est la constatation du pigment mélanique dans les cellules endothéliales du réseau vasculaire, dans les cellules parenchymateuses, dans les lacunes du tissu conjonctif, dans les leucocytes en circulation ou émigrés. Il se présente d'abord sous forme de granulations peu considérables provenant de la désintégration des corpuscules sphériques amiboïdes (Hémamibes), qui, plus tard, se fusionnent pour constituer des plaques qui sont le plus souvent intra-cellulaires, mais qui, parfois, deviennent libres et que l'on observe particulièrement dans les lacunes et les espaces interfasciculaires du tissu conjonctif. Ces amas sont à ce point abondants que l'organe change de coloration comme il a changé de volume et de consistance... c'est la *sidérose*.

Dans les organes et appareils où les réseaux vasculaires sinusoïdaux et lacunaires sont en contact de voisinage avec une seconde glande emmêlée à la glande vasculaire sanguine, ces appareils excrétoires... réseau biliaire dans le foie, îlot de Langerhans dans le pancréas, système bronchique dans les poumons, glomérules et tubes droits dans les reins, glandes en tubes dans l'intestin, etc..., subissent une inflammation catarrhale qui a pour résultat la prolifération et la desquamation de l'épithélium, en même temps qu'il se produit un épaississement œdémateux et scléreux des tubes et des canalicules glandulaires.

Il s'établit de la sorte, en plus ou moins de temps suivant la fréquence et la gravité des récidives, une augmentation de volume et de poids concurremment avec une augmentation de densité de ces différents organes et des organes similaires.

Les crises aiguës, quand elles ne sont pas de simples rechutes à assez longue distance d'un apport extérieur, y reproduisent, en foyers plus ou moins étendus et distincts, les phénomènes d'œdème inflammatoire, de désintégration granuleuse, de malacie que nous avons décrits, de telle sorte que, le plus souvent, à l'autopsie, on constate l'association de lésions chroniques subinflammatoires et de lésions aiguës nécrobiotiques.

Il est des cas où les premières lésions sont seules constatées ; ce sont ceux où la mort est déterminée par une rechute qui a pris, bien que survenue à distance de toute infection, la forme pernicieuse.

Kelsch a, en outre, décrit, particulièrement dans le foie, une lésion quelque peu différente, caractérisée par l'hyperplasie des cellules hépatiques avec effacement des cylindres vasculaires, organisation en quelque sorte adénomateuse des trabécules qui sont hypertrophiées, ordonnées en bulbe d'oignon, sans avoir pour centre soit un rameau portal, soit une veine sus-hépatique. Ces nodules nous paraissent provenir de la conservation et de l'hypertrophie des cellules de la zone moyenne des lobules groupées en noyaux multilobulaires. Les zones marginales ayant en grande partie disparu par suite de désintégration granuleuse, les cellules persistantes s'hyperplasient et perdent leur activité à cause de leur vascularisation incomplète.

Ainsi se trouvent constituées, pour nous limiter à des syndromes isolés et bien étudiés en clinique : la splénomégalie, l'hépatomégalie et les cirrhoses palustres, la sidérose et les scléroses du rein, du poumon, de l'intestin.

Les lésions analogues du pancréas, de la capsule surrénale, n'ont pas encore d'histoire clinique.

Pareilles lésions macroscopiques et microscopiques se retrouvent en dehors du paludisme, mais elles sont isolées et dissociées. Le pigment, que l'on y peut rencontrer, ne présente pas les caractères de la mélanémie vraie ; l'examen ne décèle pas, soit dans la circulation générale, soit dans les circulations splanchniques, tant au cours de la maladie qu'après la mort, la présence des schyzontes et des gamètes de l'hémamibe.

Si nous n'insistons pas, dans notre description, sur ce dernier fait et sur les caractères spéciaux des lésions du système circulatoire, c'est qu'ils ont été étudiés dans la première moitié de ce fascicule.

Les lésions chroniques de l'organe hépatique peuvent se résumer comme suit :

1° Désintégration granuleuse de la zone marginale des lobules avec transformation involutive d'une partie de ces cellules (néo-canalicules) ;

2° Hyperplasie de la zone moyenne dont la circulation est devenue incomplète et transformation adénoïde, au sens donné par Kelsch. Toutefois, au voisinage de la capsule d'enveloppe et de ses prolongements, au lieu de cette hyperplasie, on trouve des lacs hématiques ayant isolé et dissocié les cellules ;

3° Intégrité relative de la zone juxta-hépatique ;

4° Gonflement œdémateux et cirrhose partiellement scléreuse des espaces portes et des lacunes ;

5° Lésions catarrhales des ramuscules biliaires ;

6° Œdème congestif sous-capsulaire déterminant l'épaississement et des transformations scléreuses étendues de la membrane d'enveloppe avec adhérences au diaphragme ;

7° Enfin infiltration mélanémique des espaces conjonctifs interfasciculaires, des leucocytes épanchés dans les espaces et dans les trabécules ; blocs de pigment extra-cellulaires.

Les mêmes processus se reproduisent dans les autres organes, les localisations de ces différentes altérations étant commandées par la fonction des éléments.

PALUDISME CHRONIQUE

L'impaludisme chronique (phase tertiaire) présente à l'observateur, comme les phases précédentes, des crises fébriles intercurrentes produites par des rechutes et des récidives.

En plus, il se traduit par un état morbide persistant qu'avec les anciens observateurs nous dénommerons : l'*anémie palustre avec congestion et hypertrophie des organes splanchniques.*

ANÉMIE PALUSTRE, SPLÉNOMÉGALIE, HÉPATOMÉGALIE

Anémie, congestion chronique de la rate et du foie, dyspepsie, telle est la triade symptomatique sur laquelle viennent se greffer les manifestations fébriles intercurrentes. Celles-ci varient, comme nous le verrons, suivant les localisations réactionnelles des rechutes et des récidives.

L'*anémie* est particulière ; à la coloration pâle et légèrement jaunâtre des téguments succède une teinte bistrée, terreuse, tellement fréquente chez tous ceux qui vivent ou ont vécu sous les tropiques qu'elle peut être considérée comme l'empreinte du milieu ; parfois le teint se bronze, la figure devient osseuse, la peau est sèche, toutes les réserves adipeuses disparaissent ; l'amaigrissement est notable alors même que la musculature et l'énergie sont conservées. Les muqueuses sont non seulement décolorées, mais elles prennent une teinte gris brunâtre.

Tel est au moins l'aspect habituel. Il est cependant des circonstances et des régions où la pâleur prédomine avec décoloration très accusée des muqueuses, avec une certaine bouffissure des tissus, qui semblent œdématiés, bien qu'ils ne conservent pas l'empreinte des doigts. Ce cachet est celui des enfants du premier et du second âge, et de certains groupes d'adultes vivant dans des conditions particulières de misère, qui les exposent à de fréquentes et graves récidives (malaria des camps, des chantiers publics, des travaux forcés). Toutefois, chez les adultes, en présence de cette forme spéciale d'anémie, il y a lieu de rechercher si le paludisme ne se complique pas d'ankylostomiase ou de cette trypanosomiase signalée récemment au Brésil.

A l'examen du malade, un second fait saute aux yeux; il contraste avec la maigreur du sujet : c'est le développement des flancs droit et gauche; il est visible, pour un observateur informé, dès les premières manifestations du paludisme, mais, à cette période, il force l'attention dès qu'on découvre le malade. Le

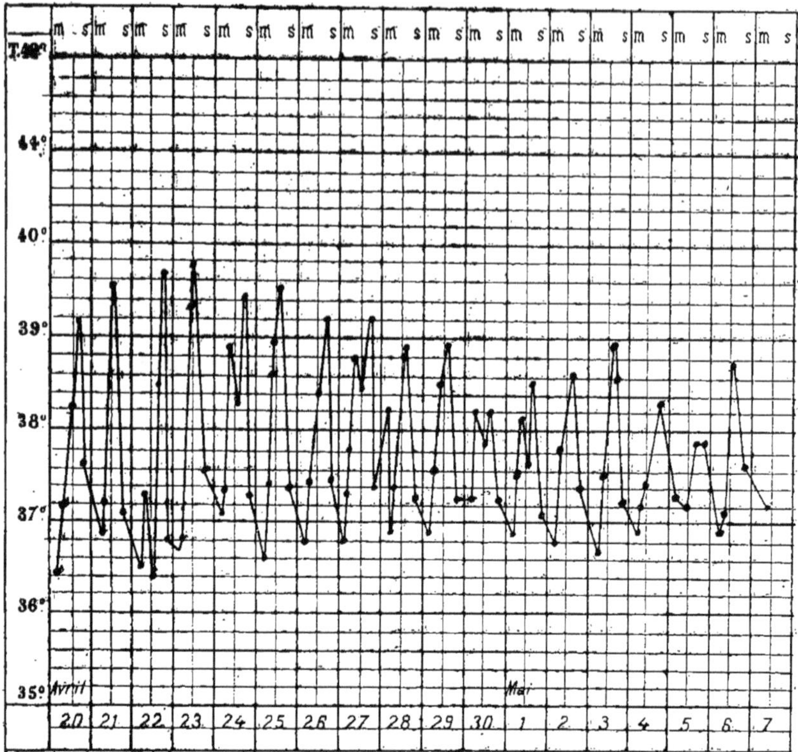

Fig. 135. — Paludisme chronique. — Accès intermittents quotidiens malgré l'ancienneté de l'intoxication, par suite de rénovation récente.

palper corrobore l'impression optique ; il suffit de poser la main bien à plat sur l'un ou l'autre hypocondre pour sentir que les côtes sont refoulées par les organes sous-jacents, la région est tendue et résistante sous la main qui en perçoit très nettement la sensation.

Le développement de la rate se fait surtout dans le sens transversal, comme, au reste, celui du foie; les deux organes se rapprochent progressivement sans déborder outre mesure les fausses côtes en bas. Telle est, au moins, la situation chez les malades qui ont contracté leur impaludisme à l'âge adulte. Ce n'est que chez les enfants, et chez les impaludés dont l'intoxication date de l'enfance, que l'on trouve un gâteau splénique débordant nettement les fausses côtes et descendant dans le flanc, tel qu'on le recherche pour établir l'index endémique.

La percussion permet de préciser les données obtenues par la palpation, et de délimiter facilement les deux organes du côté de l'abdomen. Mais nous répéterons que cette percussion de la région abdominale ne donne qu'un des éléments d'appréciation ; il faut savoir rechercher en arrière et en haut, la face convexe de ces organes ; le plus souvent, ils remontent en haut et en arrière plus qu'ils ne descendent dans les hypocondres. Comme il persiste, entre la paroi et le diaphragme refoulé et accolé, une lame pulmonaire, il faut savoir éliminer sa sonorité pour retrouver, derrière elle, le foie et la rate à la percussion profonde.

Si l'on prend ce souci, on se rendra compte que non seulement la rate est percutable sur six à huit centimètres dans la région antérieure, mais qu'elle est, comme le foie, notablement hypertrophiée et que ces organes se logent presque entièrement dans la gouttière costo-diaphragmatique; il ne peut en être autrement en raison des adhérences étendues et solides qu'ils contractent avec le diaphragme.

Les sensations du malade sont diverses ; celles dont il parle le plus volontiers ont trait à des phénomènes *dyspeptiques*.

L'appétit est généralement conservé, bien qu'irrégulier, mais les digestions sont laborieuses ; elles ont cessé d'être indolentes, au moins dans tout le cours de la seconde digestion ; on peut même dire, d'une façon générale, que les organes digestifs, dans leur ensemble, sont désagréablement sensibles, spontanément et à la pression, en dehors des périodes de plénitude de l'estomac.

Trois à quatre heures après le repas, le ventre toujours gonflé se distend au point que la compression des vêtements ne peut plus être supportée ; cette sensation se prolonge durant tout l'après-midi jusqu'au repas du soir ; elle cesse à cette heure pour reprendre vers les dix heures. Le sommeil est pénible, traversé de cauchemars. Pour réduire au minimum ces malaises nocturnes, le malade dort sur le côté gauche, une des cuisses étant repliée sur le bassin ; il lui devient pénible de s'allonger complètement dans le lit.

Cette dyspepsie gastro-intestinale s'accompagne d'éructations fréquentes, rarement acides, et de production abondante de gaz dans l'intestin. Le matin, la bouche est pâteuse, et le sommeil, au lieu d'être un réconfort, laisse une impression de fatigue.

Chez nombre de malades, ces phénomènes dyspeptiques s'accompagnent souvent d'accidents migraineux, et souvent aussi d'une infériorité cérébrale caractérisée par l'apathie intellectuelle, l'amnésie verbale et une grande irritabilité du caractère.

Les selles sont rares et incomplètes, la constipation est la règle, mais elle est traversée de crises lientériques qui sont la sommation de l'inertie de tous les organes de la digestion, inertie qui trouve son explication dans les lésions que nous avons signalées du côté du foie, du pancréas et des glandes intestinales.

Ces phénomènes, considérés en eux-mêmes, n'ont rien de très spécial; ils se rencontrent dans nombre d'états morbides, mais l'indication causale ressort des anamnestiques, de la filiation et de la concordance des symptômes.

Ils conservent une caractéristique que nous rencontrerons toujours dans l'histoire entière du paludisme....., celle d'atténuations et d'exacerbations paroxystiques. Nous ne parlons pas ici de rechutes ou de récidives fébriles, mais simplement de phénomènes intercurrents d'asthénie, de dépression générale, qui surviennent à des époques assez régulièrement périodiques, et constituent, à ces dates, une véritable surcharge à ce tableau :

A des journées, où l'impaludé est relativement satisfait de son état de santé, en succèdent d'autres où il a la notion aiguë de sa fatigue morbide. Tout effort physique et intellectuel entraîne du surmènement ; la céphalée est gravative; le bruit et la lumière sont particulièrement désagréables au patient qui aspire au repos complet; il recherche l'isolement. Ce sont des après-midi très pénibles, car l'exaspération des phénomènes se limite souvent à une demi-journée. Quand vient le soir, le malade est à bout de forces et d'énergie ; il se jette, sans parfois prendre le souci de se dévêtir, sur un lit où il tombe comme une masse; il se réveille, au bout de quelques heures, défatigué et relativement alerte; ce premier sommeil a été habituellement accompagné d'une sudation abondante. Le matin, au réveil, comme toutes les impressions ne sont que relatives, il se trouve plus dispos que les jours précédents, car la comparaison s'établit entre les sensations du moment et celles de la veille.

Pendant deux à trois jours, la même série de malaises se reproduit, aux mêmes heures, pour évoluer de la même façon ; au quatrième jour, cette crise n'est plus qu'ébauchée; puis vient un répit qui, suivant les saisons et les conditions d'hygiène individuelle, varie d'une ou deux semaines à un ou deux mois. Le malade croit et dit se bien porter.

Dans ces conditions, la vie se trouve faite de deux moitiés : l'une où tout est au mieux; l'énergie physique est entière; le travail intellectuel est facile... *Mens sana in corpore sano ;* — et une autre, heureusement de plus courte durée, mais à retours périodiques, où l'on n'est plus soi-même; les forces ont baissé ; la capacité de travail, de quelque espèce qu'il puisse être, est amoindrie ; l'irritabilité du caractère s'accuse ; sommeil... digestion... actes divers de la vie physique et morale s'accomplissent péniblement et laborieusement... les sensations prennent une acuité maladive.

PNEUMO-PALUDISME

Il est un dernier syndrome de l'impaludisme chronique dont on parle moins que des précédents; sans être aussi constant, il s'observe, cependant, dans la grande majorité des cas, et particulièrement chez tous les malades qui ont contracté le paludisme avant l'âge adulte. C'est le *pneumo-paludisme.*

En traitant des localisations pectorales des fièvres de réinfection, nous avons retracé les traits descriptifs des déterminations initiales du paludisme du côté des organes thoraciques. Il nous reste à étudier les déterminations chroniques qui s'installent en quelque sorte à demeure, et qui constituent une lésion permanente sur laquelle viennent fréquemment se greffer des poussées aiguës ou subaiguës. La lésion chronique est représentée par la sclérose de la trame pulmonaire, par la sidérose du parenchyme, fréquemment par des lésions involutives étudiées par Laveran, et constamment par des pleurites adhésives dont l'étendue et la localisation varient, et qui sont la conséquence des poussées de périsplénite et de périhépatite qui se reproduisent à chaque infection.

Les phénomènes aigus intercurrents sont ceux que nous avons précédemment décrits : œdème congestif, hyperémie phlegmasique des alvéoles, et, consécutivement, raptus hémorragiques et atélectasie de certaines portions des poumons.

Ces lésions affectent, suivant les régions et surtout suivant les âges, une localisation prédominante, soit aux sommets (paludisme de l'enfance et de la jeunesse), soit aux bases (paludisme des adultes)... Cette dernière localisation est plus prononcée à l'une des bases qu'à l'autre, et, ici, la race semble intervenir : c'est la base gauche qui est surtout atteinte chez les indigènes comme chez les jeunes gens ; c'est la base droite, chez les malades européens. Chez ces derniers, le foie est plus fréquemment en cause en raison du régime et des habitudes alimentaires.

Comme l'indique Gaide, et comme nous l'avions signalé dans nos rapports de 1886 à 1890, la symptomatologie du pneumo-paludisme est très variable, car on doit comprendre sous cette dénomination non seulement les manifestations chroniques et persistantes, mais également les poussées aiguës intercurrentes ;

il se traduit en effet tantôt par de la bronchite simple, tantôt par de la fluxion de poitrine, tantôt par de la broncho-pneumonie et de la congestion pulmonaire, limitée plus particulièrement aux bases, ou constatée aux sommets ainsi qu'aux bases.

Ces déterminations sont habituelles chez les impaludés indigènes ; très rares sont ceux chez lesquels l'auscultation ne relève pas ces phénomènes anormaux à chaque reprise de la fièvre, et souvent dans l'intervalle de ces reprises.

De ces considérations sommaires il reste à tirer la conclusion que l'étude du pneumo-paludisme comprend deux groupes de faits assez distincts : le pneumo-paludisme du sommet ; le pneumo-paludisme des bases ; autrement dit : les pseudo-tuberculoses, et les pseudo-pleurites, qui, elles-mêmes, prêtent à la méprise avec les formes pleurales de la tuberculose.

PNEUMO-PALUDISME DES SOMMETS

Dans la forme isolée et décrite par de Brun, il y a deux faits : d'une part, une lésion chronique avec localisation prédominante sinon au sommet au moins dans la partie supérieure du poumon ; — et, de l'autre, une congestion aiguë, active, phlegmasique, de cette zone de l'organe. Ce dernier fait est un phénomène intercurrent dû, soit à des récidives du paludisme rénové, soit à des rechutes sans apport exogène.

Cette localisation aux sommets et les manifestations qui en sont l'expression s'observent particulièrement dans la première et la seconde enfance, probablement parce qu'à cet âge le fonctionnement de cette portion des poumons est plus actif qu'il ne le devient à l'âge adulte ; elle se retrouve chez les adultes qui ont contracté le paludisme au cours de leurs premières années.

Gaide, après nous, a particulièrement étudié ces déterminations dans le paludisme exotique ; nous empruntons à ses observations les principaux traits descriptifs de ces cas.

La lésion *chronique* et *persistante* se traduit par un essoufflement facile, par la rudesse de la respiration au niveau indiqué et par du retentissement de la voix, par l'existence, a dit le professeur de Beyrouth, d'un souffle expiratoire avec absence de râles. Les phénomènes fonctionnels se limitent à une toux sèche, parfois fatigante, procédant par quintes, qui surviennent le matin, et qui sont rapidement calmées par des médicaments anodins, mais, plus particulièrement, par le traitement causal de la maladie générale.

Ces phénomènes fonctionnels restent à l'état en quelque sorte latent en dehors des RECHUTES intercurrentes, mais celles-ci, qu'elles se traduisent par des accès francs ou par des accès frustes, s'accompagnent, chez ces malades, de phénomènes thoraciques qui, chez eux, sont les plus précoces, les plus accusées et les plus persistantes des manifestations caractérisant l'accès isolé ou en série. Les faits cliniques suivants en sont des exemples probants :

1° Anémie palustre très accentuée; hypertrophie très marquée de la rate. Accès de fièvre le jour de l'entrée et les suivants. Toux et expectoration nulles, mais respiration nettement soufflante au sommet droit, obscurcie au sommet gauche; rien à la percussion en avant ; en arrière, submatité et râles à la base gauche. Disparition de ces phénomènes avec la fièvre;

2° Cachexie des plus accusées avec foie et rate énorme ; début d'ascite. Œdème à la face et aux jambes et troubles nerveux périphériques. Toux de moyenne intensité, mais expectoration purulente très abondante. A l'examen de la poitrine : submatité aux deux sommets; à droite, râles humides; à gauche, respiration soufflante. Présence de râles fins sous-crépitants et rhonchus aux deux bases, surtout à droite. Au vingtième jour, amélioration bien nette; respiration presque normale aux sommets;

3° Fatigue générale bien accusée; hypertrophie du foie et de la rate. Un peu d'engouement pulmonaire des sommets. Le quinzième jour après son entrée, réveil du paludisme; symptômes concomitants de bronchopneumonie : submatité et souffle à la base gauche; rhonchus et sibilances dans le reste de la poitrine. Guérison complète après deux mois de traitement;

4° Malade très fatigué; fièvre élevée (39°,6); hoquet; teint subictérique; douleurs vives sur tout le thorax; point de côté à gauche, à la base du poumon, où on entend de légers frottements pleuraux. Respiration soufflante aux deux sommets ; rhonchus et sibilances dans toute la poitrine, en dehors de la base gauche. Toux quinteuse, crachats striés de sang ; dyspnée forte. Guérison complète après quarante jours de traitement.

Dans tous ces cas comme dans ceux cités plus loin, l'examen prolongé des crachats ne donna que des résultats négatifs.

En cas d'infection active, RÉCIDIVES, surviennent des complications congestives et phlegmasiques semblables à celles dont nous avons donné la description en traitant des formes pectorales des réinfections de la période secondaire.

Les faits cliniques suivants en retracent sommairement le tableau :

1° Malade très anémié, très amaigri; poids : 44 kilogr. Fièvre continue depuis une semaine. Examen de la poitrine : en avant, aux deux sommets, rudesse respiratoire à l'inspiration avec expiration un peu prolongée... Quelques rhonchus à droite et sibilances à gauche. Rhonchus et respiration rude aux deux bases. Toux et expectoration sans caractère précis. A la sortie, toujours quelques râles de congestion au sommet droit; état général satisfaisant. Le médecin qui l'avait dirigé sur l'hôpital avait signalé : tuberculose pulmonaire avec craquements aux sommets et crachats sanguinolents;

2° Submatité légère au sommet gauche; respiration un peu soufflante aux deux sommets, rude en arrière aux deux bases. Ni toux, ni expectoration, ni sueurs nocturnes. Mêmes signes à la sortie après 32 jours de traitement, mais l'état général est satisfaisant.

On avait noté avant l'admission : hémoptysies, craquements aux sommets, et porté le diagnostic erroné de tuberculose;

3° Cachexie palustre des plus accusées avec foie et rate énormes; début d'ascite; œdème à la face et aux jambes, et troubles nerveux périphériques. Toux de moyenne intensité, mais expectoration purulente très abondante. Examen de la poitrine : submatité aux deux sommets avec râles humides à droite; à gauche, respiration soufflante, présence de râles fins sous-crépitants et rhonchus aux deux bases, surtout à droite. Après 12 jours de traitement, amélioration bien nette, respiration normale aux sommets.

Parfois, les poussées fébriles et congestives des rechutes et des récidives se traduisent par des crachats hémoptoïques, quelquefois même par des hémoptysies. On comprend, par suite, combien de pareils cas peuvent prêter à la méprise. Dans une observation, dont Lèques nous a donné la relation, l'examen des crachats, négatif en ce qui concerne le bacille de Koch, permit de retrouver des hématozoaires qui abondaient, en outre, dans le sang de la circulation générale. Marchoux a signalé des faits analogues.

Il nous semble intéressant de reproduire le résumé de ce cas en l'empruntant au compte-rendu qu'en a donné notre collègue Arnaud :

Il s'agit d'un matelot, évacué en octobre 1897 de la Crète sur l'hôpital militaire de Marseille pour fièvres intermittentes et laryngo-bronchite.

Cet homme a tous les attributs d'un paludisme grave : teint

jaune terreux cachectique, rate grosse, foie volumineux, cœur hypertrophié avec souffle à la pointe, embarras gastrique léger ; trace d'albumine dans les urines, etc.

Dans le tiers supérieur du poumon droit, en arrière, on trouve des signes nets de congestion pulmonaire ; les crachats examinés ne décèlent pas de bacilles de Koch, mais, par contre, permettent d'y constater de nombreux hématozoaires flagellés. On trouve aussi des corps sphériques et des corps en croissant en grande quantité dans le sang.

A ce moment, le malade présentait une poussée subaiguë de congestion du sommet, avec crachats sanguinolents. Le traitement par la quinine améliore rapidement cet état, mais des accès de fièvres se reproduisent, et, avec chacun d'eux, les phénomènes congestifs augmentent sans avoir le temps de disparaître complètement pendant les périodes apyrétiques. Le treizième jour de son séjour à l'hôpital, une nouvelle fluxion se produit intéressant les deux sommets ; la température s'élève à 40° ; une crise de toux prolongée survient et le malade succombe dans la nuit.

A l'autopsie, on ne trouve aucune trace de tuberculisation ; l'examen microscopique de coupes ne révèle rien de plus que les lésions habituelles de l'impaludisme chronique... Cette autopsie, conclut Arnaud, nous montre que la lésion pulmonaire était bien réellement due au germe malarigène lui-même, et non au bacille de Koch (1).

PSEUDO-PLEURITES DES BASES

La localisation prédominante des lésions aux sommets n'est pas le fait le plus habituel ; la pleurésie sèche adhésive des deux bases, avec prédominance, chez les indigènes, au côté gauche, est plus fréquemment observée.

Il importe de ne pas oublier que cette lésion demande à être recherchée attentivement ; la submatité est très peu accusée ; le poumon n'est pas refoulé, il descend jusque dans la gouttière costo-vertébrale où il est maintenu par de solides adhérences. Par suite, la respiration peut s'entendre jusqu'à ce niveau ; il n'y a pas de bronchophonie. Les phénomènes locaux se réduisent à une submatité diffuse, étalée ; à du retentissement de la voix sans bronchophonie vraie ; à de rares frottements et à un peu de rudesse de la respiration.

(1) O. Arnaud, Compte rendu analytique (*Archives de médecine militaire*, 1898, t. XXXII, p. 308).

Dans ces conditions, on a souvent à redresser les erreurs d'un diagnostic, qui, appuyé sur l'analogie de ces signes avec ceux de la tuberculose ordinaire (forme pleurale), tend à faire rentrer ces déterminations dans le cadre de cette dernière affection.

L'observation prolongée du malade fournira les éléments les plus importants de la différenciation des deux maladies. A peu de jours d'intervalle, là où l'examen faisait constater les signes les plus accusés de bronchite, de broncho-pneumonie, de pleuro-pneumonie suspecte, on ne retrouve plus que des manifestations très atténuées et parfois des signes négatifs.

« Il arrive que les signes sthétoscopiques sont tout à fait nuls, les malades ne présentant absolument rien d'anormal à l'examen de la poitrine, ou bien ne présentant que quelques signes de bronchite simple. Comment expliquer de tels faits, concilier une telle constatation avec le diagnostic primitif, si l'on n'admet pas que, lors de l'auscultation de ces malades aux premiers examens, ceux-ci faisaient une poussée congestive, du côté des bronches ou aux sommets pulmonaires, sous l'influence d'une atteinte aiguë de fièvre palustre ? Il nous paraît difficile de donner une autre explication de pareils cas de pseudo-tuberculose d'origine palustre, qui en ont imposé pour un début de tuberculose proprement dite. »

Ces localisations pleurales, quand l'attention est éveillée, sont très reconnaissables, et, alors même que le malade n'en parle pas ; les signes constatés permettent à longue distance, chez des jeunes gens originaires des colonies, et vivant depuis de longues années en France, de poser le diagnostic de paludisme infantile, diagnostic que viennent corroborer la percussion de la rate, et, parfois celle du foie, et aussi les souvenirs de l'intéressé quand on l'interroge à cet égard.

« Même chez les malades, qui sont signalés, comme étant en possession de « signes importants (craquements) de tuberculose aux deux sommets », l'examen microscopique des crachats fait à plusieurs reprises ne permet de découvrir aucun bacille de Koch.

« Chez de nombreux malades, l'autopsie a permis de fixer le diagnostic en ne faisant découvrir aucune granulation tuberculeuse, mais en montrant de la congestion et de l'induration pulmonaire au sommet droit, et de la fonte purulente du lobe inférieur du poumon gauche, avec pus également dans la plèvre de ce côté, et adhérences pleurales généralisées, d'où la conclusion que ces malades avaient succombé à une pleuro-broncho-pneumonie, ou mieux à une pleuro-congestion (type Potain), car les phénomènes pleurétiques avaient été bien masqués, avant le décès, par la congestion pulmonaire (1). »

Nous avons eu occasion, après Duponchel, d'appeler l'attention des cliniciens sur ces considérations, dans notre mémoire de 1886; les travaux du professeur de Brun, de Beyrouth, et ceux de Crespin ont confirmé et développé nos conceptions.

Nos camarades ont complété cette étude en la poursuivant dans le milieu colonial où nous avions puisé nos renseignements.

Il reste, toutefois, à élucider plus à fond l'anatomie pathologique des lésions correspondantes en établissant la distinction qui s'impose entre les lésions chroniques persistantes, et les lésions congestives et inflammatoires intercurrentes qui souvent ont occasionné la mort; nous y reviendrons plus loin.

CRISES FÉBRILES DE L'IMPALUDISME CHRONIQUE

Ces fièvres proviennent de rechutes ou de récidives, et se caractérisent comme suit, quand elles ne donnent pas lieu à des déterminations pleuro-pulmonaires.

RECHUTES

Les rechutes s'observent à toutes les époques de l'année, mais plus fréquemment au printemps et à l'automne, sans qu'il soit toujours possible, à la saison endémo-épidémique, d'établir la distinction entre une rechute et une récidive provenant de réinfections peu actives. Dans l'un et l'autre cas, la crise se produit sous forme d'accès intermittents.

Ces rechutes du paludisme chronique ne se différencient pas de celles du paludisme secondaire au point de vue parasitaire non plus qu'au point de vue clinique. Le plus souvent, la forme parasitaire constatée est celle de la tierce bénigne, particulièrement dans les rechutes qui surviennent à la saison hiberno-vernale, mais, à l'opposition de ce qu'on observe en Europe, fréquents sont aux colonies les cas où l'on retrouve les formes jeunes, bien qu'il s'agisse de paludisme chronique; l'âge du parasitisme n'est pas celui de la maladie.

Cette conclusion, admise de longue date, a été confirmée par les travaux poursuivis par Mathis et Brengues et par les faits que nous résumons ci-dessous.

1° Un malade, ayant fait des séjours antérieurs en Algérie et

(1) GAIDE, Pseudo-tuberculose d'origine palustre (*Annales d'hygiène et de médecine coloniales*, 1903, p. 675).

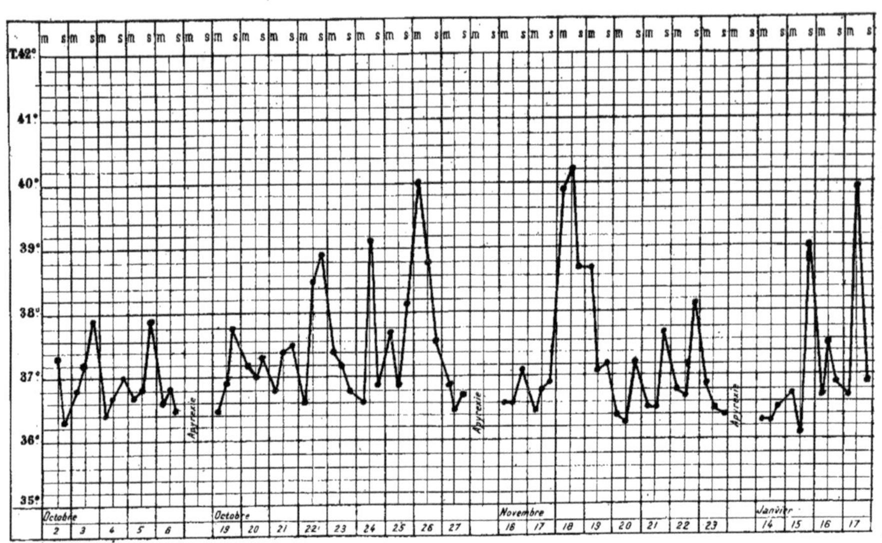

Fig. 136. — Périodicité et horaires des accès dans le paludisme chronique.

à Madagascar, a présenté, dans la colonie, sa première manifestation fébrile quatre mois après son arrivée; le dernier accès date de quelques jours. Amaigrissement, faiblesse générale; rate peu hypertrophiée, indolore. Accès caractérisés par de forts frissons avec sueurs abondantes. Anémie très prononcée.

Examen du sang. — 4 octobre : apyrexie ; négatif.
24 octobre : plein accès (39° 1) ; schizontes, gamètes.
26 octobre : plein accès (40°), formes adultes du type tierce.
14 novembre : apyrexie ; négatif.
18 novembre : plein accès (40°2) ; formes jeunes et adultes.
16 janvier : après l'accès ; formes jeunes et adultes nombreuses.

2° Un homme ayant trois ans de présence au Tonkin présente un accès à type intermittent revenant à peu près tous les quinze jours avec frissons et sueurs. Anémie très marquée; rate non hypertrophiée, douloureuse à la pression.

Examen du sang.— 13 octobre : plein accès (40°,6); formes d'accès et corps en croissant.
23 octobre : plein accès (40°); corps en croissant nombreux; formes annulaires rares.
2 novembre : plein accès (39°,4) ; corps en croissant rares.

3° Un homme ayant deux ans de séjour dans la colonie et ayant fait des séjours antérieurs en Algérie, à Madagascar et au Tonkin a ressenti les premières atteintes du paludisme en Algérie, il y a onze ans. Depuis son arrivée, accès intermittents avec frissons et transpiration abondante. Anémie très marquée.

Examen du sang. — 12 novembre : apyrexie; négatif.
18 novembre : après l'accès ; formes jeunes et adultes du type tierce (schizontes, gamètes).

4° Un homme ayant fait des séjours successifs en Algérie et au Tonkin a eu une attaque de bilieuse hémoglobinurique; depuis cette époque, accès de fièvre assez espacés; depuis l'arrivée, ce malade a eu des accès intermittents éloignés les uns des autres, avec stades de frissons et de sueurs ; diarrhée pendant les accès. Faiblesse générale; pas d'hypertrophie notable du foie ni de la rate.

Examen du sang. — 3 décembre : apyrexie; négatif.
12 décembre : plein accès (39°,8); formes jeunes et adultes du type tierce.
13 janvier : apyrexie; négatif (1).

(1) MATHIS, Observations inédites.

« Les formes parasitaires que nous avons observées le plus souvent (il s'agit, dans les observations de Brengues, de militaires indigènes,) sont les formes jeunes dont la taille égale environ $\frac{1}{5}$ ou $\frac{1}{10}$ du globule sanguin. La plupart des parasites sont pourvus, même très petits, de pigments qui présentent, lorsqu'on les examine à l'état frais, des mouvements actifs. Pendant la période de segmentation, on ne trouve que très rarement la forme en *marguerite ;* on observe le plus souvent la forme en *morula*. La plasmodie est alors constituée par un gros amas central (très rarement par deux amas qui sont, dans ce cas, excentriques) de fines particules de pigment agglomérées, et par un nombre très variable de noyaux enveloppés d'une mince couche de protaplasma située à la périphérie. Les formes en croissant sont relativement rares (1). »

Tout ce qu'on peut dire de particulier, au point de vue clinique, de ces rechutes du paludisme chronique, c'est que les accès cessent d'être des fièvres de la matinée ; ils retardent et débutent vers le milieu du jour ou dans l'après-midi, se prolongent la nuit entière, et se terminent, en moyenne, vers les 8 h. ou 10 h. du matin le lendemain ; le stade de frisson est plus manifeste ; les sudations sont plus abondantes que dans le paludisme aigu ; de plus, les phénomènes d'épigastralgie, d'intolérance gastrique, rares dans les accès francs du paludisme secondaire, s'observent communément dans ces atteintes (fig. 137 et 138).

La symptomatologie se complique par la reproduction, à chaque poussée fébrile, des déterminations qui ont caractérisé les réinfections successives, de telle sorte que, suivant les susceptibilités individuelles, suivant les régions et les races, des accidents intercurrents de biliosité, d'hyperémie active des intestins ou des organes thoraciques viennent se superposer aux manifestations normales.

Nous aurions, par suite, à ajouter aux descriptions déjà données quelques traits distinctifs, mais ils sont de médiocre importance ; il suffit que le clinicien en soit informé pour les retrouver facilement dans les faits de sa pratique. Ils sont, au reste, sommairement indiqués dans les faits cliniques précédents et dans les suivants.

Un malade a eu son premier accès 28 jours après son arrivée à Hatien ; les premiers accès ont été très violents ; au début, quelques *vomissements* bilieux ; période de frisson très marquée ;

(1) Brengues, le Paludisme à Hatien (Cochinchine) (*Annales d'hygiène et de médecine coloniales*, 1902, pp. 202-205).

rachialgie intense. Nombreux hématozoaires dans le sang. — Rate douloureuse et volumineuse.

Dans un autre cas il s'est produit de fréquents accès avant l'entrée au service. Le premier accès depuis l'incorporation a eu lieu

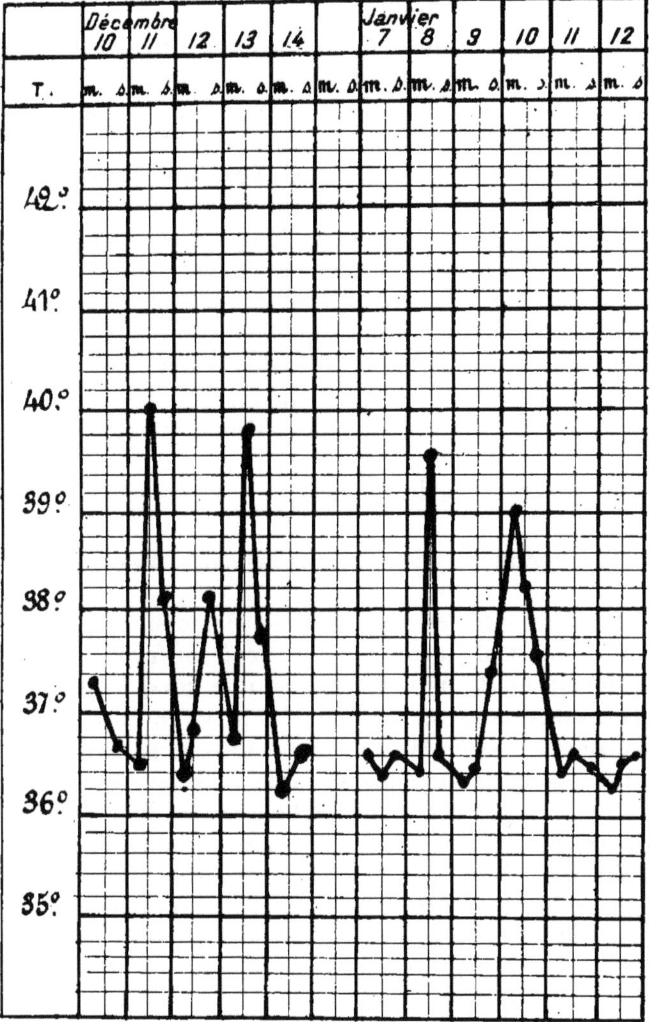

Fig. 137. — Paludisme ancien rénové, formes d'accès non pigmentées de la tierce maligne. — Examen du sang, le 10 décembre, en apyrexie : pas d'hématozoaires. — Le 11 et le 13, en plein accès, examen négatif. — Le 8 janvier, examen positif (parasitisme récemment rénové).

12 jours après son arrivée à Hatien et a été particulièrement violent : céphalalgie intense ; *vomissements bilieux*. Hématozoaires nombreux dans le sang. Rate douloureuse et assez volumineuse.

Un autre malade a eu son premier accès depuis l'entrée au service, 20 jours après son arrivée dans le poste ; accès violents au début d'une durée moyenne de six heures ; rate volumineuse et douloureuse. Nombreux hématozoaires. Parasites petits, en forme d'anneaux contenant un ou deux grains de pigment; pas de croissants. — Malgré le traitement par la quinine associée à l'arsenic, les hématozoaires sont encore nombreux après quinze jours ; quelques croissants.

On attribue ces rechutes à des erreurs d'hygiène parmi lesquelles on note comme étant le plus communément actives : les excès de boissons et d'aliments, l'exposition au soleil, les fatigues, les refroidissements, et particulièrement ceux qui proviennent de bains et de douches froides. Nous n'y contredisons pas, mais nous ne voyons dans ces assertions qu'une part de la vérité. Ces erreurs d'hygiène donnent la fièvre en ce sens qu'elles la rendent perceptible et parfois sévère, mais n'agissent qu'à des périodes déterminées, celles qui correspondent à la pullulation du parasite. Leur influence n'est que favorisante et exacerbante; qu'on veuille bien suivre les malades de près et on apprendra que les mêmes imprudences fréquemment renouvelées sont restées sans effet les jours précédents, alors même qu'elles étaient plus graves; ces rechutes obéissent aux lois de périodicité qui caractérisent la réviviscence du parasite.

RÉCIDIVES.— RÉMITTENTE BILIEUSE GRAVE

On a pu dire que les récidives du paludisme chronique se résument en une seule forme : *la rémittente bilieuse.*

Cette forme était, on le sait, la grande fièvre endémique des pays chauds aux dates où le séjour des personnels se prolongeait dans les colonies, et où la protection contre le parasitisme n'était pas recherchée dans une prophylaxie défensive et médicamenteuse. Elle est encore communément observée, dans notre colonie de la Guyane, chez les transportés et chez les surveillants qui résident longtemps dans des localités malsaines; elle se rencontre aux Antilles chez les « Habitants », dans les colonies de l'Afrique occidentale et de Madagascar chez les indigènes déplacés de leur pays d'origine et chez les anciens résidents. Les Européens, au Tonkin, échappent à ses atteintes, mais les soldats et travailleurs indigènes en sont fréquemment victimes depuis l'époque où la durée de leur séjour dans le Haut Pays a été fixée à une longue période.

Nous avons étudié, en traitant des réinfections du paludisme secondaire, des formes gastro-bilieuses; elles sont moins profondes et moins sévères que la *rémittente bilieuse grave* que nous envisageons ici.

Dans cette dernière maladie, il ne s'agit plus seulement de

biliosité, mais d'ictéricie vraie, initiale et persistante, souvent compliquée de phénomènes putrides au sens que Haspel donnait à ce terme.

Cette « *rémittente bilieuse grave* » est une forme bien spéciale de l'intoxication palustre; elle n'a rien de commun avec la fièvre jaune, dont on est tenté de la rapprocher pour cette raison que le terme de « fièvre jaune » a faussé la conception qu'on doit se faire des fièvres amaryles. Les particularités de sa symptomatologie ont leur raison d'être dans la prédominance des lésions du côté du foie, et secondairement, des reins, mais, contrairement à une opinion que l'on a défendue, ce n'est pas la fièvre qui est symptomatique d'une lésion hépatique, mais bien celle-ci qui est une localisation de l'infection palustre.

Elle en présente, au reste, les caractéristiques anatomiques : hyperémie lacunaire de la zone moyenne des lobules, particulièrement dans les portions de l'organe voisin de la capsule; désintégration granuleuse de la zone portale des trabécules; mélanémie des espaces interfasciculaires et du réseau vasculaire; sidérose des espaces portes; et, en plus, une lésion à peine accusée dans les formes précédemment étudiées, et qui, ici, devient très prononcée et très étendue : la néoformation de canalicules biliaires, la desquamation de l'épithélium des canaux et canalicules extra-lobulaires, l'imprégnation par le pigment biliaire de la trame et du parenchyme, d'où cette coloration jaune cuir de l'organe et des parties voisines de l'estomac et de l'intestin.

La vésicule est distendue par des quantités abondantes de bile épaisse d'un noir jaunâtre, douée d'une capacité considérable de coloration quand on l'étend d'eau. Des parcelles de tissu hépatique projetées dans l'eau la colorent visiblement en jaune.

A l'inverse du foie palustre, et spécialement de celui des rémittentes bilieuses, le foie, dans le typhus amaryl, est vide de sang; il ne contient pas trace de pigment biliaire; les parcelles projetées dans l'eau gagnent lentement le fond; la couche supérieure du liquide s'irise d'une pellicule huileuse.

Formes moyennes. — Nous avons, dans l'étude du paludisme secondaire, signalé ce fait que le premier effet d'une réinfection était de donner une poussée active au parasitisme préexistant. Les crises débutent, par suite, et se terminent par des accès intermittents; cette assertion se vérifie plus exactement encore dans l'impaludisme chronique, où ces accès sont plus nettement isolés.

La période d'état, où la maladie est réellement rémittente et réellement ictérique, est précédée d'une période prodromique, caractérisée par des accès nettement isolables, au cours desquels les phénomènes gastro-intestinaux se limitent à un embarras gastrique bilieux avec vomissements, et, parfois, selles diarrhéiques muco-bilieuses. Souvent le malade a porté sur pieds les malaises des premières journées; il s'est simplement traité par le repos. Cette marche s'observe particulièrement chez l'indigène qui demande tardivement l'assistance médicale.

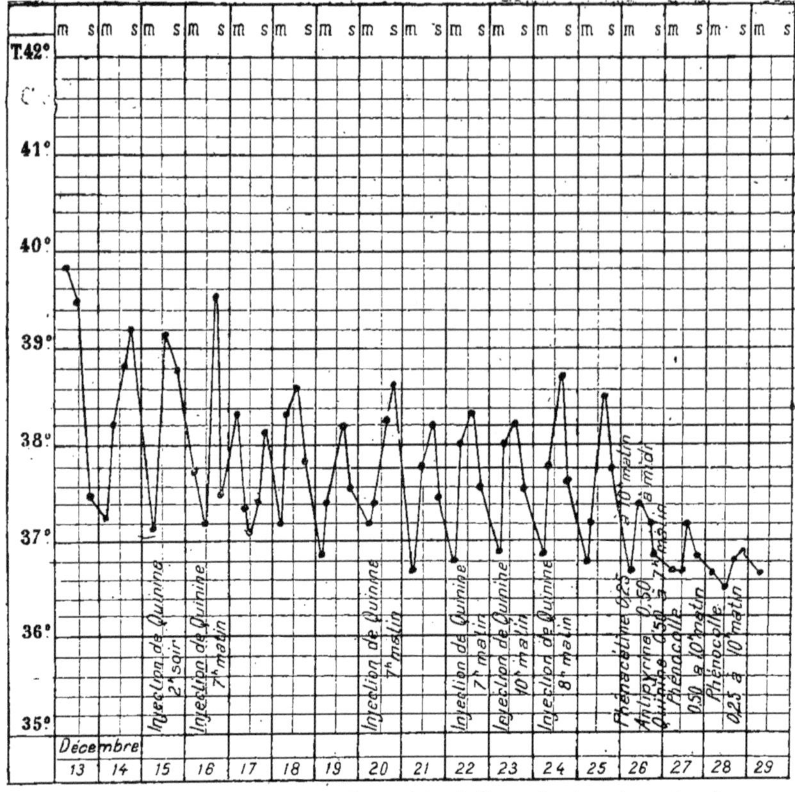

Fig. 138. — Paludisme chronique; état voisin de la cachexie; rénovation du parasitisme; accès quotidiens très tardifs, débutant vers la méridienne.

La maladie ne débute pas d'emblée dans les cas de moyenne gravité, par une ictéricie très accusée et par la fièvre continue, ces phénomènes ne s'observent qu'au quatrième et cinquième jour de l'atteinte.

A la période d'état, la fièvre s'exacerbe, les vomissements sont abondants et fréquents, ils deviennent franchement bilieux; les téguments, qui, la veille, étaient simplement subictériques, apparaissent sous une teinte nettement jaune. « L'ictère a pris les plus vives teintes d'ocre jaune et d'orangé; la conjonctive injectée donne à la physionomie l'expression de bête fauve; des taches livides s'impriment sur la face, les poignets, les parties comprimées ; les gencives sont ulcérées sous l'enduit muqueux qui couvre leur bord (1)... »

A la fin du septénaire, la teinte jaune s'est foncée, elle tire sur le vert ; dans certains cas, les téguments ont revêtu une coloration bronzée vert-noirâtre.

L'urine rare est d'un brun rougeâtre, elle dépose au refroidissement, les pigments biliaires y abondent et sont faciles à caractériser ; il n'existe que des traces d'albumine qu'il faut prendre soin de distinguer des résines biliaires, qui y sont souvent abondantes. Les urines des fièvres amaryles présentent les caractères opposés.

La fièvre est devenue pseudo-continue ; les maxima oscillent autour de 40 à 40°,5 ; les détentes se produisent dans la matinée, mais elles sont tardives, et s'enregistrent quelque peu avant la méridienne ; elles abaissent les points bas de la courbe thermique à des échelons très variables du jour au lendemain ; ces oscillations caractéristiques du paludisme doivent se rechercher aux heures indiquées ; comme elles sont fugaces, elles peuvent échapper à l'observation quand celle-ci n'est pas répétée et n'est pas faite aux moments opportuns.

Dans le paludisme aigu, nous avons dit que la malaria inscrivait sa marque dans les irrégularités des crochets de la courbe thermique et des descentes ; dans les rémittentes et les pseudo-continues de l'impaludisme chronique, les maxima se répètent assez régulièrement pendant toute la période d'état, les écarts ne se constatent guère que par la comparaison des minima.

Pareilles manifestations ne peuvent se prolonger sans déterminer une adynamie extrême, entraînant une prostration dont le malade ne sort que quand il est secoué par les efforts de vomissements. L'intelligence, dans les cas moyens, est conservée ; on constate seulement un peu de délire la nuit.

Chez les indigènes, cette prostration revêt un cachet spécial dont il faut être informé pour ne pas s'en inquiéter outre mesure : il semble que le malade soit plongé dans un demi-coma ; il est pelotonné sur lui-même dans le lit ; il ne répond ni aux questions, ni aux excitations quelles qu'elles soient. Il reste dans cette situation pendant des journées, et, parfois même, des séries de journées ; les lèvres sont sèches et rôties, les narines pulvérulentes ; la teinte des téguments est bistre ; la langue est couverte de fuliginosités, la peau brûlante et sèche.

Un matin, l'indigène sort assez brusquement de cet état ; il reprend contact avec les objets et les personnes qui l'entourent ; son intelligence, bien qu'encore paresseuse, est entière ; lui, qui

(1) LAURE, Maladies de la Guyane, p. 31.

était resté inerte si longtemps, se remue dans le lit, satisfait lui-même à ses besoins. Cette sorte de résurrection, qui ne manque pas d'émouvoir un observateur non prévenu, coïncide avec un abaissement notable de la température, précédé et suivi de sueurs profuses durables, lesquelles sont parfois ictériques.

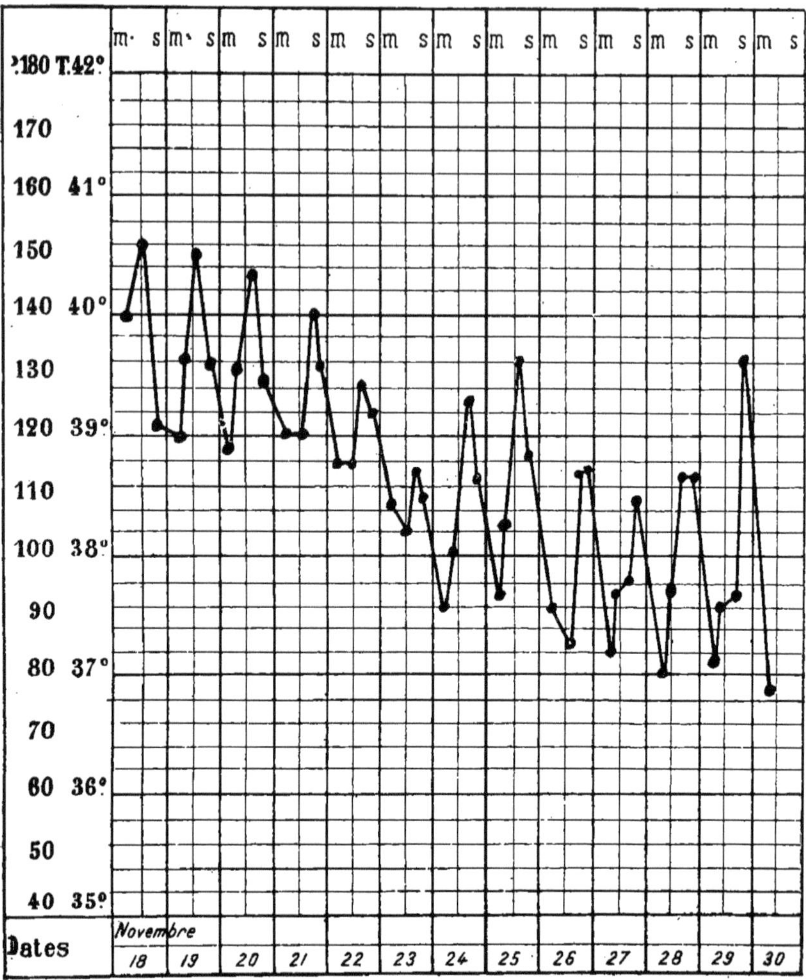

Fig. 139. — Récidive du paludisme chronique. Entrée à la fin du premier septénaire ; — fièvre subcontinue irrégulière au second septénaire du 18 au 24, où se fait une détente qui s'accuse le 26 et le 27 ; — accès fruste le 2 décembre.

Disons, cependant, que ces descriptions s'appliquent surtout aux cas où l'intervention thérapeutique n'a pas été opportune et suffisamment active.

Formes légères. — Nombreux sont les cas où la maladie se réduit aux accès prodromiques et à une fièvre continue d'un septénaire; elle se termine soit brusquement par une transpiration abondante, ou se continue par des accès francs qui s'atténuent progressivement. Dans ces formes atténuées, au lieu de la prostration signalée dans les cas précédents, on peut constater une véritable excitabilité anormale des sens, au moins chez les Européens; la céphalée constante s'aggrave par le bruit et la lumière, elle est accompagnée d'une impressionnabilité extrême de l'ouïe et de l'odorat.

L'extrait suivant du livre de Bérenger-Féraud, sur les maladies des Européens au Sénégal, nous donne une analyse plus vivante et plus expressive de ces cas que la description synthétique que nous pourrions tenter :

« Pendant l'hivernage, la fièvre paludéenne prend, chez quelques individus, le caractère bilieux assez accusé pour être remarqué a priori. C'est une véritable fièvre bilieuse si l'on veut tenir compte de la coloration de la peau; et cependant nous devons dire tout d'abord que cette fièvre bilieuse n'a ni la gravité ni la durée de la bilieuse mélanurique à laquelle on serait à priori porté à la rattacher. Au Sénégal, comme en Italie et en Algérie, cette forme bilieuse devient de plus en plus fréquente à mesure que la saison s'avance. »

Formes graves. — « Dans les cas graves, vers la fin du septénaire, les phénomènes, au lieu de s'atténuer, s'exaspèrent; les vomissements reprennent plus fréquents, plus douloureux, constitués par du mucus épais, d'un brun verdâtre, mélangé de stries sanglantes qui, parfois, surnagent, constituant, a-t-on dit, des vomissements en *ailes de mouches*. Il se fait, du côté de la peau, une éruption polymorphe papuleuse, papulo-vésiculeuse, papulo-pustuleuse ; ces papules sont d'un rouge livide; la sérosité, le séro-pus, qui en sortent, sont sanieux, souvent sanglants. A leur niveau, et progressivement, se forment un piqueté et des taches purpuriques. Le délire est continu. L'urine, de plus en plus rare, devient épaisse, lie de vin; les selles sont noires, sanglantes (couleur sépia).

Ces phénomènes, à partir du 6e ou 7e jour de la période d'état, suivent une marche progressive, sans crise, ni rémission; la jaunisse s'accompagne, les derniers jours, d'une rougeur comme phlegmoneuse de la tête et des parties supérieures du tronc. Au 10e ou 12e jour du traitement surviennent le hoquet et le froid de la mort.

S'il est vrai de dire, avec Laure, que la rémittente bilieuse simule à la fois la fièvre jaune et la bilieuse hémoglobinurique avec une malignité qu'elles n'ont pas au même degré, il convient d'ajouter, contrairement à l'assertion de ce clinicien, que la confusion cesse toujours à l'autopsie. Au point de vue symptomatique lui-même, ces formes morbides restent distinctes : on n'observe pas, dans la rémittente bilieuse, dès l'abord, le violent coup de barre, les vomissements, la constipation, la céphalalgie atroce et la dysurie qui marquent l'invasion de la première (fièvre amaryle); non plus que l'embarras gastrique, l'ictère primitif et spécial, l'urinémie sanglante et les vomissements porracés de la seconde.

Dans la forme qui nous occupe, les urines ont la couleur ictérique bien prononcée et donnent les réactions de la bile à l'acide nitrique ou chlorhydrique, sans contenir, si ce n'est à l'état de traces, de l'albumine, de sorte que le diagnostic entre cette urine et l'urine de la fièvre hémoglobinurique est facile.

Les vomissements sont un bon moyen de différencier l'atteinte de fièvre à phénomènes bilieux de la fièvre hémoglobinurique; car, tandis que, dans cette dernière, ces vomissements sont d'une couleur vert intense, analogue en tous points à de l'eau d'épinards, les vomissements de la fièvre bilieuse simple sont jaune orange, parfaitement différents, on le voit, de la couleur verte. »

Ces généralités s'éclaireront à la lecture des cas suivants :

Un malade a eu des accès bilieux au Gabon, d'où il provient; il dit avoir eu les fièvres la veille. Actuellement, langue rouge à la pointe, saburrale au centre; bouche sèche; douleur dans la région splénique; un peu de toux sèche; le foie paraît volumineux; pouls à 90; teinte ictérique générale peu prononcée; urines chargées, jaunâtres; selles normales.

Le deuxième jour : insomnie, céphalalgie, peau chaude; pouls à 115, vibrant; douleur splénique; langue rouge à la pointe, saburrale; teinte ictérique; urines chargées; une selle dans la nuit.

Le troisième jour, apyrexie; même couleur ictérique; le sujet se sent mieux.

Le quatrième jour, mouvement fébrile dans la nuit; augmentation de la teinte ictérique; même état des urines; un peu de toux; pas de sensibilité hépatique... Dans la soirée, mouvement fébrile pendant lequel les urines sont plus jaunes qu'en temps ordinaire. Douleur splénique bien moindre; deux selles bilieuses.

Deux jours plus tard, on note : apyrexie, teinte bilieuse toujours prononcée, selles régulières.

A partir de ce moment, la convalescence s'établit ; la fièvre revient aux septénaires; l'ictère diminue puis disparaît; l'appétit revient; la douleur splénique n'existe plus ; le foie reste toujours un peu hypertrophié (1).

Il convient de rapprocher de ce tableau, emprunté à un travail spécial au Sénégal, l'observation suivante extraite du livre de

(1) BÉRENGER-FÉRAUD, Maladies des Européens au Sénégal, 1875, pp. 354-356.

Maurel, et qui donne une idée de la symptomatologie et de l'anatomie pathologique des cas observés à la Guyane.

Un colon, en traitement à l'hôpital pour paludisme chronique, est pris un jour, à deux heures du soir, d'un frisson violent; une heure plus tard, le frisson dure encore, mais la chaleur commence à revenir, les traits sont tirés et expriment une grande anxiété; les lèvres sont violacées; courbature générale.

Le lendemain, à la visite de 7 heures du matin, toute la surface du corps est d'une couleur jaune foncé; l'anxiété respiratoire est extrême, la peau chaude, sèche; le pouls dur, vibrant. La fièvre n'a pas cessé depuis la veille; quelques vomissements bilieux très épais. A 3 heures du soir, l'anxiété respiratoire a augmenté; les vomissements produits par l'administration d'une dose d'ipéca ont été abondants, composés uniquement d'une bile épaisse très colorée. Les quelques selles, provoquées par l'absorption d'une dose de calomel et d'aloès, sont très abondantes et composées presque uniquement par de la bile. La fièvre persiste toujours avec la même intensité. A partir de 3 heures, les phénomènes morbides s'aggravent, et à 7 heures du soir le malade meurt, ayant conservé sa connaissance jusqu'au dernier moment.

Autopsie. — Teinte ictérique générale très foncée.

Cavité cranienne. — Cerveau pâle, flasque; les cornes frontales sont un peu ramollies; un peu de sérosité dans les ventricules; ramollissement et perte de substance dans le corps rhomboïdal droit du cervelet.

Cavité thoracique. — Les poumons sont hépatisés à la partie inférieure et postérieure; pas de tubercules. Le péricarde contient environ 30 grammes d'une sérosité sanguinolente. Le cœur est volumineux, flasque, présentant quelques petites taches ecchymotiques, il est distendu par des caillots fibrineux se prolongeant dans les vaisseaux artériels et veineux.

Cavité abdominale. — L'estomac ne présente rien de particulier. Le foie, d'une couleur jaune paille, est volumineux; sa capsule est fortement distendue; sa consistance est à peu près normale, un peu plus considérable cependant. Le sang, dont il est gorgé, est d'une consistance sirupeuse, et d'une coloration gelée de groseille foncée; pas de globules graisseux. La vésicule biliaire contient une bile granuleuse, épaisse, ayant la coloration du goudron.

La rate est énorme, diffluente; sa longueur est de 34 centimètres; sa largeur de 18 centimètres; son épaisseur de 8 à 10 centimètres à peu près; son poids est de 2 kg. 300.

Les reins, de couleur rouge foncé, considérablement hyperémiés, volumineux, laissent suinter le sang à la pression; les bassinets en sont remplis.

La vessie contient de 200 à 300 grammes d'urines de couleur malaga et dont la majeure partie est constituée par du sang.

Les intestins sont remplis de bile d'un bout à l'autre (1).

L'autopsie fit constater, dans ce cas, des hémorragies par les diverses muqueuses et par le rein ; en raison de la brusquerie de la mort, elles ne se révélèrent pas à l'examen clinique. Mais, fréquemment, cette complication devient apparente au cours de la période d'état, surtout au second septénaire, et le médecin se trouve en présence de *rémittentes bilieuses hémorragiques*.

Voici comment Maurel, traduisant à cet égard les observations et la pratique des médecins qui ont séjourné à la Guyane, résume cette symptomatologie :

« Ces formes sont caractérisées, outre les symptômes les plus graves de la fièvre bilieuse, par des hémorragies se produisant sur une ou plusieurs muqueuses.

« La teinte jaune safran s'accentue dès les premiers jours. Après une courte période d'excitation, le malade se calme sans cependant tomber dans une prostration comparable à celle de la fièvre jaune. Mais les vomissements, loin de disparaître, se rapprochent et deviennent plus faciles ; ils restent bilieux, à moins d'hématémèse, se traduisant souvent à l'autopsie par de véritables ulcérations. La constipation est opiniâtre ; le foie est douloureux et augmenté de volume ; il en est de même de la rate. Le pouls est plein, mais dépasse rarement 100. La température oscille entre 39° et 40°, 5. Quant aux rémissions, sauf celles du matin, il n'en existe que rarement ; en tous cas, surtout dans les formes graves, on ne saurait y compter ; elles ne sont pas prévues dans la marche ordinaire de la maladie.

« Souvent, à ces symptômes se joint une douleur rénale contusive, intense ; elle est le signe révélateur non douteux d'une lésion des reins que l'on retrouve presque toujours à l'autopsie. Sous son influence, les urines, fébriles dès le début, diminuent rapidement, et contiennent de la matière colorante, de la bile et de l'albumine.

« Ce n'est que quelques jours après que surviennent les hémorragies qui caractérisent réellement la fièvre bilieuse hémorragique. Celles-ci se produisent le plus souvent par la bouche, l'estomac, mais elles peuvent aussi apparaître par la voie rénale, et par la muqueuse du petit et du gros intestin.

« Quand la mort survient, ce qui a lieu le plus souvent, ce sont les accidents urémiques qui terminent la scène, ou qui, tout au moins, dominent parmi les phénomènes de l'agonie.

(1) MAUREL, Traité des maladies paludéennes à la Guyane. Observation prise aux Archives du Conseil de santé de Cayenne, pp. 84-86.

« Contrairement à la fièvre jaune, la paludéenne hémorragique atteint surtout les anciens coloniaux, et il est rare que, dans les quelques jours qui ont précédé son apparition, ils n'aient pas négligé quelques accès intermittents. De même que dans la bilieuse mélanurique, ce sont les organes abdominaux qui sont le plus souvent atteints, et cela dans le même ordre de fréquence. Mais ce qui les caractérise, c'est qu'outre une congestion excessive on trouve assez souvent, et surtout dans le tube intestinal, des traces non douteuses d'hémorragie.

« Les fièvres rémittentes bilieuses, avait écrit Chapuis, ont une assez grande ressemblance avec la fièvre jaune, et il faut être habitué aux affections des pays chauds pour ne pas s'y tromper. En effet, elles présentent des vomissements plus ou moins noirs, un mouvement fébrile continu, chaleur vive, peau sèche, douleurs sus-orbitaires, gonflement du foie, urines rares, coloration jaune, constipation ou selles nombreuses et noirâtres ; dans quelques cas, les selles sont teintées de sang. — La guérison est toujours très rare, et la teinte ictérique persiste longtemps (1). »

« Les principales lésions comprennent, outre celles de la muqueuse sur laquelle l'hémorragie s'est produite et qui seule varie, celles du foie, de la rate et des reins. Ces organes sont toujours au moins congestionnés, quelquefois même, surtout pour les reins, trouve-t-on les traces d'une véritable inflammation. Contrairement à ce qui a lieu pour la forme mélanurique, la forme hématurique n'existe jamais sans une lésion manifeste des reins, mais la vessie reste saine... »

La recherche de l'hématozoaire est le fait diagnostic essentiel ; en dehors de sa découverte, et on sait que dans certains cas les constatations peuvent être négatives, le diagnostic laissera souvent quelques doutes, à moins qu'il ne s'agisse de faits observés en séries. Il n'est pas toujours facile de faire la part de l'amarylisme évoluant chez d'anciens résidents plus ou moins impaludés et chez qui cette maladie peut se manifester sous des formes bâtardes.

Nous nous contentons de poser ici le problème dont la solution sera donnée dans l'article qui traitera de la fièvre jaune.

Cette restriction trouve également application pour les formes suivantes, dont nous nous contentons de fournir l'indication.

Ces manifestations hémorragiques, qui ne sont, le plus souvent, que secondaires et accessoires, peuvent devenir la manifestation prédominante dans certaines régions et dans des circonstances qui restent encore mal déterminées. On se trouve dans ces conditions en présence de véritables suffusions hémorragiques par les muqueuses des premières voies, par l'estomac et par

(1) MAUREL, *loco citato*.

l'intestin. C'est à ces déterminations que les observateurs français de la Nouvelle-Orléans ont donné le nom de paludisme muqueux hématémésique et de fièvre hémorragique bilieuse.

Cette forme hémolytique, assez voisine de la fièvre bilieuse hémoglobinurique, en diffère par la localisation des hémorragies qui se produisent dans ces cas du côté des voies digestives. Comme cette dernière, elle semble être le lot des populations créoles; les membres différents d'une même famille présentent successivement des fièvres avec fluxions ou congestions tantôt vers les bronches ou le larynx, tantôt vers le tube gastro-intestinal, mais toujours avec vomissements d'un magma muqueux lourd et de grumeaux noirs caractéristiques; en sorte que, sans ce signe de l'espèce, a dit Faget (1), on aurait pu croire à des catarrhes bronchiques, à la dysenterie, etc...

Voici quelle est la description qui a été donnée de ces vomissements spéciaux rencontrés en dehors de la fièvre jaune, et des traits essentiels du tableau clinique.

« Les premiers vomissements ne présentent que des mucosités verdâtres, mais les suivants sont remarquables : dans un liquide jaunâtre, on voit en suspension, au milieu des mucosités, des grumeaux noirs qu'on peut très bien comparer à de la suie; au milieu des grumeaux noirs, il y en a de chocolat, et trois ou quatre rouges ou roses. Ce sont donc bien de petits caillots dont la couleur avait été modifiée par les liquides acides dans lesquels ils nageaient. Etat général très mauvais; pouls dépressible à 100; peau fraîche et inondée de sueurs; soif; envies de vomir; langue blanchâtre et humide; anxiété; soupirs profonds (2)... »

Les déterminations ictériques et hémorragiques se compliquent assez fréquemment, dans les réinfections graves du paludisme chronique, de lésions pulmonaires.

Il est des cas où cette dernière localisation devient la plus apparente, de telle sorte que l'on pourrait distinguer dans ces *récidives*, en outre des rémittentes bilieuses et des rémittentes hémorragiques, des *rémittentes bilieuses pneumoniques* et *bronchopneumoniques*. Ces dernières formes sont très voisines de certaines pneumonies biliaires décrites par les observateurs d'Europe. Ce sont des faits analogues que Simon avait en vue *pro parte* dans la relation qu'il a donnée de la bronchopneumonie des indigènes dans son mémoire sur les maladies observées à Tuyen-Quang (Tonkin) (3).

(1) Faget, Fièvre paludéenne hémorragique. Premier mémoire, p. 35.

(2) Maurel, Traité des maladies paludéennes à la Guyane, pp. 81-83, et note de Chapuis (Archives du conseil de santé de Cayenne, 4e trimestre 1862).

(3) Simon, le Poste et l'ambulance de Tuyen-Quang (*Archives de médecine navale*, 1894, t. II, pp. 421-428).

Comme l'a dit Simon, le refroidissement n'est qu'un appel au paludisme à se porter sur le poumon.

Ces localisations s'observent plus particulièrement, en effet, à la période autumno-hivernale. Mais il faut se souvenir que, dans les pays intertropicaux, le cours de l'épidémie n'est pas dépendant des saisons aussi étroitement qu'en Europe.

Cette *bronchopneumonie* des indigènes survenant au cours d'une rémittente bilieuse ne ressemble pas à la bronchopneumonie ordinaire : tantôt tout le poumon est pris, dès le début, dans tous ses points ; peu à peu la résolution se fait, et il ne reste qu'un noyau d'hépatisation dans un des lobes, le plus souvent à gauche. Cette pneumonie terminée, dans la convalescence, qui est hésitante, les lobules se prennent de nouveau, et on assiste à une deuxième atteinte... Chez d'autres malades, l'évolution est inverse, la localisation pulmonaire débute par un noyau limité, et ce n'est que postérieurement qu'apparaissent les phénomènes de généralisation. Les phénomènes sthétoscopiques sont très variables, peu nets, ils consistent dans des râles sous-crépitants et dans une respiration soufflante sans bronchophonie; la matité est diffuse, mobile comme les autres signes.

Autrement dit, la lésion subit de véritables paroxysmes dont l'intensité varie suivant l'activité des réinfections, la maladie finissant ou débutant par des crises qui sont la traduction de cette rénovation du parasitisme.

Les symptômes fonctionnels sont plus accusés que les signes physiques ; le plus évident est la dyspnée, qui s'exagère sous l'influence d'un point de côté très aigu, constituant le phénomène le plus apparent, celui dont se plaint le malade. Il existe, en plus, une dépression des forces poussée jusqu'à l'extrême, hors de proportion avec la lésion, c'est un symptôme que nous avons toujours retrouvé dans toutes les déterminations du paludisme rénové.

La température est irrégulière, tantôt élevée, tantôt moyenne ; la défervescence n'implique pas une amélioration, le plus souvent elle n'est qu'un répit.

Ce sont signes et symptômes qu'un observateur informé s'explique et reconnaît comme caractéristiques d'une crise de paludisme, en raison des hésitations, des oscillations et des reprises constatées dans la marche de la maladie.

CACHEXIE PALUDÉENNE

On ne s'acclimate pas contre l'impaludation, avait dit Catteloup ; cette assertion est restée exacte : les atteintes répétées du parasitisme palustre, quand la protection ne peut être obtenue, ont pour aboutissant une détérioration progressive et fatalement mortelle.

Cette cachexie est une affection générale, une sorte de diathèse acquise, caractérisée par une altération profonde du sang, des déterminations morbides du côté des viscères, des suffusions séreuses et des hémorragies passives.

Elle peut être la conséquence, comme le faisait observer déjà Catteloup, comme Kelsch l'a défini et mieux précisé, soit des infestations rapidement accumulées, soit, et c'est le cas le plus habituel, d'une longue imprégnation qui a traversé les phases successives dont nous avons passé en revue les diverses étapes et les différentes manifestations.

La cachexie primitive est uniquement une lésion humorale, une hydro-anémie par suite d'hémolyse active des hématies et de déminéralisation du plasma. Elle appartient au paludisme primaire et nous en avons retracé l'histoire.

Dans la cachexie chronique, ces altérations des humeurs ne sont plus les seules ; il s'est produit, du côté de différents viscères, des lésions involutives et dégénératives traduisant un dépérissement de tout l'organisme ; la mort peut survenir par suite d'un affaiblissement progressif, mais, le plus habituellement, elle est occasionnée par une maladie intercurrente. Aux pays chauds, la plus fréquente de ces complications ultimes est causée par une réinfection du parasitisme palustre.

La mort est déterminée, en dehors des récidives, par des lésions pulmonaires ou abdominales : *a*) *pneumonies dites d'Afrique et des autres pays palustres ;* — *b*) *entéro-colite chronique endémique sous l'une ou l'autre de ses formes.*

ÉTAT CACHECTIQUE

Nous n'avons pas à revenir sur les traits cliniques qui caractérisent l'anémie palustre ; ils ont été passés en revue dans le chapitre précédent. Il ne nous reste qu'à poursuivre cette description en analysant les données qui sont spéciales à l'état cachectique et qui l'individualisent.

Nous préférons, à cet effet, reproduire, en les écourtant, les relations écrites par nos prédécesseurs au lit des malades, plutôt que de tenter une exposition synthétique et forcément moins vivante ;

« Voyez, a dit Catteloup en parlant des soldats d'Algérie, ces anciens militaires ; à 35 et 40 ans, ils ont déjà les attributs de la vieillesse ; leur visage est sillonné de rides, et leur peau, molle et flétrie comme celle des vieilles femmes, semble approcher de la décrépitude. Ils sont atteints d'ascite sans corrélation directe avec le développement du foie et de la rate, et d'anasarque plus ou moins généralisés ; des collections séreuses se sont formées chez eux dans la plèvre, dans le péricarde ; les poumons sont œdématiés ; le cœur s'affole au moindre déplacement. De temps à autre surviennent des épistaxis abondantes et répétées ; leur état se complique de l'apparition d'éruptions purpuriques du côté des téguments, d'écoulements sanguins par les muqueuses des premières voies et de collections sanguines dans le tissu cellulaire sous-cutané et dans les muscles profonds (1). »

Il convient de rapprocher, de cette symptomatologie, celle qu'a donnée Maurel des cachectiques palustres de la Guyane, et qui, comme le fait remarquer Corre, est si expressive et si exacte :

« A la Guyane, le tableau de la cachexie paludéenne s'observe à chaque pas... Nulle part elle n'est plus fréquente et ne se présente avec des couleurs plus tristes..., il y en a presque autant de cas que d'entrées dans les hôpitaux...

« La démarche du cachectique est lente, pénible, hésitante ; il est rare qu'il ne s'aide pas d'un bâton. Courbé vers la terre, quelques pas suffisent pour l'essouffler. Aussi, le rencontre-t-on souvent assis le long des sentiers, cherchant à reprendre un peu de force ou réparant le pansement de quelque ulcère, affection qui si souvent complique son état.

« Sa peau offre une couleur terreuse caractéristique ; elle paraît sèche, presque écailleuse et sans souplesse. L'œil est terne, fermé en partie par des paupières œdématiées ; les cheveux, toujours blanchis avant l'âge, ont souvent disparu. La face est bouffie, pâle et sans expression. On voit que de ce corps, l'intelligence s'en va avec la vie : les mains, les pieds et les jambes sont gonflés outre mesure. Ajoutez à cela un œdème généralisé, souvent de l'ascite, de la diarrhée, des ulcères souvent aux pieds et aux

(1) CATTELOUP, De la cachexie paludéenne en Algérie (*Recueil de médecine militaire*, 1851, t. II, p. 10).

jambes, enfin la malpropreté, suite inévitable de l'insouciance dans laquelle jette la maladie, et l'on aura la physionomie générale de l'ancien paludéen.

« On arrive à cet état soit par une marche rapide, à la suite d'accès intermittents relativement peu nombreux, soit, au contraire, lentement, graduellement, sans qu'on puisse attribuer une bien grande part de cet appauvrissement général de l'organisme aux accès qui représenteraient ainsi les périodes aiguës. C'est le peu d'intensité de ces accès, et le peu de cas qu'en font souvent les malades qui a pu laisser croire que la cachexie peut s'établir d'emblée, c'est-à-dire constituer une forme initiale et unique de l'intoxication paludéenne...

« Sous son influence, toutes les fonctions sont perverties. L'appétit devient capricieux et se perd; seule la soif persiste. La langue est molle, blanchâtre, et les gencives sont décolorées. Il est fréquent de voir des mucosités abondantes être rendues tous les matins. Quelques malades ont, à ce moment, de véritables vomissements. Enfin, les digestions se font mal, et à des périodes de constipation opiniâtre succèdent souvent, sans raison, des périodes de diarrhée.

« L'œdème que l'on voit se produire partout, et qui commence souvent par l'espace intersourcilier, se manifeste parfois également du côté des voies pulmonaires. Il se traduit par de la dyspnée, et souvent, à l'auscultation, par des râles muqueux.

« Dans la deuxième période de l'affection, lorsque la faiblesse du malade est telle qu'il est condamné au lit, il n'est pas rare de voir apparaître de l'hypostase pulmonaire et des plaies de position... Le cœur est souvent le siège de palpitations violentes et douloureuses..., les battements sont souvent assez marqués pour être visibles à l'œil nu... l'auscultation fait constater un bruit de souffle qui se prolonge dans les carotides et les principales artères... Les sens sont plus obtus, la parole plus lente, la mémoire se perd, l'intelligence proprement dite finit par devenir paresseuse...

« Le foie, dans la période confirmée de la maladie, est augmenté de volume; on le sent manifestement remonter très haut et dépasser de plusieurs travers de doigt le rebord des fausses côtes. Mais, plus tard, il n'est pas rare de le voir, par un processus analogue à celui de la cirrhose, revenir sur lui-même; on le trouve, dans ces cas, dur et résistant... Quelle que soit l'exagération du volume du foie, elle n'est pas à comparer avec celle de la rate. On voit cette dernière être souvent doublée et triplée. Ordinairement dissimulée dans l'hypocondre, elle se dégage souvent, chez les cachectiques, des fausses-côtes, et s'avance vers l'ombilic, qu'elle peut même dépasser. Dans quelques cas, je l'ai vue envahir le flanc gauche.

« La sécrétion urinaire est presque toujours augmentée d'une quantité notable; mais fait qui, je crois, n'avait pas été signalé, la densité de l'urine descend à des chiffres inconnus dans toute autre affection. On trouve souvent les chiffres 1002, 1003, ce qui réduit à 4 et 6 gr. la quantité de matières solides contenues par litre. De plus, il n'est pas rare de trouver quelques légères traces d'albumine...

« Les cadavres des cachectiques se présentent, à l'amphithéâtre, sous deux aspects bien différents. Les uns, en effet, sont ascitiques et manifestement envahis par une anasarque générale. Si quelques solutions de continuité existent à la peau : ulcère, plaie, déchirure, une partie de l'anasarque a disparu; le tissu cellulaire d'un membre ou d'une portion d'un membre s'est vidé, et le cadavre baigne dans cette sérosité roussâtre. Ce dégorgement peut même se produire sans issue manifeste et comme par simple exsudation. Les bourses offrent un volume énorme, et les traces non douteuses de l'inflammation dont ces parties sont toujours le siège dans les derniers temps de la vie. Dès les premiers coups de scalpel, une sérosité rousse s'échappe des mailles du tissu cellulaire sous-cutané qui est jaune pâle, comme transparent; on le dirait hydrotomisé. Le tissu musculaire est flasque et décoloré. Parfois, lorsque des phénomènes bilieux sont venus se mêler à ceux de la cachexie, trouve-t-on toutes les parties avec une légère teinte ictérique, mais elle est toujours très faible.

« C'est là l'aspect général, lorsque la mort a été devancée par quelques complications aiguës ou quelque affection intercurrente. Mais lorsque la cachexie est arrivée à sa dernière période, et que le malade s'est éteint lentement sous son influence, on peut trouver les cadavres absolument squelettiques. C'est que la diarrhée colliquative, qui caractérise la fin du paludisme chronique, a débarrassé l'organisme de cette quantité considérable de liquide. On a vu alors, dans les derniers jours, les malades fondre sous les yeux. Seuls, dans ces conditions, les épanchements des séreuses subsistent. Les cadavres se présentent, dans ces cas, avec l'aspect étrange que peuvent offrir quatre membres, un thorax, et une figure décharnés, attachés à un abdomen triplé de volume. La peau est sèche, écailleuse, et le tissu cellulaire manifestement teinté de jaune; il en est de même de celui qui entoure les muscles, qui, eux-mêmes, moins décolorés que précédemment, présentent quelquefois la même couleur (1). »

Cette description s'applique, dans tous ses traits, aux pauvres diables qui errent sur les routes d'Indo-Chine, au voisinage des

(1) MAUREL, Traité des maladies paludéennes à la Guyane, 1883, pp. 188-194.

grands chantiers, mais elle ne peut pas être invoquée pour les Européens et les indigènes appartenant à un milieu social plus élevé. Les manifestations observées chez ces derniers en sont une très notable atténuation.

Chez eux, l'anasarque se réduit à un œdème diffus des membres, de la face et du tronc, et à une légère ascite; ces manifestations ne sont pas imputables à une lésion cardiaque ou rénale adéquate. On ne constate, en effet, dans l'urine, que peu ou pas d'albumine ; au cœur on ne signale d'autre phénomène anormal qu'un souffle anémique; le gonflement du foie et celui de la rate, notables depuis de longs mois, n'ont pas subi de changement; ils ont plutôt tendance à diminuer par les progrès du mal. La teinte des téguments est subictérique ; elle est restée ce qu'elle était à la période antérieure. Ces œdèmes, caractéristiques de l'état cachectique, et qui différencient cette phase de celle du paludisme chronique proprement dit, ont apparu un certain nombre de fois et disparu assez rapidement, sous l'influence du repos et de la médication appropriée, avant de s'installer à demeure. Mais il n'en persistait pas moins une asthénie extrême et une anémie profonde depuis de longs mois.

C'est dans ces conditions de cachexie commençante et atténuée que nous avons vu des groupes entiers de 200 à 300 hommes revenir, à la suite de deux à trois jours de marches et de combats, œdématiés à l'extrême. En moins de 48 heures, l'œdème s'était étendu aux membres inférieurs, au tronc, à la face, aux cavités splanchniques, et avait rendu la marche et même la station debout extrêmement difficiles. Chez quelques-uns d'entre eux, cette inondation séreuse détermina une asphyxie rapide.

Des phénomènes analogues peuvent être déterminés chez la femme par la parturition; la marche de la déglobulisation paraît se précipiter, l'assimilation ne se fait plus; il survient des hémorragies passives ; la maladie évolue comme une anémie pernicieuse progressivement fatale ; ainsi que nous le verrons plus tard, cette détermination est habituellement la traduction d'une réinfection intercurrente.

On a dit que, dans le paludisme chronique, l'économie résistait encore aux atteintes du mal et pouvait faire les frais du rétablissement, que, dans la cachexie, elle était vaincue. Cette affirmation n'est que partiellement exacte ; la cachexie n'entraîne pas forcément la mort, et le malade peut guérir ; mais il convient d'en retenir que l'organisme est presque à bout, que la moindre fatigue, la moindre occurrence morbide entraînera la défaillance définitive, ou tout au moins cette menace.

Nous devons insister sur une évolution distincte, et qui ne nous paraît pas avoir fixé l'attention des observateurs en proportion de son importance; il s'agit d'une véritable cachexie lipomateuse. Elle s'observe chez les anciens résidents, chez les indigènes de condition élevée, et plus particulièrement chez la femme quand elle a dépassé l'âge de la ménopause.

Tous les tissus et tous les organes se surchargent de graisse, au point que la marche en est gênée et devient parfois impossible. Il se fait, du côté des membres inférieurs et des parois abdominales, une infiltration hypertrophique sans lésion éléphantiasique ; les seins prennent, chez la femme, un développement presque monstrueux, le cou et le visage s'épaississent... Le contraste est saisissant entre ces apparences florissantes et la réalité, car l'asthénie est considérable et constante, et la prostration très notable chez ces malades.

Habituellement ces états de cachexie lipomateuse, de cachexie atténuée et même de cachexie œdémateuse se prolongent longuement jusqu'à la date où des accidents intercurrents viennent y mettre un terme.

Ces accidents sont imputables à des rechutes du parasitisme palustre et parfois à des récidives. Les cachectiques, quoi qu'on en ait dit, n'en sont point exempts ; ils échappent communément, mais non toujours, aux infections actives, mais c'est pour les raisons que nous avons indiquées quand nous avons parlé de ce qu'on est convenu d'appeler l'immunité des autochtones. Ces infestations sont souvent, mais non constamment, évitées par les habitants, quand, comme c'est le cas pour les cachectiques, ils ne sortent plus de leur milieu, et qu'ils se conforment, par suite, aux règles d'une hygiène empirique qui résultent des habitudes acquises et qui constituent une protection relativement efficace.

RECHUTES

L'économie est moins apte aux réactions intenses ; les accès fébriles ne cessent pas, une fois l'altération générale développée, mais leur symptomatologie est effacée ; elle se réduit à une chaleur anormale, à des migraines prolongées et exacerbantes, de l'après-midi et de la soirée, avec tendance au sommeil; à un besoin impérieux de solitude et d'éloignement de toute excitation physique ou intellectuelle ; le tout est suivi de sueurs profuses dans la seconde moitié de la nuit.

Cette somnolence, ces frissonnements, ces malaises irréguliers dans leur apparition et dans leurs manifestations, cette asthénie inexpliquée et paroxystique doivent éveiller l'attention, et il importe de s'en préoccuper, car, comme l'écrivait Catteloup, des manifestations pernicieuses de résolution, de coma, de vertige, d'algidité progressive peuvent y succéder brusquement.

Ces rechutes se produisent quelquefois sous forme de manifestations encore moins accusées, et, notamment, sous celle d'*épistaxis périodiques* se répétant consécutivement deux ou trois jours pour reparaître à intervalles irréguliers. Ces épistaxis sont durables, difficiles à arrêter; elles nécessitent souvent le tamponnement des fosses nasales; elles peuvent être assez profuses pour déterminer la mort ; elles s'accompagnent, dans certaines circonstances, d'éruptions purpuriques, comme dans les cas suivants observés par Dedet et Gougaud.

1° Un malade ayant séjourné à la Guyane depuis vingt ans est usé par la misère et la fièvre paludéenne dont il a eu de nombreuses atteintes,... il est d'une extrême pâleur, presque sans voix, exténué; la rate est énorme, le foie hypertrophié; la température à l'entrée à l'hôpital est de 39; il a eu des accès de fièvre séparés chacun par un jour d'intervalle; il en est à son quatrième accès.

Depuis l'avant-veille, il a vu apparaître des taches ecchymotiques; elles sont au nombre de douze, situées sur la poitrine et sur les membres inférieurs; les plus petites sont larges comme une pièce de cinq francs ; ce sont celles qui siègent sur les jambes, à la partie antéro-externe. A la jambe droite, et sur la partie moyenne, ulcère long de cinq centimètres sur huit de largeur ; sa surface fongueuse est recouverte d'un épanchement de sang noirâtre.

Le jour qui suit l'entrée, la fièvre tombe; le surlendemain, les taches ont pâli. Il survient un léger accès de fièvre pendant lequel elles deviennent un peu plus foncées... Après cinq jours, suspension complète des accès, disparition des taches.

2° Un second malade vient d'être soumis, pendant la mauvaise saison, à une intoxication paludéenne très active au cours de la campagne que le navire a faite dans le Haut-Sénégal.

Début de la maladie par une fièvre subcontinue qui a duré huit jours et qui a été suivie de nombreux accès.

Au cours d'un de ces accès, on remarque, à l'entrée des fosses nasales, de petits caillots de sang desséchés. Le malade dit avoir eu plusieurs épistaxis abondantes les jours précédents, arrêtées non sans peine.

A l'examen du cœur, on trouve un souffle anémique ; râles muqueux de la poitrine, en arrière et à la base des poumons.

Foie et rate augmentés de volume; hypocondres sensibles à la pression; membres inférieurs un peu œdématiés; pas d'albumine dans les urines.

Le soir la fièvre est tombée ; sueurs abondantes ; la dyspnée et la stupeur du visage ont disparu.

Deux jours plus tard, vers huit heures du matin, fort frisson ; à neuf heures, épistaxis très abondantes ; à dix heures, fièvre très vive ; l'épistaxis continue toujours en abondance ; on tamponne les fosses nasales. T. = 40°,3.

Le corps du malade présente un grand nombre de taches ecchymotiques, les unes grosses comme une tête d'épingle, d'autres dépassant les dimensions d'une pièce d'un franc. Elles siègent sur le haut de la poitrine et sur les membres inférieurs ; sur la jambe droite on trouve une tache plus large qu'une pièce de deux francs ; ces taches sont apparues le matin.

L'œdème des jambes est plus considérable que les jours précédents. A quatre heures du soir, les pétéchies ont augmenté de nombre et d'étendue ; stupeur assez prononcée, langue sèche, fuligineuse, ainsi que les lèvres. T. = 40°2. — Le tampon des fosses nasales a été chassé par un éternuement ; les épistaxis se sont reproduites plusieurs fois, on les a arrêtées facilement...

A la suite de cette secousse, le malade reste deux jours sans accès, mais le troisième jour nouvelle rechute ; frisson violent vers neuf heures du matin ; l'épistaxis recommence peu après ; le sang coule par les deux narines. T. = 41° ; stupeur profonde. Les taches pétéchiales ont augmenté de nombre ; celles qui commençaient à pâlir ont repris leur couleur primitive.

A deux heures du soir, l'hémorragie s'arrête ; la stupeur augmente, les traits sont tirés ; la langue est sèche et fuligineuse.

Le malade est soumis à un traitement à la quinine à hautes doses ; les épistaxis ne reparurent plus à compter de ce jour, et les pétéchies disparurent rapidement.

RÉINFECTIONS

Les *récidives* se produisent, comme les rechutes, sous des apparences bâtardes, mais souvent malignes.

La symptomatologie n'est pas identique dans tous les cas ; elle varie dans quelques-unes de ses manifestations. On a caractérisé ces retours des fièvres, qui se produisent chez les cachectiques sous l'influence d'un parasitisme activement rénové, par des dénominations qui en indiquent le trait essentiel. On dit, aux Antilles et à la Guyane, que c'est la *fièvre lente ;* dans les régions subtropicales et méditerranéennes, c'est la *fièvre froide ;* ailleurs, ce sont les *fièvres putrides* et *typhoïdes putrides* ou la *rémittente bilieuse typhoïde et putride.*

Cette dernière dénomination résume assez bien l'ensemble du tableau clinique. La biliosité existe, mais elle est moins accusée que dans les formes analogues du paludisme chronique ; elle est loin d'occuper, dans l'évolution de la maladie, la place prédominante; ce n'est qu'un symptôme passager s'observant au cours de la période prodromique, ou pendant les premiers jours de la période d'état. Mais, plus tard, la biliosité et l'ictéricie passent au second plan; les accidents typhoïdes et putrides prennent le dessus.

Les premiers jours de la crise, on voit survenir tous les soirs un mouvement fébrile ; il fait monter le thermomètre à 38, 5 et au delà; dans la matinée du lendemain et des jours suivants, la fièvre ne se constate pas ou est à peine sensible; chaque paroxysme s'accompagne de malaises dont les plus accusés et les plus persistants sont des vomissements bilieux ou muco-bilieux ; la teinte bistre de la peau devient franchement jaune ; le pigment biliaire se décèle facilement dans l'urine, qui est légèrement albumineuse, assez abondante, mais dont la densité et le taux en urée sont très abaissés.

Cette phase peut se prolonger une huitaine de jours; elle ne se distingue des rechutes décrites plus haut que par la plus longue durée des accès et par la prostration plus grande du malade; elle correspond à des reprises d'accès fébriles qui sont, on le sait, le phénomène initial dans les réinfections du paludisme ancien.

A cette période prodromique d'accès de plus en plus prolongés, et bientôt subintrants, succède une fièvre dont les exacerbations sont très irrégulières dans leurs horaires, et dans le degré qu'elles atteignent; elle est pseudo-continue et même continue, mais elle subit, à longs intervalles, des intermissions presque complètes.

Cette crise peut se limiter à cette double atteinte, mais, le plus souvent, la continuité de la fièvre ne se maintient pas sans s'accompagner de phénomènes typhiques et hémorragiques : sécheresse et fuliginosités des lèvres et de la langue, subdélire, hémorragies des gencives, épistaxis répétées, et éruption pétéchiale plus ou moins développée. Les citations suivantes en font foi :

« En hiver les rechutes des fièvres sont fréquentes... Elles revêtent fréquemment, alors, un caractère de putridité et de gravité remarquable... Aux fièvres bilieuses du commencement de l'automne ont succédé sensiblement des fièvres de mauvaise nature... L'affection typhoïde est alors comme une sorte de greffe étrangère entée sur un tronc indigène.

« Ces fièvres ont tantôt un caractère lent, adynamique, scorbutique, tantôt, au contraire, offrent au début une marche très aiguë... Sous cette dernière forme, la maladie est quelquefois précédée d'accès de fièvre intermittente simple, mais, le plus souvent, les malades passent, sans intermédiaire, des apparences de la santé la plus florissante à un état très grave. Ils présentent tous les symptômes d'un accès pernicieux que l'on pourrait appeler fièvre intermittente pernicieuse typhoïde. Le malade peut succomber dans cet état ; cependant, le plus ordinairement, après quelques jours, les symptômes comateux et le délire ayant disparu, il conserve un aspect de stupeur... L'appétit ne revient plus, il vomit,.... puis il est quelquefois trois jours mieux, il commence à manger, on le croirait complètement guéri. Mais tout à coup, sans cause appréciable, il se plaint de nouveau, il vomit,... il traîne ainsi une vie misérable pendant 30 ou 40 jours avant d'arriver à la guérison...

« Dans certaines années, la maladie offrait un mélange bizarre de symptômes typhoïdes auxquels se joignaient bientôt les caractères de la dégénération scorbutique (1). »

Il est des cas où se produisent des gangrènes partielles et limitées de la bouche, des parties génitales, des doigts. Ces faits, signalés par Haspel et par Laure, sont rarement observés actuellement, mais ce qui est presque constant, c'est la cyanose avec algidité de ces régions, et de toutes les parties du corps où la circulation est la moins active.

La maladie est entrecoupée, dans des cas nombreux, de poussées diarrhéiques, qui sont simplement lientériques et séro-bilieuses au début, et qui, plus tard, deviennent sanglantes et parfois hémorragiques. On observe, à des dates irrégulières, de la tendance à l'algidité avec sueurs froides, visqueuses, plus ou moins généralisées, et fréquence anormale des vomissements.

La mort peut survenir à l'une ou l'autre de ces étapes successives ; elle peut être brusque, occasionnée par une syncope, par un collapsus algide, asphyxique ou comateux.

Ces phénomènes ont été attribués, par les anciens auteurs, à des fluxions séreuses du côté de l'intestin, des centres nerveux, du poumon ou du cœur ; l'hyperémie d'une réinfection intercurrente se traduirait, chez les cachectiques, par des extravasations séreuses tant à l'intérieur qu'à l'extérieur.

Le résumé suivant d'un cas emprunté à Corre donne le tableau très exact des cas complets ; mais il faut savoir que, en général, les faits morbides se limitent à une partie de cette symptomatologie :

Le malade entre à l'hôpital pour douleurs d'oreille semblant revenir périodiquement vers 3 heures de l'après-midi ou dans la soirée, s'accompagnant d'un léger mouvement fébrile, *ce sont des accès larvés*. Dix jours plus tard, disparition des douleurs auriculaires, mais apparition de crampes, de vomissements, puis de frissons, puis enfin de chaleur et de sueurs, céphalalgie, plu-

(1) Haspel, Notes topographiques sur la ville et le territoire de Mascara (*Recueil de médecine militaire*, 1851, t. II, p. 107).

sieurs selles diarrhéiques, urines foncées... le lendemain, vomissements et selles bilieuses : *ce sont des accès francs avec surcharge du côté de l'intestin.*

Au douzième jour, vers 1 heure du soir, frissons suivis d'un vomissement et d'une selle de matières bilieuses. Foie douloureux et très développé, rate volumineuse, lombalgie; urines rares (15 gr.), bilieuses. Vers 8 heures du soir, frisson intense, avec redoublement de vomissements glaireux et bilieux; réfrigération, prostration (*Fièvre subcontinue de réinfection succédant à des accès prodromiques*).

Le lendemain, on note : nuit très agitée, céphalalgie, vomissements. Affaiblissement considérable; teinte subictérique aux conjonctives, teinte bistrée de la face; teinte brun-jaunâtre très clair et à peine appréciable sur le reste du corps. Pas d'urine depuis la veille; ventre météorisé avec gargouillements au niveau de l'S iliaque; langue rouge, mais nette et humide... le soir, T. = 37°4, prostration, peau visqueuse et froide...

Le surlendemain, état général meilleur; matin T. = 38-2.; faible émission d'urine bilieuse et albumineuse... vomissements bilieux dans la soirée. Puis reprise des accidents : grand abattement, tendance à l'algidité avec peau visqueuse; réapparition des vomissements... 50 grammes d'urines bilieuses. Les jours suivants : insomnie, abattement, langue sèche et comme rôtie... assoupissement toute la journée... ni selles, ni urines; toutefois amélioration lente, mais progressive.

Un mois après l'entrée se fait une récidive véritable; elle se traduit par des vomissements survenant un matin vers 10 heures, par des sueurs froides avec grande faiblesse; dans l'après-midi T. = 40,4... Dans la matinée du lendemain, qui est le 1er octobre, sueurs, élancements dans les oreilles; nausées; T. = 38,6; frissons suivis de sueurs dans la soirée; vomissements et selles bilieux... Le 2 octobre, l'affaissement se reproduit; teinte subictérique et bistrée, yeux cernés; T. = 38°6; vomissements dans la soirée, recrudescence de la fièvre vers 7 heures du soir.

Le 3, dans la nuit, nausées, vomissements bilieux; selles bilieuses; langue rôtie et fuligineuse; haleine fétide. Peau sèche; céphalalgie; hépatalgie. La température se maintient entre 39° et 40° 3. Le 4, insomnie, délire, prostration et réfrigération; mort dans la matinée.

Autopsie. — Médiocre amaigrissement; teinte légèrement bistrée du visage. Développement remarquable du tissu adipeux sous-péritonéal, épiploïque et péri-rénal; ilots adipeux sous les capsules du foie et de la rate. — Intestins de calibre très réduit; pas d'injection extérieure; muqueuse pâle, sans traces de ramollissement et d'ulcération, mais offrant par places un fin piqueté.

Foie volumineux, subglobuleux, poids = 2 kg. 450, coloration assez claire; tissu de consistance ferme, criant un peu sous le scalpel; granulations très nettes, de coloration brun clair. — Rate de forme ovoïde, lisse, ferme, de coloration vineuse peu foncée; pas d'infarctus ; volume triplé; poids = 1 kg. 200. — Rien de particulier du côté des reins... (1).

En parlant des accidents hémorragiques et purpuriques ultimes, Haspel avait dit qu'ils semblaient être de nature scorbutique. On a été conduit à étendre cette étiologie à l'ensemble de ces faits; elle n'est pas, cependant, en cause dans beaucoup de cas, et il faut admettre que l'hémolyse active des globules et la déminéralisation progressive du plasma peuvent aboutir à des hémorragies passives et à des lésions gangreneuses tant des viscères que des téguments, en dehors du scorbut.

Marroin, Verneuil, Moty, Calmette, Moursou, Blanc ont mis ces faits en relief.

Il suffira, pour fixer à cet égard les souvenirs, de reproduire ici, en le résumant, le fait clinique si intéressant observé par Blanc (2):

Un jeune soldat âgé de 20 ans présente un amaigrissement considérable, des muqueuses pâles, un teint terreux, des sclérotiques jaunes... la matité hépatique est augmentée, la rate dépasse les fausses côtes de deux travers de doigt; ce malade présente tous les attributs d'un vieux paludéen et tous les signes d'une cachexie prononcée...

Le 25 décembre, la fièvre reparaît, accompagnée cette fois d'un phénomène nouveau : ce sont de vives douleurs de la région lombaire et des membres inférieurs... Vers l'extrémité des pieds et au niveau des orteils, la nature de la souffrance change; elle consiste dans des fourmillements qui siègent dans les phalangettes et sont un peu plus intenses à gauche qu'à droite...

Dès le 26 décembre, il est facile de constater la coloration violacée de la dernière phalange des quatre derniers orteils aux deux pieds ; elle s'accompagne d'un refroidissement marqué, d'une diminution de la sensibilité tactile et de fourmillements. Cette asphyxie locale est surtout prononcée pendant les accès de fièvre; dans l'intervalle elle paraît un peu moins étendue et moins foncée; les douleurs sont aussi moins intenses... Jusqu'au 28 décembre, chaque accès est marqué par l'exacerbation des douleurs dans les membres inférieurs, et par l'accentuation de l'asphyxie locale.

Une complication pulmonaire vint donner un véritable coup de fouet au processus local... En même temps qu'apparaissait le

(1) Corre, Traité des fièvres bilieuses et typhiques des pays chauds, pp. 297-301.
(2) Blanc, *Archives de médecine militaire*, 1885, tome II.

point de côté, les douleurs des membres inférieurs acquéraient une intensité inconnue jusque-là; la dernière phalange de tous les orteils des deux pieds est violacée, froide, insensible; la deuxième phalange est, au contraire, le siège d'une vive hyperesthésie...

Le 31 décembre, la dernière phalange du 5e orteil droit devient, comme celle du pied gauche, d'une dureté ligneuse; il semble qu'elle soit sphacélée tout entière...

Du 1er au 5 janvier, le sphacèle s'est étendu à la dernière phalange des deux derniers orteils de chaque pied; cette gangrène est sèche et momifie la phalangette sous forme d'un petit appendice corné et ratatiné.

Une seconde poussée de pneumonie, qui traîne jusqu'au 30 janvier, détermine le sphacèle de deux autres phalangettes à chaque pied, celles du 2e et du 3e orteil... la chute des phalangettes mortifiées se fait pendant le mois de février...

A compter du 3 mars, reparaissent des accès quotidiens;... les parties déjà envahies, dans les poussées antérieures, sont de nouveau frappées, mais cette fois avec une intensité plus grande; de petites plaques noires de gangrène sèche apparaissent sur les 4e et 5e orteils du pied gauche...

Le 12 avril, l'amputation de la 1re phalange est pratiquée successivement sur les quatre derniers orteils du pied gauche.

A la fin d'avril, surviennent quelques accès de fièvre qui s'accompagnent de troubles circulatoires du côté des orteils; ceux-ci se bornent, toutefois, à de l'asphyxie locale des phalanges des deux pieds et ne s'accompagnent que de légers fourmillements, sans douleurs dans les membres inférieurs. Au bout de cinq jours les accès cessent sous l'influence de la quinine; les troubles circulatoires s'effacent rapidement, ne laissant qu'une teinte bronzée de la peau et une petite ulcération au niveau de la cicatrice encore récente du moignon de la première phalange du 2e orteil gauche (1).

PNEUMONIES DES CACHECTIQUES PALUSTRES

Nous voyons se succéder, chez le malade qui fait le sujet de l'observation de Blanc, deux poussées pneumoniques distinctes, se suivant à dix-sept jours d'intervalle. L'une paraît avoir été considérée par Blanc comme une détermination pulmonaire au cours d'une réinfection ; la seconde serait une pneumonie secondaire méta et para-palustre :

(1) Blanc, Contribution à l'étude de la gangrène palustre (*Archives de médecine militaire*, 1885, t. II, pp. 337-343).

I. — Dans la nuit du 28 au 29 décembre, survient un violent frisson accompagné d'un point de côté siégeant à droite; la respiration est courte, fréquente, douloureuse. La percussion et la palpation révèlent une vive sensibilité et un engorgement notable du foie; rien de net, au contraire, du côté du poumon. Toux rare, mais très douloureuse; pas d'expectoration.... Le 30 décembre, des crachats visqueux et adhérents, et quelques râles crépitants vers la base du poumon droit permettent de se prononcer pour une pneumonie... Le 31 décembre, la pneumonie du lobe inférieur du poumon droit s'affirme nettement par la matité, le souffle tubaire, l'expectoration visqueuse striée de sang. Le point de côté a sensiblement diminué, mais il persiste encore une douleur assez vive à la pression du foie, douleur qui est due évidemment à une congestion concomitante de ce viscère... Du 1er au 5 janvier, la pneumonie évolue sans incidents notables; la défervescence se fait en lysis.

II. — Le 15 janvier, se déclare une seconde pneumonie, mais siégeant, cette fois, au lobe inférieur du poumon gauche. D'allures beaucoup moins franches que la première, elle a tous les caractères des pneumonies secondaires des paludéens. Le point de côté est peu intense, l'expectoration moins visqueuse, les crachats noirâtres, l'abattement extrême; enfin, la défervescence traînante dure jusqu'au 30 janvier. Elle est même interrompue par des exacerbations rappelant les poussées fébriles de la malaria (1).

Ces lésions pulmonaires peuvent, comme nous l'avons indiqué en traitant des diverses phases du paludisme aigu et chronique, être rattachées à une localisation, sur l'appareil thoracique, de la crise palustre.

Souvent, elles rentrent dans la catégorie des maladies deutéropathiques. Ces *pneumonies secondaires* constituent une des causes les plus fréquentes de la mort des cachectiques. Les observateurs de la Guyane, après Haspel, en ont fait l'étude; on retrouvera dans les monographies de Laure et de Maurel, dans les rapports de Chapuis et de Saint-Pair, les traits principaux de leur symptomatologie et de leur évolution.

Elles ne se distinguent que très imparfaitement, au point de vue symptomatologique, des pneumonies que l'on observe chez les vieillards, quelque différent que soit le terrain.

Sur les lésions de pneumo-paludisme, telles que nous les avons étudiées dans le chapitre précédent (adhérences étendues des plèvres, sclérose pulmonaire avec sidérose, lésions dégénératives

(1) Blanc, Contribution à l'étude de la gangrène palustre (*Archives de médecine militaire*, 1885, t. II, p. 344).

de l'épithélium alvéolaire), viennent se surajouter celles de la cachexie : épanchement séreux de la cavité pleurale, œdèmes des parties inférieures et postérieures du poumon. La fluxion pneumonique, la pneumococcie quand elle intervient, a pour effet de produire la splénisation des lobes et lobules enflammés et l'atélectasie des portions voisines (hépatisation planiforme, carnification du poumon. Haspel).

Les *pneumonies réellement palustres* se partagent en deux groupes cliniques :

1° Celui où la pneumonie et la broncho-pneumonie ne sont qu'un phénomène associé, une complication intercurrente au cours d'une rechute;

2° Celui où la détermination pulmonaire est initiale et prédominante.

Dans les cas du *premier groupe*, la pneumonie se révèle par un point de côté avec dyspnée survenant chez un fébricitant palustre; les crachats sont peu abondants, rarement rouillés, plus souvent hémoptoïques, quelques-uns offrent des stries sanglantes, d'autres sont constitués par du sang diffluent. La respiration est soufflante à l'une des bases et parfois aux deux ; on entend, au voisinage, des râles confluents sous-crépitants. Ces signes et ces symptômes sont variables d'intensité et de localisation; ils peuvent rétrocéder rapidement, même chez les cachectiques, pour reparaître après un court intervalle ; ils sont susceptibles de déterminer une mort rapide imputable à un véritable encombrement pulmonaire.

Dans le *second groupe* de faits, les manifestations thoraciques occupent toute la scène ; le début s'est fait par une bronchite tenace, prolongée, indice de la pneumokoniose installée à demeure chez ces malades. Puis, apparaît un point de côté avec dyspnée inaccoutumée ; la matité est prononcée, étendue ; elle se retrouve aux deux bases, mais toujours plus accusée à l'une d'elles. La bronchophonie est réelle ; des râles muqueux s'entendent dans la presque totalité de l'arbre respiratoire. Le souffle se prolonge plusieurs jours ; il ne se déplace pas, comme dans les cas précédents ; les crachats assez abondants n'offrent souvent rien de bien caractéristique. La mort peut survenir par asphyxie rapide, mais, le plus souvent, elle est consécutive à un état typhoïde avec délire, prostration extrême et marasme progressant jusqu'à la terminaison fatale.

Les lésions, trouvées à l'autopsie, sont caractérisées comme suit dans une observation d'Haspel à laquelle il n'y a rien à ajouter :

« Le poumon droit crépite au sommet, mais, dans les deux tiers inférieurs, il ressemble à une masse dense et compacte, plutôt splénisée qu'hépatisée, d'une coloration générale violacée avec des marbrures, les unes jaunâtres, les autres brunes. L'incision laisse échapper une petite quantité de sang diffluent, peu coloré, avec traces de pus provenant d'une surface luisante et parfaitement lisse. Nous rencontrons, dans cette masse, quelques lobules dont la friabilité est manifeste, et d'autres qui semblent être le résultat de la condensation d'une matière plastique rouge au sein des cellules et des vésicules (1). »

ENTÉRO-COLITE CHRONIQUE

Les cachectiques palustres succombent fréquemment, en dehors de tout accident fébrile, à un marasme dont la détermination clinique se caractérise par une diarrhée chronique paroxystique.

Cette manifestation est fréquente au cours du paludisme aigu et dans la convalescence des fièvres de la phase primaire et secondaire ; elle semble, comme tous les accidents de ces phases, être le résultat de poussées hyperémiques se produisant vers le tube intestinal et ses annexes. A la période cachectique, cette diarrhée peut s'expliquer par une sorte de dérivation de ces congestions séreuses dont les œdèmes internes et externes sont la traduction.

Nous retrouvons, dans ces accidents ultimes, cette variabilité, ces accrescences et ces rémissions qui sont, à toute époque, la caractéristique de la malaria. Même à cette date, il est exact de dire que la maladie n'est pas d'une seule tenue ; on retrouve, dans toutes les observations, ces hauts et ces bas qui étonnent le clinicien, même quand il est prévenu.

La diarrhée a cessé, en quelque sorte, d'être active ; elle est passive, peu douloureuse, les selles varient de fréquence, elles sont très abondantes, presque uniquement séreuses en dehors des lientéries intercurrentes dues à des écarts ou à de simples imprudences de régime.

Au fur et à mesure que ces pertes intestinales augmentent de nombre et de quantité, les épanchements séreux du tissu cellulaire et des cavités splanchniques diminuent ; à un moment donné ils disparaissent, en même temps qu'il se produit un amaigrissement poussé à l'extrême limite. On se trouve, dans ces circonstances, en présence de cas cliniques fort différents de ceux que l'on est habitué à considérer comme caractérisant la cachexie palustre : le corps est desséché, il s'est presque momifié ; il persiste, toutefois, un développement notable de l'abdomen, sensible surtout dans sa moitié supérieure ; c'est le type du ventre de batracien. Cet aspect est dû à l'hypertrophie persis-

(1) HASPEL, Maladies de l'Algérie.

tante des organes hépatique et splénique, en même temps qu'à l'assèchement et à la diminution de calibre de l'intestin. Les membres sont squelettiques, la peau des extrémités et de la figure est marbrée de sugillations ecchymotiques, et souvent d'éruptions purpuriques.

Le masque est vieillot ; les traits de la figure expriment l'abattement le plus profond ; la démarche est hésitante, la peau sèche, écailleuse, d'un gris sale ; la voix cassée ; la respiration courte, haletante.

La pente est fatale et la mort en quelque sorte progressive ; elle a généralement lieu sans souffrance, au cours d'une syncope survenue à l'occasion d'un effort : parfois elle se produit à la suite d'un état subtyphoïde, véritablement hectique et qui emporte le malade alité depuis quelque huit à dix jours.

Cette cachexie sèche est plus fréquente chez l'indigène que la cacherie œdémateuse.

Après Kelsch, nous avons indiqué que, dans les races européennes, l'hydropysie pouvait s'étendre, particulièrement quand il s'agit de la malaria des armées, à des groupes entiers. Pour les indigènes soumis en nombre à des conditions semblables d'infestation et de dépression, c'est la forme sèche, au contraire, qui atteint la presque totalité des travailleurs qui ont été longuement occupés à des travaux de routes et de placers, ou à des défrichements dans des pays neufs et dans la forêt vierge.

C'est à ces formes de cachexie marastique que correspond une lésion rarement observée actuellement dans les pays subtropicaux et dans les groupes européens aux pays tropicaux, mais qui est encore assez commune chez les indigènes et chez les transportés : la dégénérescence amyloïde de tous les organes, notamment des reins, du foie et de l'intestin.

Elle est trop complètement étudiée et décrite, dans les livres qui ont traité du paludisme, pour qu'il ne suffise pas de donner ici indication de son existence et de sa symptomatologie.

Les formes œdémateuses, au contraire, correspondent à la cirrhose hypertrophique avec hépatite dégénérative nodulaire, à la sclérose de l'enveloppe et de la trame cellulaire de la rate, du poumon, de l'intestin et du rein ; ce dernier organe présente, en outre, des lésions de néphrite mixte.

La surcharge pigmentaire se retrouve dans toutes les formes et dans toutes les périodes de ce paludisme invétéré.

Pour en finir avec cette phase du paludisme, « les *états cachectiques* », il nous reste à les définir. Nous aurions pu commencer par cette définition, mais nous avons craint d'être incomplètement compris, car, il faut l'avouer, la description de ces états est plus facile à donner que leur exacte délimitation.

Après Catteloup et Dutroulau, la plupart des observateurs ont vu, dans la cachexie palustre, « la phénoménisation la plus profonde et la plus avancée de la diathèse paludéenne » ; ils ont délimité son domaine en disant qu'elle commençait quand était acquise la défaite de l'organisme. Ils ont ajouté, conception que démentent les faits, qu'elle était incurable. « Dans l'impaludisme chronique, la guérison est possible, probable même ; dans l'autre cas, la cachexie, il n'y a rien à faire, et l'hématozoaire abandonnât-il sa proie, le malade épuisé ne saurait subsister » (Crespin).

Nous ne pouvons accepter ces définitions et ces délimitations, car nombreuses sont les observations de cachexie palustre incontestée où la maladie a été enrayée et où la constitution s'est refaite suffisamment pour être compatible avec une vie longue et active.

Pour nous, la cachexie est établie quand se produisent, chez les malades, des œdèmes partiels ou généralisés, internes ou externes, intermittents ou permanents, et quand ces œdèmes sont sous l'influence directe de la déglobulisation et des altérations concomitantes du sang.

Quand cette hémolyse n'aboutit pas à l'œdème, ou que l'œdème dérive d'une lésion intercurrente des reins ou du cœur, nous disons qu'il y a simplement paludisme chronique, avec ou sans néphrite, avec ou sans myocardite associée.

III. — TRAITEMENT

PAR

LE Dr GRALL

Nous passerons d'abord en revue les indications générales du traitement de la malaria, celles qu'elle présente à toutes ses périodes et à toutes ses phases ; il nous restera ensuite à étudier les indications spéciales qui ressortent des différentes formes et des différentes phases de l'intoxication.

MÉDICATION GÉNÉRALE DU PALUDISME

Elle répond à quatre ordres d'indications, et doit recourir, par suite, à différents agents.

I. — La caractéristique essentielle du paludisme réside dans les déterminations fébriles qui traduisent soit les premières infestations, soit les rénovations du parasitisme, soit simplement ses reviviscences intra-corporelles. La première indication est, par suite, de détruire les parasites et de combattre la fièvre palustre ; un seul médicament est réellement et puissamment efficace pour cet objet, c'est la quinine : on a pu dire qu'elle est le médicament *spécifique* du paludisme.

II. — Les crises successives, qu'elles soient bruyantes ou atténuées, produisent, en dehors de la réaction fébrile, une véritable intoxication, qu'elle vienne du développement du parasite ou de la virulence secondaire des microbes qui vivent en commensaux dans l'organisme. Le paludisme est un empoisonnement qu'il faut combattre ; cette seconde indication, sans paraître aussi impérieuse que la première, n'en est pas moins essentielle.

III. — Les crises parasitaires entraînent, en dehors de l'action toxique ou toxinique, une détérioration générale caractérisée surtout par des lésions globulaires et la déminéralisation du plasma ; en agissant contre le parasite et contre le poison, on s'attaque à la cause morbide, mais il faut, en plus, aider à la réparation des pertes subies par l'organisme.

IV. — La maladie palustre se surcharge souvent de déterminations qui constituent par elles-mêmes un danger plus ou moins immédiat. Il existe donc, dans un grand nombre de cas, une dernière indication éventuelle ; elle se déduit de ces localisations anormales. Comme la thérapeutique s'adresse, dans ces circonstances, aux manifestations morbides qui compliquent la situation, on a pu dire que ces indications étaient des indications symptomatiques.

En résumé, la médication générale du paludisme comporte l'intervention, simultanée ou successive, de la médication spécifique, de la médication antitoxique, de la médication reconstituante et, éventuellement, de médications dites « symptomatiques ».

MÉDICATION SPÉCIFIQUE

Comme nous venons de le dire, elle se résume, en réalité, en un seul agent : la quinine et ses sels.

On a essayé, et parfois même préconisé, des succédanés de la quinine dont les principaux, comme la quinine elle-même, sont extraits du quinquina ; on a utilisé des fébrifuges indigènes ou exotiques, et, plus récemment, les couleurs d'aniline. Les meilleurs de ces agents n'ont qu'une efficacité très contestable, et le procès est entendu ; voilà pourquoi, faisant ici œuvre pratique et non dogmatique, nous nous contenterons d'en donner indication sans en parler plus longuement.

La médication quinique agit en détruisant le parasite, mais cette action ne s'exerce pas avec la même activité sur les différentes phases de l'évolution de l'hémamibe ; les croissants et les gamètes paraissent y échapper ; les formes amiboïdes endoglobulaires y sont, dans une certaine mesure, réfractaires ; la destruction serait particulièrement rapide et presque totale quand l'influence du médicament se fait sentir au moment de la sporulation.

D'autre part, cette action réellement spécifique n'est complète que dans les cas où il s'agit de la reviviscence d'un parasitisme antécédent ; elle ne se traduit que par une atténuation de la crise parasitaire quand celle-ci est le résultat d'une première infection ou de rénovations actives et récentes.

Cette question de l'opportunité de l'action médicamenteuse avait fourni à nos prédécesseurs matière à vives controverses et à contrôles répétés. Torti administrait le kina immédiatement avant l'accès ; il agissait à distance sur le second accès à venir. Sydenham et Trousseau prescrivaient la prise de la poudre aussi loin que possible de l'accès prochain qu'ils voulaient juguler ; il leur arrivait, dans les fièvres quotidiennes bien réglées, d'intervenir à temps pour obtenir ce résultat. Les médecins d'Algérie et surtout ceux des colonies avaient accepté comme règle de faire prendre la quinine, qui avait remplacé le kina, dès la fin de chaque accès pour couper la fièvre du lendemain. La généralité des praticiens, dans les formes graves, saisissait les premiers indices de la rémission pour faire absorber le médicament dès ce moment.

L'administration du kina ou de la quinine se pratiquait d'après la méthode dite continue, autrement dit les doses étaient répétées un certain nombre de jours consécutifs aux mêmes heures.

Actuellement, on ne paraît plus attacher à ces détails la même importance, et pendant une période assez longue, particulièrement depuis la généralisation des injections hypodermiques, on enseigna qu'il n'y avait pas lieu de s'en préoccuper.

Il avait paru que l'administration par la voie sous-cutanée épargnait tout souci ; on admettait que par ce procédé on fournissait à l'organisme malade une arme assez puissante, assez rapidement active et assez persistante pour que l'action thérapeutique restât victorieuse.

On s'était beaucoup exagéré l'efficacité de ce mode d'administration ; en réalité, la voie sous-cutanée ne vaut, à cet égard, ni plus ni moins que la voie digestive ; c'est la conclusion à retenir, comme nous le verrons, des expériences de Kleine, de Mariani, de Gaglio, de Billet, etc.

Ces expérimentateurs mieux renseignés ont donné confirmation des doctrines anciennes. L'action optima de la médication doit être obtenue à l'heure de la sporulation, et comme cette action, quel que soit le mode d'ingestion, ne s'obtient qu'un temps déterminé après la prise et ne se maintient que pendant un intervalle limité, l'horaire de l'administration a une grande importance si l'on veut éviter la nécessité de recourir à une saturation qui seule dispense de proportionner l'effort au résultat à atteindre.

L'efficacité de l'administration du médicament agissant comme dans la formule de Treille et Legrain, à longue distance de la prise, résulte de ce fait qu'en raison de la concentration des solutions, de leur action irritante sur les tissus, leur absorption est très lente, qu'elle n'est que progressive, et qu'elle se prolonge bien au delà du temps pendant lequel elle s'opère quand l'administration a lieu à dose moyenne.

Il faut ajouter, avec Treille et Legrain, qui ont insisté sur ce fait d'observation ancienne, que le médicament, quelle que soit la dose, quel que soit le mode d'administration, est sans action sur un accès commencé ou même imminent. L'intervention à cette heure est tardive ; le parasite est devenu résistant dès le stade de frisson et quelque peu avant ; et il ne sera attaqué et détruit qu'à la prochaine génération quand il se trouvera dans la circulation générale à l'état de mérozoïtes issus des schyzontes, et libre dans le plasma.

Recherches et doctrines expérimentales. — Ces conclusions, acquises de longue date, avaient été contestées, mais elles ont été corroborées et confirmées par l'expérimentation suivie des médecins italiens, dont le lecteur retrouvera les données essentielles dans le résumé ci-dessous :

a) La quinine n'est éliminée qu'en partie par les émonctoires, et notamment par la voie rénale; une proportion assez importante est détruite ou fixée par les éléments organiques ; cette proportion paraît être plus élevée pendant les crises fébriles qu'au cours de manifestations apyrétiques ; elle est encore moindre chez les sujets qui ne sont pas impaludés.

Comme l'indique Ziemann, la question de savoir ce que deviennent ces éléments médicamenteux restant dans le corps a encore besoin d'être étudiée. Elle a son importance autant que la recherche clinique de la quinine dans les sécrétions organiques, acceptée comme base de l'action comparative sur les milieux organiques, des diverses formes et formules usitées du médicament.

b) La proportion de quinine retrouvée dans l'urine varie beaucoup suivant les circonstances de l'expérimentation ; le début et la durée de cette élimination diffèrent suivant la préparation, la voie d'introduction, la formule, les doses, suivant l'état du malade. Mariani admet que la proportion de quinine détruite dans l'organisme est de 33 °/₀ pour les préparations solubles et de 68 °/₀ quand le sel employé est peu soluble.

L'intervalle écoulé entre l'introduction de la quinine et son apparition dans l'urine fut, dans les expériences de Garofalo, de 30'- 35'- 50' par la voie gastrique ; — de 12' à 20' par la voie rectale — de 12'- 14'- 20' par la voie sous-cutanée ; — de 10'- 12'-13' par la voie intestinale au moyen de l'entéroclyse.

L'acmé de l'élimination se produit dans les six premières heures (Kerner) ; — entre la première heure et demie et quatre heures (Garofalo) ; — entre la troisième et la sixième heure (Kleine)...

L'élimination rénale des différents sels de quinine introduits par la voie stomacale, sous-cutanée, ou intraveineuse, s'est faite d'après l'échelle décroissante suivante :

Quinine éliminée	pendant le	1er jour =	12 à 35 °/₀
—	—	2e jour =	4 à 10 »
—	—	3e jour =	0,6 à 2 »
—	—	4e jour =	0,6 à 0,8 »

De ces chiffres on déduit les valeurs moyennes suivantes :

Quinine éliminée	187 °/₀₀	pendant le	1er	jour
—	63 °/₀₀	—	2e	—
—	13 °/₀₀	—	3e	—
—	7 °/₀₀	—	4e	—

L'élimination complète, pendant les quatre jours consécutifs à l'absorption de la quinine, a donc été de 270 ‰...

La plus grande partie de la quinine absorbée (2/3 environ) est probablement profondément modifiée par l'activité chimique du protoplasma vivant.

Les quantités d'alcaloïde éliminées par la voie rénale ne varient guère, quelle que soit la voie d'introduction de la quinine (gastrique, sous-cutanée, veineuse) ou quel que soit le degré de solubilité des sels employés...

Donc, dans une unité de temps suffisamment longue (24 heures), la quinine sous sa forme la plus insoluble s'absorbe aussi bien que si elle est donnée sous forme d'un sel plus soluble et en injection intraveineuse (bichlorhydrate)...

Cette donnée a une valeur qu'il ne faut pas négliger en ce qui concerne la prophylaxie de la malaria. Dans cette prophylaxie la quinine est administrée à des sujets généralement bien portants, et on ne recherche pas une absorption très rapide du médicament dans l'espace de temps le plus court, comme il est nécessaire de le faire pour le traitement des manifestations aiguës du paludisme. On a uniquement en vue une absorption constante et complète (1).

c) « Quand on injecte du bichlorhydrate de quinine sous la peau ou dans les faisceaux musculaires, on le retrouve « *in situ* », dans des proportions assez élevées, vingt-quatre heures après l'injection.

L'administration quotidienne d'une même dose de quinine a pour effet de déterminer une accumulation dans le sang. Les nouvelles quantités pénétrant dans la circulation s'ajoutent, durant la première semaine, aux résidus actifs des premières doses. Il en résulte qu'il y a une proportion presque constante de quinine active dans la circulation; elle est égale à celle qui s'y trouve le premier jour après l'administration d'une dose double du médicament...

« Tandis qu'avec la méthode de la *désinfection continue* (Celli) au moyen de l'administration quotidienne de la quinine, on fait de la prophylaxie dans le vrai sens du mot parce qu'on met l'organisme à l'abri du développement du germe infectieux ; au contraire, avec la méthode de la *Quinination discontinue*, on agit seulement en éteignant l'incendie avant qu'il ait pu atteindre un degré d'intensité suffisant pour provoquer la crise fébrile (2). »

(1) Mariani, Absorption et élimination de la quinine et de ses sels (*Atti della societa per gli studi della malaria*, t. IV, 1903, pp. 72-81).

(2) Filippo Mariani, Sur l'absorption et sur l'élimination de la quinine et de ses sels (*Atti della societa per gli studi della malaria*, t. IV, 1903, pp. 72-81).

Conclusions de Billet. — Ne serait-ce que pour saisir le lecteur de données comparatives, il convient de rapprocher de ces conclusions de Celli et de Mariani, celles de Billet; elles sont basées sur l'expérimentation du formiate et présentent le plus haut intérêt :

« Sur sept malades traités, chez six on eut recours à l'administration par la bouche, en cachets ; une seule fois on employa ce médicament en injection hypodermique. Les injections de sel quinique, dit notre camarade, ne furent pratiquées qu'à 1/20. Dans les sept cas, il s'agissait de *rechutes* de paludisme : dans l'un d'eux, le parasite présentait la forme tropicale, mais, dans tous les cas, il s'agissait de parasitisme strictement endogène, le dernier apport étant très éloigné.

I. — Le sang, immédiatement avant l'administration de la quinine, présente de nombreux parasites tous intacts, sous leur forme amiboïde active... Les premières altérations des parasites ne sont guère appréciables que cinq heures après l'administration du médicament ; les parasites commencent à présenter des formes irrégulières. Leur noyau vacuolaire est presque entièrement détruit, ne laissant distinguer que la chromatine colorée en rouge vif par le Giemsa sans zone incolore périphérique. Le protoplasma coloré en bleu est comme déchiqueté sur les bords ; de nombreux grains de pigment mélanémique sont épars dans le globule.

Douze heures après l'administration de la quinine, l'examen du sang ne montre que de rares hématozoaires intacts ; on ne compte plus que un ou deux globules avec vestiges de parasites tous les deux ou trois champs oculaires.

Le lendemain, le malade présente un léger mouvement fébrile ne dépassant pas 38°,2 à 11 heures du matin... quelques gros parasites complètement sphériques, à chromatine volumineuse et centrale, qui représentent les formes sexuées du parasite (gamètes) persistent encore...on sait que les macro et microgamètes du paludisme sont très résistants à la quinine. Il se pourrait même, d'après Schaudinn, que ceux de ces parasites qui ont échappé à l'action de la quinine donnent ensuite naissance, par parthénogénèse, à de nouveaux schyzontes, renouvelant ainsi l'infection sous formes de rechutes indéfinies.

Le sang examiné les jours suivants ne présente plus dès lors d'hématozoaires.

La quinine a eu à agir sur la forme amiboïde du parasite, forme déjà résistante ; aussi son action n'a commencé qu'assez lentement, soit 5 heures après l'administration du médicament. La désinfection du sang, par cette seule dose de 0 gr. 50, persistait encore le jour de la sortie du malade, c'est-à-dire près de 15 jours après le dernier accès.

II. — On administre 0 gr. 50 de formiate de quinine à la fin de l'accès, au moment où les parasites se présentent sous leur forme annulaire jeune, peu résistante. Disparition rapide des hématozoaires, qu'on ne retrouve plus à partir du 16 mai. On ne donne pas d'autre dose de quinine afin d'étudier la limite du pouvoir préventif de cette dose de 0 gr. 50. Vingt jours après le dernier accès, il se produit une rechute, mais l'accès, de faible intensité, ne dure que de 2 heures à 7 heures du soir. L'examen du sang pratiqué à 2 heures du soir révèle un grand nombre d'hématozoaires de la tierce (2 à 4 par champ oculaire), mais de deux générations.

Au début de la période de sueurs, l'examen du sang montre un grand nombre d'hématozoaires (3 à 4 par champ oculaire). Sur un total de 60 globules parasités examinés on note :

Globules avec schyzontes annulaires jeunes (1re génération).....	72 %
Globules avec schyzontes amiboïdes (2e génération)...........	22 %
Gamètes à divers stades d'évolution.......................	6 %

Les hématozoaires les plus nombreux sont ceux de la première génération; ils sont au stade jeune et ne présentent que 2 à 3 μ de diamètre ; ce sont les plus attaquables par la quinine — ceux de la deuxième génération sont au stade amiboïde, assez résistants, mais bien moins nombreux; enfin, quelques gamètes très résistants à la quinine...

Une heure après l'administration, on note une altération déjà manifeste des parasites ; les jeunes schyzontes de 2 à 3 μ de diamètre, de la première génération, sont presque tous désagrégés; les schyzontes amiboïdes de la deuxième génération, sont bien moins altérés ; leur protoplasma est à peine désagrégé, mais le noyau vacuolaire n'existe plus ; les gamètes sont intacts.

Deux heures après, on ne compte déjà plus que deux globules parasités par champ oculaire... les parasites qui subsistent encore sont surtout des schyzontes amiboïdes de la deuxième génération ; leur altération est maintenant très sensible...

Cinq heures après, on ne trouve plus qu'un globule parasité tous les 5 à 8 champs oculaires; les gamètes restent inattaqués.

Le lendemain, à 7 heures du matin, on ne trouve plus de schyzontes de première ni de deuxième génération, mais quelques très rares gamètes, qui finissent par disparaître le lendemain. L'apyrexie se maintient; le malade se rétablit; il sort quatre jours plus tard; la désinfection du sang persistait encore à cette date.

III. — Nombreux hématozoaires de la tierce, deux générations : schyzontes adultes en rosaces nombreux de première génération, et schyzontes amiboïdes de deuxième génération moins abondants; 0 gr. 30 en injection à 9 heures du matin.

Cette injection a suffi pour détruire deux générations, mais on remarquera que la destruction des parasites s'est effectuée moins rapidement que lorsqu'on administre le médicament en fin d'accès; les parasites offrent plus de résistance qu'en fin d'accès où le plus grand nombre, ceux de la génération fibrigène se présentent sous la forme annulaire jeune (1). »

Envisageons maintenant les questions de pratique.

Choix du sel. — Les sels de quinine utilisés dans la pratique courante se distinguent en sels facilement solubles et en sels insolubles. Ils peuvent les uns et les autres trouver leurs indications.

Quand il convient d'agir rapidement et presque brutalement contre des infections massives, il est conseillé d'avoir recours aux premiers de ces sels (bichlorhydrate, formiate, bibromhydrate, sulfochlorydrate ou sel de Grimaud).

Dans les circonstances ordinaires telles que celles qui ressortent des rechutes et des récidives peu graves, évoluant en dehors de toute surcharge, le chlorhydrate basique, le bisulfate doivent être préférés.

A titre de préventif, et comme médication prophylactique, le sulfate, le tannate sont très suffisants ainsi que les préparations insipides recommandables surtout dans la médecine des enfants (euquinine et tablettes de chocolat au tannate de quinine usitées en Italie et recommandées par Celli).

En pratique, l'arsenal thérapeutique peut se réduire aux chlorhydrates acide et basique et au sulfate neutre.

Il est fait état, dans les livres classiques, de la teneur de chacun de ces sels en quinine et on a conclu que 0 gr. 90 de chlorhydrate neutre et 1 gr. 2 de chlorhydrate acide équivalent à 1 gr. de sulfate. Le formiate a une teneur encore plus élevée en quinine que le chlorhydrate, 87,6 au lieu de 81,7 pour 100. D'après Billet, son action parasitaire serait plus rapide; elle serait active dans la première heure, alors qu'elle ne commencerait avec le chlorhydrate neutre que 2 à 5 heures après l'administration.

Ce sont là des doses tellement approchées qu'il n'y a pas lieu de s'en préoccuper; ce qui importe plus que le choix du composé quinique, c'est la forme médicamenteuse, ce sont les conditions d'ingestion.

Modes d'administration. — Les sels de quinine, en dehors des injections hypodermiques dont nous nous occupons plus loin, s'administrent soit par la voie buccale, soit par la voie rectale. Par la voie buccale, ils se prennent sous la forme de comprimés, de poudre ou de solutions; ils se prescrivent soit au cours des repas, soit quand l'estomac est vide.

Il semblerait que les solutions doivent agir plus rapidement et

(1) Billet, Essais concernant le formiate de quinine. Mémoire inédit.

plus efficacement ; il en doit être ainsi quand les voies digestives ne sont pas embarrassées ou qu'elles ont été préparées par une médication évacuante. Mais ici, comme pour les injections, il faut savoir se garder de solutions trop concentrées et parfois irritantes, contre lesquelles les surfaces d'absorption se défendent par une sécrétion abondante de mucus.

Quant aux poudres, il résulterait des expériences citées plus loin que, si l'absorption est retardée par la prise simultanée des aliments, elle est plus complète dans ces conditions.

Les comprimés, quels que soient les soins apportés à leur confection, sont, comme les solutions acides, offensants pour la muqueuse gastrique quand ils ne sont pas mélangés aux aliments ; ils doivent, par suite, être réservés pour les périodes d'apyrexie.

Nos conclusions se résument comme suit :

Au cours des crises fébriles, la forme à adopter *per os* est la solution étendue de chlorhydrate neutre de quinine : 1 gr. pour 40 en deux prises, à assez court intervalle, à prescrire quand il s'agit de fièvres quotidiennes dès que la rémission s'accuse.

Si le médecin est tenu de compter avec les préférences du malade, il administrera la même dose de quinine sous forme de cachets de 0 gr. 50 à 0 gr. 60 chacun, dans les mêmes conditions et aux mêmes horaires en y associant une limonade acide; la meilleure est celle que l'on prépare avec des citrons frais.

Les comprimés, si cette forme médicamenteuse est la seule dont on dispose, devront être triturés au mortier pour être pris en cachets ; à défaut de cachets, on peut verser sur la poudre 1 à 2 cuillères de café noir bien chaud au moment même de l'ingestion, et pas plus tôt, si l'on tient à éviter l'amertume désagréable du soluté.

L'administration par la voie buccale doit être employée à moins d'indication contraire; ce mode doit constituer la règle et les autres voies ne doivent être utilisées qu'exceptionnellement.

Le *lavement* est une méthode tombée en désuétude; elle est cependant très efficace et d'emploi facile, particulièrement chez les enfants. Mais il faut, bien entendu, prendre la précaution de vider antérieurement l'intestin par un lavement purgatif ou par un lavement de propreté et n'employer pour la dissolution de la quinine qu'une quantité minime de véhicule, 50 à 100 gr. au maximum. Les doses doivent être renforcées, elles seront fractionnées en deux prises à une heure ou deux d'intervalle.

Doses. — Suivant la gravité des cas, les prescriptions pour adulte, homme ou femme, varieront de 0 gr. 80 à 1 gr. 50 *pro die*.

On enseigne que les doses, pour l'enfant, doivent être réduites proportionnellement à son poids. Ce serait s'exposer à de graves mécomptes dans le traitement du paludisme tropical que d'adopter pareille règle. Chez les enfants du second âge, la dose doit être de la moitié de celle prescrite pour les adultes; chez les adolescents, elle sera presque égale, mais chez eux les prises doivent être espacées :

	gr.		gr.			
Enfants du premier âge.	0,15	à	0,25	en deux prises	soir et matin	*pro die.*
— du second âge, de 2 à six ans.	0,30	à	0,50	—	—	
— de 6 à 12 ans...	0,50	à	1	—	—	
— de 12 à 15 ans.	0,75	à	1,25	—	—	

Les horaires d'administration et les doses doivent être les mêmes quelle que soit la forme pharmaceutique adoptée.

Injections sous-cutanées. — Jusqu'à ces derniers temps, on a recherché, avant tout, dans l'utilisation de la voie sous-cutanée, un procédé qui permît de placer sous la peau la quantité la plus grande possible du médicament, sous le volume le plus réduit.

Au début, quand le seul sel utilisé était le sulfate, on y ajoutait de l'eau de Rabel ou de l'acide tartrique pour obtenir des solutions à 1/10 (Moore, Arnould, Borius, Vinson).

Les chimistes se mirent en quête de sels facilement solubles : bromhydrate, sulfochlorhydrate, bichlorhydrate, formiate; on s'efforça de réaliser la saturation complète de l'excipient. Pour pouvoir augmenter la proportion de sel, on y ajouta de l'alcool, de l'antipyrine ; on s'éloignait, est-on autorisé à dire, autant qu'on le pouvait, d'une solution isotonique.

Cependant la pratique avait appris que toutes les fois que l'injection était faite assez superficiellement pour qu'on pût se rendre compte de ce qui se passait, elle avait pour effet de déterminer dans les tissus une collection enkystée très persistante; mais on admettait, malgré tout, par déduction théorique, que le médicament n'en avait pas moins été absorbé.

Plus récemment, on eut recours à des injections profondes, intramusculaires; par ce procédé, on n'avait pas sous le doigt un témoin de l'enkystement du soluté, et on put croire que la solution passait entièrement et rapidement dans la circulation générale.

Il a fallu les études de Carducci, de Gaglio pour qu'on commençât à revenir sur cette impression.

Il n'est plus contestable que si l'on tient à agir vite et activement, il faut éviter la saturation de la préparation, et plus encore toute action offensante sur les tissus. La solution doit, si possible, être alcaline ; au moins, doit-elle être neutralisée et ne pas être trop concentrée.

Pour ces motifs, nous avons adopté la formule de Gaglio pour les ampoules du service de mobilisation aux Colonies, suivant, au reste, en cette circonstance, l'exemple donné par le Comité technique de santé de l'armée.

« Le médecin-major Niclot a constaté que la quinine (chlorhydrate basique) associée à l'uréthane est éliminée beaucoup plus rapidement que la quinine associée à l'antipyrine. Dans le premier cas, la courbe présente une ascension très rapide, puis un plateau de longue durée ; dans le second, l'ascension est lente et progressive.

« L'élimination plus rapide de la quinine associée à l'uréthane témoigne d'une absorption plus facile, et, par suite, d'une action thérapeutique plus prompte.

« D'autre part, on a constaté, en Algérie comme en Tunisie, que les phénomènes locaux étaient, le plus souvent, négligeables aussi bien avec l'antipyrine qu'avec l'uréthane. Cependant, avec cette dernière, l'indolence est plus complète et les nodosités disparaissent plus facilement ; absorption plus rapide, et disparition plus précoce des nodosités sont des phénomènes corrélatifs. Enfin, avec l'uréthane, il n'y a aucun retentissement sur les reins et sur le cœur ; la diurèse reste à son taux normal. »

« Les avantages de la solution de Gaglio peuvent se résumer comme suit :

« Absorption plus facile et, par suite, action thérapeutique plus prompte ;

« Moindre intensité et moindre durée des phénomènes locaux ;

« Inactivité complète sur les centres nerveux, sur le cœur et sur les reins ;

« Teneur plus élevée en quinine (1). »

Au début de la pratique des injections, on enseignait (Moore, Borius) que les doses à injecter sous la peau pouvaient être évaluées au cinquième ou au sixième de la dose utile par la bouche. Plus tard, on déclara que cette dose devait être élevée à la moitié.

Actuellement, la plupart des observateurs sont d'accord pour reconnaître que la dose doit être sensiblement la même, quel que soit le mode d'introduction. Ziemann a pu conclure qu'à s'en tenir aux expériences de Kleine et de Mariani il faudrait injecter des doses de quinine non pas moindres, mais notablement plus élevées que celles que l'on donnerait par la voie buccale.

Cette conclusion est forcée, l'auteur allemand le reconnaît, et les expériences citées de Gaglio prouvent que les conclusions de Mariani se basaient sur une formule d'injection qui avait le

(1) Masson, Rapport inédit au Comité technique de santé de l'armée.

tort d'être irritante, et qu'en prenant les précautions indiquées l'action par la voie sous-cutanée est quelque peu plus active et surtout plus prompte que par la voie digestive. Mais il n'en reste

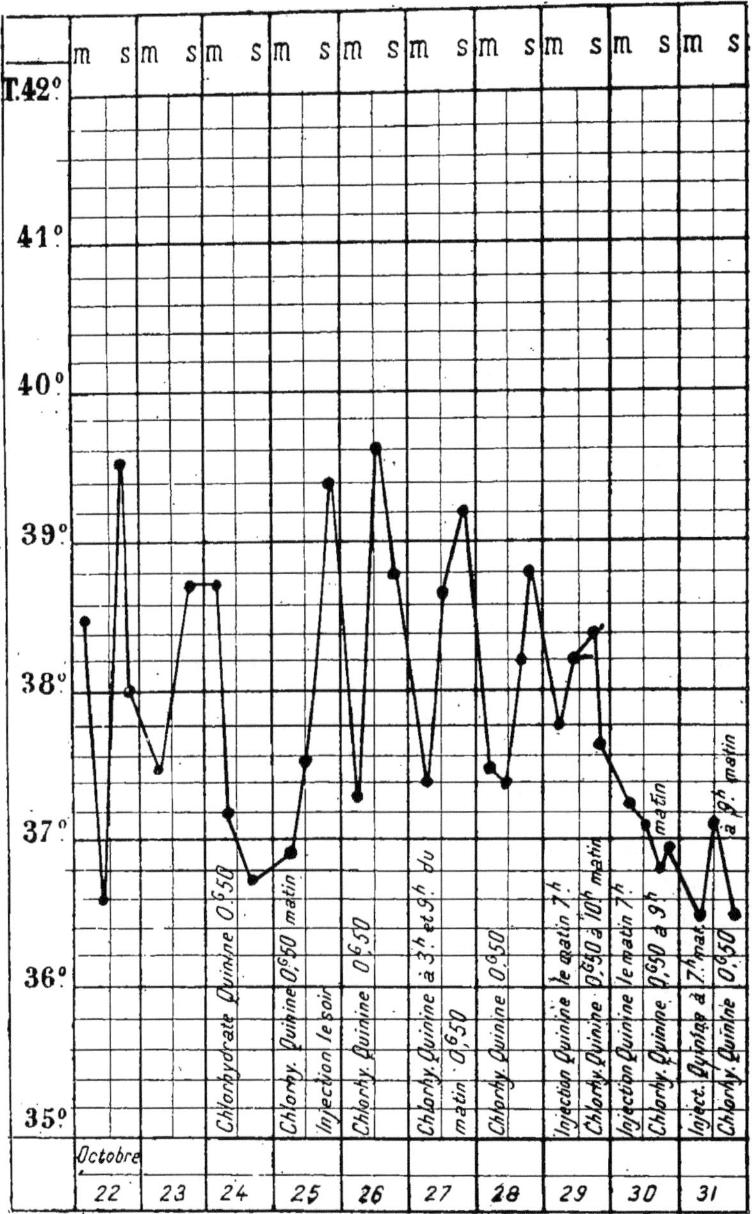

Fig. 140. — Action de la quinine sur la fièvre intermittente à type quotidien ; reprise des accès à la fin du septénaire, malgré l'absorption de doses relativement élevées et prolongation en série.

pas moins acquis qu'en réalité ce procédé ne permet ni les économies de médicament, ni le retard dans l'administration qu'on a si longuement préconisés.

Nous ne pouvons donc souscrire aux assertions de Boisson (1), qui n'a fait, au reste, que donner adhésion à une doctrine classique bien qu'erronée, à savoir que les solutions doivent être aussi réduites de volume que possible, qu'elles ont une action à ce point puissante qu'on peut faire notable économie du médicament, qu'on arrive toujours à temps et qu'on n'a pas à s'inquiéter des horaires. Ce sont là des affirmations contre lesquelles nous nous élevons en insistant, auprès de nos camarades et de nos confrères, pour qu'ils les soumettent à un contrôle sévère.

Notre pratique était, dès 1890, celle que Malafosse a préconisée depuis et voici dans quels termes nous la formulions :

« J'ai pris comme règle d'utiliser cette formule médicamenteuse pour administrer la quinine (dans les accès pernicieux) : 0 gr. 40 à 0 gr. 50 de chlorhydrate dans 40 à 50 gr. de sérum ; on renouvelle l'injection au bout d'une demi-heure. Les injections de sérum sans quinine sont répétées la seconde heure en les espaçant plus longuement et en les alternant avec des injections d'éther qui ne doivent pas être de moins de 2 gr. à chaque piqûre. »

Dès cette date nous insistions sur l'importance d'utiliser des solutions très étendues, et nous recommandions la dissolution du sel dans le sérum artificiel.

Nous tenons à reproduire ici les conclusions identiques de Malafosse, en leur donnant notre adhésion et en les appuyant de notre expérience personnelle :

« Les solutions concentrées peuvent être suivies de nodules, d'abcès, d'escarres. Ces accidents s'observent avec les injections hypodermiques ou intra-musculaires ; ils sont d'autant plus fréquents que la solution est plus concentrée ; leur cause principale paraît être l'action caustique du sel de quinine sur des tissus souvent prédisposés.

« Ils peuvent être évités par l'emploi de solutions étendues dans le sérum artificiel ; la limite de concentration maxima ne doit pas dépasser 1/20 ; l'injection sous-cutanée de ces solutions faibles se fait suivant la technique du sérum antidiphtérique ou du sérum artificiel ; indolores, rapidement absorbées, avec des titres variables appropriés à la forme de la maladie ou à l'état du malade, ces solutions ont de plus tous les avantages cliniques des solutions concentrées (2). »

Nous empruntons au même observateur les recommandations de détail à ne pas perdre de vue dans la pratique :

(1) Boisson, *Archives de médecine militaire.*
(2) Malafosse, Des accidents locaux consécutifs aux injections de quinine ; leur prophylaxie (*Archives de médecine militaire*, 1905, t. XLV, p. 226).

1° Asepsie de la région par un badigeonnage iodé, cette pratique est entrée depuis de longues années dans les habitudes des hôpitaux coloniaux ;

2° Asepsie de la solution et de la seringue.

« Dans notre pratique personnelle, écrit Malafosse, nous utilisons, depuis 1891, une seringue en cristal de Lüer d'une asepsie facile par ébullition et munie d'une aiguille en platine iridié.

« Bien que les solutions de chlorhydrate neutre de quinine se conservent longtemps limpides avec toutes leurs propriétés chimiques, nous avons l'habitude, à l'exception d'un flacon destiné aux cas d'urgence, de faire préparer tous les matins, après la visite, la quantité de liquide nécessaire pour les injections des malades en traitement. La région, après avoir été bien nettoyée, reçoit une goutte de teinture d'iode ; au niveau du point iodé, l'aiguille est d'abord enfoncée seule, d'un seul coup et de façon à pénétrer profondément dans le tissu cellulaire. Après l'injection faite lentement, et avec une solution de quinine stérilisée par ébullition, une nouvelle goutte de teinture d'iode est déposée sur la piqûre.

« Convaincu que les accidents locaux constatés provenaient plutôt de l'action caustique des sels de quinine que de la nature de tel ou tel tissu organique choisi pour recevoir l'injection, nous avons successivement essayé des solutions de plus en plus faibles, tout en utilisant la voie sous-cutanée, et en remplaçant l'eau distillée par du sérum artificiel (eau 1000 gr., chlorure de sodium 7 gr.). Les solutions à 1/4, à 1/5, soit 25 ou 20 centigr. par centimètre cube, peuvent provoquer les mêmes complications que la solution à 1/2 malgré toute l'antisepsie possible.

« La solution à 1/10, soit 10 centigr. par centimètre cube, n'a jamais été suivie de sphacèle ou d'abcès ; mais chez quelques malades, surtout chez les enfants, elle donne lieu à un nodule conjonctif persistant ; elle est, de plus, relativement douloureuse.

« Avec la solution à 1/20, soit 5 centigrammes par centimètre cube, nous avons pratiqué, depuis 1901, plus de 3.000 injections chez des paludéens appartenant à toutes les catégories sans jamais observer la moindre complication locale ou générale ; c'est, à notre avis, le maximum de concentration que l'on doive utiliser si l'on veut se mettre à l'abri du sphacèle ou des abcès, surtout chez les adultes cachectiques, anémiés ou atteints d'une maladie infectieuse ; dans ce cas, en effet, la question du terrain est d'une importance capitale (1). »

Contrairement à la pratique, dont on attribue la paternité à

(1) MALAFOSSE, Des accidents locaux consécutifs aux injections de quinine, leur prophylaxie (*Archives de médecine militaire*, 1905, t. I, p. 226).

Ziemann, nous proscrivons l'injection dans le tissu musculaire de la fesse.

Si nous ne craignions de surcharger cette monographie, il nous serait facile de multiplier les relations de cas où ces injections ont déterminé des lésions durables et même définitives de névrite d'une des branches du sciatique, et parfois du tronc nerveux lui-même.

Nous complétons les détails donnés par Malafosse en indiquant que, dans le cas où le sérum artificiel est employé, il est préférable de recourir au chlorhydrate basique pour obtenir des solutions à 1/20 dans de l'eau chlorurée tiédie. Nous estimons toutefois qu'il n'y a pas d'inconvénient à faire usage de ce même sel à la concentration maxima de 0 gr. 20 pour un gr. d'excipient, l'antipyrine étant utilisée à défaut de l'uréthane pour faciliter la dissolution, comme dans la formule de Kelsch, que l'on prendra toutefois le soin de dédoubler.

La formule de Kelsch (1) était la suivante :

Chlorhydrate de quinine	3 grammes.
Analgésine	2 —
Eau distillée	6 —

Celle que nous employons en est une modification :

Chlorhydrate basique ou formiate basique de quinine.	1 gramme.
Analgésine	0 50
Eau bouillie et employée tiède	5 à 10 grammes.

Antony a établi les avantages que l'on retire de cette association dans les formes que nous avons appelées « *inflammatoires* » et que Jacquot et Arnould définissent du nom de « *fièvres mixtes palustres et climatiques* (2) ».

Notre conviction est, nous l'avons déjà dit, et nous tenons à le répéter, que l'absorption par la voie sous-cutanée, même en utilisant les formules les mieux appropriées, tout en ayant l'avantage de commencer plus tôt, n'assure un effet utile qu'au bout d'un temps assez long, sensiblement égal à celui que nécessite l'ingestion par les voies gastriques, les surfaces d'absorption étant beaucoup plus étendues dans ce dernier cas.

Les remarques d'Arnould resteront toujours exactes. La dose administrée en injection, une heure ou deux avant la plus prochaine manifestation pyrétique, influence plus visiblement le second accès que le premier attendu : « La première dose avait agi à longue portée par-dessus et par delà le premier accès. »

(1) Kelsch, Note sur les injections hypodermiques de quinine (*Archives de médecine militaire*, 1895, t. I, p. 84).

(2) Antony, De l'antipyrine dans les formes continues de l'intoxication malarienne (*Archives de médecine militaire*, 1887, t. II, p. 21).

Il n'est pas, toutefois, indiqué d'intervenir à longue distance, quand les solutions à injecter ne sont pas sursaturées; un intervalle de 6 à 8 heures avant le début de l'accès, correspondant à une période de 4 à 5 heures avant la sporulation, est amplement suffisant.

D'autre part, faisant choix de solutés dont l'absorption est totale ou presque totale en un assez court espace de temps, il nous semble préférable de recourir à des doses moyennes et quotidiennement renouvelées de 0 gr. 50, de 0 gr. 75 et de 1 gr. au besoin pour assurer l'asepsie du milieu sanguin, plutôt que d'utiliser des injections massives, mais très espacées, de 2 gr. à 2 gr. 50.

MÉDICATION ANTITOXIQUE

Nos anciens maîtres admettaient que l'ipéca et les simaroubées avaient non seulement une action évacuante, mais aussi anti-infectieuse; nous acceptons, sur ce point, leurs conceptions et les explications de Pécholier. Ces médicaments agissent principalement en préservant la glande hépatique et les autres glandes similaires des actions nécrobiotiques que déterminent les infections massives.

On y a renoncé à tort, estimant que, dans la malaria, la destruction du parasite, sous celles de ses formes qui sont fragiles, était toute la thérapeutique; mais, comme l'a dit Gros, traduisant l'enseignement de nos prédécesseurs, aux colonies, la médication qu'il appelle *symptomatique* doit marcher de pair avec la médication *spécifique;* il faut attacher autant d'importance à cette seconde indication qu'à la première. Nous reviendrons plus loin sur les conditions et le mode d'emploi de cette médication. Dès maintenant, il nous paraît utile d'affirmer avec Cornuel, Delioux, Petit, Bérenger-Féraud et les médecins des Antilles, qu'expérimentant après eux et sur le même terrain, nous avons obtenu les mêmes résultats favorables de l'association à la médication quinique des opiacés; il nous ont paru avoir dans ces cas une action analogue à celle de l'ipéca.

Dans de nombreuses circonstances et, principalement, quand les déterminations sont très apparentes du côté des voies digestives supérieures, il est indiqué de recourir, concurremment avec l'ipéca ou à sa place, à la méthode évacuante par les purgatifs, et, de préférence, par les purgatifs salins.

Il faut savoir que cette action doit être continuée pendant la durée de la crise fébrile; il convient, par suite, d'éviter les doses fortes et d'adopter plus spécialement les limonades citro ou tartro-magnésiennes, agréables surtout quand l'acide est emprunté au jus du citron. Les limonades à la crème de tartre, au tartrate borico-potassique, les tisanes à la casse ou au tamarin, le petit lait manné répondent aux mêmes indications ; toutes ces préparations ont un avantage surajouté, celui de maintenir la minéralisation du plasma, plus particulièrement quand elles sont faites avec le jus de fruits acides des pays tropicaux.

Un lavement purgatif, administré le plus tôt possible, prépare cette action des sels minéraux que l'on peut, si les limonades répugnent, administrer sous forme d'eaux purgatives, naturelles ou artificielles, prescrites à doses fractionnées et répétées.

L'*ipéca* est le remède utile des congestions hépatiques et spléniques, indices des réactions toxinhémiques qu'y détermine le paludisme primaire ; il est en outre et surtout l'agent le plus efficace pour combattre les hyperhémies phlegmasiques qui se produisent du côté des organes splanchniques et des parenchymes vasculaires dans le cours des réinfections successives.

Nous estimons que le traitement spécifique des manifestations *initiales* du paludisme doit être préparé par l'action favorisante des médicaments purgatifs utilisés dans les conditions que nous avons indiquées. Par contre, pour les rémittentes gastriques, gastro-bilieuses, pectorales et abdominales, quelle qu'en soit la forme, le médicament de choix est l'ipéca en potion ou en lavement, administré seul ou associé au calomel, et parfois à l'opium comme dans les pilules de Segond.

« Il est des constitutions médicales passagères qui commandent beaucoup de sobriété dans l'emploi des évacuants... une prescription trop absolue ne doit pourtant pas être formulée... il est des états algides insidieux qui échappent, dans leur origine, au malade et au médecin; dans ces états, les vomitifs seraient funestes... Au contraire, dans certains accidents algides et cholériformes, qui surviennent comme des épiphénomènes fortuits, l'ipéca, sans préjudice des révulsifs, nous a semblé favoriser la réaction... Il faut une certaine habitude de traiter ce genre de maladies (1). »

MÉDICATION RECONSTITUANTE

Préparations de quinquina, de fer et d'arsenic, tels en sont les éléments les plus actifs ; il faut y ajouter les toniques proprement dits et les analeptiques.

Pendant longtemps, la poudre et l'extrait de quinquina ont été en honneur dans le traitement des manifestations apyrétiques de la malaria ; même postérieurement à la découverte des sels quiniques, la poudre a été considérée comme le spécifique de l'anémie, ce mot résumant l'ensemble des déchets éprouvés.

(1) BÉRENGER-FÉRAUD, *loco citato*.

Actuellement, on remplace souvent la poudre et l'extrait de quinquina, dont la teneur en alcaloïde est très variable, et peut parfois être suspectée, par de la quinine à dose dite tonique, 0 gr. 25 à 0 gr. 50 *pro die*, d'un sel peu soluble.

L'arsenic avait été préconisé, à une même époque, par Boudin pour le traitement des formes aiguës; cette tentative a été reprise dernièrement par Gautier; les formes et les formules seules ont varié. Ces tentatives n'ont eu qu'un succès éphémère; il en est resté l'impression que ces produits, inefficaces contre les accidents aigus, sont de bonne utilisation contre la dépression persistante après les accès.

Nous y reviendrons plus loin en envisageant les particularités de la thérapeutique du paludisme chronique; c'est également à ce moment que nous traiterons du mode d'emploi des ferrugineux, des toniques et de l'hydrothérapie.

Contentons-nous d'indiquer, dans ces généralités, que le but à atteindre est de remédier à la déminéralisation du plasma, à la destruction des globules, et à la dépression nerveuse qui sont les séquelles obligées de toute atteinte de la malaria. — La médication doit fournir les éléments de la reconstitution des humeurs et des tissus.

MÉDICATION SYMPTOMATIQUE

Elle s'adresse aux aberrations et aux anomalies de la malaria. Ces déviations de la maladie normale sont imputables à des localisations en quelque sorte atypiques des déterminations morbides.

L'idée d'anomalie a conduit à voir, dans ces manifestations, une exagération de l'infestation, et les praticiens ont été conduits à estimer que l'indication essentielle était de forcer les doses du médicament spécifique.

Cette conception est erronée : aberration et déviation des formes normales n'ont souvent rien à faire avec les doses du poison; la preuve en est qu'elles surviennent dans les rechutes qui se produisent à longue distance de toute réinfection. C'est une question de terrain plutôt que de graine; l'infériorité de résistance de certains organes et de certains appareils provient parfois de tares constitutionnelles, mais le plus souvent elle est imputable à des imprégnations morbides antécédentes ou concomitantes.

Voilà pourquoi il est exact de dire que, dans ces conditions, si fréquentes sous les tropiques, la médication parasitaire est insuffisante si elle n'est étayée par les agents médicamenteux répondant aux indications spéciales que présente chaque cas.

En pareille occurrence, le praticien manie la quinine *larga manu*, il s'essaie en tentatives qu'il croit particulièrement actives : ce sont ingestions par la voie buccale ou rectale de doses excédant 2 et 3 grammes de quinine *pro die ;* ce sont injections nombreuses et sursaturées de quantités presque égales.

Il y a là un véritable affolement thérapeutique, il n'est d'aucun intérêt de dépasser les doses normales de 1 gr.50 à 2 gr.

C'est par cette administration qu'il faut commencer, mais, cela fait, il est urgent de s'attaquer aux symptômes ou au syndrome qui constituent la manifestation surajoutée.

Au point de vue thérapeutique comme au point de vue symptomatique, les deux caractéristiques essentielles de ces formes atypiques sont soit l'exagération des réactions, soit leur dépression. Dans l'un et l'autre cas, les révulsifs énergiques et rapidement actifs trouvent leur emploi ; dans les formes congestionnelles, les dérivatifs intestinaux, la balnéation progressivement refroidie, l'emploi de la glace et des autres moyens de réfrigération sont les agents de choix.

Contre les phénomènes dépressifs, il faut associer aux révulsifs cette catégorie d'agents qui se définissent d'un mot vieilli, mais expressif : les stimulants diffusibles (éther en inhalation et en injection; citrate de caféine en injection; huile camphrée en injection ; boissons très chaudes et très alcoolisées).

Nous y reviendrons plus loin; bornons-nous ici, pour éviter les redites, à cette énumération générale, la faisant suivre d'un conseil que nous voudrions impératif, à savoir que le praticien doit bien se pénétrer de cette idée que l'efficacité de ces interventions résulte de sa persévérance à les appliquer et à les varier; il ne suffit pas d'une action de présence, le médecin doit non seulement diriger le traitement, mais savoir prendre à l'exécution des prescriptions la part la plus active et la plus directe.

MÉDICATION DES DIFFÉRENTES FORMES DE LA MALARIA TROPICALE

En envisageant les particularités de la thérapeutique des différentes formes aux différentes phases, nous aurons à faire application des règles générales posées dans le chapitre précédent, et à préciser les détails de pratique que nous n'avons fait qu'effleurer.

FIÈVRES DES INFECTIONS PRIMAIRES

L'infestation palustre récente ou récemment renouvelée fournit, avons-nous dit, une double indication essentielle à laquelle doit répondre une double médication : d'une part, la médication quinique; — de l'autre, la médication évacuante; cette dernière doit préparer l'action quinique et par suite la précéder, l'emploi exclusif de l'une ou de l'autre ne pouvant conduire qu'à des mécomptes.

Médication évacuante. — Nous ne connaissons, pour ces cas, que deux groupes d'agents réellement utiles : les purgatifs salins ou l'huile de ricin et l'ipéca.

Les purgatifs sont particulièrement recommandés dans les manifestations de première invasion et dans les fièvres de la phase primaire ; l'ipéca doit être préféré pour les sujets chez lesquels des déterminations splanchniques se sont installées. Comme l'ipéca ne détermine pas constamment des évacuations alvines, il est prudent d'y associer l'huile de ricin, dont l'ingestion doit se faire à des doses de 10 à 15 grammes dans la prime matinée ; l'ipéca se prend dans la journée et la quinine le soir venu.

Nous indiquerons, en parlant de la quinine, que les doses fortes sont nécessaires ; nous disons des évacuants que l'action que l'on recherche n'a nul besoin d'être brutale, mais qu'elle doit être prolongée.

Les purgatifs de choix sont le sulfate de soude à doses répétées et journalières de 10 à 20 grammes, dans un demi-verre d'eau de Vichy naturelle ou artificielle, à prendre quotidiennement dès les premières heures jusqu'à la date où s'obtiendra la défervescence.

Quand on pratique dans le pays des Antilles ou d'Indo-Chine, il est agréable et facile d'avoir recours de préférence à des limonades magnésiennes dont le jus de citron, largement utilisé, constitue la base. Les limonades peuvent être prises comme tisanes dans la première moitié de la journée. Le jus de citron s'emploie également pour masquer l'huile de ricin, tout en la rendant plus purgative.

On doit rechercher, dans ces agents médicamenteux, un double bénéfice : 1° celui de favoriser l'élimination des produits toxiques accumulés dans l'intestin et dans la circulation générale ; — 2° celui de reconstituer les éléments minéraux du plasma sanguin. On sait, en effet, que l'action hémolysante du parasitisme palustre se double de la déminéralisation du sang ; il faut donc que ces sels purgatifs agissent non pas par influence topique et osmotique, mais, par action sur les sécrétions intestinales et sur celles des glandes annexes, consécutivement à leur absorption.

Pour agir vite, on débute, dès le premier jour du traitement, par un lavement purgatif ; on prend soin de renouveler journellement purgatifs et minoratifs pour faire durer cette diarrhée médicamenteuse. Cette médecine sera prise chaque jour assez à temps pour permettre le repos de la soirée et de la nuit.

Les dernières heures du jour doivent être réservées à la médication quinique. Quelles doivent en être les doses ? Quelles, les formes employées ? Quelles, les heures de l'administration ?

La quinine doit être prise journellement, et, à moins de contre-indications, par la voie gastro-intestinale. La dose doit être forte sans être massive; elle ne sera pas pour les adultes moindre *pro die* de 1 gr. 25; la dose de 1 gr. 50 peut être considérée comme habituelle; on la fractionne en deux moitiés, prises à deux ou trois heures d'intervalle l'une de l'autre : la première dès que la courbe thermique est sensiblement descendante, la dernière six heures au moins avant que la température ne commence à remonter.

Les sels utilisés de préférence doivent être ceux qui sont le plus facilement solubles, et qui, sous un volume minimum, contiennent le plus de quinine : chlorhydrates, chlorhydro-sulfate, formiate. Les solutions acidulées sont plus actives, mais le cachet médicamenteux est plus facilement accepté. Pour faire tolérer la quinine et atténuer les vertiges et malaises divers qu'elle détermine, il est utile d'associer au sel en cachet trois à cinq centigrammes d'opium brut pulvérisé ou à la solution, quelques gouttes de teinture d'opium ou quelques grammes de sirop diacode.

La prescription peut donc se formuler comme suit : dès l'arrivée (si le malade entre, comme il est habituel, dans l'après-midi), lavement purgatif du Codex; — 1 gr. 50 de chlorhydrate basique de quinine avec cinq centigrammes d'opium brut pulvérisé, divisé en deux cachets, le premier à prendre à la nuit, le second à 9 heures ou à 10 heures du soir, quand il s'agit de paludisme de première invasion ou d'infection récente. — Les heures de l'absorption du médicament doivent être retardées (8 heures du soir et minuit) si le paludisme date d'un certain temps.

En présence d'une intoxication active, toute prescription inférieure à 1 gr. 25 ou à 1 gr. 50 *pro die* est insuffisante; les prises doivent être très rapprochées et ne doivent être que peu fractionnées.

Nous préférons, à moins de contre-indication, l'absorption *per os* à l'injection hypodermique. Dès 1886, nous en avons donné les raisons que la pratique nous avait apprises, et que les expériences poursuivies depuis cette époque ont confirmées.

L'injection de sel quinique, telle qu'elle est habituellement pratiquée, place sous la peau une réserve de médicament où l'économie peut puiser, mais elle constitue un moyen infidèle pour jeter dans la circulation générale, en un temps très court, une forte dose de l'alcaloïde.

L'absorption d'une solution concentrée d'un sel quinique injectée sous la peau peut débuter plus tôt, mais est moins massive que l'absorption consécutive à l'ingestion par les voies gastriques.

Voici ce que Gaglio, particulièrement compétent en ces questions, écrit dans son mémoire des Annales de la Société italienne d'études de la malaria en 1905 (1) :

« On a eu recours jusqu'à présent, pour l'administration de la quinine, aux injections hypodermiques, non seulement dans les cas où on pouvait avoir quelques doutes au sujet de l'absorption par l'intestin, mais encore dans les circonstances où on recherchait une absorption rapide et une action immédiate du médicament. Une série de travaux, parus en ces derniers temps, semblent prouver que les sels de quinine injectés sous la peau ne s'absorbent pas plus rapidement que lorsqu'on fait appel à la voie gastro-intestinale, et tendent à démontrer, au contraire, que la quinine se précipite au point où est faite l'injection, et que son apparition dans l'urine est beaucoup plus tardive. Les sels laissent précipiter la quinine au contact des humeurs alcalines ; ils exercent, en outre, une action caustique sur les tissus eux-mêmes, et il peut en résulter des conditions particulières susceptibles de ralentir leur absorption. »

Gaglio paraît, il est vrai, avoir fourni la preuve qu'en utilisant l'uréthane pour faciliter la dissolution et assurer la neutralisation des solutés, la quinine n'était pas précipitée dans les tissus, et n'agissait plus comme corps étranger et irritant.

La préparation qu'il conseille s'obtient en ajoutant, au chlorhydrate basique de quinine, la moitié au moins de son poids d'uréthane, et en dissolvant le tout dans une quantité d'eau égale au poids de la quinine employée, d'où la formule suivante conseillée par Gaglio :

Chlorhydrate basique de quinine	3 grammes.
Uréthane	3 —
Eau	8 cent. cubes.

La solution ainsi préparée se conserve indéfinitivement ; elle a un volume de 10 cent. cubes ; chaque cent. cube contient 0 gr. 30 de chlorhydrate de quinine.

Gaglio ajoute, avec infiniment de raison, qu'il est préférable de faire quelques injections de plus, plutôt que d'employer une solution concentrée.

Nous estimons, pour notre part, que cette solution est encore trop concentrée ; il nous semble préférable de recourir, comme nous l'avons proposé dans notre mémoire de 1900, à des solutions isotoniques, et de choisir, comme excipient, un liquide voisin des sérums artificiels.

« Il est, disions-nous, deux écueils dont il faut se garder quand on prescrit les injections sous-cutanées de quinine ; la solution

(1) GAGLIO, Sur les injections hypodermiques de chlorhydrate de quinine avec l'uréthane (*Atti della societa per gli studi della malaria*, 1905, p. 77).

employée ne doit pas être trop concentrée ; les doses doivent être assez élevées.

« Une solution saturée, le sel employé serait-il sans réaction sur les tissus, s'absorbe plus lentement que quand elle est diluée ; quelle que soit la formule, le sel détermine une irritation constante ; l'absorption en est, par suite, retardée, elle peut être empêchée. On en a la preuve dans la persistance souvent observée de la pochette formée par l'injection dans le tissu cellulaire.

« La dose doit être presque équivalente à celle que l'on prescrirait par la bouche ; elle ne peut être, dans les cas graves, de moins de 1 gr. 25 par jour, à faire prendre dans un laps de temps qui ne doit pas dépasser 4 à 6 heures. Il ne faut jamais perdre de vue, dans la thérapeutique du paludisme, que la quinine doit être maniée à doses fortes et qu'on doit rapprocher les prises. Il est cependant une mesure à garder : la prescription ne doit jamais dépasser 2 grammes ; rien ne sert de forcer la note ; il faut savoir attendre au lendemain pour recommencer à nouveaux frais (1). »

Ces prescriptions, *pro die*, ne doivent pas être maintenues un trop long temps ; nous avons pour habitude, au cinquième ou sixième jour du traitement, pourvu qu'il soit le huitième ou le neuvième de la maladie, de suspendre la médication quinique pendant 24 ou 48 heures, pour la reprendre en recourant cette fois à la solution, aux mêmes doses, et même à des doses plus fortes, si la fièvre ne tombe pas, sans excéder toutefois celle de 2 gr. *pro die*.

Billet nous a rendu le service signalé d'étudier de près l'action des sels quiniques sur le parasite ; il a pu se rendre compte, dans des expériences suivies et répétées, que le moment de la plus grande activité du médicament était celui où débute soit la sporulation parthénogénétique, soit la division monogamique et amphygamique. Il a, de la sorte, confirmé cette doctrine thérapeutique qu'avaient attaquée quelques expérimentateurs, et que nos prédécesseurs nous avaient transmise, à savoir que, dès la rémission venue, et avant le début de l'accrescence (4 heures à 6 heures avant), il fallait que la quinine fût en pleine action.

Il est prudent de renoncer à faire les piqûres dans la région rétro-trochantérienne. Il nous est arrivé assez fréquemment d'être consulté pour des névralgies ou même des névrites des branches du sciatique qui étaient imputables à des injections de sels quiniques poussées profondément dans les muscles de cette région. Mieux vaut les pratiquer dans les parois du ventre, ou dans la région antérieure de la cuisse, là où les tissus sont moins serrés et se laissent plus facilement distendre.

(1) Grall, Etudes statistiques et cliniques. Indo-Chine, 1900, p. 64.

Il convient, comme l'ont indiqué Jacquot et Dutroulau, de ne pas négliger les indications accessoires qui dérivent des idiosyncrasies : phénomènes douloureux, cardialgie, arthralgie, intolérance gastrique, délire actif et insomnie, asthénie excessive, etc.

Les révulsifs sont le moyen le plus puissant contre les manifestations douloureuses. Ces révulsifs doivent agir vite ; les sinapismes à l'essence de térébenthine ou au chloroforme, appliqués selon les indications de Lasègue, valent mieux que la moutarde, surtout dans les pays chauds, où cette dernière est souvent altérée. Les ventouses sèches sont également très utiles contre le lumbago, les douleurs spléniques, hépatalgiques, thoraciques ; on les applique *loco dolenti*.

Contre l'intolérance gastrique, nous avons recommandé, outre l'action purgative à doses filées, l'opium que l'on peut associer à l'éther pris à l'intérieur et aux révulsifs ; c'est dans ces conditions qu'il faudra forcer la dose de l'opium mélangé à la quinine.

Contre le délire et l'insomnie, en outre de la quinine opiacée, on peut utiliser les narcotiques usuels, tout en réservant leur emploi pour les premières heures de la nuit.

Enfin, contre la dépression des forces, et en cas de tendance au collapsus, il faut avoir recours à des boissons excitantes chaudes, dont le type est donné par le thé chaud fortement aromatisé de rhum, au café fort et à l'éther en potion.

Les soins, que j'appellerai familiaux, ne sont pas à négliger ; ils consistent à tenir le malade chaudement au lit, à l'alimenter avec du lait et du bouillon, à lui faire boire fréquemment des tisanes ou des liquides alimentaires, à lui éviter les refroidissements quand il se lève pour satisfaire à ses besoins, à l'entourer, en un mot, de prévenances, particulièrement aux heures où il est sous l'impression de cette sorte de contraction et de resserrement des tissus qui correspondent à l'accrescence journalière.

Nous avons vu que les fiévreux palustres étaient menacés d'une complication d'une gravité extrême : l'hyperthermie, qu'elle dépende de l'évolution de la maladie, ou tienne à un coup de chaleur intercurrent.

Ce syndrome doit être traité par les bains progressivement refroidis, et par le massage sous l'eau. Le malade y séjournera jusqu'à ce qu'il ressente une sensation bien nette de réfrigération. Cette balnéation doit être renouvelée toutes les trois heures jusqu'à ce qu'on ait obtenu une détente durable. L'état soporeux et comateux n'est pas une contre-indication.

Il est un médicament qui rend grand service dans ces circonstances, c'est la caféine en injections hypodermiques, à 30 ou 40 centigrammes par seringue, à renouveler toutes les 2 heures, à deux ou trois reprises dans la journée. La caféine nous paraît plus utile contre le collapsus hyperthermique que la quinine en injection, à laquelle on est tenté d'avoir recours en multipliant et en exagérant les doses.

Nous devons, cependant, formuler cette restriction que nous avons en vue des malades en cours de traitement, qui, quelque douze heures plus tôt, ont absorbé 1 gr. 50 à 2 gr. de sel quinique.

Quand il s'agit d'un fébricitant, que l'on visite pour la première fois, la conduite à suivre est différente; il est urgent de le soumettre à l'action immédiate de la quinine et d'y associer la caféine.

C'est l'une des circonstances où l'injection hypodermique des sels quiniques trouve sa meilleure application ; mais nous ne conseillons pas d'y recourir, comme on peut être tenté de le faire, dans les cas moyens; l'injection doit être réservée pour parer aux surprises.

Bains, quinine et évacuants ne peuvent, dans les formes typhoïdiques, constituer toute la médication; les déterminations par lesquelles se traduit la malignité de la malaria, au sens admis par Torti et par Kelsch, dictent des indications spéciales. Comme l'a dit Jacquot, on doit avoir recours, contre ces phénomènes, à une véritable médecine des localisations.

L'alcool associé au café et au thé rendent de grands services, mais qu'il nous soit permis d'ajouter qu'il ne suffit pas de formuler la prescription, il faut encore veiller à la bonne préparation de ces boissons.

Mais ce sont surtout les sels de strychnine qui trouvent leur emploi dans ces cas. Tout en maintenant le malade sous l'influence journalière de doses moyennes de quinine prises par la voie buccale (1 gr. à 1 gr. 20 dans la soirée avec XV à XX gouttes de teinture thébaïque), on devra pratiquer, dans la journée, une injection de deux à trois milligrammes d'arséniate ou de sulfate de strychnine. Cette médication peut être continuée 7 à 8 jours et au delà sous réserve de surveiller le malade de près ; elle n'est pas exclusive de la caféine, qui sera donnée en potion (50 à 60 centigrammes dans les 24 heures).

L'alimentation, sans être abondante, doit être reconstituante malgré la fièvre : bouillon, potage, lait naturel, jus de viande, œufs et crèmes en constituent la base. Dès la convalescence, il faut sustenter le malade par des viandes saignantes et des vins généreux.

RECHUTES DU PALUDISME PRIMAIRE

En pratique courante, on n'est appelé à voir ces malades qu'au cours de l'accès ; on se contente, à ce moment, de leur prescrire des boissons chaudes alcoolisées et le repos au lit.

Dès que la fièvre baisse, on fait prendre soit un lavement purgatif, soit un vomitif, suivant les circonstances. L'ipéca à dose vomitive ne doit être recommandé qu'en cas de biliosité, avec ou sans vomissements et diarrhée.

L'administration de la quinine doit venir après cette intervention (ipéca ou lavement), qui sera remplacée, s'il n'existe qu'un état saburral des premières voies, par un agent purgatif : calomel ou sel de soude ; mais celui-ci ne sera pris que le lendemain au réveil.

Nous avons dit que, dans la très grande majorité des cas, l'accès se termine sans que l'apyrexie complète soit obtenue, la température restant sous-fébrile ; mais, en toute occurrence, il se produit plus ou moins tardivement dans la soirée une défervescence très accusée qui ramène la courbe au voisinage de la normale. Quand se produit cette chute de la fièvre, il est déjà temps et grand temps de faire prendre le sel quinique.

La dose utile du médicament varie, suivant la gravité des symptômes, entre 1 gr. 25 et 1 gr. 50, à fractionner en deux prises dont la première sera la plus forte ; il faut que la dernière ait été ingérée six heures au moins et la première une dizaine d'heures avant le début de l'accès à venir. Encore faut-il tenir compte de ce détail que les sensations du malade, et, par suite, ses appréciations sur l'horaire des accès retardent de une heure à deux et parfois plus sur la réalité.

On peut continuer, dans les hôpitaux, pour simplifier le service, à donner la quinine sous forme de solution ; mais ici, comme dans la pratique des injections hypodermiques, il faut se garder des solutions trop concentrées.

La forme usuelle (un gramme pour dix et même pour 20) est trop concentrée de moitié ; c'est soumettre le malade à une véritable torture et s'exposer à de fréquentes révoltes de l'estomac que de l'administrer telle quelle. Il est bon, d'autre part, d'être prévenu qu'une potion au sulfate de quinine préparée à l'avance a le désavantage de présenter une amertume extrême que rien ne peut masquer. Il est facile d'éviter cet inconvénient, en ne versant la solution titrée dans l'excipient qu'au moment de son administration. Le thé chaud aromatisé au rhum nous paraît être le véhicule de choix.

Tel est le traitement du jour de l'entrée et de la matinée du lendemain; dans la soirée, il faut redonner la même dose de quinine aux mêmes heures. Cette prescription sera renouvelée le troisième et le quatrième jour, sauf à abaisser la quantité ordonnée sans toutefois la supprimer, si l'accès ne s'est pas produit ou n'a été qu'incomplet.

Il faut se rappeler que chaque jour, à une heure déterminée, le malade est en imminence de fièvre, et que, même dans les cas où la température dépasse à peine la normale, l'usure de l'économie est grande sous cette influence. Les alcaloïdes du kina diminuent les déchets, et ils sont les seuls à avoir cette influence (Celli).

Au quatrième et au cinquième jour de la crise, on doit, à moins d'indication contraire, suspendre la quinine; il est recommandé de la reprendre les sixième, septième et huitième jours; cette intervention à la fin du septénaire est de première importance. Il est de nécessité encore plus stricte de redonner la quinine les onzième, douzième et treizième jours comme préventif de la rechute qui doit se faire à ces dates.

La méconnaissance de ce retour biseptane de la maladie palustre conduit rapidement à l'anémie, pour peu qu'elle échappe à l'observation et, par suite, au traitement. On ne peut obtenir la guérison qu'à la condition de pourchasser le microbe à chacune de ses mobilisations.

L'injection médicamenteuse doit être proscrite dans les fièvres d'accès comme dans les fièvres continues du paludisme primaire, sauf indications exceptionnelles, résultant d'une intolérance de l'estomac.

Dans l'intervalle des crises, le traitement doit se borner à une alimentation reconstituante et à quelques toniques tant que l'impaludisme n'a pas encore déterminé de lésions viscérales, et que le parasite n'a pas pris, dans les organes, ses quartiers définitifs.

Il faut, en outre, prévenir les rechutes éloignées, et les traiter, quelle que soit la forme sous laquelle elles se manifestent; pour cela, il faut en chercher la périodicité.

Elles obéissent à la règle posée plus haut : celle de la rechute biseptane, avec cette distinction, toutefois, que ces crises se répètent suivant le type hémitrité comme les accès qui composent chaque crise; c'est-à-dire qu'à une série d'accès violents succède, à la fin du second septénaire, une série d'accès faibles et parfois simplement ébauchés, tandis que la rechute mensuelle (mois de 24 à 26 jours) sera semblable à la première.

Il convient, en outre, de faire la remarque que ces retours de la fièvre, quoique susceptibles de se produire toute l'année, sont surtout accusés et durables au commencement et à la fin de la saison chaude, probablement parce qu'à ces dates (période pré-épidémique ; — période post-épidémique) une nouvelle contamination vient se surajouter. Ce sont les périodes critiques, celles où il est prudent d'insister sur la cure préventive.

Nous rappellerons plus loin que c'était une coutume fidèlement suivie aux *Iles* par les « habitants ». Ils se soumettaient, aux saisons de transition, à un traitement prolongé par la poudre de kina, et parfois, par la quinine à doses élevées. Ils faisaient précéder et suivre l'administration de la quinine par un drastique puissant. Cet exemple est à suivre à la condition d'y apporter les tempéraments que nous avons préconisés.

FORMES FRUSTES ET CACHEXIE PRIMITIVE

Un colonial qui est toujours un impaludé, pour peu qu'il ait fait un séjour prolongé dans les pays tropicaux, doit, chaque matin au saut du lit, prendre une douche froide. Il devrait, en outre, pour peu que dans la journée il ressente des migraines, des fatigues, des insomnies ou des névralgies inexpliquées, absorber au premier déjeuner un cachet de 0 gr. 25 à 0 gr. 30 de chlorhydrate basique de quinine mélangé aux aliments.

Cet horaire est celui que l'on doit adopter dans le paludisme d'âge moyen; la prise du matin doit être remplacée, pour ceux qui sont éprouvés dès l'arrivée, par une quantité égale à ingérer à la fin du repas du soir.

Ces précautions prophylactiques et curatives doivent être continuées pendant une série de 4 à 5 jours; on les reprend deux septénaires plus tard. On ne doit se considérer comme étant à l'abri des rechutes que quand on a traversé une ou deux périodes critiques sans se ressentir du moindre malaise.

On remplace souvent, dans l'impaludisme fruste, la quinine par la poudre de quinquina à la dose de 4 à 6 grammes par jour, en bols ou en cachets.

Cette formule est très recommandée et mérite de l'être; elle trouve surtout son utilisation chez les malades qui ont conservé l'intégrité de leurs fonctions digestives ; chez les autres, les alcaloïdes doivent être prescrits, de préférence, sous la forme et dans les conditions précisées plus haut.

L'extrait de kina ne peut être donné à dose utile sans déterminer des troubles gastriques ; on sait, au reste, combien est infidèle l'action de ce produit ; le vin de kina n'a d'influence que sur le moral des hommes.

Pour peu que les fonctions digestives soient languissantes, et que l'asthénie se soit installée avec son corollaire de malaises divers, on se trouvera bien de prescrire l'usage des strychnées.

L'emploi des sels de strychnine en injections sous-cutanées

peut rendre les plus grands services, on ne doit pas hésiter à en administrer un à deux milligrammes par jour. Ces injections peuvent être renouvelées pendant des semaines et des mois, à la condition de les suspendre de temps à autre.

Si on croit ne pas devoir recourir à la méthode hypodermique, on a la ressource des préparations diverses à base de strychnées : gouttes amères de Baumé, vins composés, teinture de noix vomique, granules d'arséniate de strychnine..., mais il faut savoir que les doses à prescrire doivent être assez élevées.

Il est bon d'agir comme on conseille de le faire dans l'intoxication alcoolique, c'est-à-dire de débuter par des doses massives (XX à XXX gouttes de teinture de noix vomique dans les 24 heures), sauf à les abaisser rapidement; on cesse la médication pendant 5 à 6 jours, et on la reprend en suivant les mêmes indications.

Quant aux préparations arsénicales proprement dites, elles trouvent rarement leur emploi dans le paludisme aigu ; elles exigent, plus encore que la poudre de quinquina, l'intégrité des fonctions digestives et la conservation des forces. Cette médication n'est avantageuse qu'à la condition que l'alimentation soit abondante et l'existence active.

RÉINFECTIONS DU PALUDISME AIGU

Les atteintes antérieures, qu'elles aient été bruyantes ou torpides, qu'elles aient passé inaperçues ou méconnues, ont déterminé une imprégnation qui se traduit par des congestions actives et durables de tous les organes hématopoiétiques, et notamment du foie et de la rate. De ce fait, l'organe hépatique, et, probablement, les glandes similaires se trouvent être au-dessous de leurs fonctions, dont l'une, la plus importante, est la destruction des toxines versées dans la grande et la petite circulation.

La pratique nous a appris que nous avons dans l'ipéca un médicament particulièrement actif pour obtenir le désencombrement des réseaux sinusoïdaux des glandes splanchniques, du poumon et de l'intestin, et pour y exercer une action antitoxique.

Ce sont des faits empiriques que l'on est tenté d'oublier, mais dont la réalité reste indiscutable pour tous ceux qui ont eu recours, dans de pareilles conditions, à ce produit, l'un des plus importants de la thérapeutique des maladies exotiques ; son utilité est surtout évidente contre les déterminations hépatiques, gastro-intestinales, bronchopulmonaires et dysentériformes; on peut dire qu'il représente, dans ces cas, la médication essentielle.

Si la quinine est le spécifique du parasitisme palustre, l'ipéca est, dans une grande mesure, le spécifique des toxhémies de cette origine, et peut-être même de toutes les toxhémies dues à des protozoaires.

En parlant de la thérapeutique des accès francs, nous conseillerons la forme usuelle d'administration de ce produit : la poudre d'ipéca à dose vomitive ; mais quand il s'agit de fièvres ardentes, plus ou moins continues, cette action émétique n'est pas à rechercher ; ce qu'il faut obtenir, c'est l'action générale de l'ipéca, telle que nous l'ont fait connaître les travaux et la pratique de Pécholier, de Délioux, de Bérenger-Féraud. Ce précieux médicament est malheureusement exposé, aux colonies, à faire faillite aux espérances qu'on est en droit de fonder sur lui parce qu'il est souvent adultéré ou altéré. La poudre se conserve mal ; la racine est souvent mélangée de faux ipécas ou d'ipécas cultivés dont la valeur thérapeutique reste douteuse. Il faut le savoir et veiller avec soin à éviter ces inconvénients.

Quand la drogue sera de bonne provenance et de bonne conservation, on en obtiendra des résultats inespérés sous condition d'en continuer plusieurs jours l'action.

Bérenger a insisté sur l'action adjuvante des préparations opiacées contre les phénomènes gastro-intestinaux de l'impaludisme aigu ; parfois elles semblent plus puissantes que les évacuants sur l'état gastrique et gastro-intestinal.

Il est certain que l'opium est le médicament par excellence dans les cas qui se compliquent de dépression extrême, et quand on se trouve, comme en Indo-Chine et au Sénégal, en présence de constitutions médicales qui ont tendance à se traduire par l'algidité et par des phénomènes cholériformes.

Ces manifestations sont d'observation assez rare dans l'impaludisme récent, mais elles sont de constatation fréquente dans l'impaludisme récidivé avec lésions splanchniques. Le traitement se résume, pour ces cas, dans l'association, ou plutôt dans l'action successive de deux médicaments exotiques, l'ipéca et la quinine associée à l'opium.

Les détails des prescriptions journalières peuvent se formuler comme suit :

Ipéca. — Nous préconisons, de préférence à la potion à la Brésilienne, qui est très nauséeuse, la formule de Délioux et de Bérenger-Féraud : 1 gr. 25 à 2 gr. de poudre d'ipéca en suspension dans un julep gommeux. La potion sera ingérée à doses filées, en les espaçant suivant les susceptibilités individuelles, de façon à déterminer un effet contro-stimulant. Il ne semble pas indiqué de rechercher le vomissement à moins d'embarras gastrique très accusé, mais il n'y a pas lieu de s'en inquiéter quand il se produit.

L'administration de l'ipéca doit commencer dès les premières heures de la matinée ; elle doit être achevée avant l'heure de la contre-visite, car il convient de laisser reposer quelque peu le malade avant de procéder à l'ingestion de la quinine.

Sels quiniques. — Quand arrive le soir, parfois un peu plus tard en tenant compte des indications de la courbe thermique, l'heure est venue de faire absorber la première prise de quinine. La règle à adopter est la suivante : en prescrire une dose suffisante sans qu'elle soit excessive (en moyenne 1 gr. 50) en deux ou trois fois, de deux heures en deux heures, à partir du moment où la rémission s'accuse ou se dessine.

A moins de contre-indication, le médicament doit être donné, comme dans les fièvres d'invasion, par la voie buccale, en solution acide ou en cachets, associé, suivant une formule déjà vieille mais réellement utile, à une préparation opiacée.

Ce traitement doit être continué, sans rien changer à la prescription, pendant les deux ou trois premiers jours de l'hospitalisation.

L'ipéca sera suspendu au 3e ou 4e jour du traitement, mais la quinine doit être continuée à la même dose et aux mêmes heures pendant toute la période d'augment et d'acmé.

Il y a souvent lieu, le jour où l'on cesse la prescription de l'ipéca, de faire administrer au malade une huile purgative, car il faut rappeler que, dans plus d'un cas, l'ipéca ne détermine pas, malgré l'état nauséeux, la déplétion de l'intestin.

Dans les cas graves, on reprendra une seconde fois l'administration de l'ipéca à une date qu'il convient de préciser : les fièvres continues palustres se continuent et se poursuivent au-delà du second septénaire par la subintrance d'une crise semblable à la première. Cette reprise se fait au 12e ou au 13e jour de la maladie ; il est indiqué d'agir comme on l'a fait contre la première atteinte.

A chaque *récurrence* de la fièvre s'impose le même mode d'intervention ; il est utile, à ces dates fatidiques, de recommencer la tentative du début et de renouveler l'effort abortif de la médication, à moins d'affaissement et d'usure du fébricitant.

FIÈVRE INTERMITTENTE VRAIE ET RECHUTES DU PALUDISME SECONDAIRE

Nous avons expliqué que sous cette dénomination nous entendions les réviviscences du parasitisme endogène en dehors et assez loin de toute rénovation active; ce sont les rechutes des auteurs français au cours du paludisme secondaire et tertiaire.

Dans ces cas, l'indication semble unique : couper la fièvre ; ce désidératum est certainement le plus essentiel.

On ne comprend guère qu'on laisse la jugulation se faire spontanément. Il peut être utile de ne pas intervenir activement dès le premier jour pour être complètement fixé sur la forme des accès et sur leur horaire, mais nous considérons, au moins en paludisme tropical, que c'est jouer avec le danger que de ne pas administrer le plus tôt possible le médicament spécifique.

C'est dans ces cas que l'action de la quinine est souveraine ; pour peu que le mode d'administration et les doses soient appropriés, on assure pour de longs jours l'asepsie du sang. Les généralités de la thérapeutique du paludisme exposées plus haut trouvent ici leur application intégrale.

C'est à l'occasion du traitement des fièvres d'accès que s'est établie et que s'est continuée la discussion sur les horaires de l'administration de la quinine. Doit-on la prescrire au début de l'accès, à la fin de l'accès, à un intervalle suffisamment éloigné du début de l'accès prochain ?

Dans une première période, avons-nous dit, on administrait la poudre de quinquina au début de l'accès, ou, pour mieux dire, dès que le médecin était appelé au lit du malade qu'il trouvait, dans la plupart des cas, en cours d'accès ; plus tard on n'a fait prendre la poudre qu'en fin d'accès.

A une période plus rapprochée, quand la quinine fut entrée dans la pratique courante et que l'étude physiologique de l'action du médicament fut connue, on enseigna que le sel quinique devait s'administrer six heures environ avant le début du frisson prochain. Cette prescription avait en vue l'administration par la voie buccale ou rectale.

Quand l'injection fut devenue, pour quelques praticiens, le mode usuel d'intervention, on assimila la solution quinique aux solutions où le médicament employé est actif à la dose de quelques centigrammes ou de quelques milligrammes par gramme du soluté, et on en conclut que les injections hypodermiques, quelles qu'elles fussent, assuraient en un temps très court la saturation recherchée des liquides organiques.

Cette étude a été souvent prise et reprise ; elle devait, au reste, susciter des assertions contradictoires ; les doses, les dilutions, le sel, le modus faciendi variant suivant les expérimentateurs. Nous ne reviendrons pas sur ce côté de la question, que nous avons longuement traité.

Nous nous contenterons ici de fournir des renseignements sur les détails de la pratique que nous recommandons.

Quels sont les sels à choisir? Quelles sont les doses? Quelles les formules? Quels les horaires?

La préférence, à notre avis, doit être accordée au chlorhydrate basique de quinine ou au formiate, qui ont donné les meilleurs résultats; le sulfate peut être également utilisé, mais doit, si possible, être réservé pour la prophylaxie des rechutes (prophylaxie dite des récidives par les auteurs italiens).

La dose varie suivant l'âge, suivant la gravité de l'accès, mais non pas, comme on l'a dit, suivant l'assuétude du malade ou l'ancienneté du paludisme.

L'administration doit être fractionnée en deux prises; il faut se garder des doses filées ou même multipliées. Chaque prise, chez l'adulte, doit être de 0 gr. 40 au minimum, de 0,75 au maximum; nous avons dit que, pour les adolescents et pour les femmes, elle devra être quelque peu moindre : 0 gr. 40 à 0 gr. 60.

Chaque prise peut varier de 0 gr. 30 à 0 gr. 50 pour les grands enfants de 7 à 12 ans; de 0 gr. 20 à 0 gr. 40 pour la seconde enfance; elle s'abaisse à 0 gr. 10 ou 0 gr. 25 pour les enfants au-dessous de 2 ans; même à ce dernier âge, on peut prescrire 0 gr. 50 *pro die;* à dix ans 1 gr.

La voie buccale est celle à adopter; les autres modes d'ingestion doivent être réservés pour des circonstances anormales telles que celles qui peuvent résulter de l'intolérance gastrique ou de l'indocilité des malades, quand il s'agit des enfants.

La solution est préférable à la poudre chez tous les malades qui veulent bien l'accepter; il faut se garder de la prescrire trop étendue ou trop concentrée; dans ce dernier cas, elle est irritante pour l'estomac; dans le premier, elle devient facilement désagréable. Nous avons pour habitude de formuler cette potion de la façon suivante :

Chlorhydrate de quinine basique............	1 gr. à 1 gr. 50
Eau................................	25 — à 30 —

après dissolution ajouter :

Sirop diacode.........................	10 à 15 gr.

à prendre en deux prises à 3 heures d'intervalle.

Nous avons dit et nous répétons qu'on peut remplacer l'eau, dans ces solutions, par du thé fort, par du café, par de la bière, mais, pour éviter un excès d'amertume, on ne verse le liquide choisi qu'au moment de l'ingestion.

Les cachets sont d'un usage très recommandable; dans la moyenne des cas, les doses sont les mêmes. Rappelons qu'aux colonies, pour éviter la révolte de l'estomac, il est souvent utile d'associer au sel quinique quelques centigrammes de poudre d'opium brut, d'autant que l'opium, avons-nous vu, paraît exercer une action antitoxique.

Nous proscrivons, pour le traitement des *accès de fièvre*, les doses plus massives et le recours à la voie sous-cutanée.

Nous estimons également, contrairement à un certain nombre d'observateurs, que l'administration de la quinine doit être continuée plusieurs jours consécutifs.

Dans le paludisme tropical où, sauf exceptions, la fièvre est soit quotidienne, soit double tierce, bien que l'accès de la seconde génération parasitaire puisse s'effacer presque complètement, par jugulation spontanée ou par action médicamenteuse, le malaise fébrile et les déchets, qui en sont la conséquence, sont de tous les jours.

Interrogez nettement vos malades et ils vous diront que, les jours dits lacunaires, l'amélioration de la santé n'est pas complète. L'accès est un assaut, dans l'intervalle il y a des escarmouches ; il faut, tant que dure l'imminence d'une attaque, ne pas déposer les armes. Toutefois, au troisième jour du traitement, on peut diminuer les doses de moitié ; la quinine, au lieu d'être prise à un horaire fixe, en dehors et assez loin des repas, pourra être prescrite avec les aliments.

Nous avons insisté, dans nos descriptions, sur la durée des périodes lacunaires ; nous avons admis, comme Treille, mais en fournissant des explications différentes, la périodicité des rechutes avec le type 1 + 5 + 1, et, plus fréquemment encore, 1 + 5 + 1 + 5 + 1, l'accès du 7e jour faisant défaut. Par suite, nous dirons que la quinination continue doit être prolongée, au minimum, jusqu'au 13e jour. Au 6e, au 11e et au 12e jour, les doses doivent être la reproduction de celles des premiers jours ; elles seront très réduites aux 4e, 5e, 9e et 10e jours de la série.

Rappelons que la numération de Treille ne se vérifie exacte que dans les cas où l'accès est unique, fait rarement observé aux colonies ; dans les cas où il se répète, la période lacunaire est à diminuer d'autant. On doit, en paludisme tropical, compter non pas du dernier accès, mais du premier de la série ; il faut obtenir du malade les renseignements les plus précis pour être fixé à cet égard.

Si la saturation quinique devient une gêne pour le malade, la médication peut être suspendue aux 4e et 5e jours et au 10e et au 11e jour ; mais au 6e et au 12e, il faut se dire qu'on doit agir efficacement pour couper l'accès probable du lendemain, celui du 13e jour étant le plus menaçant.

Il suffit de se reporter aux observations données dans l'étude clinique des fièvres intermittentes vraies pour se rendre compte que, dans ces conditions nous avons obtenu, dès le second jour et pour le mois entier, ce qu'on a appelé l'asepsie de la circulation générale.

L'extrait suivant d'un mémoire de Carducci fournit la preuve qu'à quelques détails près les observations si consciencieuses et si prolongées suivies en Italie corroborent nos conclusions :

« ... Les récidives sont divisées en récidives à brefs et à longs intervalles. Dans le premier groupe sont comprises les récidives qui se produisent peu de jours après l'accès, ou quelques semaines après ».....

Ce sont les rechutes au sens que nous donnons à ce terme.

« La récidive à brève échéance succède le plus souvent, dans la fièvre estivale, au 7e jour d'apyrexie complète ; dans un nombre restreint de cas, au 6e ou au 8e jour, et, enfin, dans des cas très rares, au 9e jour. Les récidives successives se composent d'un seul accès fébrile dont la date d'apparition s'obtient par les multiples des nombres indiquant, en jours, la durée de la première période de latence : par exemple 7 × 2, 7 × 3, etc. Si elles se composent de plusieurs accès, ils se succèdent toujours avec une période de latence égale à la première. Quelquefois, mais très rarement, la récidive saute une période. Presque toutes les récidives sont précédées d'une petite élévation fébrile (37°,2 ou 37°,3) qui quelquefois semble manquer parce qu'elle est de courte durée, et parce qu'elle se produit entre deux prises de température *(exacerbation précritique ; accès fruste)*. Les récidives sont constituées, quelquefois, par des accès de fièvre à températures très élevées, d'autrefois, par une seule élévation de température de 37°,8 ou 38° ; mais elles sont caractérisées par l'anémie profonde qu'elles déterminent chez le malade, et, dans quelques cas, il y a une disproportion très marquée entre le degré d'anémie que nous observons et la faible accentuation de l'hyperthermie (1). »

Pour ne pas rompre avec les habitudes, nous avons envisagé, avant toute autre, la médication spécifique ; ce n'est pas, cependant, par cette intervention que le praticien doit commencer le traitement. Quand il est appelé près du malade, celui-ci est au début ou en cours d'accès. A notre avis, l'administration prématurée du spécifique, qui reste sans effet sur l'évolution de la fièvre en cours, exagère les sensations douloureuses du malade ; la prise de la quinine est inopportune avant le stade de sueurs ou la rémission des phénomènes généraux.

Ce n'est pas, cependant, qu'il n'y ait rien à faire ; il dépend du médecin d'empêcher, dans une grande mesure, les déficits et

(1) CARDUCCI. Etudes des causes et du traitement des récidives de la malaria (*Atti della Societa per gli studi della malaria*, t. VI, 1905, pp. 27 et suivantes).

parfois la faillite de l'économie. Il faut, comme disaient nos anciens, aider à la disparition du cortège symptomatique de ces fièvres simples. Ce cortège symptomatique étant sous la dépendance de l'intoxication malarienne et l'indication ne paraissant pas pouvoir être remplie directement par un médicament agissant comme antitoxique, elle ne peut être réalisée qu'indirectement par l'administration d'un vomitif ou d'un purgatif.

Mais si la quinine n'est pas à conseiller en plein accès, il faut en dire autant du vomitif ou de l'éméto-cathartique; il convient d'attendre, pour cette intervention, la rémission des symptômes généraux de courbature douloureuse, de céphalalgie, d'asthénie, ou d'excitabilité anormale.

Que faire jusqu'à cette heure? Le premier des conseils à donner, et il doit être impérieux, c'est de placer le fébricitant non seulement au repos complet, mais de l'aliter, c'est le moyen le plus efficace de diminuer les déchets. En outre, on lui prescrira des boissons abondantes qui, suivant les préférences du malade, seront prises chaudes et alcoolisées (infusions aromatiques punchées), ou tièdes et acidulées (limonade cuite). Il faut se garder des boissons froides et de la glace, même en petits fragments, à moins d'intolérance absolue. Du linge sec et chaud sera tenu à sa disposition pour lui permettre de changer à la période de transpiration. Souvent, des ventouses appliquées à la base de la poitrine et des révulsifs sur les membres débarrassent de l'épigastralgie et des autres manifestations angoissantes ou douloureuses. Pour les enfants, les bottes à la ouate sinapisée sont un bon remède. Ces petits soins familiaux ont leur grande importance.

Dans les régions tropicales, le vomitif usuel est l'ipéca en poudre sans addition de tartre stibié; la dose ne doit pas dépasser 1 gr. 50; il se prescrit vers la fin du stade de sueur. Le lavement purgatif au séné et au sulfate de soude peut suffire, dans des cas fréquents, quand l'état bilieux ou gastrique n'est pas très accusé; il est bon, quand on y a recours, d'en favoriser et d'en continuer l'action par des limonades purgatives (crème de tartre, tartrate borico-potassique, limonade magnésienne au citron) ou mieux par des eaux purgatives, naturelles ou artificielles, dont les doses quotidiennes sont peu élevées, mais se répéteront pendant deux à trois jours successifs.

Il convient que le médicament ait fini son action assez à temps pour permettre l'ingestion de la quinine six à huit heures au minimum avant le début du prochain accès.

La question à poser au malade n'est pas : à quelle heure a débuté la fièvre? mais : à quelle heure a-t-il eu la sensation qu'elle allait venir? Ce sont là deux impressions très différentes et souvent assez éloignées ; on peut dire que l'accès est en cours dès que cette dernière s'est produite.

Ce traitement écourte la crise et en diminue l'action déficitaire, mais il ne peut empêcher les déchets notables ; il les faut réparer. Pour obtenir cette reconstitution, il est une préoccupation essentielle, c'est, après avoir coupé la fièvre, d'empêcher le retour des assauts, incomplets mais réels, qui se reproduisent périodiquement et qui sont dus à des générations successives, bien que peu actives, de l'hémamibe.

Le traitement le plus intensif, même quand il est prolongé une quinzaine de jours et au-delà, ne détruit jamais complètement le parasite ; il persiste, dans l'économie, des formes rebelles qui paraissent s'immobiliser dans les organes internes, et qui, à des dates régulières se répétant tous les 12, 13 ou 14 jours, rejettent dans la circulation générale des parasites de nouvelle génération. L'asepsie définitive ne peut être obtenue que par des stérilisations successives.

Les indications de Trousseau restent exactes, il faut reprendre et continuer le traitement pendant un certain nombre de septénaires.

Pendant la crise fébrile, nous avons conseillé l'administration de la quinine par la méthode continue (une prise *pro die*), mais, plus tard, il faut utiliser la méthode discontinue : deux à trois jours seulement par septénaire. Les doses doivent être de 0 gr. 75 au maximum et de 0 gr. 50 au minimum. Comme on n'est pas pressé par le temps, le médicament se prend au repas, et les sels peu solubles ne sont pas les moins utiles. C'est dans ces circonstances, si l'on n'est pas assuré de la docilité du malade, que des injections sous-cutanées assez fortes, de 1 gr. à 1,25, en solutions concentrées, peuvent être très utiles ; elles placent sous la peau, à la disposition de l'organisme, la réserve efficace où il puise progressivement. Une injection forte, répétée tous les 7 jours (Koch) ou tous les 5 jours (Plehn, Treille), réalise l'objectif visé. Cette prophylaxie des rechutes doit se prolonger au moins 4 ou 5 semaines après une atteinte sévère :

L'extrait suivant d'un article de Carducci fixera complètement le lecteur sur les règles suivies par les médecins italiens.

« La quinination discontinue peut se faire de deux manières : 1° en administrant toutes les semaines 2 gr. de quinine à prendre, au choix, en deux jours quelconques ; 2° en administrant 1 gr. 50 de quinine le jour où l'accès est prévu.

« Il est inutile de parler de la première méthode qui va à l'encontre de toute conception théorique, et la pratique n'a pas donné, d'ailleurs, de bons résultats. Nous nous occuperons de la seconde.

« On conseille de pratiquer la quinination discontinue de la manière suivante : forte doses de quinine pendant l'attaque jusqu'à l'apyrexie complète ; ensuite, le 1er jour d'apyrexie = 1 gr. de quinine ; — le 2e jour = 1 gr. de quinine ; — le 3e jour = 1 gr. de quinine ; — le 4e jour = 1 gr. de quinine ; le 5e et le 6e jour, pas de quinine ; — le 7e jour = 1 gr. 50 de quinine, et ensuite les 14e, 21e, 28e jours = 1 gr. 50 de quinine.

« J'ai expérimenté longuement cette méthode, mais j'ai constaté que quelques cas échappent à l'action de la quinine ; quelquefois, on donnait la quinine le 7e jour et la fièvre arrivait le 8e ; dans d'autres, la fièvre arrivait le 6e, et, plus rarement, il est vrai, le 5e jour.

« Le retard de la fièvre s'explique par le fait que, quelquefois, la récidive ne se produit que le 8e ou le 9e jour ; l'anticipation s'explique par cette autre particularité que toutes les générations ne récidivent pas le même jour.

« En effet, supposons que toutes les formes que nous passons en revue aient le type septénaire ; indiquons avec un chiffre romain les jours de fièvre, et avec des chiffres ordinaires les jours d'apyrexie.

Tierce printanière simple = I 1 2 3 4 5 6 VII

« Dans ce cas, l'unique génération fera sa récidive le 7e jour.

Tierce printanière double = I II 1 2 3 4 5 VI VII

« Dans ce cas, la première génération fera sa récidive au 6e jour de l'apyrexie, la deuxième au 7e.

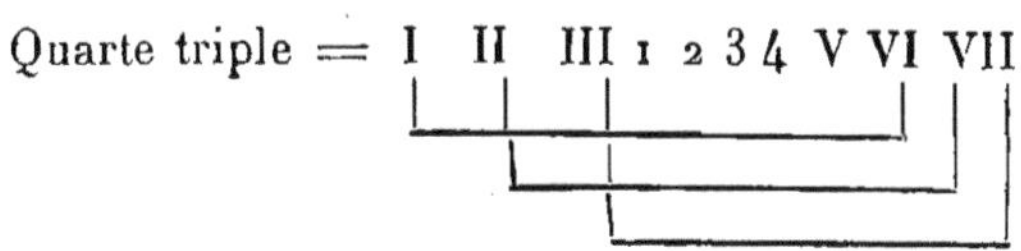

« Dans ce cas, la première génération fera sa récidive le 5e jour de l'apyrexie ; la seconde le 6e, et la troisième le 7e.

« Pour la forme estivale, en général, on sait que trois jours de quinination intense suffisent pour obtenir l'apyrexie ; et, par suite, sauf doublement ou triplement des générations pour chaque jour, nous nous trouverons dans le même cas que pour la quarte triple. En me basant sur ces considérations, je propose le système suivant pour la quinination discontinue :

le 1er et le 2e jour d'apyrexie = 1 gr. de quinine (*pro die*)
le 3e et le 4e jour — = pas de quinine
le 5e et le 6e jour — = 1 gr. de quinine (*pro die*)
le 7e.......... — = 1 gr. 50 de quinine
le 8e.......... — = 1 gr. de quinine
le 13e et le 15e jour — = 1 gr. de quinine
le 14e............ — = 1 gr. de quinine

et ainsi de suite, en donnant la quinine trois jours par semaine.

« Ce traitement doit être prolongé de mois en mois.

« J'ai expérimenté cette méthode dans beaucoup de cas et j'ai constaté que quelquefois la fièvre ne revient plus ; dans d'autres cas plus nombreux, la fièvre fait son apparition avec des températures de 37°,3 ou 37°,4 dans les premiers accès et puis cesse complètement; plus rarement, les premiers accès ont des températures de 37°,8 à 37°6; les accès suivants varient entre 37°,2 et 37°1, jusqu'à l'apyrexie complète. Dans des circonstances tout à fait exceptionnelles, la fièvre éclate avec violence (39°,40°) mais elle finit par céder.

« Cette méthode de quinination ne fatigue pas l'estomac, cet organe restant au repos complet quatre jours par semaine; elle nous a paru être d'une exécution facile. En effet, au moment de leur sortie de l'hôpital, nous remettions à nos malades une note dans laquelle étaient indiqués les jours de la semaine où ils devaient prendre de la quinine ; quand ils sont revenus nous voir, ils ont tous déclaré qu'ils n'avaient jamais oublié leur médicament (1). »

Le paludisme tropical est, avons-nous dit, occasionné le plus habituellement par des formes « *parva* », même quand l'intoxication date de loin, en raison des réinfections fréquentes; le médecin se trouve, par suite, sauf rares exceptions, en présence de cette évolution que Carducci appelle le *doublement*, le *triplement*, et, pourrions-nous ajouter, le *quadruplement* des générations parasitaires, et la médication spécifique ne peut être limitée à une ou deux prises. Elle doit être continuée par séries de jours comme les accès eux-mêmes; elle ne doit, à mon avis, être interrompue qu'aux 4e et 5e jours du septénaire pour être reprise au 6e, c'est-à-dire la veille de la date où doit se produire la rechute.

Ce traitement doit être poursuivi de la sorte plusieurs semaines particulièrement à la saison estivale.

Toutefois j'estime qu'une dose journalière de 0 gr. 75 à 0 gr. 80 est suffisante, en dehors des jours d'accès, pour assurer et maintenir l'asepsie du liquide sanguin.

Malgré ce traitement, les rechutes de la malaria sont difficiles

(1) Carducci, *loco cit.*

à éviter ; l'action de la quinine, même longuement continuée, n'est pas toujours d'une efficacité absolue ; elle doit être aidée par une médication reconstituante qui renforce les moyens de défense de l'économie, et par une hygiène qui diminue les occasions de faillite.

Les facteurs étiologiques dits rhumatisants, les maladies intercurrentes, une alimentation mauvaise ou insuffisante, la fatigue résultant de travaux excessifs, par de longues marches, sont les causes occasionnelles de ces rechutes. Nous croyons devoir ajouter, à cette énumération de Celli, les déplacements, les changements de régime et l'adaptation au milieu colonial.

Nous avons, dans nos travaux antérieurs, insisté sur les règles d'hygiène qui s'imposent pour s'en défendre, à toutes les collectivités, et, notamment, aux collectivités militaires.

« L'acclimatation crée des conditions de terrain qui prédisposent aux rechutes graves ; les nouveaux venus se trouvent dans des conditions dépressives qui rendent la fatigue facile. Tout excès, quel qu'il soit, tout effort prolongé suffit pour déterminer chez eux le surmènement; or, à lui seul, le surmènement constitue un véritable état morbide.

« Mais on n'est pas en droit, pour cela, d'ériger en précepte que l'acclimatement entraîne forcément ces formes graves de la malaria; cela n'est pas exact même pour les zones les plus chaudes et pour les pays les plus malsains.

« On peut en préserver la majeure partie du groupe ; il suffit que les arrivages aient lieu à une saison propice, et qu'on accorde, aux nouveaux venus, le confortable et les ménagements nécessaires.

« Il est tout aussi indispensable d'assurer le rapatriement des hommes au bout d'une période régulière de séjour colonial, qui ne doit guère dépasser deux ans, car, chez beaucoup d'entre eux, évoluent déjà, à cette date, les lésions phlegmasiques de l'intoxication chronique.

« Entre ces deux périodes extrêmes, l'homme jouit, pendant d'assez longs mois, d'une immunité relative ; tout se réduit le plus souvent à des accès franchement intermittents espacés à de longs intervalles et dont le malade se remet assez rapidement.

« Ne pas assurer à un homme en cours de maladie palustre, surtout à la période initiale, le traitement efficace ; ne pas lui accorder le repos qui lui est nécessaire, quelque atténuée que soit la manifestation primitive, c'est le condamner aux formes les plus sévères de la maladie. En supposant qu'il résiste à ce choc, c'est précipiter la marche de l'intoxication, c'est lui faire brûler les étapes (1). »

(1) Grall, Contributions à l'étude des fièvres intertropicales (*Archives de médecine navale*, 1886, t. XLVI, p. 82).

Une alimentation variée, abondante et choisie, est le meilleur des reconstituants; ce n'est pas, cependant, que les ferrugineux et les arsenicaux ne puissent y aider, sous réserve toutefois de ne pas porter atteinte au bon fonctionnement des organes digestifs; cette dernière indication est la plus importante.

Les arsénicaux à dose élevée *per os* avaient le grand inconvénient de déterminer fréquemment et assez rapidement la fatigue de l'estomac; l'intervention des sels solubles en injections hypodermiques, renouvelées à assez longs intervalles, a constitué un progrès.

Dans cette période du traitement, où la quinine est donnée à doses discontinues nous recommandons instamment l'administration, les jours lacunaires,de poudres composées,comme, celle dite de Maisonneuve (1), ou celle de mixtures complexes comme la teinture de Warburg (2) préconisée par Manson et les médecins anglais des Indes, la potion de Laure (3), les différentes préparations de quinquina (décoction, extrait, poudre, vins simples ou composés). Ces derniers ne doivent pas être alcoolisés, ils seront, pris à dose modérée et additionnés de teinture de noix vomique de X à XX gouttes par jour, suivant une formule usuelle dans la pratique des hôpitaux coloniaux.

FIÈVRES INTERMITTENTES ANORMALES

Elles subissent soit une atténuation qui les masque, soit une exagération qui les rend immédiatement menaçantes.

Dans l'un et l'autre cas, la médication spécifique ne doit pas constituer tout le traitement. Il faut commencer par se préoccuper de l'anomalie et y remédier; c'est d'elle que vient le danger.

Quand l'accès est larvé, qu'il a pris le masque d'une manifestation réactionnelle ou hyperémique, il faut traiter, concurremment avec la maladie générale, la *fièvre locale* par des moyens appropriés. Ils devront, dans la grande majorité des cas, être empruntés

(1) Poudre composée de Maisonneuve :

Poudre de quinquina	5 grammes.
Poudre de valériane	1 —
Tartrate de fer	0 gr. 30
Sulfate de quinine	0 gr. 30

pour un paquet. Un paquet tous les jours au moment du repas, une moitié le matin, une moitié le soir.

(2) Elle contient, en plus de la quinine, un certain nombre de médicaments, dont quelques-uns sont sans aucun doute inertes, tandis que d'autres possèdent un pouvoir thérapeutique certain. L'expérience a montré que cette combinaison est bonne en réalité, et réussit parfois là où la quinine seule a échoué ou agit trop lentement. Cette teinture paraît avoir un pouvoir sudorifique très énergique. La dose est de 15 grammes, et on la répète après deux ou trois heures (Manson).

(3)

Décoction de quinquina	120 grammes.
Sulfate de quinine	1 —
Laudanum	XV gouttes.
Ether	XXX —

à la médication révulsive ou dérivative, et, parfois, à la médication calmante.

Contre ces fièvres partielles, quand les phénomènes congestionnels sont assez actifs et le malade peu anémié, il peut être très utile de recourir à des saignées locales, sangsues ou, plutôt, ventouses scarifiées.

Contre les névralgies et les autres localisations neuritiques, les révulsifs actifs, comme les pointes au thermo-cautère et les emplâtres vésicants, sont à recommander ; quand les souffrances sont très vives, ou quand il s'agit de phénomènes cardialgiques, migraineux, angineux, dyspnéiques, une piqûre de morphine détermine un soulagement immédiat.

Nous avons indiqué qu'il était recommandable, au cours d'un accès franc, de pousser à la peau, de favoriser en quelque sorte l'apparition du stade de sueurs ; il en est de même dans les accès frustes qui se jugent, le plus souvent, par une transpiration abondante qu'il faut faciliter et précipiter (boissons chaudes, stimulants diffusibles).

Il serait bien long d'entrer dans le détail des traitements de chaque forme particulière ; comme nous nous adressons à des confrères expérimentés, il nous paraît suffisant de fournir ces indications. Nous renvoyons, pour les renseignements complémentaires, au livre de Dubergé, que nous voudrions voir dans la main de tous les médecins qui exercent aux Colonies.

FIÈVRES PERNICIEUSES

Ces recommandations trouvent une application plus immédiate encore dans les formes exagérées, dites *pernicieuses*. Il faut commencer par traiter le syndrome qui occasionne cette perniciosité : hyperthermie, collapsus, ataxie, ataxo-adynamie.

Sauf les cas d'algidité et de dépression cholériforme, les premiers soins à donner doivent porter sur la déplétion répétée et copieuse de l'intestin ; il est urgent de pratiquer une saignée séreuse (lavements chlorurés abondants, lavements purgatifs du Codex, absorption répétée de boissons acidulées et laxatives). Ces évacuations débarrassent le liquide sanguin d'une part notable de ses toxines, quelles qu'elles soient. Puis on pratique la révulsion en recourant aux procédés les plus rapidement actifs : sinapisation à la moutarde, à la térébenthine, au chloroforme.

Les procédés recommandés par Regnault et Lasègue pour la révulsion par ces derniers agents sont peu connus malgré leur valeur et leur facilité d'application. Nous les résumons ici, car ils devraient être communément utilisés dans les pays coloniaux où les autres agents sont souvent de médiocre conservation.

D'une part, on trempe dans du chloroforme ou dans l'essence de térébenthine un carré de compresse de la taille que l'on désire, puis on prend le soin de l'étreindre soigneusement de façon à en exprimer tout le liquide en excès. Dans un autre récipient, les aides ont préparé de l'eau très chaude; on y trempe et on étreint de la même façon un second carré de linge de dimensions égales. On fait application, sur la peau, de la première compresse, on la recouvre de la seconde, puis d'une couche de coton superposée. Au bout de 4 à 5 minutes avec le chloroforme, de 7 à 8 avec l'essence de térébenthine, l'effet utile est obtenu. Avec ces moyens, on peut, comme avec le sinapisme Rigollot, promener la révulsion sur différentes surfaces, car l'action révulsive n'est pas épuisée par cette première application de la compresse.

Quand, à une période ou dans une forme déterminée, le collapsus succède à l'excitation, on doit avoir recours aux injections renouvelées d'éther et de caféine, et aux injections de sérum artificiel. Nous avons dit et nous répétons que, dans ces formes pernicieuses, il s'agit d'une lutte prolongée entre la maladie et le médecin; le praticien ne doit abandonner le patient sous aucun prétexte, les indications variant d'une heure à l'autre.

Mais, diront les lecteurs, que devient donc, dans ces cas, l'indication fondamentale, essentielle, impérieuse, de l'administration du spécifique sous sa forme, sous sa formule, et sous sa dose les plus actives?

Nous admettons, contrairement aux données classiques, que, dans ces cas extrêmes comme dans les cas bénins, il faut attendre, pour cette administration, le moment opportun.

Certes, si le malade n'était pas traité, si les prescriptions de la veille ou du matin étaient insuffisantes, on comprendrait qu'on y suppléât par l'administration immédiate de la quinine, mais c'est le seul cas où il soit indiqué d'y recourir en évitant toutefois de dépasser la dose utile; à notre avis, elle ne doit excéder que de très peu le chiffre global de deux grammes.

Mais pour peu que le malade soit en traitement suivi depuis un certain nombre de jours, et que les prises de quinine de la veille et de la matinée soient assez élevées, il nous paraît qu'il n'y a pas utilité à forcer les quantités et à précipiter les prises.

Le médicament n'agit pas plus sur un accès en cours quand il est pernicieux que quand il est bénin. Le médecin ne peut se proposer d'autre objectif que d'empêcher le retour de la crise du lendemain, ou, parfois, du jour même (quotidienne ou tierce maligne doublée); on suivra, à cet effet, dans l'administration de la quinine, les mêmes règles que dans les formes ordinaires, sauf à en augmenter quelque peu les doses et à recourir au procédé qui assure son action la plus immédiate.

Dans ces circonstances, l'injection hypodermique est le procédé de choix. Ce n'est pas que l'administration par la voie buccale ne puisse donner des résultats utiles, mais il est des courants qu'on ne doit pas songer à remonter. Nous insistons pour qu'on ne se laisse pas duper par les apparences : il ne suffit pas de placer le médicament sous la peau, il faut que le soluté ne soit pas irritant, qu'il ne soit pas trop concentré; les conseils de Gaglio, de Malafosse, et de Billet, pour ne pas parler de notre pratique personnelle, doivent être toujours présents à la mémoire du clinicien.

RÉCIDIVES DU PALUDISME SECONDAIRE

Le traitement des réinfections actives (fièvres continues et rémittentes) a été donné dans un chapitre précédent; il nous reste à nous occuper de celles que les Italiens font rentrer dans les *récidives* parce qu'elles surviennent après un long répit; elles se traduisent, comme les rechutes, par des accès intermittents. La distinction si importante, et si exacte en doctrine, établie par Laveran entre les récidives et les rechutes, ne s'établit pas facilement en clinique, de telle sorte que, dans cette étude thérapeutique, nous sommes conduits à traiter des *dites récidives* survenant à long intervalle, après latence durable, sans nous préoccuper de savoir si elles sont dues à un nouvel apport, ou si elles ne sont que de simples réviviscences d'un paludisme antécédent, mais longuement silencieux.

Ces *récidives* ne s'observent, au Sénégal et aux Antilles comme dans le sud de l'Europe, qu'à la saison endémo-épidémique, en dehors d'erreurs notables de l'hygiène individuelle, chez tous ceux qui bénéficient de la protection qu'assure le confortable d'une habitation permanente. Mais à cette époque il est difficile d'y échapper.

Le fait est connu de longue date; on en trouve la preuve dans les traditions locales : les *Habitants*, une fois et souvent deux fois par an, se soumettaient à une médication préventive qui était en même temps curative. Temporairement, ils désertaient celles de leurs habitations qu'ils considéraient comme particulièrement malsaines; ils se soumettaient à un traitement très actif par les purgatifs drastiques (médecine noire, remède Leroy et préparations analogues), et, une fois l'économie préparée par cette médication que nous appellerions « éliminatrice des toxines », ils prenaient, pendant un temps assez long, le remède spécifique : c'était souvent le quinquina (poudre et décoction), et souvent aussi les spécifiques indigènes empruntés aux quassiées ou simaroubées et aux plantes voisines. Pendant deux à trois semaines, ces remèdes (apozèmes et poudres) étaient religieusement absorbés chaque matinée.

Aux Indes occidentales, la cure du printemps était souvent complétée par une cure d'automne suivie dans les mêmes conditions, bien qu'à cette dernière date on insistât, de préférence, sur les bouillons purgatifs (casse, séné et végétaux indigènes) (1).

Souvent la cure spécifique était continuée et terminée par une médication dite résolutive quand l'impaludisme était ancien (robs divers et agents dépuratifs).

En outre, pendant la durée de la recrudescence saisonnière, chacun prenait religieusement, dès le réveil, une tasse de café noir très fort additionné fréquemment de jus de citron (citrate de caféïne), et dans la journée des macérations alcooliques d'absinthe vertê ou de bois dits amers, en même temps que des vins de quinquina composés.

Ces pratiques empiriques ont, à une époque donnée, été hautement condamnées par la science du moment; on enseignait que la médication devait être réservée pour le traitement de la fièvre quand elle survenait, et qu'il ne fallait pas épuiser l'action médicamenteuse en la dispersant; la science actuelle, mieux renseignée, les a reprises en modifiant les agents et les formules.

Que faire, pour parler la langue usuelle, en vue d'empêcher ces récidives survenant après une longue latence ?

La double indication dont nous avons relevé la trace dans les pratiques anciennes, et que l'on retrouverait dans les prescriptions hippocratiques, reste persistante :

1° Combattre le poison palustre et ses effets sur l'économie;

2° Empêcher la reviviscence du parasitisme qui est resté clos et latent dans les organes splanchniques depuis une longue période; cette seconde indication est la plus importante; elle est seule en cause quand l'imprégnation palustre n'est pas profonde.

La première indication devient, dans des cas fréquents, très nettement apparente du fait des manifestations d'embarras des voies digestives, de malaises mal définis qui sont le prélude de la crise menaçante; il faut le savoir, y veiller, et intervenir opportunément. Il y a intérêt et profit, quand ces conditions s'observent, à ce que le malade se soumette à une action laxative ou même purgative durable (pendant un septénaire) et à une diététique appropriée.

(1) Laure, Maladies observées à la Guyane, p. 41.

La seconde indication est remplie par la quinination discontinue suivant la méthode italienne : deux doses de 0,60 à 1 gr. de quinine par septénaire à prendre quand les évacuations alvines ont préparé le terrain. Cette médication sera continuée deux septénaires au moins et parfois quatre; elle devra être prolongée pendant toute la durée de la saison malsaine, pour peu que la région soit réellement insalubre.

On sait que la poussée endémo-épidémique est coupée en deux, dans presque tous les pays tropicaux, par un répit plus ou moins prolongé qui correspond souvent à la date où les pluies battent leur plein, et, toujours, à celle où le niveau de la nappe d'eau, plus élevé que les points bas, a transformé les cuvettes des bas-fonds en collections aqueuses assez profondes, assez volumineuses, en communication avec les rivières voisines qui parfois y débordent.

Les fleuves rentrent dans leur lit mineur à la fin de la saison des pluies, le niveau de la nappe souterraine s'abaisse; dans ces circonstances, le marais, ou ce que l'on a pris l'habitude d'appeler de ce nom, « *le petit marécage* », au sens défini par les Italiens, se reconstitue et la fièvre reparaît. C'est le moment de reprendre aux mêmes doses, et sous les mêmes formes, la prophylaxie curative telle qu'elle avait été instituée au début de la saison; elle peut être interrompue 6 semaines à 2 mois aux hautes eaux.

La *forme médicamenteuse* à conseiller nous paraît devoir être, pour ces cas, le comprimé de quinine; la dose conseillée (un demi-gramme pour les adultes) doit être prise en une seule fois au cours d'un des repas; ce sera celui du soir pour les nouveaux arrivants, celui du petit déjeuner du matin pour les malades déjà éprouvés par la fièvre, et celui du repas de midi pour les impaludés chroniques. Si la dose dépasse notablement 0 gr.50, elle pourra être fractionnée en deux prises (soir et matin; matin et midi), mais sera toujours absorbée avec les aliments.

Rappelons, au risque de nous répéter, qu'il résulte très nettement des observations prolongées des savants italiens, et notamment des travaux de Mariani contrôlés par Gaglio et Celli, que le mélange des sels quiniques avec les aliments en facilite l'absorption, la rend plus durable et plus complète. Nous pourrions ajouter que, pour la quinine comme pour les autres médicaments, les points d'absorption ont leur importance, l'action étant souvent plus active à la porte d'entrée. Or, dans ces cas, il y a un intérêt particulier à assurer l'asepsie de la circulation porte, et, notamment, de la circulation gastro-spléno-hépatique sur laquelle Baccelli a attiré l'attention, et dont il a signalé le rôle important dans la localisation des lésions. On sait, en effet, que c'est dans cette circulation que se produit la schyzogonie du parasitisme de la malaria tropicale.

PALUDISME CHRONIQUE

La première des indications, la plus importante sinon la plus évidente, est d'éviter les rechutes et les récidives; nous venons d'en parler.

Il s'agit, en outre, de reconstituer l'état général, et, dans la mesure du possible, de restituer aux organes leur intégrité anatomique et fonctionnelle. Ce dernier résultat ne peut s'obtenir qu'à la longue; la possibilité en a été niée; il est, il faut le reconnaître, très difficilement réalisable dans les milieux palustres, car les réinfections sont à peu près impossibles à éviter.

Cependant, il nous a été donné, comme à un grand nombre de nos camarades, d'assister à de véritables résurrections particulièrement rapides chez les indigènes, dès qu'ils sont sortis d'un milieu ou d'occupations insalubres pour revenir à une vie et à une habitation plus normales.

Pour les Européens, cette cure s'obtient et se maintient par les rapatriements et par le séjour aux périodes endémo-saisonnières dans les sanatoria coloniaux.

Pendant de longues années, on a conclu à l'impossibilité pour l'Européen de vivre et de perpétuer sa race dans la généralité des pays tropicaux et subtropicaux; mais les récentes découvertes, sur lesquelles s'est basée une prophylaxie scientifique du paludisme, ont permis d'en appeler. Dans les régions équatoriales elles-mêmes, exceptions faites pour certaines localités, la vie normale est possible; dans les régions tropicales, la vie de l'individu et celle de la race peuvent être considérées comme assurées.

Toutefois, pour les collectivités européennes et pour les familles, il est d'une prudence élémentaire de se mettre à l'abri des atteintes du parasitisme palustre dans la plus grande mesure possible, par l'habitation, à la saison malsaine, sur les *hauteurs* ou sur *les plages maritimes*.

Le problème se résout, en somme, à une seule donnée : faire choix d'un terrain où les anophèles ne trouvent pas des conditions favorables de pullulation et où les fatigues de l'hivernage soient supportables.

En cette matière comme dans toutes les questions de prophylaxie, il est difficile de trouver réalisées les conditions complètes d'une hygiène parfaite; il faut savoir se contenter de régions mieux favorisées que les voisines, soit par suite de circonstances locales, soit par suite du travail des occupants. Il n'est aucune de nos colonies dans laquelle on ne puisse trouver ces localités; là où elles n'existent pas, on peut les créer.

On a le choix entre les *stations maritimes* et les *sanatoria de montagne;* l'accès de ces derniers est très coûteux, leur habitabilité n'est pas toujours complète et agréable, particulièrement à la saison endémo-épidémique. Toutefois, des expériences déjà suivies permettent d'affirmer qu'en Indo-Chine le plateau du Lang-Bian, à l'un ou à l'autre de ses échelons, peut offrir toutes les ressources désirables pour la création d'une ville de santé. Aux environs de Hanoï, le Tam-Dao offre un terrain de villégiature à de rares privilégiés. Mais nous estimons que le principal effort doit, dans cette possession, porter sur l'aménagement des stations maritimes; elles abondent et on peut exercer entre elles un choix sévère.

Les Antilles ont leurs stations d'altitude et en tirent grand parti.

A Madagascar, les travaux d'assainissement effectués par le général Galliéni ont très notablement diminué la mortalité palustre à Tamatave considérée, pendant longtemps, comme la localité la plus insalubre de toute l'île. C'est dire qu'une prophylaxie bien dirigée et suffisamment dotée réalisera facilement et complètement pareil résultat à Tananarive et à Diégo-Suarez, où les causes d'insalubrité sont encore plus faciles à combattre.

En Afrique occidentale et en Guinée, les îles de Gorée et de Conakry constituent des sanatoria en ce sens qu'elles mettent ou peuvent mettre leurs occupants à l'abri du paludisme. Dans des régions aussi limitées, l'action sanitaire peut être aussi complète qu'à Ismaïla, et il est facile de détruire jusqu'au moindre gîte d'anophèles.

Dans les régions plus voisines de l'équateur et dans le centre Afrique, on peut trouver des emplacements appropriés où devra se concentrer l'action des gouvernements pour obtenir les mêmes résultats. Il convient de débuter par cet effort localisé, qui n'est pas au-dessus des ressources actuelles.

Toute colonie malsaine devrait avoir sa ville de santé, organisée dans une localité choisie dont la population serait protégée contre les maladies infectieuses. Il suffirait qu'on y pratiquât une prophylaxie offensive assez active et assez continue pour obtenir et pour maintenir la disparition, dans un rayon suffisamment étendu, des moustiques, des glossines, et, d'une façon générale, de tous les insectes piqueurs.

Nos gouvernements coloniaux devraient être puissamment incités, et, au besoin, aidés dans la réalisation urgente de cette œuvre de première importance dont nous ne pouvons, dans cet ouvrage, que poser les indications générales.

Cure des hauteurs et *cure maritime* ne dispensent pas de la *quinination préventive* des rechutes; nous dirons même qu'elles rendent plus impérieuse cette intervention médicamenteuse, car tout déplacement donne activité à l'intoxication latente.

Malgré les bénéfices qui résulteront pour les populations de nos différentes possessions d'outre-mer, de ces améliorations sanitaires, il restera toujours prudent de conseiller aux Européens d'assez fréquents rapatriements.

Ces rapatriements doivent être prescrits et parfois imposés dès que le paludisme tend à devenir chronique ou que l'organisme est menacé d'une déchéance durable.

Mais il faut apprendre aux malades que si la fuite et l'éloignement des régions tropicales sont la première des décisions à prendre, la cure de la maladie ne résultera pas de ce seul fait. Le traitement spécifique, le seul curatif, doit être continué et fidèlement observé jusqu'à la guérison ; la traversée de retour devrait être utilisée pour cet objet.

Les formes et les formules du traitement sont celles que nous avons indiquées en parlant de la prophylaxie des récidives du paludisme secondaire; cette médication doit être reprise peu de jours après l'arrivée en Europe, renouvelée aux changements de saison et sérieusement suivie.

Cette intervention redevient nécessaire quand le malade se soumet, comme il y a pour lui grand avantage, à une *cure thermale* ou *marine*. Nous l'avons dit et nous y insistons : on ne débarrassera l'économie du parasitisme palustre enclos, et, parfois même, clos dans les organes splanchniques que par des stérilisations successives et multipliées.

Avec les auteurs anglais, nous considérons comme une vérité incontestable que certains traitements, dont est l'action thermale, ont pour effet de mobiliser les gamètes, peut-être de hâter leur sporulation, de telle sorte qu'il y a un double but à poursuivre, dont le second dérive du premier et en est le corollaire obligé :

1° Obtenir une excitation des circulations splanchniques qui en fasse expulser les hémamibes qui y sont incluses;

2° Détruire les parasites en les atteignant dans celles de leurs formes qui sont fragiles, au fur et à mesure qu'elles sont versées dans la circulation générale.

C'est de la sorte qu'agissent toutes les excitations cutanées, balnéation froide ou chaude, douches excitantes ou percutantes, massages, mécano-thérapie ; c'est encore par le même mécanisme qu'agissent les eaux thermales prises en boissons, qu'elles soient alcalines, arsenicales, sulfureuses faibles, ou même à minéralisation indéterminée, pourvu qu'on remplisse, au cours de cette cure, la seconde indication, qui est d'assurer par une médication spécifique suffisamment active l'asepsie du sang et la destruction des parasites.

C'est sur ces thermes que devra être dirigé le palustre.

Quelles sont les indications de ces différentes sources de Vichy, du Boulou, de la Bourboule, de Bagnères-de-Bigorre, d'Amélie-les-Bains, de Châtel-Guyon, de Vic-sur-Cère, pour ne prendre que ces exemples ?

Eaux alcalines. — Les thermes de Vichy étaient, à une époque récente, les seuls qui fussent couramment conseillés aux coloniaux; il faut dire qu'à cette date notre domaine colonial était moins étendu et que les pays à fièvres étaient moins occupés. Actuellement, une réaction s'est dessinée.

Nous estimons, pour notre part, qu'on doit limiter l'usage de ces eaux à des indications déterminées. Elles doivent être recommandées, quand il s'agit du paludisme, pour les séquelles que laisse du côté des organes abdominaux l'intoxication malarienne : congestion chronique du foie et de la rate, parésie intestinale, dyspepsie atonique, mais seulement à la date où le malade est à l'abri des rechutes graves. Une seconde réserve s'impose : il faut que l'état général ne soit pas trop débilité, et qu'en outre il n'existe ni lésion cardiaque, ni lésion rénale.

Dans ces conditions, la cure thermale de Vichy est appelée à rendre aux coloniaux, qui doivent séjourner en France ou qui y sont de passage, des services de premier ordre ; elle leur redonne verdeur et activité physique et cérébrale. D'autre part, les médecins de cette station ne seront pas dans l'obligation de réduire à des doses minimes une médication dont ils pressentent le danger quand elle est suivie par des malades menacés de retours fréquents et graves des fièvres.

Les eaux alcalines du Boulou sont moins actives; cette station présente, en outre, pour les hivernants, les avantages d'un climat tempéré ; on peut, pendant la saison froide, en conseiller l'usage aux coloniaux qui sont dans les conditions de santé signalées ci-desssus, et, en plus, aux anémiques, et particulièrement à ceux qui présentent ce syndrome généralement associé qu'on définit sous le diagnostic d'anémie palustre avec dyspepsie.

Nous avons vu combien sont fréquentes et graves, au cours de l'impaludisme, particulièrement dans certaines régions, les déterminations intestinales. Qu'il s'agisse ou non d'une association morbide, il en résulte un état second caractérisé par une susceptibilité anormale du tube intestinal qui pâtit non seulement de toute autre détermination intercurrente : grippale, rhumatismale ou autre. C'est chez ces malades que la cure de Chatel-Guyon peut réaliser des guérisons complètes et durables. Mais le médecin traitant, contrairement à l'opinion qu'il est tenté de se faire, ne devra pas négliger la maladie primitive masquée derrière la détermination locale; il faut qu'il sache prémunir le malade et le protéger, par la quinination préventive, contre les rechutes qui se produisent forcément au cours du traitement.

Eaux arsenicales et sulfureuses. — A notre avis, ces eaux de Vichy, du Boulou, de Chatel-Guyon n'agissent pas directement sur le paludisme, mais simplement sur ses séquelles. Nous attribuons, au contraire, aux eaux arsénicales et aux eaux sulfureuses une action réellement curative de cette intoxication, sous réserve de leur association à une médication quinique régulièrement suivie.

C'est donc vers la Bourboule que, de préférence, nous dirigerons les impaludés en puissance du parasitisme, chez qui les rechutes continuent à se produire, malgré l'éloignement des foyers palustres, sous formes d'accès vrais, de malaises fébriles ou de déterminations frustes. Mais il faudra, la première semaine du traitement, parfois avant de le commencer, que le médecin des thermes ou le médecin traitant ait pris la précaution de soumettre à une quinination préventive à assez fortes doses (1 gr. *pro die*) le fébricitant éventuel. Après la cure, on devra lui conseiller, pendant au moins deux septénaires, la quinination par la méthode discontinue, 0 gr. 50 à 0 gr. 60 deux jours de suite, à reprendre tous les sixièmes jours, c'est-à-dire avec des intervalles de trois jours.

Bien que l'action des eaux sulfureuses ait été étudiée de moins près, nous devons nous rappeler que, pendant de très longues périodes, les Bordelais et les Basques, revenant de l'Afrique occidentale, avaient pris l'habitude empirique d'une cure thermale aux eaux des Pyrénées et en retiraient le plus grand profit. Pour ces motifs, nous les considérons comme indiquées dans des conditions fort voisines de celles de la Bourboule, et sous conditions de recourir aux mêmes précautions préventives ; il devra être fait choix des eaux sulfureuses *douces*.

Contre l'anémie palustre et cette déminéralisation du plasma, qui en est l'un des facteurs les plus importants, l'emploi des eaux dites *indéterminées* et *lymphes minérales* semble indiqué, notamment Plombières, Vic-sur-Cère, Saint-Nectaire, que l'on a dit être une réduction de La Bourboule. Dans les cas de cachexie primitive ou secondaire, c'est à ces eaux, peu minéralisées et relativement peu actives, qu'il faudra adresser les malades.

En toute occurrence, il est un écueil à éviter, c'est de se précipiter, dès l'arrivée, aux thermes choisis quels qu'ils soient. Il est prudent de se mettre au repos complet pendant un mois ou deux à la campagne, sous un ciel clément, en veillant à prévenir, par les précautions les plus minutieuses, et par la médication préventive, les rechutes forcées que détermine le changement de latitude.

L'hydrothérapie thermale peut, dans une grande mesure, être remplacée par l'hydrothérapie simple, à domicile ou dans des établissements appropriés, et par la balnéation marine. Mais il faut savoir que le palustre présente, à l'impression du froid, pour peu qu'elle soit prolongée, une susceptibilité extrême : bains et douches devront, au début du traitement, être pris tièdes et même chauds; les douches et les bains froids ne pourront être que de très courte durée et seront suivis d'un massage énergique. La douche écossaise sera prescrite et maniée avec prudence; l'écueil à éviter n'est pas seulement de déterminer de nouvelles rechutes, mais d'exagérer les congestions existantes du côté du foie et des reins.

La *révulsion* est plus facile à graduer; elle s'obtient par des applications répétées de teinture d'iode, par des pointes multipliées de thermo-cautère, par le massage. Cette dernière pratique est particulièrement puissante quand les lésions viscérales sont anciennes et que l'anémie est extrême.

On a beaucoup préconisé, dans l'impaludisme chronique, la *médication arsenicale* : liqueur de Fowler, liqueur de Boudin, pilules arséniées ont été prescrites, et de nombreux auteurs se sont félicités de cette médication. Elle peut avoir son utilité pourvu qu'elle ne fasse pas oublier que l'arsenic ne remplace, ni ne supplée dans aucune mesure la quinine; et que l'intégrité des voies digestives soit scrupuleusement respectée. — Les injections de cacodylate, d'arrhénal (formules Gautier) sont un mode d'administration facile qui évite, dans une certaine mesure, l'action irritante de l'arsenic sur les voies digestives; mais il conviendra de garder, dans l'application, de grands ménagements, et de s'en tenir à des doses moyennes et espacées.

Les *ferrugineux*, sous forme de sels solubles, ont une action heureuse, mais ils doivent être prescrits à faibles doses, avec les aliments, et suspendus dès que s'établit la constipation.

Les médicaments complexes, constitués par l'association du fer, de l'arsenic, du quinquina, ont nos préférences, mais nous sommes tentés de conclure avec Celli, dont nous avons déjà cité l'opinion, que toutes ces drogues composées agissent surtout par la quinine qu'elles contiennent.

Si le fer et l'arsenic ne sont que des adjuvants, il est un élément de cette médication dite reconstituante qui a une importance primordiale; il est représenté par l'introduction, dans le régime, en proportion élevée, *d'aliments minéraux*. Ils peuvent être fournis par les légumes frais, par certaines eaux de boisson, par le lait, par les coquillages marins, par les fruits sucrés et acidulés comme le raisin, l'orange, etc. Pour peu qu'on ait été témoin de l'appétence des coloniaux pour tous ces produits, et pour les crudités, on se rendra compte que, bien avant les médecins, ils avaient la prescience de la nécessité qui s'impose pour eux de minéraliser leurs humeurs.

Dans des cas extrêmes, les injections de *sérum artificiel*, de plasma de Quinton, trouvent leur très efficace emploi.

MÉDICATION DE LA CACHEXIE PALUSTRE

Contrairement à une opinion qui a cours, nous estimons que les états cachectiques eux-mêmes sont, sinon curables, au moins compatibles avec la prolongation de l'existence s'ils sont judicieusement traités. Nous ajouterons qu'ils peuvent, en dehors de toute intervention thérapeutique, subir de telles améliorations qu'on peut dire qu'ils rétrocèdent spontanément. Cette jugulation nous semble possible à toutes les étapes, exception faite toutefois pour les accidents ultimes.

Le premier des remèdes reste toujours la protection contre les réinfections obtenue par l'éloignement du foyer palustre ou par tout autre moyen; le second est la cure prophylactique des rechutes. Dans ces cas, où la médication doit être prolongée et constante, les formules complexes où la quinine est associée à des amers, à des arsenicaux, parfois à des dépuratifs végétaux, trouvent leur indication en quelque sorte spécifique. On peut, de préférence, toutefois, employer les poudres composées à base de quiquina que l'on formule soi-même. Nous avons indiqué, comme une des associations les plus heureuses, la formule des hôpitaux maritimes dite de Maisonneuve.

On peut et on doit revenir à la quinine à dose discontinue dès que la fièvre se réveille ; les doses ne doivent pas excéder 1 gr. à 1 gr. 25, *pro die*. L'action de la quinine sera préparée par la médication évacuante, et, dans nombre de circonstances, quand les phénomènes intestinaux et gastriques sont prédominants, il est utile de recourir à l'ipéca à dose nauséeuse, o gr. 50 à o gr. 60 de poudre en potion dans la matinée, ou sous forme de pilules de Segond à la dose de 2 à 4 par jour.

« C'est encore aux évacuants que sont dues la plupart des guérisons. Arrêté d'abord par la crainte traditionnelle qui faisait loi dans les Guyanes, j'hésitais à faire vomir un moribond, cependant la quinine avait perdu sa puissance curative. La tolérance étant, à mon avis, contrariée par le défaut d'absorption (il serait plus vrai de dire par l'action toxinémique), j'essayai l'ipéca..., la quantité de bile rejetée et le bien-être qui suivit me rassurèrent sur ses effets, je fis vomir les fiévreux presque sans distinction, et cette pratique fut si bien acceptée que chaque entrant réclamait un vomitif (1). »

Le boldo peut, dans certains cas, et surtout dans les circonstances où les lésions hépatiques sont prédominantes, remplacer l'ipéca.

Les injections de sérum artificiel sont un puissant adjuvant ; il n'est pas nécessaire d'en forcer les doses, mieux vaut les répéter fréquemment (50 à 60 gr. tous les 2 à 3 jours). Au lieu de chlorure sodique, on peut utiliser le glycéro-phosphate de soude.

C'est chez les cachectiques que les conseils donnés plus haut sur le régime des impaludés chroniques doivent être suivis de plus près.

En Algérie, Legrain, Brault ont administré dans ces conditions, à titre de médication opothérapique, de la moelle d'os de mouton ; ils déclarent s'en être bien trouvés.

(1) LAURE, *loco citato*, p. 40.

IV. — LÉGISLATION ANTIPALUDIQUE

PAR

LE Dr MARCHOUX

La quinine est un médicament cher. Le commerce ne la livre encore qu'à des prix qui interdisent toute prophylaxie efficace. On ne pourrait songer à la distribuer comme il le faut, *larga manu*, sans disposer de crédits énormes dépassant souvent, dans les pays paludéens, les ressources du budget. Aussi divers gouvernements se sont-ils émus de cette situation. L'Italie la première a donné le mouvement. Les législateurs se sont appliqués à rendre abordable le prix de la quinine et à en régler la distribution dans les pays palustres.

On a décidé la fabrication d'une quinine d'Etat. D'autre part, l'Italie a été dotée de tout un arsenal législatif et réglementaire grâce auquel on peut espérer la voir un jour se débarrasser du paludisme.

Nous croyons utile de donner ici le texte de cette législation spéciale qui a déjà servi de modèle à quelques autres, à celle de la Grèce en particulier. Préparé par des hommes d'une rare compétence, soumis à l'épreuve de la pratique, revisé suivant les indications de l'expérience, cet ensemble de lois et règlements est devenu un recueil précieux, source où les ordonnateurs de tous pays pourront puiser avec fruit.

I. — LÉGISLATION ANTIPALUDIQUE EN ITALIE

I

La lutte antipaludique a été organisée par un certain nombre de dispositions législatives et réglementaires dont la première en date est la loi du 23 décembre 1900. La loi du 19 mars 1904 et le décret royal du 28 février 1907 lui ont donné son cadre définitif.

La loi du 16 juin 1907 sur les conditions hygiéniques de la culture du riz doit aussi trouver sa place dans l'exposé de la législation antimalarique.

II

La loi du 23 décembre 1900 autorise le ministère des Finances à vendre au public les sels de quinine au prix maximum de

20 centimes le gramme pour le chlorhydrate et de 16 centimes pour le sulfate et le bisulfate.

Elle règle en outre les conditions de la vente et le budget du service.

La loi du 2 novembre 1901 édicte les prescriptions relatives à la délimitation des zones paludiques et aux mesures à prendre dans l'intérieur de ces zones pour l'assainissement du sol, la protection des travailleurs contre les moustiques et la distribution de la quinine. Elle donne aux ouvriers le droit de se procurer en cas de maladie la quinine à titre gratuit, aux frais des patrons ou de la commune.

La loi du 22 juin 1902 spécifie que des prix de faveur pour l'acquisition de la quinine seront consentis aux Institutions de Bienfaisance et aux Communes et à ceux qui devront ou voudront la distribuer gratuitement.

La loi du 19 mai 1904 reprend, en les modifiant et en les présentant sous la forme qu'elles ont gardée depuis, les principales prescriptions contenues dans les lois précédentes. Elle consacre le droit de tout travailleur à recevoir la quinine gratuite, non seulement pour le traitement de la maladie acquise, mais aussi à titre préventif.

LOI DU 19 MAI 1904, nº 209.

Article Premier. — Les articles 1, 2, 4, 5, 6 et 7 de la loi du 25 décembre 1900, nº 505, pour la vente de la quinine au compte de l'Etat, sont modifiés comme suit :

Article 1er. — Le ministre des Finances est autorisé à vendre au public, par l'intermédiaire des pharmaciens et des bureaux de vente des monopoles de l'Etat, le sulfate, le bisulfate, le chlorhydrate, le bichlorhydrate et les autres sels de quinine dont la liste sera établie par décret royal, le Conseil supérieur de santé entendu. A cet effet, il pourra :

a) Acheter ces sels déjà préparés et transformés selon les prescriptions édictées à l'article 2 ;

b) Les faire préparer et transformer ;

c) Acheter directement des producteurs, ou faire acheter la matière brute, aux prix déterminés par l'article 6 et passer avec une ou plusieurs maisons industrielles, des contrats librement consentis, pour la fabrication de la quinine. Dans ce dernier cas, la durée des contrats n'excédera pas 5 ans, selon l'article 4 de la loi sur l'administration et la comptabilité de l'Etat.

Les bureaux de sel et tabacs situés dans un rayon de 500 mètres d'un pharmacien ou d'un médecin qui vendent de la quinine pour le compte de l'Etat ne seront pas autorisés à vendre ces produits.

On pourra accorder aux pharmaciens des droits de vente supérieurs à ceux concédés aux bureaux de sel et tabacs.

Le règlement, dont il est question à l'article 10, établira les modalités et les conditions auxquelles la quinine sera fournie, par le ministère des Finances, aux vendeurs et, par ceux-ci, au public.

Art. 3. — Le sulfate, le bisulfate, le chlorhydrate, le bichlorhydrate et les autres sels de quinine devront être préparés selon les indications du codex pharmaceutique italien. Ils seront fournis en comprimés ou sous une forme différente qui pourra être prescrite par le ministère des Finances, après avis du Conseil supérieur de Santé publique.

Les comprimés, du poids de 20 centigrammes chacun, seront contenus, au nombre de dix, dans des tubes de matière inaltérable, fermés hermétiquement et portant à l'extérieur des indications précises.

Les étalons seront approuvés par le Conseil supérieur de Santé.

Le prix de vente au public ne sera jamais supérieur à 0 fr. 40 pour le chlorhydrate et le bichlorhydrate, et à 0 fr. 32 pour le sulfate et le bisulfate.

Art. 4. — Le revenu brut de la vente pour chaque année financière sera inscrit dans un chapitre spécial du budget des recettes. Sous des titres spéciaux du budget des dépenses, figureront les chapitres suivants :

a) Achat de la matière première brute, ou des sels de quinine soit à manipuler, soit à transformer ; frais nécessaires aux travaux de préparation et de transformation ; achat des sels déjà préparés et transformés ;

b) Frais de bureaux, de personnel, d'expertise, de transport dans l'intérieur du royaume, toutes dépenses qui seront directement à la charge de la Direction générale des sel et tabacs ;

c) Remises sur la vente ;

d) Affectation d'une somme, correspondant au revenu net de la vente, qui sera dépensée selon les dispositions des articles 5 et 7.

Art. 5. — La somme, correspondant au revenu net de la vente de la quinine, vérifiée à la clôture de l'année financière sera portée à un chapitre spécial du budget des dépenses sous ce titre : « Subventions pour diminuer les causes de la Malaria. » La somme sera effectivement dépensée dans ce but au cours des années financières suivantes.

Art. 6. — Le prix du sulfate de quinine, qui doit servir de base à l'établissement du budget dont il est parlé au paragraphe *a*) de l'article 4, sera déterminé suivant la moyenne des cours officiels de l'*Unit* du marché d'Amsterdam pendant l'année financière précédente.

Art. 7. — S'il survient une augmentation du prix du sulfate de quinine, il sera pourvu à la dépense supplémentaire par l'inscription de la somme nécessaire au chapitre *a*) de l'article 4. La dite somme sera prélevée sur le produit net de la vente. Le chapitre *d*) de l'article 4 sera réduit d'une somme correspondante. Cette opération sera faite dans les conditions prescrites par la loi sur l'administration et comptabilité générale de l'Etat (article 38, alinéa 3).

On procédera de la même façon à la clôture de chaque année financière pour l'inscription des sommes prévues à l'article 5.

Art. 2. — On substituera aux articles 2, 3 et 5 de la loi du 2 novembre 1901, n° 460, renfermant des dispositions relatives à la lutte contre la malaria, les articles suivants :

Art. 2. — Dans les zones dont il est parlé à l'article premier, les administrations communales, pour la prophylaxie et le traitement du paludisme, fourniront gratuitement sur prescription du médecin municipal ou de tout autre désigné par la municipalité, la quinine nécessaire aux ouvriers et travailleurs, employés soit à titre fixe, soit à titre temporaire à n'importe quel travail. Cette charge n'incombe aux administrations communales que dans le cas où les œuvres d'assistance publique ne disposent pas de ressources suffisantes.

Les frais faits par la municipalité, vérifiés comme le prescrit le règlement, à l'exception de ceux qui sont indiqués dans les dispositions de l'alinéa 4 de cet article, seront remboursés à la fin de chaque année par les propriétaires des terrains compris dans les zones respectives, chacun d'eux payant une part proportionnelle à l'étendue de sa propriété.

Pour déterminer l'étendue de la propriété de chacun, le cadastre sera communiqué sans frais; les expéditions et copies d'actes seront exemptes de tous droits et taxes.

Si, dans la zone, il y a des carrières, des mines, des usines, ou d'autres entreprises industrielles qui emploient des ouvriers non exclusivement agriculteurs, les frais supportés par la municipalité seront intégralement remboursés par les titulaires de ces entreprises, sans être répartis comme il est dit à l'alinéa 2.

Art. 2 bis.— L'état de répartition des frais entre les propriétaires ou entre les entrepreneurs et industriels seront dressées par la commission municipale permanente, dans le mois de décembre de chaque année. Les payements seront faits selon les privilèges fiscaux établis par la loi du 29 juin 1902, n° 281 (texte unique), d'après un rôle publié comme les rôles des impôts directs. Ces payements seront effectués en trois termes, au 10 juin, 10 août, 10 octobre de chaque année. Le rôle, avec le montant des frais de recette qui ne devront pas dépasser les frais de recette des impôts directs, sera remis au percepteur qui répondra des sommes perçues et non perçues.

Les réclamations relatives à l'inscription au rôle pourront être portées devant la Commission Provinciale administrative dans un délai de deux mois à dater de la publication.

Art. 3. — Dans les zones paludiques, les ouvriers employés aux travaux publics seront soignés gratuitement par le médecin, et la quinine, employée à titre prophylactique ou comme traitement, sera à la charge de l'administration publique dirigeant les travaux ou de l'entrepreneur, sans préjudice des charges plus onéreuses fixées par les adjudications.

Les entrepreneurs qui manqueront à cette charge seront punis d'une amende de 100 à 1.000 fr. Les sommes perçues à ce titre seront portées au chapitre : « Subvention pour diminuer les causes de malaria », établi par l'article 5 de la loi du 22 novembre 1900, n° 505, pour la vente de la quinine.

Les cas de mort pour cause de fièvre paludéenne survenant parmi les travailleurs employés à des travaux publics donneront à la famille droit à indemnité comme les accidents du travail (Loi et Décret Royal, 31 janvier 1904), s'il est prouvé que la mort s'est produite par la faute de l'administration publique ou de l'entreprise qui n'aura pas fourni de quinine.

Art. 5. — Loin des centres habités, dans les zones paludiques dont il est parlé à l'article premier de la loi, les habitations des gardes-douaniers, des ouvriers employés à l'entretien des routes provinciales, nationales et communales, aux chemins de fer, aux entreprises d'assainissement, aux travaux publics, seront protégées, du mois de juin au mois de décembre, contre la pénétration des insectes ailés.

Les conditions de cette protection seront fixées par le règlement.

Aux propriétaires et industriels qui en feront autant pour les habitations, même temporaires, de leurs travailleurs seront concédées des primes. Ces primes seront prélevées sur les fonds des subventions pour diminuer les causes de malaria établies par la loi du 13 décembre 1900. Elles ne dépasseront pas la somme de mille francs et seront données sur la proposition des conseils provinciaux de santé, la commission de surveillance dont il est parlé à l'article 8 de la loi du 23 décembre 1900 entendue.

Art. 3. — A l'article unique de la loi du 22 juin 1902, n° 224, pour la distribution de la quinine aux congrégations de charité (1) et aux municipalités, on ajoutera ce qui suit :

Quand les conditions locales l'exigent, soit par suite de la gravité et de la diffusion des fièvres paludéennes, soit parce que l'assistance sanitaire municipale manque de ressources, on pourra consentir des cessions de quinine d'Etat, à des prix de faveur :

a) Aux œuvres de bienfaisance publiques, qui existent en dehors de la congrégation de charité, pour la quinine à distribuer à leurs bénéficiaires ; aux sociétés coopératives de travail, pour leurs associés.

b) Aux autres administrations publiques, institutions, entreprises de travaux publics, institutions reconnues d'utilité publique, établissements industriels, associations agricoles, entreprises de travaux ruraux, carrières, mines et autres entreprises visées par l'article premier de la loi sur les accidents de travail, du 31 janvier 1904, n° 51, ainsi qu'aux propriétaires et directeurs de cultures de riz à condition qu'ils s'engagent à distribuer gratuitement la quinine aux ouvriers, travailleurs, employés, salariés et dépendants.

Les conditions et les limites de ces concessions seront fixées par le règlement. La composition et la forme des préparations quiniques seront fixées par un décret royal, le conseil supérieur de santé entendu, ainsi que les conditions de leur distribution.

Les concessionnaires indiqués aux paragraphes *a*) et *b*) ne seront pas compris dans la répartition et le remboursement dont il est parlé à l'article précédent.

Art. 4. — Le gouvernement du roi est autorisé à réunir et à publier la présente loi avec le texte unique des lois sanitaires, prévu par l'art. 7 de la loi du 24 février 1904 ; ainsi que les dispositions qui ne sont pas modifiées des autres lois du 23 décembre 1900, n° 505, 22 novembre 1901, n° 460, et 22 juin 1902, n° 224. Il est autorisé en outre à modifier et unifier conformément à ces lois les règlements relatifs à leur application.

RÈGLEMENT RELATIF A L'APPLICATION DES LOIS VOTÉES EN VUE DE DIMINUER LES CAUSES DE MALARIA ET DE RÉGLER LA VENTE DE LA QUININE D'ÉTAT, APPROUVÉ PAR DÉCRET ROYAL DU 28 FÉVRIER 1907.

Chapitre premier. — *Dispositions prises pour diminuer les causes de la Malaria.*

Art. 1. — Une zone de territoire pourra être classée comme paludique, conformément à la loi du 2 novembre 1901, n° 460, modifiée par la loi du 19 mai 1904, n° 209, quand on y aura vérifié la manifestation simultanée, ou à des intervalles très brefs, de plusieurs cas de fièvre paludéenne, contractée sur le lieu même.

Art. 2. — Le médecin provincial, dès qu'il aura connaissance soit directement, soit par l'officier de santé (d'après les déclarations prescrites par les articles 45 de la loi du 22 décembre 1888, n° 5.849 ; et 129

(1) Institution de bienfaisance publique dont les fonds proviennent d'anciennes institutions supprimées.

du règlement général de santé) que dans un lieu déterminé, on a constaté des cas de fièvre paludéenne, ouvrira une enquête pour vérifier l'existence des conditions sanitaires énoncées à l'article premier. Quand il en aura acquis l'assurance, il enverra, dans le plus bref délai possible, ses propositions au préfet et lui demandera la convocation du Conseil provincial de santé.

Art. 3. — Le Conseil provincial de santé, après avoir procédé, s'il le croit nécessaire, à de nouvelles enquêtes et recherches, donnera son avis motivé, qui sera transmis au ministère avec les propositions du médecin provincial pour être communiquée au conseil supérieur de santé.

Les propositions devront être motivées et contenir les indications nécessaires pour déterminer les circonscriptions de la zone à déclarer infectée.

Art. 4. — Une zone paludique devra, de règle, être comprise dans les limites de la circonscription territoriale de la commune.

Le Gouvernement du Roi pourra toutefois faire comprendre également dans la même zone paludique les territoires de deux communes ou plus, pourvu qu'elles soient limitrophes, qu'elles appartiennent à la même province et qu'elles réunissent les conditions prévues par l'article premier de ce règlement. Cette réunion devra toujours être motivée par des conditions spéciales de topographie, ou par l'habitude constatée des ouvriers d'une commune de se transporter dans l'autre ou dans les autres pour raisons de travail.

Dans ce cas, le préfet partagera entre les communes, suivant l'étendue du territoire déclaré infecté, la Commission administrative du Conseil Provincial entendue, la somme totale des frais à supporter par les administrations communales pour la distribution de quinine aux ouvriers, comme il est dit à l'article 2 de la loi du 2 novembre 1901, n° 460, modifié par la loi du 19 mai 1904, n° 209.

Les administrations communales en feront ensuite la répartition entre les propriétaires du territoire.

Art. 5. — Dans le cas où des modifications interviendraient dans les zones déclarées paludiques, quelle qu'en soit la cause, on procédera aux rectifications nécessaires en observant les mêmes dispositions que pour la précédente déclaration.

Art. 6. — D'après la loi du 2 novembre 1901, n° 460, modifiée par la loi du 19 mai 1904, n° 209, et d'après ce règlement sont considérés comme ouvriers, même s'ils ne sont pas inscrits dans la liste des indigents dont il est question à l'article 54 du règlement général sanitaire du 3 février 1901, n° 45 :

1° Toutes les personnes qui sont employées à titre temporaire ou fixe, à n'importe quel travail payé à la journée ou à la tâche ;

2° Toutes les personnes qui, dans les mêmes conditions, même sans participer directement au travail, surveillent le travail des autres, qu'ils soient payés à la journée ou au mois ;

3° L'apprenti qui participe au travail, même s'il n'est pas payé.

L'obligation de distribuer gratuitement la quinine s'étend aux membres de la famille du travailleur qui, d'une manière quelconque, directement ou indirectement, participent aux travaux de l'entreprise ou du domaine.

Art. 7. — Les administrations des communes qui renferment des zones paludiques vérifieront, sous le contrôle du préfet, si les Congrégations de charité et autres Institutions publiques de bienfaisance de la commune, obligées à la distribution gratuite des remèdes aux indigents, sont en mesure de satisfaire à l'obligation de distribuer gratuitement la quinine aux indigents, aux termes de l'article 2 de la loi du 2 novembre 1901, n° 460, modifié par la loi du 19 mai 1904, n° 209.

La Commission administrative du Conseil provincial veillera à ce que, dans l'établissement du budget de ces Institutions, soit inscrite une somme qui ne soit pas inférieure à la dépense moyenne prévue pour distribution gratuite de quinine dans les trois dernières années.

Art. 8. — La distribution gratuite de quinine, suivant les prescriptions de l'article 2 de la loi du 2 novembre 1901, n° 460, modifié par la loi du 19 mai 1904, n° 209, est faite par les soins de la Congrégation de charité ou des autres Institutions de bienfaisance publique, seulement au cas où elles possèdent les fonds nécessaires pour organiser le service et supporter la totalité des frais de distribution de quinine aux ayants droit, tant pour la prophylaxie que pour le traitement de la fièvre paludéenne.

Même dans ce cas, il est du devoir de l'Administration communale de se charger de cette distribution à toute époque de l'année, quand les Institutions de bienfaisance n'auront pu continuer le service, auront négligé de le faire ou le feront irrégulièrement ou insuffisamment; le remboursement des frais ainsi faits sera poursuivi, en temps opportun au siège compétent.

Art. 9. — Dans tous les cas, sauf dans ceux prévus par l'article 21, la distribution est faite directement par l'Administration communale; les Institutions de bienfaisance sont tenues de verser à la trésorerie communale, avant le 31 décembre de chaque année, la somme qui, après répartition, reste à leur charge d'après l'article 7, contre remise d'une copie de la comptabilité relative à la distribution de la quinine.

Art. 10. — D'après l'article 3 précédent, chaque année la Commission municipale permanente, d'après le rapport écrit de l'officier sanitaire, établit quelle est, pour l'année suivante, la quantité de quinine à distribuer par la Commune pour assurer la prophylaxie et le traitement de tous les ayants droit. Elle inscrit la dépense correspondante dans le projet de budget. Le montant de cette prévision est, sans délai, communiqué au Préfet de la province, pour observations éventuelles.

En même temps, la Commission municipale permanente inscrit en recette dans son projet de budget : 1° la contribution éventuelle de la Congrégation de Charité et des autres Institutions de bienfaisance publique; 2° le montant des contributions et remboursements restant à la charge des propriétaires et industriels, aux termes de l'article 2 de la loi du 2 novembre 1901, modifié par la loi du 19 mai 1904.

Dans le cas de prévision insuffisante, d'omission ou de refus de la part de la Commission municipale, la Commission permanente provinciale administrative règle la question, en vertu de l'article 136 de la loi communale et provinciale.

Art. 11. — Dès que la Commission municipale permanente aura arrêté le montant des dépenses en quinine d'Etat pour l'année précédente, elle retranchera de cette somme : 1° les contributions éventuelles de la Congrégation de Charité et des autres Institutions de bienfaisance; 2° les sommes dues par les industriels et entrepreneurs. Elle répartira ensuite la somme restante entre les propriétaires des terrains compris dans la ou les zones paludiques.

A cet effet, avant le 31 décembre de chaque année, seront dressés par la Commission municipale permanente :

a) Le rôle des contributions imposées aux propriétaires de terrains compris dans la ou les zones paludiques de la commune ;

b) Le montant des remboursements à effectuer par les chefs d'entreprises industrielles de toute nature, usines, carrières, mines, etc., qui dans la ou les zones paludiques, n'occupent pas leurs ouvriers à des travaux exclusivement agricoles.

Ne seront pas compris dans le rôle des contributions, ni dans celui des remboursements :

a) Les institutions, sociétés, industriels, entrepreneurs compris dans l'article de la loi du 2 novembre 1901, n° 460, modifié par la loi du 19 mai 1902, n° 209 ;

b) Les propriétaires de terrains qui les travaillent eux-mêmes, pour leur propre compte, et n'emploient d'ouvriers, de façon ni permanente, ni temporaire;

c) Les ouvriers non agricoles qui exercent un art, une industrie, ou ont une entreprise, travaillent personnellement, sans dépendre directement ou indirectement d'autres entrepreneurs, propriétaires ou gérants de terrains, et sans employer d'ouvriers temporaires, ou permanents ;

d) Les administrations publiques qui emploient des ouvriers exclusivement à des travaux publics, et qui sont, par conséquent, soumises aux obligations énoncées dans l'article 3 de la loi du 2 novembre 1901, n° 460, modifié par l'autre loi du 19 mai 1904.

Art. 12. — La répartition des frais qui incombent aux propriétaires de terrains en vertu de l'article 11 sera faite entre tous les propriétaires proportionnellement à l'étendue de leur propriété.

Pour les fonds emphytéotiques ou grevés d'usufruits, la contribution sera à la charge de l'emphytéote ou de l'usufruitier.

Art. 13. — Sur le relevé des remboursements à effectuer par les titulaires d'entreprises, industries, etc., toute entreprise ou exploitation sera portée pour la somme effectivement dépensée dans l'année par la commune en distribution de quinine aux ouvriers, déduction faite de ceux qui sont employés à un travail purement agricole.

Art. 14. — L'officier sanitaire et les médecins communaux veilleront à ce que les traitements prophylactique et thérapeutique réguliers de l'infection paludéenne soient assurés pour tous les ouvriers énoncés dans les articles 2 de la loi du 2 novembre 1901, modifiée par la loi du 19 mai 1904, et 6 du présent règlement. A cet effet, l'officier sanitaire et les médecins, par tous les moyens d'enquête dont ils disposent, avec le concours de l'autorité communale, devront rechercher tous les individus atteints de fièvre paludéenne, qui habitent ou travaillent dans la ou les zones paludiques, et les soumettre au traitement.

Ils doivent, en outre, commencer à temps et continuer le temps nécessaire, la prophylaxie des individus sains.

Art. 15. — La quinine d'Etat est fournie en quantité suffisante aux médecins communaux et aux médecins délégués par la Commune, par l'Administration communale, par les Congrégations de charité ou par les Institutions de bienfaisance publique dans le cas prévu à l'article 8 de ce règlement.

Les médecins communaux présenteront, cinq jours avant le commencement de chaque mois, la demande de quinine d'Etat, qui leur est nécessaire pendant le même mois, et indiqueront le nombre de personnes auxquelles elle devra être distribuée. Ils feront une distinction entre les différentes entreprises industrielles, carrières, mines, etc..., pour la quantité de quinine à distribuer aux ouvriers.

A la fin du mois, les médecins présenteront la liste des distributions effectivement faites, en y joignant les indications et distinctions prévues à l'alinéa précédent. Ces listes seront vérifiées et signées par l'officier sanitaire d'abord, par la Commission municipale permanente ensuite. Dans le mois de décembre, sera dressé et approuvé par la Commission municipale permanente un résumé qui sera envoyé au visa du Préfet.

Art. 16. — La distribution de quinine d'Etat, dans un but thérapeutique ou prophylactique, sera faite par les médecins, soit chez eux, soit dans des locaux spéciaux, à des heures fixées d'accord avec l'autorité communale, soit encore au cours de leurs visites à domicile.

Pour la désignation des heures et des localités de distribution, on aura soin de troubler le moins possible les travaux des ouvriers et de leur causer le moins de gêne possible.

Art. 17. — Quand un ouvrier, à l'époque des fièvres, abandonne une zone paludique pour se porter dans une autre localité non paludéenne, appartenant à une commune différente, l'Administration de la première commune sera tenue, sur prescription médicale, de lui fournir une quantité de quinine suffisante pour la prophylaxie et le traitement pendant la durée du voyage et les sept premiers jours de résidence dans la seconde commune.

Art. 18. — Dans le cas de l'article 8 du présent règlement, le service de distribution de la quinine pour la prophylaxie et le traitement sera faite par le ou les médecins au service de la Congrégation de charité, et des autres Institutions de bienfaisance avec le concours, si besoin est, des médecins communaux, et sous la surveillance et le contrôle de l'officier sanitaire, sans préjudice des dispositions des articles 14, 15, 16, 17, s'ils sont applicables.

Art. 19. — Tous ceux qui emploient des ouvriers ou des agriculteurs d'une manière continuelle ou temporaire, dans les localités éloignées de plus de deux kilomètres du siège municipal ou de la localité de distribution, sont obligés de conserver la quantité de quinine suffisante à trois jours de traitement pour chaque ouvrier.

Art. 20. — Rien n'est modifié à ce qui est actuellement en vigueur, en ce qui concerne la compétence passive et le domicile de secours (1) des malades indigents traités dans les hôpitaux et autres établissements ayant pour but l'hospitalisation et le traitement des malades et blessés.

Art. 21. — Les entrepreneurs de travaux publics à exécuter dans les zones paludiques, ou les administrations publiques qui les effectuent directement sont tenus : *a*) à l'assistance sanitaire gratuite de tous leurs ouvriers, aux conditions stipulées dans les adjudications ou prescrites par l'autorité compétente pendant l'exécution des travaux; *b*) à la distribution gratuite de quinine à tous les ouvriers qualifiés pour être soumis soit à la prophylaxie, soit au traitement de la fièvre paludéenne pendant la durée des travaux. Indépendamment de l'application des pénalités établies par l'article 3 de la loi du 2 novembre 1901, n° 460, modifiée par la loi du 19 mai 1904, n° 209, tous les cahiers des charges d'adjudications de travaux à effectuer dans les zones paludiques devront prévoir les obligations précitées d'assistance et de distribution de la quinine d'Etat. Les adjudications au sujet desquelles on devra obligatoirement mentionner ces conditions dans le cahier des charges sont celles qui se rapportent à des travaux exécutés pour le compte de l'Etat, des provinces, des communes, des associations d'assainissement, des institutions de bienfaisance, des associations pour l'irrigation, et, en

(1) Pour comprendre les expressions : « compétence passive et domicile de secours », il faut savoir que la loi italienne remet à la charge de la commune d'origine d'un malade indigent les frais que nécessitent son hospitalisation et son traitement.

général, de toute institution publique, soumise à la tutelle ou au contrôle du gouvernement.

Art. 22. — Dans les cahiers des charges pour l'exécution des travaux, dont il est parlé à l'article précédent, devra aussi être comprise l'obligation de protéger tous les locaux d'habitation ou de repos des ouvriers contre la pénétration des insectes ailés, que les locaux soient construits ou fournis par l'entreprise. Les locaux à protéger sont seulement ceux qui se trouvent dans les zones infectées, comme il est indiqué à l'article 5 de la loi du 2 novembre 1901, n° 460, modifiée par la loi du 19 mai 1904, n° 209.

Art. 23. — La direction des travaux, l'officier sanitaire, le médecin provincial pourront, toujours et à tout moment, s'assurer de la manière dont on se sera conformé aux dispositions des articles 21 et 22. Dans le cas où l'adjudicataire s'y serait soustrait ou ne s'y serait soumis qu'incomplètement, la direction des travaux interviendrait d'office sous la responsabilité et aux frais de l'adjudicataire. Si la direction des travaux néglige de procéder à cette vérification, il sera du devoir de l'autorité communale de la faire faire d'urgence par l'officier sanitaire ou les médecins communaux, et de transmettre au préfet un rapport indiquant les décisions à prendre de suite.

L'autorité communale a le même pouvoir et le même devoir de contrôle sur les travaux gérés directement par une administration publique.

Art. 24. — En plus de la déclaration des cas de fièvre paludéenne à l'officier sanitaire comme il est prescrit par les articles 45 de la loi du 22 décembre 1888, n° 5.849, et 129 du règlement général sanitaire, les médecins seront encore tenus, sous peine des sanctions prévues à l'article 50 de la même loi, de déclarer à l'officier de sûreté publique de la commune toutes les infractions à l'article 3 de la loi du 2 novembre 1901, n° 460, modifiée par la loi du 19 mai 1906, n° 209, commises par les entreprises de travaux publics en ce qui concerne l'assistance sanitaire gratuite et la distribution gratuite de quinine aux ouvriers employés à ces mêmes travaux.

Art. 25. — L'amende dont il est question à l'article 3 de la loi du 2 novembre 1901, n° 460, modifiée par la loi du 19 mai 1904, n° 209, sera, dans les conditions de l'article 60 du Code pénal, appliquée aussi aux ingénieurs, directeurs et surveillants des travaux.

Art. 26. — Les médecins, qui auront constaté des cas de mort par fièvre paludéenne, alors que la maladie a été contractée sur des travaux publics par des ouvriers aux gages d'une administration publique ou d'une entreprise, devront en faire une déclaration et envoyer le certificat de décès à l'autorité de sûreté publique de la commune. La cause de la mort sera, en cas de doute, vérifiée par autopsie.

Art. 27. — Les dispositions de la loi et du règlement, concernant les entreprises de travaux publics, dont il est question à l'article 3 de la loi du 2 novembre 1901, n° 460, modifiée par la loi du 19 mai 1904, n° 209, en ce qui concerne le personnel employé dans les zones paludiques seront applicables aux sociétés de chemin de fer, de tramway et d'autres moyens de transport terrestres, lacustres et fluviaux, qui, par concession de l'autorité administrative, assurent un service public de transport de marchandises et de passagers.

Art. 28. — L'installation des moyens de protection contre la pénétration des insectes ailés, prévue par l'article 5 de la loi du 2 novembre 1901, n° 460, modifiée par la loi du 19 mai 1904, n° 209, sera obligatoire pour les locaux de repos indiqués dans le même article, dans toutes les zones paludiques où le nombre des individus atteints et la gravité des cas indiquent que la fièvre sévit avec une certaine intensité. Le classement de ces régions sera effectué par le Conseil provincial de santé d'après la proposition du médecin provincial, sur le vu de la statistique des cinq dernières années. Déclaration en sera faite par un décret royal qui pourra être le même pour plusieurs zones d'une ou plusieurs provinces.

ART. 29. — En ce qui concerne les locaux nécessaires à l'exploitation des chemins de fer, la protection en sera rendue obligatoire par un décret royal, les Administrations des chemins de fer, le ministre des Travaux publics et le Conseil supérieur de Santé entendus.

ART. 30. — L'installation des moyens de protection, spécifiés à l'article précédent, sera faite par les soins et aux frais des administrations et entreprises dans les conditions énoncées par des instructions ministérielles qui règleront aussi la façon dont cette protection doit fonctionner.

ART. 31. — Sans préjudice de l'application de l'article 23 de ce règlement et des autres moyens coercitifs prévus par les lois en vigueur, les infractions aux obligations prévues par la loi du 2 novembre 1901, n° 460, modifiée par la loi du 19 mai 1904, n° 209, pourront être frappées des peines établies par l'article 50 de la loi sanitaire de 1888, n° 5849.

Outre les officiers de police judiciaire, les autorités sanitaires et les fonctionnaires du gouvernement préposés à l'exploitation des chemins de fer seront tenus de surveiller l'application des dispositions de cet article. Les administrations et les entreprises devront procéder à l'installation et assurer le fonctionnement des moyens de protection précités, dans un délai de deux mois après publication du décret établissant, d'après l'article 28, la nécessité de cette installation, si la publication est faite après le premier avril de l'année. Si elle est faite avant, il suffit que l'installation soit prête à fonctionner, pour le premier juin de la même année.

ART. 32. — L'ouverture des carrières pour l'extraction du gravier ou des matériaux de construction, par des entrepreneurs de travaux de routes et canaux, est subordonnée à la concession d'une permission du Préfet dans les cas suivants : 1° quand il s'agit de travaux qui intéressent deux communes ou plus ; 2° quand, pour l'ouverture de la carrière, est demandée l'occupation temporaire de biens privés (aux termes des articles 64 et 70 de la loi sur l'expropriation pour cause d'utilité publique). Dans les autres cas, la permission sera donnée par le Maire.

L'arrêté préfectoral sera pris après avis du génie civil et du médecin provincial. L'arrêté du Maire sera rendu après avis de l'officier sanitaire et de l'officier technique communal s'il existe.

Contre l'arrêté du Maire, on pourra réclamer près du Préfet. Contre l'arrêté du Préfet, près du ministre des Travaux publics.

Pour les travaux exécutés directement par l'Administration de l'Etat, la permission d'ouvrir des carrières sera donnée par la direction des travaux, qui prescrira la disposition à adopter, la hauteur, les conditions d'exploitation, les moyens d'écouler les eaux et d'assécher ces carrières.

ART. 33. — Il est interdit d'ouvrir des carrières pour l'extraction du gravier ou des matériaux de construction, excepté les cas de nécessité absolue. Le fond des excavations sera toujours plus haut que le niveau des canaux d'écoulement des eaux dont la pente sera reconnue suffisante, dans chaque cas, par l'office du génie civil.

Les adjudicataires de travaux devront, jusqu'à la fin de ces travaux, assurer un écoulement parfait dans les carrières et les canaux.

Pour l'établissement de routes et de canaux, le cahier des charges des adjudications faites au nom de l'Etat, Provinces, Communes et Institutions publiques, portera une mention particulière visant l'application des mesures précitées.

Selon les dispositions de l'article 32, on comprend également, sous la dénomination de routes, les chemins de fer et tramways.

Art. 34. — Dans les règlements de police rurale des communes seront introduites des prescriptions pour empêcher, ou tout au moins réduire dans les limites de la plus stricte nécessité, l'établissement et le maintien de fosses, étangs et puits; ces dépôts d'eau ne seront autorisés que s'ils sont jugés absolument indispensables à la culture et à l'industrie, et s'ils sont installés dans des terrains cultivés ou adaptés à des usages industriels.

Chapitre II. — *Subventions et primes.*

Art. 35. — Les amendes infligées aux termes de l'article 3 de la loi du 2 novembre 1901, n° 460, modifiée par la loi du 19 mai 1904, n° 209, sont versées au budget des recettes de la quinine d'Etat; les revenus nets de ce service et les profits nets de la vente seront employés à augmenter le fonds « subventions pour diminuer les causes de la malaria ».

Art. 36. — Les propriétaires et les industriels qui, ayant installé la protection mécanique des habitations et des locaux de repos des ouvriers, aspirent à obtenir les primes prévues à l'article 5 de la loi du 2 novembre 1901, modifiée par la loi du 19 mai 1904, n° 209, devront, avant le mois de juin, faire une demande au Préfet pour qu'une visite soit faite sur les lieux, et que soient vérifiés l'installation et le fonctionnement parfait des moyens de protection. Le préfet chargera de la visite le médecin provincial ou un fonctionnaire du génie civil. A son retour, le mandataire du gouvernement présentera un rapport en spécifiant les frais nécessités pour l'installation et l'efficacité présumable des moyens adoptés.

Pendant la période de juin à décembre, le Préfet pourra faire vérifier les conditions de fonctionnement de l'installation.

Pour la concession de primes seront préférés, à égalité des autres conditions, les industriels qui, en plus de la protection des habitations et des locaux de repos, auront aussi fourni aux ouvriers les moyens de protéger leur personne contre la piqûre des insectes ailés.

Art. 37. — Sur les fonds dont il est question à l'article 5 de la loi du 23 décembre 1900, n° 505, modifié par la loi du 19 mai 1904, n° 209, on pourra accorder des subventions :

1° Aux communes les plus gravement atteintes de fièvre paludéenne, lorsque, pour assurer une plus large distribution de quinine, elles se seront imposé des sacrifices spéciaux et non obligatoires;

2° Aux communes qui, pendant la campagne antipaludéenne, auront supporté des frais supplémentaires pour rendre plus efficace l'assistance sanitaire préventive et curative, surtout en dehors des centres habités, soit en ayant recours à un personnel médical extraordinaire, soit en concédant dans le même but des gratifications au personnel ordinaire;

3° Aux communes qui, n'ayant pas de zones paludiques déclarées, auront néanmoins distribué de la quinine aux habitants qui, pour raison de travail en lieux infectés, auraient contracté ou pourraient contracter l'infection paludéenne;

4° Aux Institutions de bienfaisance qui auront pris une part active au traitement et à l'assistance médicale des individus atteints de fièvre paludéenne.

Une partie de la somme disponible chaque année pourra aussi être mise à la disposition du ministère de l'Intérieur pour l'achat de préparations à base de quinine ou pour l'application d'autres moyens de défense destinés à rendre de plus en plus pratique la prophylaxie générale contre la malaria.

Art. 38. — Les demandes de subventions pour diminuer les causes de malaria dont il est question à l'article 5 de la loi du 23 décembre 1900, n° 505, modifiée par la loi du 19 mai 1904, n° 209, et les demandes de primes établies par le dernier alinéa de l'article 5 de la loi du 2 novembre 1901, n° 460, modifié par la loi du 19 mai 1904, n° 209, seront adressées au ministère de l'Intérieur. Le ministre de l'Intérieur transmettra les demandes, avec ses observations éventuelles, au Ministre des Finances, qui agira d'après la proposition de la Commission de surveillance créée par l'article 8 de la loi du 23 décembre 1900.

Le paiement des subventions et primes précitées est ordonné, par mandat, sur le reliquat du chapitre spécial ouvert au budget des dépenses du ministère des Finances.

Art. 39. — Indépendamment des dispositions qui pourront être prises, en conformité avec la loi du 2 novembre 1901, n° 460, pour la culture du riz dans les zones paludiques et qui seront incluses dans les règlements provinciaux relatifs à cette même culture, on concédera des primes et des encouragements aux cultivateurs de riz qui tâcheront de développer les méthodes aptes à diminuer, au moyen d'améliorations opportunes, les dommages qui résultent de la culture du riz.

Art. 40. La quinine mise en vente par l'Etat devra correspondre aux données du codex pharmaceutique italien. Elle sera préparée sous la forme voulue, dans un Institut pharmaceutique du Gouvernement. Elle sera vendue au public préparée et présentée suivant les prescriptions de l'article 2 de la loi du 23 décembre 1900, n° 505, modifiée par la loi du 19 mai 1904, n° 209.

Les conditions et les règles de préparation et de présentation de la quinine qui doit être vendue à prix de faveur seront établies par décret royal pris sur l'initiative du ministre des Finances, d'accord avec celui de l'Intérieur, le Conseil supérieur de Santé entendu.

Art. 41. — Le ministre des Finances, la Commission de surveillance instituée par l'article 8 de la loi du 23 décembre 1901, n° 505, entendue, établit les prix des sels de quinine pour la vente au public et les prix de faveur pour la vente aux Institutions publiques ou privées qui les distribuent gratuitement selon les dispositions de la loi contre la malaria.

L'arrêté ministériel qui établit les prix de faveur de la quinine est rendu dans le mois de novembre de chaque année, d'accord avec le ministre de l'Intérieur.

Art. 42. — La quinine d'Etat est vendue au public, pour le compte du ministère des Finances, dans les pharmacies, dans les dépôts pharmaceutiques communaux qui en font la demande et dans les bureaux de monopoles qui seront chargés de ce service. Ceux qui s'occupent de la vente au public se fournissent au bureau de vente en gros des monopoles : et ceux-ci, au dépôt central, ou aux dépôts secondaires, qui seront désignés par un arrêté du ministre des Finances.

Art. 43. — Les pharmaciens et les autorités communales possédant un dépôt pharmaceutique, qui veulent se charger de vendre la quinine au public, adressent une déclaration écrite à l'intendant des Finances de de la province, et s'engagent à observer toutes les prescriptions réglementaires. L'intendant des Finances, par arrêté spécial, chargera de la vente les administrations et pharmaciens précités.

Art. 44. — L'intendant des Finances, de son autorité et par un arrêté particulier, charge de la vente au public les bureaux de sel et tabacs quand il le juge nécessaire pour la plus grande diffusion de la vente. Il veille toutefois à ce que ces bureaux ne se trouvent pas à proximité des pharmacies et dépôts qui font la vente et en restent à la distance exigée par la loi.

Art. 45. — Le transfert et l'installation nouvelle de pharmacies et de dépôts vendant la quinine d'Etat n'entraînent pas le retrait des permissions de vente précédemment accordées par l'Intendant.

Art. 46. — L'Intendant des Finances peut accepter la remise de leur concession de vente de la part des pharmaciens ou des titulaires de dépôts, ou bien prononcer le retrait de cette même concession en vertu de l'article 66. Dans ce cas, il chargera de la vente les bureaux de sel et tabacs qui n'y pouvaient prendre part en raison de leur proximité des débitants privilégiés. Les mêmes bureaux continueront la vente, même si les pharmaciens ou les titulaires de dépôts, déchus de leurs prérogatives, recevaient une autorisation nouvelle de vente.

Art. 47. — Dans toute province où il y a des zones paludiques, les Administrations et Institutions dont il est question à l'article unique de la loi du 22 juin 1902, n° 224, et à l'article 3 de la loi du 19 mai 1904, n° 209, pourront acheter la quinine à prix de faveur. On ne perdra pas de vue toutefois, au moment de la concession de cette faveur, qu'elle doit augmenter l'extension de la prophylaxie, sans faire naître des charges trop fortes pour les propriétaires.

Art. 48. — Pour acheter la quinine au prix de faveur, demande en sera faite au Maire de la commune où l'Institution a son siège. Dans la demande on déclarera qu'on s'engage à distribuer la quinine gratuitement et qu'on accepte les conditions énoncées dans ce règlement. Dans la demande seront aussi indiqués avec précision :

a) Le nombre des membres ou associés, s'il s'agit de coopératives; le nombre des subventionnés, s'il s'agit d'Institution de bienfaisance publique; le nombre des employés, dépendants, ouvriers, salariés, s'il s'agit d'entreprises industrielles, cultures, etc.;

b) La localité dans laquelle l'institution ou l'entreprise fonctionnent ainsi que le siège de l'Administration et de la Direction ;

c) Le genre d'industrie exercée ou de travail fait, le but de la Société ou de l'Institution de bienfaisance.

Dans le cas où le demandeur possède les titres exigés par les lois contre la malaria pour obtenir la quinine aux prix de faveur, le Maire met son visa au bas de la demande et la rend, après l'avoir munie du cachet officiel, à l'intéressé qui la joint à la première demande, conformément au deuxième alinéa de l'article 59.

Dans le cas de refus du maire, le préfet de la province, sur réclamation du demandeur, décidera sans appel.

Art. 49. — A l'extérieur des locaux de vente, et bien en vue du public, sera affiché un tableau métallique avec l'inscription :

Ici on vend la quinine d'Etat.

Le tableau sera fourni gratuitement par le ministère des Finances.

A l'intérieur sera affiché un tableau indiquant le prix de vente de chaque préparation.

Art. 50. — La quinine doit être vendue au public comme elle est fournie par le ministère des Finances.

Avec les tubes de dix comprimés ou avec toute autre préparation de quinine, il sera remis à l'acheteur une instruction imprimée, indiquant le mode d'emploi aux points de vue prophylactique et thérapeutique; les doses à prendre; ainsi sera mise à couvert la responsabilité du vendeur ou du distributeur et sera évité tout danger pour le consommateur inexpérimenté.

Art. 51. — Les boîtes, les tubes, et autres préparations de quinine seront conservés dans un endroit sec, non directement exposé aux rayons du soleil et, en général, dans des conditions telles que soient écartées toutes chances d'altération.

Art. 52. — Les magasins de vente en gros ont un dépôt constant de quantités fixées par le Ministère qui les leur confie à titre d'avances à crédit, comme pour le sel et les tabacs.

La caution donnée pour le sel et les tabacs couvre aussi cette avance, quand il n'y a pas une caution spéciale.

Les magasins précités doivent demander une nouvelle provision de quinine toutes les fois que leur provision est réduite de moitié et tous les mois. La demande est faite pour une quantité égale à la quantité vendue; elle est accompagnée de mandats sur la poste ou le Trésor au nom du titulaire du dépôt central et d'une valeur correspondante au prix de la quinine demandée. Le prix sera calculé sur le prix de vente au public, déduction faite de la remise en faveur des pharmaciens, communes, titulaires de dépôts pharmaceutiques et bureaux de sel et tabacs.

Art. 53. — Les pharmacies, les communes, les titulaires de dépôts pharmaceutiques doivent toujours posséder une provision jugée par l'Intendant des Finances de la Province sur l'avis du médecin provincial, suffisante pour la vente de huit jours au moins.

Art. 54. — Les Institutions publiques et privées qui, d'après la loi du 2 novembre 1901, n° 460, modifiée par la loi du 19 mai 1904, n° 209, articles 2 et 3, sont obligées à la distribution gratuite de la quinine; les propriétaires, les entrepreneurs et les Institutions indiquées à l'alinéa *b*) de l'article 5 de la loi du 19 mai 1904, n° 209, qui veulent se charger de cette distribution, doivent constamment posséder, du mois de juin au mois de décembre, une provision suffisante pour un mois.

La provision sera déterminée tous les ans par l'officier sanitaire, sauf révision du médecin provincial, et portée à la connaissance de l'Intendant des Finances, en vue de la surveillance administrative prévue à l'article 64.

Art. 55 à 61. — Dispositions réglant les détails des formalités à remplir pour l'obtention et pour la délivrance de la quinine.

Art. 62. — Conformément aux dispositions de l'article 2 de la loi du 23 décembre 1900, n° 505, modifié par la loi du 19 mai 1904, n° 209, le Conseil supérieur de Santé aura soin de faire analyser les échantillons de sels de quinine, avant qu'ils soient mis en vente, et de faire inspecter les laboratoires de préparation.

Art. 63. — La surveillance de la vente des sels de quinine s'exerce au point de vue sanitaire et au point de vue administratif.

La surveillance sanitaire est assurée par les médecins provinciaux et par les officiers sanitaires communaux, d'après l'article 22 de la loi de santé publique du 22 décembre 1888, n° 5849.

La surveillance administrative est exercée par le corps des gardes des Finances et elle a pour but de constater :

a) L'existence de l'avance prescrite par l'article 53 de ce règlement ou tout au moins l'envoi d'une demande faite en temps utile;

b) L'exacte exécution des dispositions des articles 49, 50, 51, 53, 54, 64, 65.

Art. 64. — Il est défendu aux pharmaciens et aux communes titulaires de dépôts pharmaceutiques de céder la quinine acquise par eux aux bureaux de sel et tabacs. Il est aussi défendu à tous ceux qui ont fait acquisition de quinine aux prix de faveur, de la vendre au public ou à ceux qui font la vente au public.

Art. 65. — La facture de vente sera toujours conservée pour légitimer la possession de la quinine d'Etat.

Art. 66. — La permission de vente au public pour le compte du ministère des Finances sera retirée à la suite d'un des faits suivants : *a*) manque de quinine; *b*) retards dans la demande d'une provision nouvelle; *c*) infraction aux dispositions de l'article 64; *d*) toute autre cause qui peut porter obstacle à la vente au public.

La déchéance sera prononcée par l'Intendant des Finances qui retirera son arrêté, pris en vertu des articles 43 et 44 de ce règlement.

La concession donnée pour l'achat à prix de faveur de la quinine à distribuer sera retirée quand les concessionnaires négligeront d'effectuer cette distribution selon les conditions de ce règlement et selon les prescriptions des médecins communaux. Elle sera aussi retirée dans les cas d'infraction aux articles 54 et 64 de ce règlement. Dans les cas d'infraction à l'article 64, les concessionnaires seront en outre obligés de payer au service de la quinine d'Etat la différence entre le prix de faveur et le prix de vente au public, de la quantité par eux achetée.

Art. 67. — Les magasins de dépôt central, les dépôts secondaires, les bureaux de vente et les vendeurs seront soumis aux règles de vente des produits monopolisés.

Art. 68. — ... fixe le délai pour les déclarations prévues à l'article 43.

LOI DU 16 JUIN 1907, n° 337, SUR LA CULTURE DU RIZ

Chapitre Premier. — ***Règles générales et dispositions prises pour assurer les règles d'hygiène suivant lesquelles doit se faire la culture du riz*** (1).

Art. 1, 2, 3, 4, 5, 6. . . . .

Art. 7. — L'application de la loi contre la malaria, en ce qui concerne la distribution de quinine pour la prophylaxie et le traitement de tous les ouvriers employés à la culture du riz, qu'ils soient employés à titre fixe ou temporaire, est obligatoire même si les cultures de riz ne sont pas comprises dans le périmètre des zones paludiques déclarées. Dans ce dernier cas, les frais sont à la charge des propriétaires de la culture, qui seront obligés au remboursement dans les conditions prévues par les lois contre la malaria.

Art. 8. — Dans les communes où il existe une immigration annuelle de travailleurs temporaires pour le sarclage et la récolte de riz, l'Administration doit assurer un service suffisant d'assistance médicale et pharmaceutique gratuite pour les travailleurs. Cette assistance sera fixée par le règlement provincial dont il est question à l'article 2 de la loi.

Les frais du service seront répartis entre les propriétaires des terrains

(1) Nous n'avons donné de la loi que les articles relatifs à la prophylaxie du paludisme.

cultivés en riz et remboursés par eux d'après les privilèges fiscaux et suivant les prescriptions de l'article 2 de la loi du 19 mai 1904, n° 209.

Dans le cas de faute ou de négligence dans le service d'assistance, le préfet donnera des ordres d'urgence. Les frais resteront à la charge des communes.

Art. 9. . . . .

Les habitations des travailleurs employés à la culture du riz, lorsqu'ils résident sur les lieux mêmes où se pratique cette culture, et les dortoirs des travailleurs temporaires doivent avoir toutes leurs ouvertures protégées au moyen de toiles métalliques pour éviter la pénétration des moustiques.

. . . .

Dans toutes les exploitations où travaillent à la culture du riz des équipes d'ouvriers temporaires, sera réservé un local spécial protégé par des toiles métalliques, et muni du nécessaire pour isoler et soigner tout travailleur atteint de malaria ou d'autre maladie transmissible.

Chapitre II. — *Dispositions relatives au contrat de travail pour les cultures de riz.*

Art. 11 à 35. . . . .

Chapitre III. — *Dispositions générales transitoires.*

Art. 36. . . . .

Art. 37. — Les infractions aux articles 6, 7, 9, 10 de la présente loi et les infractions au règlement dont il est question à l'article premier seront punies d'une amende de 500 à 1.500 francs.

Art. 38 à 42. . . . .

Art. 43. — Dans l'année qui suivra la publication de la présente loi, les propriétaires de rizières auront achevé la protection des habitations ouvrières au moyen de toiles métalliques.

Art. 44, 45, 46. . . . .

II. — LÉGISLATION ANTIPALUDIQUE AUX INDES ANGLAISES

Le gouvernement de l'Inde s'est aussi préoccupé de lutter contre le fléau qui, chaque année, fait nombre de victimes, tant dans la population d'origine métropolitaine que dans la population indigène. Il a décidé la création d'usines d'Etat dans lesquelles est fabriquée la quinine qui sert à la prophylaxie et il a édicté un règlement concernant la vente de ce produit. Ce règlement a été traduit en français par M. le Dr Camail, qui a bien voulu nous autoriser à reproduire son texte.

RÈGLEMENT CONCERNANT LA VENTE DE LA QUININE DU GOUVERNEMENT DANS LES BUREAUX DE POSTE DES INDES ANGLAISES

La quinine du Gouvernement, fabriquée à l'usine de Nedivattam, sera mise en vente dans tous les bureaux de poste de la Présidence de Madras, à l'exception de ceux du district de Madras et des villages du district de

Chingleput, qui sont englobés dans les faubourgs de Madras. Elle sera également mise en vente dans le Covrg et dans tous les bureaux de la poste impériale des Etats natifs de Sandur, Banganapalle, Cochin, Hyderabad, Travancore et Mysore.

Il est bien entendu que ce règlement ne s'applique pas aux bureaux de poste des Etats natifs de Pudukottai.

Le directeur des plantations de quinquina du Gouvernement dans les Nilgiris prendra ses dispositions pour fournir directement l'approvisionnement en quinine à chaque bureau de poste sous forme de paquets contenant chacun 102 petits paquets de 7 grains de quinine qui seront vendus 3 pies (1) chacun (trois pies valent 2 centimes et demi de notre monnaie au cours ordinaire de la roupie).

Le bureau de poste payera pour chaque paquet la somme de 1 roupie 8 annas — autrement dit 2 fr. 50 environ de notre monnaie ; l'excédent de recette, soit un anna et demi (environ 15 centimes), provenant de la vente au détail de petits paquets, constituera la commission du vendeur.

Sept paquets contenant chacun 102 petits paquets de quinine (petits paquets de 7 grains) seront expédiés à chacun des bureaux de poste principaux et à chacun des bureaux de second ordre ; leur valeur, c'est-à-dire 10 roupies 8 annas, sera considérée comme une avance permanente de quinine pour chacun de ces bureaux.

Trois paquets contenant chacun 102 petits paquets seront expédiés à chacun des autres bureaux de poste de moindre importance ; leur valeur, c'est-à-dire 4 roupies 8 annas, sera considérée comme une avance permanente de quinine pour chacun d'eux.

Les directeurs des bureaux de poste principaux et des bureaux de deuxième catégorie doivent compléter leur approvisionnement de quinine dès qu'ils ont vendu cinq paquets ; les chefs de bureau de moindre importance sont tenus de compléter leur approvisionnement dès qu'ils ont vendu deux paquets. Ils s'adressent au Directeur des plantations de quinquina du Gouvernement à Ootacamund.

Les chefs des bureaux de poste doivent s'assurer avec le plus grand soin que leur stock de quinine est régulièrement maintenu au complet, en temps voulu, afin que l'approvisionnement ne soit jamais épuisé.

Chaque demande pour un nouvel approvisionnement de quinine doit être accompagnée de la valeur en mandat-poste des paquets demandés, au tarif de 1 roupie 8 annas par paquet, déduction faite des frais de mandat-poste sur le total de la commande.

On peut demander, en tout temps, n'importe quelle quantité de quinine, pourvu que la commande ne soit pas moins de 5 paquets (contenant chacun 102 petits paquets) quand il s'agit de bureaux de poste pour lesquels l'avance permanente est de 10 roupies 8 annas et pas moins de deux paquets pour les bureaux de moindre importance, dont l'avance permanente de quinine est de 4 roupies 8 annas ; on n'accepte pas les commandes de fractions de paquet. Les demandes pour un nouvel approvisionnement de quinine doivent toujours être écrites sur le coupon du « Money-order » (mandat poste), d'après la formule suivante : Veuillez bien m'envoyer par retour du courrier deux, cinq, six, etc... (suivant le cas) paquets de quinine :

Nom...
Localité...
Date... Timbre du bureau de poste.

(1) Le grain anglais = 0 gr. 0648, et en multipliant 0 gr. 068 × 7 = 0 gr. 4.536.

Le montant du « money-order » (mandat-poste) aussi bien que les frais d'expédition doivent être prélevés par le « postmaster » (chef de bureau de poste) sur le produit de la vente de la quinine, considéré comme avance permanente. Le mandat doit être payable au Directeur des plantations de quinquina du gouvernement à Ootacamund. Le chef de bureau doit imprimer très nettement le cachet portant le nom de son bureau sur la partie du mandat contenant la demande afin qu'on puisse lire aisément le nom du bureau auquel on doit expédier la quinine.

Quand la personne chargée d'un bureau de poste est l'objet d'une mutation, le montant complet de l'avance permanente des 714 paquets de quinine (bureaux principaux ou bureaux de second ordre) doit être cédé à la personne qui prend le service, soit en nature (quinine), soit en argent, ou partie en nature et partie en argent. Mais, pour chaque somme de 4 annas, existant en caisse, on déduit 3 pies (2 centimes et demi) de la totalité de l'avance permanente qui représentent la remise due au directeur du bureau de poste sortant pour la vente de 16 petits paquets de quinine. La cession de l'avance permanente de quinine doit figurer en détail (argent et paquets) sur le procès-verbal de prise en charge envoyé au surintendant des Postes.

Toutes les communications à faire au Directeur des plantations de quinquina du gouvernement sont expédiées par la poste, mais tous les frais relatifs à l'envoi de la quinine et à la remise des fonds par mandat poste sont à la charge de l'Administration des quinquinas du gouvernement.

Les paquets, contenant la quinine en poudre, doivent être mis à l'abri de l'humidité pour éviter la détérioration.

Les surintendants et les inspecteurs doivent, dans leurs vérifications de caisse des bureaux de poste, s'assurer de l'existence du fond permanent d'avance de quinine et de son bon entretien. Ils doivent se renseigner sur la manière dont les instructions ci-dessus sont exécutées et consigner dans leurs rapports d'inspection tout ce qui peut intéresser cette partie du service; en même temps, ils fournissent une statistique de la vente de la quinine effectuée pendant la période sur laquelle porte la vérification.

III. — LÉGISLATION ANTIPALUDIQUE EN ALGÉRIE

Sous l'inspiration des frères Sergent, qui depuis 1900 poursuivent l'application de mesures antipaludiques ayant avant tout un caractère d'étude et de propagande, un comité de défense s'est constitué en Algérie. Le gouvernement s'intéresse de plus en plus au succès de la lutte entreprise et se prépare à soutenir les efforts du comité, par l'application de règlements, en ce moment-ci à l'étude. Nous donnons, d'après les frères Sergent, les points essentiels de celui qui concerne la vente de la quinine.

LA QUININISATION EN ALGÉRIE

La vente de la quinine est réglementée de la façon suivante :

Localités situées dans une zone mesurant 8 kilomètres de rayon autour d'une pharmacie.

Les sels de quinine déterminés par l'Administration seront vendus d'après un tarif arrêté par le gouverneur général, après avis d'une commission au sein de laquelle sera appelé un délégué du corps pharmaceutique algérien. En cas de variation importante dans les cours, ce tarif pourra être revisé dans les mêmes formes, soit sur la demande du délégué des pharmaciens, soit sur l'initiative de l'Administration.

Les pharmaciens devront posséder :

1° Un approvisionnement de bichlorhydrate de quinine pur, en dragées de 20 centigrammes de sel pour 30 centigrammes de sucre;

2° Un sel insoluble de quinine sous une forme à déterminer.

Localités situées hors de la zone de 8 kilomètres de rayon autour d'une pharmacie :

a) S'il y existe un médecin de colonisation ou communal, ce médecin sera tenu d'assurer la vente de la quinine exactement comme un pharmacien dans le cas ci-dessus;

b) Dans les localités très éloignées des centres où sont établis des pharmaciens ou des médecins autorisés à débiter des produits pharmaceutiques, seront installés des dépôts de quinine confiés à des agents des services publics. L'approvisionnement de ces dépôts sera fait par les pharmaciens les plus rapprochés ou, dans les circonscriptions qui en sont dépourvues, par l'Assistance publique.

Les personnes chargées de ces dépôts devront livrer ces produits aux prix marqué à l'extérieur en français et en arabe. Elles bénéficieront d'une remise sur le prix de vente.

La commission de tarification désignera les maisons qui seront admises par l'Administration à fournir de la quinine. Elle déterminera aussi la forme sous laquelle la quinine sera vendue au public.

IV. — LA LUTTE DANS LES COLONIES FRANÇAISES

Dans les colonies françaises, presque tout reste encore à faire. Quelques-unes d'entre elles songent à s'organiser pour la lutte antipaludique, mais le mouvement n'a pas acquis toute l'extension qui conviendrait. La législation spéciale qui s'impose est cependant une des conditions primordiales du développement économique des territoires que nous occupons. Il y faut assurer la vie des populations, souvent trop clairsemées, non seulement contre les attaques qui peuvent venir de l'extérieur, mais aussi contre les fléaux intérieurs, les maladies endémiques, qui les déciment et arrêtent les immigrants. Sans le paludisme, les races très prolifiques qui vivent dans la zone tropicale se multiplieraient rapidement. Dans certaines régions, 60 à 80 o/o des enfants nés bien portants disparaissent par accès pernicieux.

En Tunisie, M. Ch. Nicolle fait une active propagande. Un projet de monopole de vente de la quinine y est à l'étude.

Le gouverneur général de l'Indochine, par décret du 16 mars 1909, a été autorisé à fixer les prix de vente de la quinine.

Un arrêté, en date du 9 mars 1906, a prescrit les conditions de distribution gratuite et de vente à bas prix de la quinine à Madagascar. En voici le texte.

Art. premier. — Il sera constitué, dans chaque province, des dépôts de quinine confiés à certains fonctionnaires européens et indigènes.

Art. 2. — Les localités où ces dépôts seront constitués, ainsi que les noms des fonctionnaires qui en seront chargés, seront déterminés, pour chaque circonscription, par décision locale du chef de la province, soumise à l'approbation de M. le Gouverneur général, après avis du directeur du service de santé.

Art. 3. — La quinine sera fournie aux gérants des dépôts en poudre ou en comprimés et dans des flacons d'une contenance parfaitement dét erminée.

Le stock nécessaire à chaque dépôt sera fixé par décision du chef de la province.

Art. 4. — Les fonctionnaires gérant un dépôt de quinine la délivreront aux particuliers à raison de 0 fr. 05 (cinq centimes) le gramme.

Ils ne pourront pas en délivrer moins d'un gramme.

Art. 5. — Le gérant d'un dépôt est dépositaire comptable de la quinine qui lui est confiée.

Il tient un registre sur lequel il mentionne les quantités reçues par lui. Il lui est fourni, en outre, un registre à souches, destiné à recevoir, tant au talon que sur la souche remise au cessionnaire, les noms de ce dernier, le numéro de sa carte s'il est indigène, l'indication de la quantité délivrée et du prix perçu.

L'état des quantités reçues et des quantités délivrées gratuitement ou contre espèces est envoyé, chaque mois, au chef de la province, qui s'assure, au cours de ses tournées, de la bonne tenue des registres et de leur concordance avec les états qui lui sont fournis.

Art. 6. — La quinine ne peut être cédée gratuitement par les gérants de ces dépôts qu'aux particuliers européens ou indigènes en état d'indigence notoire, constatée par un certificat délivré par l'autorité française ou indigène compétente.

Ce certificat, valable pour un an, demeurera annexé au talon constatant la délivrance gratuite au cessionnaire et sera tamponné à chaque délivrance.

Art. 7. — Le tarif de cession de la quinine pour les dépôts de chaque province est affiché, en langues française et malgache, dans les bureaux de tous les fonctionnaires de l'Administration française ou indigène de la province.

Il est accompagné de la mention, en langue malgache, que tout gérant de dépôt qui délivrerait de la quinine à un taux supérieur au prix indiqué par le tarif sera poursuivi conformément à la loi.

Art. 8. — Les dépenses occasionnées par les cessions de quinine seront supportées par les budgets autonomes de l'assistance médicale, dans les circonscriptions où ce service fonctionne, et par le budget local dans les autres régions de l'île.

Il y a peu de choses faites en Afrique Occidentale française et à la Martinique, mais, ailleurs, il n'y a rien encore. L'avenir vaudra certainement mieux que le présent.

S'il est important de vendre la quinine à bas prix, il l'est encore plus de veiller à son administration régulière. Il ne suffit pas de mettre le médicament à portée des Indigènes, il faut les convaincre de l'utilité de s'en servir. La création d'un service de prophylaxie, confié à un médecin spécialisé, est une nécessité de demain pour toutes nos colonies. L'action de ce bureau d'hygiène, pour être bienfaisante, devra rester plus persuasive que coercitive. Les premiers médecins qui en seront chargés surtout devront mettre au service de la cause antipaludique beaucoup d'activité, de patience et un zèle d'apôtre. Ces qualités se trouvent plus souvent qu'on ne le croit réunies chez le même homme. Il serait excessif de les exiger de fonctionnaires qui, comme les médecins de postes, d'ambulances ou d'hôpitaux, ont d'autres préoccupations et un autre service très absorbant à assurer.

TABLE DES MATIÈRES

—

Poitiers. — Imprimerie BLAIS et ROY, 7 rue Victor-Hugo, 7

LIBRAIRIE J.-B. BAILLIÈRE et FILS, 19, rue Hautefeuille, à Paris

Bibliothèque de Thérapeutique

PUBLIÉE SOUS LA DIRECTION DE

A. GILBERT & **P. CARNOT**

Professeur de thérapeutique à la Faculté de médecine de Paris. — Professeur agrégé de thérapeutique à la Faculté de médecine de Paris.

26 volumes in-8, de 500 pages, avec figures, cartonnés.
Chaque volume : **8** fr. à **12** fr.

1re Série. — *LES AGENTS THÉRAPEUTIQUES.*

I. **Art de Formuler**, par le professeur GILBERT. 1 vol.
II. **Technique thérapeutique médicale**, par le Dr MILIAN.
III. **Technique thérapeutique chirurgicale**, par les Drs DUCROQUET et PAUCHET.
IV-VII. **Physiothérapie**,
I. *Électrothérapie*, par le Dr NOGIER. 1 vol. .... **10** fr.
II. *Radiothérapie*, *Radiumthérapie*, *Photothérapie*, *Thermothérapie*, par les Drs OUDIN et ZIMMERN. 1 vol.
III. *Kinésithérapie* : *Massage*, *Mobilisation*, *Gymnastique*, par les Drs CARNOT, DAGRON, DUCROQUET, CAUTRU, BOURCART, NAGEOTTE. 1 vol. **12** fr.
IV. *Mécanothérapie*, *Rééducation motrice*, *Sports*, *Méthode de Bier*, *Hydrothérapie*, *Aérothérapie*, par les Drs FRAIKIN, DE CARDENAL, CONSTENSOUX, TISSIÉ, DELAGÉNIÈRE, PARISET .... **8** fr.
VIII. **Crénothérapie** (*eaux minérales*). **Thalassothérapie, Climatothérapie**, par le professeur LANDOUZY. 1 vol.
IX. **Médicaments chimiques.** 1 vol. } par le professeur PIC (de Lyon).
X. **Médicaments végétaux.** 1 vol. }
XI. **Médicaments animaux** (*Opothérapie*), par A. GILBERT et P. CARNOT. 1 vol.
XII. **Médicaments microbiens** (*Bactériothérapie*, *Vaccinations*, *Sérothérapies*), par MM. METCHNIKOFF, SACQUÉPÉE, REMLINGER, L. MARTIN, VAILLARD, DOPTER, BESREDKA, DUJARDIN-BEAUMETZ, SALIMBENI, WASSERMANN, CALMETTE, de l'Institut Pasteur, 1 vol. .... **8** fr.
XIII. **Régimes Alimentaires**, par le Dr Marcel LABBÉ. 1 vol. .... **12** fr.
XIV. **Psychothérapie**, par le prof. DÉJERINE et le Dr André THOMAS. 1 vol.

2e Série. — *LES MÉDICATIONS.*

XV. **Médications générales**, par MM. BOUCHARD, ROGER, SABOURAUD, SABRAZÈS, BERGONIÉ, LÉPINE, APERT, CARNOT, A. ROBIN et COYON, WIDAL et LEMIERRE.
XVI. **Médications nerveuses, respiratoires et circulatoires**, par les Drs BRISSAUD, LÉPINE, SICARD, P. MARIE, MÉNÉTRIER, MAYOR.
XVII. **Médications digestives, hépatiques, rénales, génito-urinaires et cutanées**, par les Drs GILBERT, CASTAIGNE, JACQUET, FERRAND.

3e Série. — *LES TRAITEMENTS.*

XVIII. **Maladies infectieuses**, par les Drs GARNIER et NOBÉCOURT. 1 vol.
XIX. **Maladies de la nutrition et Intoxications**, par les Drs LEREBOULLET et LŒPER. 1 vol.
XX. **Maladies nerveuses**, par le Dr CLAUDE. 1 vol.
XXI. **Maladies respiratoires et Tuberculose**, par les Drs HIRTZ, RIST, KUSS et TUFFIER. 1 vol.
XXII. **Maladies circulatoires** (*Cœur*, *Vaisseaux*, *Sang*), par les Drs JOSUÉ, VAQUEZ, AUBERTIN et WIART. 1 vol.
XXIII. **Maladies urinaires** (*Reins*, *Voies urinaires*), par les Drs ACHARD, PAISSEAU, MARION. 1 vol.
XXIV. **Maladies digestives, Foie et Pancréas**, par les Drs P. CARNOT et LECÈNE. 1 vol.
XXV. **Maladies cutanées et Maladies vénériennes**, par les Drs AUDRY, NICOLAS et DURAND. 1 vol. .... **12** fr.
XXVI. **Maladies des Yeux, des Oreilles, du Nez, du Larynx, de la Bouche et des Dents**, par les Drs DUPUY-DUTEMPS, LOMBARD et ROY. 1 vol.

www.ingramcontent.com/pod-product-compliance
Ingram Content Group UK Ltd.
Pitfield, Milton Keynes, MK11 3LW, UK
UKHW022319190726
13856UKWH00001B/100

9 782011 750341